辅助诊断技术与内科疾病治疗

徐汉东　范　维　赵德胜　马　莉　田晓琳　丁　慧◎主编

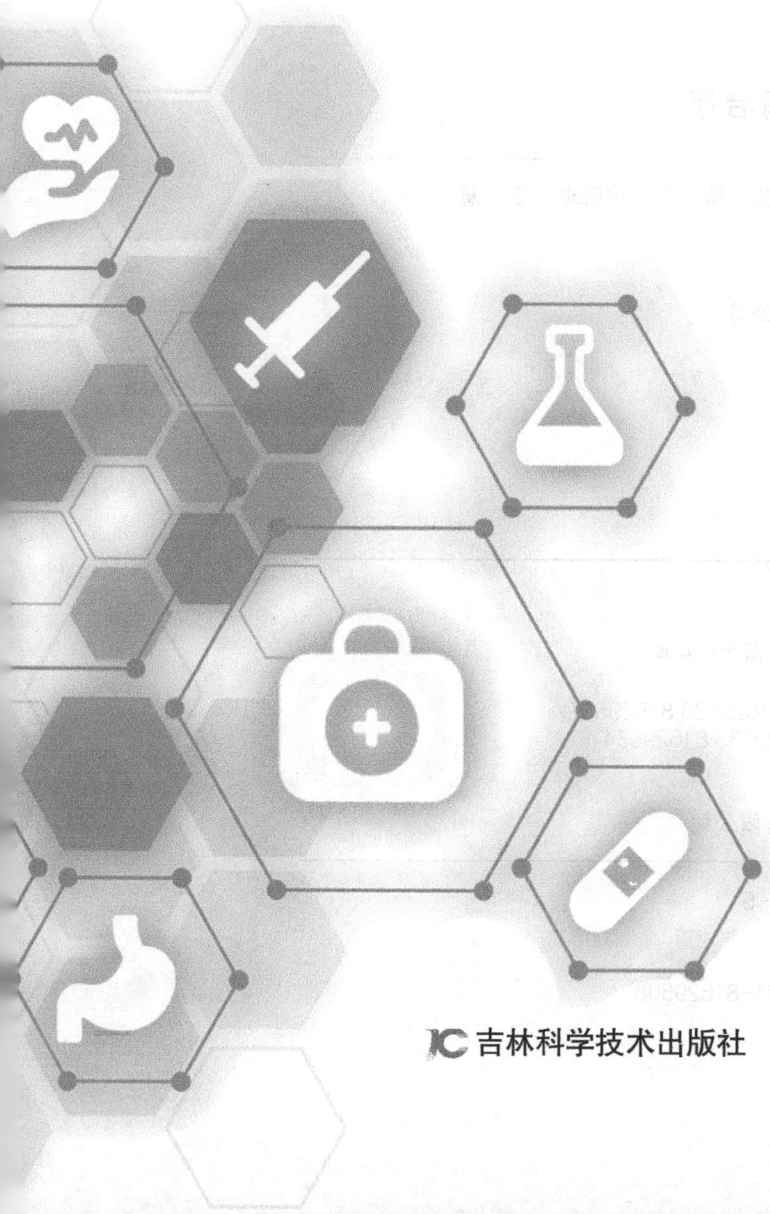

吉林科学技术出版社

图书在版编目（CIP）数据

辅助诊断技术与内科疾病治疗 / 徐汉东等主编. -- 长春：吉林科学技术出版社, 2024.3
ISBN 978-7-5744-1197-5

Ⅰ.①辅… Ⅱ.①徐… Ⅲ.①内科—疾病—诊疗 Ⅳ.①R5

中国国家版本馆CIP数据核字(2024)第066006号

辅助诊断技术与内科疾病治疗

主　　编　徐汉东　范　维　赵德胜　马　莉　田晓琳　丁　慧
出 版 人　宛　霞
责任编辑　赵　兵
封面设计　道长矣
制　　版　长春美印图文设计有限公司
幅面尺寸　185mm×260mm
开　　本　16
字　　数　500 千字
印　　张　28.875
印　　数　1~1500 册
版　　次　2024 年3 月第1 版
印　　次　2024年10月第1次印刷

出　　版　吉林科学技术出版社
发　　行　吉林科学技术出版社
地　　址　长春市福祉大路5788 号出版大厦A 座
邮　　编　130118
发行部电话/传真　0431-81629529 81629530 81629531
81629532 81629533 81629534
储运部电话　0431-86059116
编辑部电话　0431-81629510
印　　刷　廊坊市印艺阁数字科技有限公司

书　　号　ISBN 978-7-5744-1197-5
定　　价　90.00元

编委表

主　编：徐汉东　济南市第八人民医院

范　维　南部县人民医院

赵德胜　安宁市第一人民医院

马　莉　青海省第五人民医院

田晓琳　天津医科大学第二医院

丁　慧　青岛市黄岛区中心医院

副主编：赵智蓉　昆明市第三人民医院

陈思炜　普洱市人民医院

赵　颖　辽源市人民医院

宋凯环　吉林省人民医院

孙　勇　东营市广饶县丁庄中心卫生院广北分院

刘明媛　吉林省人民医院

前言

PREFACE

在现代医学领域，辅助诊断技术与内科疾病的治疗紧密相连，它们为医生提供了宝贵的工具，以便使其更准确地识别、分析和治疗各种疾病。随着科技的快速发展，这些技术不断进步，为患者带来了新的希望。

内科疾病的诊断和治疗一直是医学研究的核心领域。传统上，医生依赖病史采集、体格检查和实验室检测来诊断疾病。然而，随着医学成像技术、分子生物学和遗传学的进步，辅助诊断技术已成为不可或缺的一部分，这些技术包括X射线、CT扫描、超声、内窥镜检查及各种生化和分子标志物的检测等，它们能够提供更深入、更精确的疾病信息，从而帮助医生制订更有效的治疗方案。

辅助诊断技术的发展和应用对于提高内科疾病治疗的成功率至关重要。首先，这些技术显著提高了诊断的准确性，减少了误诊和漏诊的风险。准确的诊断是成功治疗的基础，确保患者能够接受具有针对性的治疗，避免不必要的药物使用和治疗程序。其次，辅助诊断技术有助于疾病的早期发现，这对于许多疾病的预后和生存率有着直接影响。最后，辅助诊断技术还促进了个性化医疗的发展，通过对患者的遗传和分子特征进行分析，医生可以为每个患者量身定制治疗方案。此外，辅助诊断技术的发展推动了新治疗方案产生的同时，也为临床研究和医学教育提供了丰富的资源，有助于培养新一代的医学专业人才。

本书共十五章，其中第一主编徐汉东（济南市第八人民医院）负责第三章、第七章、第八章、第九章内容编写，计10万字；第二主编范维（南部县人民医院）负责第二章、第十章、第十四章内容编写，计10万字；第三主编赵德胜（安宁市第一人民医院）负责第十二章、第十三章内容编写，计8万字；第四主编马莉（青海省第五人民医院）负责第五章、第六章内容编写，计6万字；第五主编田晓琳（天津医科大学第二医院）负责第十一章内容编写，计5万字；第六主编丁慧（青岛市黄岛区中心医院）负责第一章内容编写，计4万字；副主编赵智蓉（昆明市第三人民医院）负责第十五章内容编写，计4万字；副主编孙勇（东营市广饶县丁庄中心卫生院广北分院）负责第四章内容编写，计3万字；副主编陈思炜（普洱市人民医院）、赵颖（辽源市人民医院）、宋凯环（吉林省人民医院）、刘明媛（吉林省人民医院）负责全书统稿工作。

本书在撰写过程中得到了众多专家学者的支持与帮助。在此，笔者向他们表示衷心的感谢。同时，也感谢广大读者的关注与支持，期待更多的学者和专业人员能够加入这个行列中来，共同推动辅助诊断技术与内科疾病治疗的发展。

目　录

CONTENTS

第一章

医学检验与辅助诊断技术的发展

随着现代医学的快速发展，医学检验与辅助诊断技术的进步对于提高疾病诊断的准确性和效率起到了至关重要的作用，这些技术的不断创新和完善，不仅丰富了医生的诊疗工具箱，也为患者带来了更加精准、快速的医疗服务。本章重点探讨医学检验学与检验医学的发展、医学检验与临床的关系辨析、医学实验室与检验医师的作用、辅助诊断技术的发展历程解读。

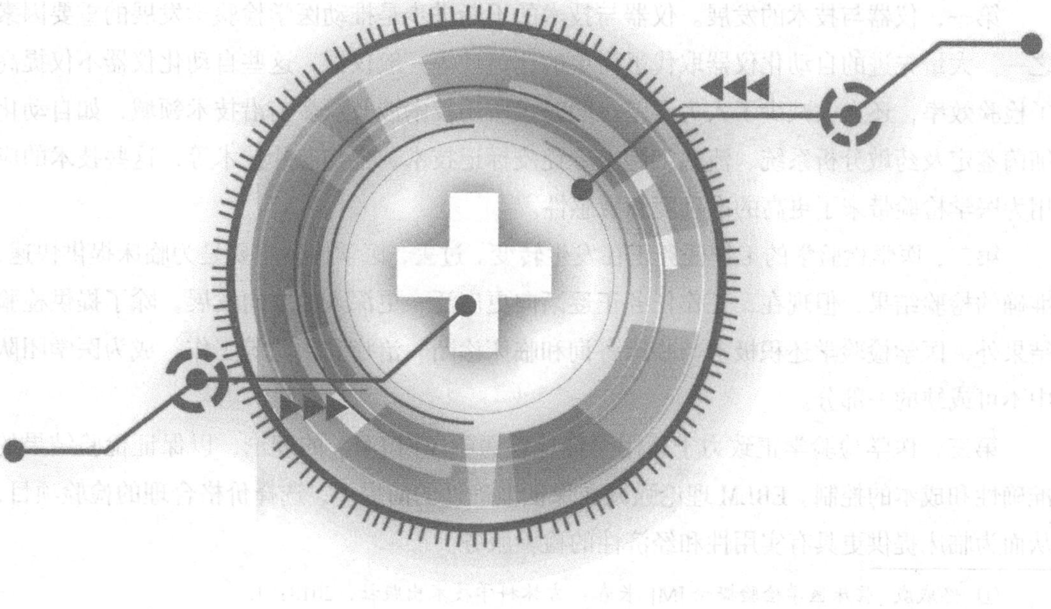

第一节　医学检验学与检验医学的发展

一、医学检验学及其发展

“医学检验是运用现代物理化学方法、手段进行医学诊断的一门学科，主要研究如何通过实验室技术、医疗仪器设备为临床诊断、治疗提供依据。”[①] 医学检验学是一门独立的新兴学科。17 世纪末显微镜的发明，揭开了微观世界的奥秘，也为医学检验学的发展奠定了物质基础，使医学检验学逐步成为临床医学中重要的独立学科之一。

医学检验学的发展与自然科学的发展息息相关。随着科学技术的不断进步，医学检验学的理论与技术也逐步深化。从最初的单一学科，发展成为涵盖临床检验基础、临床血液学检验、临床微生物学检验、临床免疫学检验、临床生物化学检验、临床分子生物学检验、临床寄生虫学检验、临床输血学检验、临床检验仪器学和临床实验室管理学等众多亚学科的综合学科。检验技术的不断创新和发展，从定性检验到定量检验，从手工操作到自动化分析，从常量标本一次检验一个项目到微量标本一次检验多个项目，从有创伤检查到某些无创伤检查等，展现出日新月异的趋势。目前，医学检验学已成为发展最迅速、应用高精尖技术最集中的学科之一，是临床医学中不可或缺的一个分支。

（一）医学检验学的现状

近年来，我国医学检验已进入自动化检验的时代，其表现形式多种多样，具体如下。

第一，仪器与技术的发展。仪器与技术的不断进步是推动医学检验学发展的重要因素之一。大量先进的自动化仪器取代了简单的比色计等一般仪器，这些自动化仪器不仅提高了检验效率，还大大减少了人为误差。同时，所用技术涉及众多前沿技术领域，如自动化细菌鉴定及药敏分析系统、流式细胞术、免疫标记技术、生物芯片技术等，这些技术的应用为医学检验带来了更高的准确度和敏感性。

第二，医学检验学的工作任务正在发生转变。过去，医学检验主要是为临床提供快速、准确的检验结果，但现在，工作任务正逐渐向更广泛、更深入的方向发展。除了提供检验结果外，医学检验学还积极参与临床咨询和临床诊断、治疗和预防等工作，成为医学团队中不可或缺的一部分。

第三，医学检验学正致力于运用循证检验医学（EBLM）的理论，以保证检验结果的准确性和成本的控制。EBLM 理论强调在保证准确性的前提下，选择价格合理的检验项目，从而为临床提供更具有实用性和经济性的检验服务。

---

① 佟威威 . 临床医学检验概论 [M]. 长春：吉林科学技术出版社，2018：1.

第四，医学检验学在临床实践中与临床医师紧密合作。检验医学专业人员与临床医师共同制定诊断和疗效判断标准，共同探讨疾病的诊断和治疗方案，为患者提供更为全面和个性化的医疗服务。

（二）医学检验学的特点

1. 检验操作自动化

医学检验学的检验操作自动化是当今医学领域的显著特点。随着计算机技术的广泛应用，自动化检验仪器具备操作简单、精密度高、易于质控、多参数、信息丰富等优点，已基本取代了传统的手工操作。这种转变不仅提高了检验结果的准确性和可靠性，还使检验操作逐步向全实验室自动化（TLA）与网络化管理方面发展。

自动化仪器的操作简单易行，并具有高度的精密度，这使得医学检验操作更加方便和准确。同时，自动化仪器内置了完善的质量控制系统，易于进行质控，确保了检验结果的稳定性和一致性。此外，自动化仪器具有多参数和信息丰富的特点，能够一次性测量多个参数，为临床诊断提供更为全面的信息支持。综合来看，医学检验学的检验操作自动化不仅提高了检验效率和服务水平，还为实验室的现代化发展奠定了坚实的基础。

2. 检验方法标准化

医学检验学的发展趋势之一是检验方法的标准化，该领域主要强调通过制定统一的检验方法标准，以及向检验操作规范化和标本微量化的方向发展，以提高检验结果的准确性和可比性。目前，已经有一批由国内外相关组织推荐的参考方法和决定性方法被广泛应用于临床检验中，这些方法的采用不仅提高了检验结果的准确性，而且使不同临床实验室之间的检验结果更具可比性，为医院之间的会诊、交流及远程医学诊断提供了便利。

（1）通过采用统一的检验方法标准，可以确保不同实验室中所得到的检验结果具有一致性和可比性，这些标准方法不仅规范了检验操作流程，还明确了各种样本的处理和分析方法，从而降低了检验结果的偏差，提高了检验结果的准确性和可靠性。

（2）标准化的检验方法也为医院之间的会诊和交流提供了便利。由于采用了相同的检验方法标准，不同医院之间可以更加准确地比较和评估患者的检验结果，从而更好地协作进行临床诊断和治疗。

（3）标准化的检验方法还为远程医学诊断提供了基础。通过网络技术，医院可以实现远程传输患者的检验结果，并借助标准化的检验方法进行分析和诊断，这种方式不仅节省了时间和成本，还能够使医生在远程地区为患者提供及时和准确的诊断服务。

3. 检验技术现代化

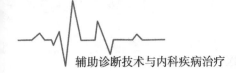

医学检验学的现代化已成为当今医学领域的重要趋势。现代科学技术的成果，如流式细胞术、生物芯片、分子杂交等技术，已经以最快的速度应用于医学检验学，显著提升了临床检验水平。

（1）流式细胞术作为一种先进的细胞分析技术，能够实现对细胞数量、表型、形态等多个参数的高速、多参数、多维度检测。通过流式细胞术，可以快速准确地分析和鉴定不同类型的细胞，为疾病的诊断和治疗提供了重要依据。

（2）生物芯片技术的应用使医学检验更加快速和高效。生物芯片能够在同一时间对多个生物标志物进行检测，大大提高了检验效率。而且，生物芯片技术还能够实现对基因组、蛋白质组等大规模生物信息的高通量分析，为个性化医学和精准医疗提供了重要支持。

（3）分子杂交技术在医学检验中也发挥着重要作用。分子杂交技术能够通过特异性的 DNA 或 RNA 序列相互结合，实现对特定基因或病原体的检测和定量分析。这种技术的应用，使一些疾病的诊断变得更加迅速和准确，为医生提供了更可靠的诊断依据。

4. 检验试剂商品化

医学检验学的发展已经呈现出检验试剂商品化的趋势。随着临床医学对检验方法的自动化、标准化、现代化要求不断提高，许多优质的商品化试剂已经进入临床应用领域，显著提高了临床检验的质量，并减少了检验误差的发生。专业公司批量化、专业化、配套化和多样化地向临床实验室提供高质量的检验试剂，避免了手工配制试剂可能带来的不稳定性和误差。

（1）商品化试剂的使用使临床实验室的操作更加便捷和可靠。传统的手工配制试剂存在着配比不准确、操作复杂等问题，容易引起检验结果的偏差。而现代的商品化试剂经过严格的质量控制和标准化生产流程，能够确保试剂的稳定性和可靠性，为临床检验提供了更加可靠的依据。

（2）商品化试剂的使用提高了临床检验的效率和准确性。通过使用配套化的试剂，可以与血细胞分析仪、尿液分析仪、血凝仪、免疫分析仪等仪器相匹配，实现试剂和仪器的协同作用，从而更加准确地完成检验任务。试剂的专业化和配套化设计，能够最大限度地提高检验效率，减少操作失误的可能性。

（3）商品化试剂的广泛应用也促进了临床检验领域的技术更新和发展。随着科技的进步和试剂生产技术的不断提高，越来越多的新型试剂涌现，能够满足不同的临床检验需求。这些新型试剂不仅能够提高检验的敏感性和特异性，还能够开拓新的检验领域，为医学诊断和治疗提供更多的选择和可能性。

5. 计量单位国际化

医学检验学的国际化趋势近年来日益显现，该领域已普遍采用国际法定计量单位，如国际单位制，确保检验结果的统一和可比性。同时，引入了一系列国际标准化概念，如参考区间（reference interval）、参考范围（reference range）、医学决定水平（medical decision level）等，以便更好地与国际标准接轨，并注重了检验人员与临床医生之间的沟通与交流。

（1）采用国际法定计量单位是医学检验学国际化的基础之一。国际单位制作为国际通用的计量单位体系，已被广泛应用于医学检验领域，确保了各地实验室所得到的检验结果具有相同的量纲和标准。这种统一的计量单位体系有助于提高检验结果的准确性和可比性，为临床医生提供了更可靠的诊断依据。

（2）引入参考区间、参考范围、医学决定水平等概念，强调了检验结果的临床意义和应用价值。参考区间是指在一定人群中正常值的范围，参考范围是指在特定条件下得到的正常值范围，而医学决定水平是根据临床实践和研究确定的临床诊断和治疗的重要标准。这些概念的引入，使检验结果更具有临床意义，能够为临床医生提供更为准确和全面的信息，有助于指导临床诊断和治疗的决策。

（3）国际化的医学检验学还强调了检验人员与临床医生之间的沟通与交流。检验人员不仅要负责实验室的检验工作，还需要与临床医生密切合作，提供检验项目的咨询和结果解释。这种紧密的合作关系有助于确保检验结果能够满足临床医生的需求，为患者提供更加个性化和有效的医疗服务。

6. 质量管理全程化

医学检验学的质量管理全程化是确保获得准确可信的检验结果的关键。全程质量管理涵盖了检测前、检测中和检测后的质量控制三个重要环节。其中，检测前和检测后的环节需要医护人员和检验人员共同协作完成，而检测中的质量控制由检验人员实施。因此，临床检验全程的质量管理需要临床医护人员和检验人员密切合作，并确保临床实验室进行全程质量管理与控制。

（1）在检测前的准备阶段，医护人员和检验人员共同负责确保样本采集、标本处理等操作的准确性和规范性。医护人员应严格按照标准操作规程进行样本采集，并及时将样本送至检验实验室。检验人员则负责对样本进行正确的标识、储存和处理，以保证后续检测过程的准确性和可靠性。在此阶段，临床实验室需要建立完善的质量管理体系，包括实验室内质量控制（IQC）、实验室间质量评价（EQA）等，确保检验结果的准确性和可信度。

（2）在检测中的环节，检验人员负责实施质量控制措施，包括仪器校准、质控品检测、检测过程监控等。在检测过程中，检验人员需要严格遵守操作规程，确保每一个步骤都得到正确执行。同时，还要监控仪器的运行状态，及时发现和纠正任何异常情况，确保检测结果的准确性和可靠性。医护人员在这一阶段可以配合检验人员进行样本信息的核对和补充，确保样本的完整性和准确性。

（3）在检测后的环节，医护人员和检验人员共同负责对检验结果进行解读和分析，并将结果报告给临床医生。医护人员可以提供临床信息和诊疗需求，帮助检验人员更好地理解检验结果的临床意义。检验人员则负责对检验结果进行准确的解释和分析，并提供必要的临床建议。在此阶段，临床实验室需要建立完善的质量管理和质量控制机制，不断改进和完善检验流程，提高检验结果的准确性和可信度。

7. 生物安全严格化

医学检验学生物安全的严格化是确保实验室操作过程中所有参与者的健康和安全的关键。从标本采集到标本转运、储存、检测和处理的每一个环节都存在潜在的危险性，因此，需要严格执行实验室生物安全要求。生物安全涉及操作者、患者、其他相关人员及周围环境的安全，因此在实验室操作中，对生物安全的具体规定必须严格遵守。

（1）标本采集是医学检验过程中的首要环节，也是生物安全的第一道防线。在采集过程中，医护人员必须严格按照生物安全规定执行，包括正确佩戴个人防护装备，如手套、口罩、护目镜等，以及正确处理采集过程中产生的生物污染物。此外，采集容器和器具必须符合生物安全标准，以防标本泄漏或污染。

（2）标本转运、储存和处理过程中也是生物安全的重要环节。在转运过程中，标本必须采取适当的包装和运输措施，防止其泄漏或污染。在储存过程中，标本应存放在符合生物安全要求的环境中，确保标本的稳定性和安全性。在处理过程中，必须采取适当的消毒和处理措施，防止交叉污染和传播疾病。

（3）实验室检测过程中的生物安全措施也至关重要。检验人员必须严格遵守实验室的操作规程，正确使用实验室设备和试剂，确保操作过程的安全性和准确性。此外，实验室必须配备足够的通风设施和废弃物处理设施，确保实验室环境的清洁和安全。

（4）生物安全的严格实施需要建立完善的管理体系和培训机制。实验室必须制定详细的生物安全操作规程，并定期进行生物安全培训和演练，提高操作人员的安全意识和应急处置能力。此外，实验室管理者必须加强对实验室操作过程的监督和检查，确保生物安全措施得到有效执行。

8. 检验人员合格化

医学检验学中，检验人员的合格性和操作规范性被视为确保实验室检验质量的关键因素。临床实验室普遍重视检验人员的技术水平和专业素养，为此，严格的培训和考核机制被制定并实施。例如，在进行血细胞分析仪操作之前，检验人员必须接受仔细设计的培训课程，旨在使其熟悉检验理论、掌握操作方法，并具备进行室内质量控制和室间质量评价的能力。此外，检验人员还必须具备判断、分析和纠正失控的能力，以确保检验过程的准确性和可靠性。在操作血细胞分析仪时，检验人员还应了解本实验室的检验项目复检规则，并能够应用熟练的血细胞形态学理论和实践经验进行显微镜的复检。此外，检验人员还应具备熟练的仪器基本操作维护保养技能，确保仪器的长期稳定运行。

（三）医学检验学的发展

医学检验学作为医学领域的重要分支，在现代医学体系中扮演着至关重要的角色，其发展历程源远流长，经历了从简单的化验到现代高科技检验的演进，对医学诊断、治疗和预防都发挥着重要作用。近年来，随着科学技术的飞速发展，医学检验学也在不断创新和进步，呈现出一系列显著的现代发展特征。

第一，现代医学检验学的发展在于技术的革新和进步。传统的医学检验主要依赖于人工操作和简单的化学试剂，其过程烦琐且效率低下。而随着生物技术、纳米技术和信息技术的不断发展，现代医学检验仪器和技术水平得到了极大的提升。例如，高通量测序技术的出现使基因检测能够更加准确和快速，流式细胞术的应用使细胞分析更加精细和全面。同时，生物芯片技术、质谱技术等先进技术的应用，为医学检验提供了更加全面和多样化的分析手段，使检验结果更加准确、可靠。

第二，现代医学检验学的发展在于理论的深入和临床的应用。随着医学知识的不断积累和深入，医学检验的理论体系也日趋完善和系统化。现代医学检验学已不再局限于单一的检验指标，而是通过多种技术手段综合分析，为临床诊断和治疗提供更加全面和精准的信息支持。同时，现代医学检验学也积极应用于临床实践，成为临床医生制订治疗方案、评估治疗效果和预测疾病发展趋势的重要依据。例如，在肿瘤治疗领域，分子生物学技术的广泛应用使肿瘤的分子诊断和靶向治疗成为可能，大大提高了肿瘤患者的治疗效果和生存率。

第三，现代医学检验学的发展在于质量管理的全面推进。质量管理是医学检验工作的重要保障和基础，对于确保检验结果的准确性和可靠性至关重要。现代医学检验实验室普遍引入了 ISO 15189 国际质量管理体系标准，建立了完善的质量管理体系和内部质量控制机制。通过严格的质量管理和质量控制，医学检验实验室能够及时发现和纠正检验过程中的偏差和错误，保证检验结果的准确性和可靠性，从而提高了医学检验工作的整体质量水平。

第四，现代医学检验学的发展在于信息化和智能化的推进。随着信息技术的不断发展和普及，医学检验数据的采集、存储、传输和分析都得到了极大的改进和加强。现代医学检验实验室普遍采用信息化管理系统，实现了检验数据的电子化和自动化，提高了工作效率和数据安全性。同时，人工智能技术的应用也使医学检验结果的分析和解读更加智能化和精准化，为医生提供更加准确和个性化的诊断和治疗方案。

二、检验医学及其发展

近年来，随着基础医学和生命科学的发展，检验技术的发展取得了长足的进步，各式各样的检验仪器与设备争先上市，检验科所开展的检验项目种类也越来越多，所能向临床诊断提供的帮助也越来越大，医学检验已经被检验医学替代。检验科作为临床医技科室，与临床科室有着直接的业务联系，这种联系可以简单地表述为临床科室申请单的请求与检验科（实验室）化验报告单的答复。原来大家都认为检验科是辅助科室，没有充分认识到检验在临床工作和病情预后等过程中发挥的重要作用。但随着医学的发展，医学检验的地位和重要性日益凸显。

检验医学，又称为实验室医学（过去曾称为化验、医学检验），主要是利用实验室的各项工具，协助预防医学中对健康状态及生理功能的评估，临床医学中疾病的诊断、评估、治疗及追踪等。检验医学也是医学研究的一个重要部分，其本身的发展与应用，均为医学的进步带来了极大的贡献与实证。

检验医学是一门覆盖广泛的学科，它涉及多种检测和诊断手段，这些包括血液学检查、血清学分析、各类体液的显微检查、生物化学测试、免疫学评估及微生物学鉴定——后者不仅针对细菌，还包含对病毒、衣原体、立克次体、寄生虫等致病微生物的检测。此外，细胞学的各类检查和针对各种组织及器官的病理学分析也是该领域的一部分。在特定的国家和地区，检验医学还可能扩展到包括诸如脑电波、各类神经功能测试、肌电图、心电图、听力测试等一系列生理功能检查。这一领域的内容和应用正在以迅猛的速度发展和完善。

检验医学是现代实验室科学技术与临床在高层次上的结合，是一门多学科交叉、相互渗透的新兴学科，目前正朝着高理论、高科技、高水平的方向发展。检验与临床的结合提供了权威的策略和专业的咨询，改善及强化了临床的诊断，对患者有莫大的裨益，并增强了患者对检验服务质量的信心。

（一）检验医学的现状

随着科学技术，特别是生物科学技术的迅速发展，更多、更新的技术广泛应用于临床医学和检验医学，检验医学将有可能提供更多、更新的检验项目。从正面效应来看，生物技术的发展将有效地帮助人类战胜疾病，为人类的健康长寿带来希望。

第一，医院实验室出现集约化，将一些检验时效性要求不严格和标本量较少的检验项目集中到一些规模较大的实验室进行检测，规模较大的实验室有可能进一步发展成网络化和集团化。

第二，较大程度削减人力资源成本，减少岗位员工的数量，在国际上一些国家成本中比例最大的是人力成本。

第三，医疗行业改革的各项举措及患者就医费用成本最低化的要求，迫使医疗行业提供更加有效、低价的服务。

第四，尽量减少不必要检验项目的开展，对现有的检验项目逐一进行筛选，针对一些不必要的、重复的或临床应用价值不大的检验项目进行删除。

第五，实现全实验室操作自动化，这是减少人力、提高工作效率最有效的办法。在这种实验室里要求工作人员有全面的检验技术操作、仪器维修和维护能力，并具备一定的实验室管理和计算机应用的能力。

第六，进一步加强检验过程的标准化，检验科不断制定更多的标准文件、技术操作规范，使检验科能做出较一致的检验结果。从技术上而言，分子诊断学和芯片技术将是当前最具影响的发展方向之一。

（二）检验医学的特点

1. 强调整体的协作

检验医学已经突破了传统的依赖于血液、尿液和粪便三大常规检查的局限。面对繁多的检验项目以及日益严格的检验精度要求，整体协同运作变得尤为重要。就检测结果的准确性而言，它不仅关系到样本采集的时间、部位和方法的精确设定，还涉及检验方法的恰当选择。我们的目标是尽可能减少不同检测方法在分析同一项目时产生的干扰，降低使用不同试剂对同一样本进行检测时的差异，减少不同仪器在检测同一样本时的变异，缩减个体操作者之间的偏差，以及控制不同实验室之间结果的差异。若这些环节中有任何一环发生错误，都可能导致最终检测结果失去客观性。

2. 强调科室的管理水平

科室管理在医学检验实验室中占据着至关重要的地位，其内容涵盖了人员管理、仪器管理、操作规程管理、室内质控管理、生物安全管理等方面。这些管理工作相辅相成，共同保障了检验质量的稳定性和可靠性。任何一个管理环节的不善处理都可能导致检验质量的下降，因此，科室管理水平的强调成为检验医学的一大特点。

（1）人员管理是检验医学中不可或缺的重要环节。医学检验实验室的工作人员需要具备丰富的专业知识和技能，同时还须具备团队合作、沟通协调等能力。科室管理者需要通过科学合理的人员配置、培训与考核机制，以及有效的激励措施，保证实验室人员的稳定性和专业素养，从而确保检验工作的顺利进行和结果的可靠性。

（2）仪器管理是检验医学中不可忽视的一环。现代医学检验涉及各类高科技仪器的使用，这些仪器不仅数量庞大，而且操作复杂，需要经过严格的维护和管理。科室管理者需要建立健全的仪器管理体系，包括定期的维护保养、仪器运行质量的监控、故障处理机制等，确保仪器的正常运行和检验结果的准确性。

（3）操作规程管理也是检验医学的重要特点之一。检验工作涉及复杂的操作流程和标本处理过程，需要严格遵循操作规程，确保操作的准确性和一致性。科室管理者需要制定详细的操作规程，并对实验室人员进行培训和考核，确保每一位操作人员都能够按照规定程序进行操作，减少操作失误和质量波动。

（4）室内质控管理也是检验医学的重要组成部分。室内质控是指通过定期的质量控制活动，监测和评估检验过程中的误差和偏差，及时发现和纠正问题，保证检验结果的准确性和可靠性。科室管理者需要建立科学的质控体系，包括日常质控、定期质控、突发事件应急处理等，确保检验质量的稳定和可控。

（5）生物安全管理是检验医学中不容忽视的一环。实验室中处理的样本涉及各种疾病的病原体和生物危害物质，一旦发生泄漏或污染，将对实验室人员和周围环境造成严重的危害。因此，科室管理者需要建立严格的生物安全管理制度，包括标本采集、存储、处理和废弃物处理等环节的规范和流程，确保实验室操作的安全性和环境的无污染。

3. 对新技术的应用更为敏锐

检验医学学科的发展与新技术之间的关系日益密切。以分子生物学技术为例，在检验医学领域，分子生物学的应用极大地拓展了其工作范围。这不仅使检验从传统的事后判断转向了前瞻性分析，而且其应用也扩展到了包括诊断、治疗效果评估、预后分析、个体疾病趋势预测、流行病学研究、健康状态评价及药敏靶点选择等方面。此外，蛋白质组学的进步对检验医学的发展同样至关重要。首先，通过区分出一系列表征疾病不同阶段（如早期和晚期）的独特蛋白质，可以实现更为客观和精确的诊断；其次，人们期望通过蛋白质组学的研究，在肿瘤领域发现新的有效诊断方法。

4. 自动化的融入使检验更迅速

自动化技术的广泛应用使检验过程更加迅速，这对于治疗而言具有至关重要的意义。在医疗领域，时间往往是宝贵的资源，尤其是在急救和重症抢救等情况下，每一

都可能决定生死。因此，检验过程的迅速进行可以为医生提供及时有效的诊断和治疗方案，对患者的生存和康复至关重要。

自动化技术的引入，不仅可以消除人工操作带来的误差，更重要的是还可以极大地节约检测时间，使检验过程变得更为高效、迅速。自动化仪器的使用大大简化了检验过程，

它们能够自动完成样本的处理、分析和结果的输出，极大地提高了检验的效率和准确性。同时，操作的自动化也减少了人为因素的介入，进一步保证了检验结果的可靠性和一致性。这种自动化的融入不仅提高了检验的工作效率，还加速了医学诊断和治疗的进程，对于急救和危重患者的救治尤为重要。此外，自动化技术的应用还为检验医学的发展带来了更多的可能性。随着科学技术的不断进步，自动化仪器和操作技术也在不断更新和完善，为检验医学提供了更多更先进的工具和手段。例如，高通量测序技术的出现使基因检测能够更加快速和精准，生物芯片技术的应用使多个指标可以同时检测，大大提高了检验的效率和广度。这些技术的不断创新和应用，将进一步推动检验医学的发展，为临床医学的进步提供更多更好的支持。

（三）检验医学的发展

随着临床检验专业飞速发展，学科建设空前活跃，检验学科已经从医学检验向检验医学方向发展，成为一门独立的学科，对疾病的诊断、治疗、预防及发病机理的探讨等诸方面发挥了很大的作用，医院检验科的建设已成为衡量医院水平的重要指标之一。当前，检验医学的发展主要体现在以下方面。

1. 发展高新技术

（1）分子免疫学。在现代生命科学中，分子生物学和分子免疫学是发展最为迅速的领域。分子免疫学专注于从细胞和分子层面研究生物体的免疫过程。它的主要研究内容包括探究组织相容性抗原（MHC）、共刺激信号分子、黏附分子及各种细胞因子在免疫应答中的作用。20 世纪 80 年代末期，关于主要组织相容性复合体在免疫中的新功能的研究被认为是经典免疫学领域的一次革命性进展。由于个体间组织相容性抗原，即人类白细胞抗原（HLA）的差异，可能会触发免疫排斥反应，这是导致移植器官失效的主要原因之一，因此，对临床器官移植的成功至关重要。随着器官移植技术的不断进步，对相应的实验室检测技术的要求也在不断提高。目前，现代器官移植中的 HLA 配型方法已经从传统的血清学和细胞学方法，发展到采用分子生物学技术进行基因配型。合理应用这些方法，为供体和受体进行免疫学匹配，是预防和减轻排斥反应的关键策略。

（2）基因诊断。基因诊断在遗传性疾病（如地中海贫血、血友病）的携带者筛查及产前诊断中发挥着重要作用，有助于优生优育并防止基因缺陷儿童的出生，对提升人口整体素质具有显著意义。目前，分子生物学技术已成为该领域的核心技术。随着人类基因组计划的测序工作的圆满完成，我们能够直接检测出基因的突变，这对于临床上可疑病例的确诊和鉴别诊断至关重要，并可进一步揭示疾病的分子遗传学基础。

在感染性疾病的诊断领域，分子生物学技术同样起到了革命性的作用，它改进了包括细菌性感染在内的检测方法，如对结核分枝杆菌和其他非典型抗酸杆菌的鉴别，以及对军团菌、立克次体、衣原体等病原体的检测。这些技术彻底革新了过去依赖长时间生长周期、检出率较低的传统培养方法，并且促进了耐药型致病菌DNA分型的实现，这对于调查和分析院内外暴发性流行性感染具有极大的帮助。

在病毒性传染病的快速诊断方面，如HIV、HCV、HBV的基因变异检测，分子生物学技术对于预防这些病毒的暴发流行起着至关重要的作用。此外，在微生物核酸的扩增和测序过程中，科学家们已经发现了众多以往无法通过培养基和显微镜观察到的病原体，提供了前所未有的证据，这些进展正受到广泛关注。

基因诊断在肿瘤学上也有广阔前景，肿瘤是基因突变引起的疾病，肿瘤的发生必有基因的异常，可通过癌基因或抑癌基因检测发现不同肿瘤的基因突变及同类肿瘤不同分化类型中突变率的差异，为肿瘤的基因诊断提供依据。故基因突变的检测已成为探索各种肿瘤的新的实验诊断手段。

（3）芯片技术。综观生物芯片技术的发展，以微阵列技术为基础的检测生物芯片的发展最为迅速，如基因微阵列检测芯片和蛋白质微阵列检测芯片。当前人类即将进入后基因时代，对更加复杂的蛋白质组学及其功能研究迫切需要蛋白质芯片。免疫芯片是一种特殊的蛋白质芯片，它在临床分子诊断学和许多学科都有明显的发展潜力，如肿瘤学（多种肿瘤标志的检测）、内分泌学（多种不同激素的测定）、自身免疫病（多种自身抗体或抗原）和超敏反应（多种过敏源的筛查）。另外，关于实现基于抗体微阵列的24种细胞因子的检测，为免疫芯片在蛋白组学分析中的应用研究走出了坚实的一步。目前，又发展了纳米阵列免疫芯片。该芯片的纳米点阵应用原子力显微镜的针光制作，免疫芯片的研究和应用呈现出突飞猛进的发展趋势。通过芯片实验室可同步检测多个疾病标志，将有利于对疾病的全面分析。通过健康与患病的人类细胞蛋白组图谱对比，可理解和分析细胞信号传递及新陈代谢的途径，为疾病的预防和诊断奠定新的基础。

2. 满足患者需求

由“治疗转向预防”的人类卫生与健康的革命性转变，使病人对医务人员的需求发生了根本性改变。病人的需求不再局限于被动的满足，而是要求快速经济、满意的人性化服务。

（1）缩短检测周期。即时检验（Point-of-Care Testing，POCT）是一种能够提供快速反馈的检测手段，已经渗透到检验工作的常规流程中。然而，快速反馈不仅包括检验过程本身，还应涵盖检验前、检验中和检验后三个阶段。在缩短样本传递时间和加快结果报告方面，这些环节与检验过程中的即时检测技术同样重要。鉴于每次测试都是独立的，当前对POCT的质量控制监测尚未达到理想状态。预计在未来，POCT的发展将进入高峰期。但是，如何应对这种检验格局的转变，是一个需要深思的问题。此外，大多数急诊检验项目能够在30min内出具报告，而临床常规项目通常能在当天完成报告。然而，对于一些非常规项目，是否能够按照预期的时间框架出具报告，或者根据标本量的多少来调整完成时间，这些都是未来需要解决的问题。

（2）人性化服务。与过去相比，各种诊疗费用相应有所提高，患者希望得到与此费用相对应的人性化服务，检验人员接待患者和接收标本的规范操作是质量保证的前提，这也是当前检验科在工作中常出现的薄弱环节，需要关注此类问题并全面提升服务意识和服务理念。并且可以计划实施根据不同类别患者予以不同的特色服务。

（3）减轻经济负担。随着医疗费用的上升，加强实验室经济核算管理已成为国家的一个很重要的课题，要让最小的投入为患者提供及时、准确、有效的检验报告。

3. 转变实验室功能

（1）规模整合。随着医院体制的改革深化，将大量小而分散的临床实验室集中，有利于仪器设备资源共享。实验室进行规模整合是发展的必然趋势，也是提高检验质量和提高工作效率的基本保证。

（2）检验中心。一些中、小型医院检验科将由于跟不上技术的发展，而逐渐萎缩，甚至关闭。国际上很多这种有检验能力的实验室，借此实验室的功能将发生转变，它可以为众多中、小医院检验科、诊所和体检机构提供具有一定规模的专业服务，如同检验工厂一样，工作人员在全自动模块式的分析仪上进行流水线操作。

（3）咨询服务。检验医学已经和其他学科如放射医学、影像医学、超声医学一样成为临床医学中不可缺少的一个分支和学科。临床医生依靠实验室提供的信息进行诊断，实验室也不应再像以前那样仅提供“数字”。检验医师不仅要了解和掌握检验医学各方面的技术和方法，还必须掌握其临床价值，为临床提供咨询服务。扩大与健全信息系统（LLS），由单纯的数据传递转化为对临床有用的信息报告。作为一名合格的检验医师应能自如地面对当前新的机遇与挑战，加强实验室的临床咨询服务，使实验室成为其他学科的信息中心，从根本上真正改变检验从属于临床的被动局面。

第二节　医学检验与临床的关系辨析

“医学检验是连接基础医学和临床医学的一门独立的医学技术专业，具有实践性强、临床知识面广的专业特点。”[①]医学检验与临床实践是医学领域中不可或缺的两个组成部分，它们相辅相成、密不可分。医学检验是通过实验室技术对患者的生理指标、生化指标、免疫指标等进行检测和分析的过程，其主要目的是协助医生进行疾病的诊断、治疗和预防。

① 贾海英，余亮，郭淑丽，等. 医学检验专业实践教学体系的探索 [J]. 中国继续医学教育，2023，15（4）：149.

而临床实践是医生根据患者的临床表现、症状和病史等信息，结合医学知识和临床经验进行诊断、治疗和护理的过程。

一、医学检验为临床实践提供了客观、科学的依据

医学检验作为临床实践的重要依据，通过对患者体液、组织等样本的检测，提供了丰富的生理和病理信息，从而为医生提供了客观、科学的依据，有力支持了临床决策的制定和执行。

第一，医学检验为临床提供了大量的生理和病理信息，这些信息对于医生了解患者的病情至关重要。通过对血液、尿液、组织等样本的检测，医学检验可以获取到患者的生化指标、免疫指标等多项数据。举例而言，血液中的生化指标如血糖、血脂等反映了患者体内代谢的情况，而免疫指标如白细胞计数、C 反应蛋白等则提示了患者的免疫状态。这些数据为医生提供了直观、客观的疾病信息，有助于医生更准确地了解患者的病情，为制订科学的治疗方案提供了重要参考。

第二，医学检验为临床诊断和治疗提供了重要的实验室支持。在临床实践中，医生需要根据患者的症状、体征及病史等信息进行综合分析和判断，而医学检验结果的准确性直接影响到诊断的准确性和治疗方案的科学性。例如，在某些疾病的诊断和分型中，医生需要依靠特定的生化指标或免疫指标进行辅助诊断，而这些指标正是通过医学检验获得的。因此，医学检验为临床医生提供了实验室支持，有助于其提高诊断和治疗的准确性和科学性，从而为患者的康复和健康保驾护航。

第三，医学检验在临床实践中还扮演着质量控制和质量保障的重要角色。在医学检验过程中，严格的质量控制体系和规范操作流程能够保证检验结果的准确性和可靠性。例如，对于样本的采集、处理和保存需要严格按照规定操作，以免外界因素对检验结果的干扰。此外，医学检验还需要借助先进的仪器设备和技术手段，确保检验过程的精准和高效。这些措施不仅提高了医学检验的水平和质量，也为临床医生提供了可靠的数据支持，有助于提高医疗服务的整体水平和质量。

二、临床实践对医学检验提出了更高的要求和挑战

在医学领域中，临床实践和医学检验作为紧密相关的两个方面，相互交织、互为依存。尽管医学检验提供了丰富的实验室数据，但临床实践却对医学检验提出了更高的要求和挑战。医学检验结果只是临床诊断的一个组成部分，医生需要将检验结果与患者的临床表现、病史等综合考虑，进行全面分析和判断，从而制订出最佳的诊断和治疗方案。

第一，医学检验结果只是临床诊断的一个方面，医生需要将其与患者的临床表现和病史相结合，进行综合分析。临床实践的核心是基于患者的临床症状和体征进行诊断和治疗，

而医学检验结果提供了血液、尿液、组织等样本的生理和病理信息。然而，医学检验结果并非绝对可靠，可能存在误差或偏差，因此，医生需要结合患者的具体情况，如年龄、性别、疾病史等，进行综合分析和判断，从而做出正确的诊断和治疗决策。

第二，临床实践的复杂性和多样性为医学检验提出了更高的要求。不同的临床情境可能需要不同的检验技术和方法，确保检验结果的准确性和可靠性。例如，在某些疾病的诊断和治疗过程中，可能需要对患者进行多方面的检验，如血液常规、生化指标、免疫学检测等，以全面了解患者的病情。因此，医生需要根据临床情况选择合适的检验项目和方法，进行具有针对性的检测，以提高诊断和治疗的准确性和科学性。

第三，临床实践中存在诸多可能影响检验结果的因素，如样本采集、保存和运输的条件，以及患者的生理和病理状态等。这些因素可能会导致检验结果的失真或错误，从而影响临床诊断和治疗效果。因此，在临床实践中，医生需要注意和调控这些因素，确保检验结果的真实性和可信度。例如，对于样本采集过程中可能出现的错误操作或污染，医生需要采取相应的措施，如规范操作流程、提高样本采集技术水平等，以减少误差的发生。

总之，在医学检验与临床实践的关系中，两者是相辅相成、缺一不可的。没有准确可靠的检验结果，临床医生将无法做出正确的诊断和治疗决策；而没有临床实践的指导和支持，医学检验的意义和价值也将有所降低。因此，医学检验与临床实践需要密切合作，共同为患者的健康服务，实现医学的最终目标——预防、治疗和康复。同时，医学检验与临床实践也需要不断地相互促进和完善，借助新技术、新方法和新理念，不断提升医疗水平，为人类的健康事业做出更大的贡献。

第三节 医学实验室与检验医师的作用

一、医学实验室

医学实验室是随着现代医学的产生和发展而建立和发展起来的，早年的医学实验室只有一些简单的仪器，如离心机、恒温箱、目测比色计、显微镜等，技术人员仅能在医师的指导下做一些简单的手工实验，如红细胞、白细胞计数，白细胞分类，尿糖、尿蛋白定性检查，尿沉渣显微镜检查，粪便肉眼和显微镜检查等。随着机械电子技术、计算机技术和医学生物技术等现代科技的发展，医学实验室在近年来发生了较大的变化，并取得了长足的进步：手工操作逐渐为自动化仪器检测所代替，标本范围从血、粪、尿扩展到来自人体的各种材料（标本），检测目的从单纯的疾病诊断扩大到健康检查、疾病预防、亚健康评估、疾病分型、预后判断等。在这些发展的基础上，检验医学作为一门学科才逐渐发展起来并为人们所认可，医学实验室的概念也才逐渐清晰。

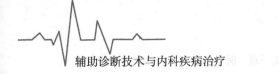

医学实验室又称为临床实验室，我国医院一般习惯上称为检验科，一般而言，医学实验室即对取自人体的各种标本进行生物学、微生物学、免疫学、化学、血液免疫学、血液学、生物物理学、细胞学等检验，并为临床提供医学检验服务的实验室。

（一）医学实验室的划分

1. 依据是否具有法人资格

医学实验室作为医学领域中不可或缺的重要组成部分，根据其法人资格的有无及所属单位的不同，可分为独立实验室和非独立实验室两大类型。

（1）独立实验室是指具有法人资格的独立实体，通常独立于医院或其他医疗机构而存在，这类实验室在人力、物力和信息资源等方面具有相对独立的优势，能够更加灵活地配置资源，开展更为广泛和深入的研究和检测工作。由于其独立性，这类实验室通常拥有专业化的管理团队和技术人员，能够更好地制定研究方向和开展科学研究。同时，独立实验室也更具有商业化运营的潜力，能够通过提供检测服务获取收益，从而进一步促进其发展。

（2）非独立实验室一般设立在医院内部，作为医院的一个科室或部门存在，这类实验室与医院密切相关，主要为医院提供诊断、治疗和研究服务。由于其直接依附于医院，非独立实验室在资源配置和管理方面受到医院整体管理的制约，其发展也受到医院整体发展的影响。然而，非独立实验室在与医院的紧密合作下，能够更好地满足医院临床诊断和治疗的需求，为患者提供及时、准确的检测结果，并发挥着重要作用。

另外，医学实验室在医院属于诊断科室的范畴。诊断科室中有进行影像诊断的放射科、核医学科（核素显像）、超声波检查室（超声波显像）；有进行电生理检查的心电图检查室、脑电图（位）检查室等；有进行生理功能检查的肺功能检查室、电测听室等；再就是进行病理学检测和诊断的医学实验室。在西方的许多国家里，医院的医学实验室主要指的是病理科，其中包括临床病理和组织病理两部分，临床病理相当于现今我国医院里的检验科（或化验室、检验中心等），组织病理相当于我国医院里的病理科。

总体而言，独立实验室和非独立实验室在医学领域中都具有重要地位和作用。独立实验室以其独立性和灵活性在资源配置和科研方面具有优势，能够更好地开展深入的研究和技术创新；而非独立实验室更加紧密地与医院合作，为医院临床诊断和治疗提供必要的检测支持，对于保障患者健康和医疗服务质量起着至关重要的作用。

2. 依据是否以营利为目的

医学实验室的类型在一定程度上可依据其是否以营利为目的来划分，这种划分方式将医学实验室分为营利性实验室和非营利性实验室两大类别。营利性实验室通常由社会投资者兴办，其运营目的主要是盈利。相对而言，非营利性实验室则多由政府或非营利组织兴办，其运营目的更注重于服务社会和公众利益。

（1）营利性实验室作为商业机构，其经营目标主要是追求经济效益和盈利。这类实验室通常由社会投资者或企业投资兴办，其运营模式以提供各类医学检验服务为主，以获取经济利益为目标。在营利性实验室中，投资者通常会注重盈利能力和市场竞争力，因此会倾向于引入先进的设备技术和专业人才，提供更全面、高效的检测服务。由于营利性实验室的盈利目标，其运营管理可能更加注重效益和市场竞争，确保实验室的持续发展和经济效益。

（2）非营利性实验室则主要由政府或非营利组织兴办，其经营目标更加注重服务社会和公众利益。这类实验室通常承担着医学研究、教学和公共卫生等多重任务，其运营模式更加倾向于服务社会和公众利益。在非营利性实验室中，政府或非营利组织会注重科研和教学的质量和影响力，鼓励开展基础研究和技术创新，以推动医学科学的进步和社会的发展。同时，非营利性实验室也承担着公共卫生监测和应急救援等重要任务，为社会稳定和公共安全提供保障。

需要注意的是，独立实验室多倾向于营利性实验室的形式，这是因为独立实验室通常具有法人资格，拥有相对独立的管理和运营权限，更容易吸引社会投资者的投资。同时，独立实验室在人力、物力和信息资源等方面具有特殊优势，能够更好地满足市场需求，提供高质量的检测服务，从而获得更多的经济收益。然而，即便是营利性实验室，其也承担着为社会提供医学服务的使命，应当在盈利与服务之间保持平衡，不断提升服务质量和社会责任感。

3. 依据实验室规模的大小

医学实验室的类型可以根据其规模的大小和设置的专业实验室来进行划分。一般而言，根据实验室的规模和功能需求，可以设置临床化学实验室、血液学实验室、微生物学实验室、免疫学实验室、分子生物学实验室、细胞学实验室等专业实验室。

（1）临床化学实验室主要负责临床化学检验项目，包括血液中各种生化指标、尿液中的成分等的检测与分析。这类实验室配备了各种现代化的化学分析仪器和设备，用于快速准确地检测各种生化指标，为临床医生提供临床诊断和治疗方案的制订。

（2）血液学实验室主要负责血液学检验项目，包括血液常规、凝血功能、血液病学等方面的检测与分析。这类实验室配备了各种血液分析仪器和设备，用于对血液样本进行全面的检测和分析，帮助医生了解患者的血液情况，从而对血液疾病进行诊断和治疗。

（3）微生物学实验室主要负责微生物学检验项目，包括细菌、真菌、病毒等微生物的检测与鉴定。这类实验室配备了各种培养基、培养箱、显微镜等设备，用于对患者样本中的微生物进行培养、分离和鉴定，为临床医生提供感染病的诊断和治疗建议。

（4）免疫学实验室主要负责免疫学检验项目，包括免疫球蛋白、细胞免疫、自身抗体等方面的检测与分析。这类实验室配备了各种免疫学分析仪器和设备，用于对患者免疫系统功能的检测和评估，为临床医生提供免疫性疾病的诊断和治疗方案的制订。

（5）分子生物学实验室主要负责分子生物学检验项目，包括基因、核酸、蛋白质等方面的检测与分析。这类实验室配备了各种 PCR 仪器、基因测序仪器等高端设备，用于对患者 DNA、RNA 等生物分子进行检测和分析，为临床医生提供基因相关疾病的诊断和个体化治疗方案的制订。

（6）细胞学实验室主要负责细胞学检验项目，包括细胞形态学、细胞学涂片等方面的检测与分析。这类实验室配备了各种显微镜、细胞计数器等设备，用于对患者组织和细胞样本进行形态学和细胞学分析，为临床医生提供肿瘤、炎症等疾病的诊断和病情评估。

随着自动化技术的不断发展，一些实验室将不同专业的检测功能整合在一起，组建了自动化医学实验室，这种实验室利用自动化的标本识别、分配、输送和检测仪器，将各个专业的检测项目整合在一起，提高了检测效率和准确性，为临床医生提供了更全面、快速的检测服务。总之，医学实验室的类型根据其规模和设置的专业实验室的不同而有所区分。这些专业实验室各自承担着不同的检测项目和任务，为临床医生提供了丰富的实验室支持，对于临床诊断和治疗有着重要的意义。同时，自动化医学实验室的出现也为实验室的运作方式带来了革命性的变化，提高了检测效率和服务质量，将为医学实验室的未来发展带来更多的可能性。

（二）医学实验室的组建

医学实验室的组建是一个复杂的系统工程。要组建一个先进的、能够符合现代医疗需要的医学实验室，组建者（或组建者群体）必须具有现代检验医学知识、现代企业管理知识、经济管理知识、信息管理知识、人力资源管理知识和人文知识底蕴。医学实验室的组建首先要制订组建计划，要根据服务范围和对象确定预期的近期目标和远景目标，此外，还要确立实验室的氛围、精神和文化目标。实验室的精神和文化是其灵魂，因此，有必要在实验室筹建的初期就要给予足够的重视。从技术层面来讲，医学实验室的组建工作包括两个方面：在实体方面主要有筹集资金、招募人员、建造房屋、购置仪器设备和试剂等；在软体方面主要有建立各项规章制度、确定各项工作程序、优化检验操作流程、做好人员培训和技术准备、规划实验室信息系统等。

1. 医学实验室的人员组成

从技术人员的角度来看，医学实验室的核心成员是实验技术人员，其中包括主任技师、主管技师、技师等。此外，还需要配备一定数量的检验医师和护士（或护师）。检验医师的主要职责包括参与确定实验项目的设置与组合、与临床部门进行沟通、参与会诊及对实验结果进行解释等；而护士主要负责静脉采血、标本收集和报告查询等工作。需要注意的是，护士的这些工作也可由实验技术人员来执行。在国外，实验室管理者非常重视人力资源的合理配置，通常会优先考虑使用层次较低的员工担任相应岗位，而不是直接安排高层次人员。

除了上述的操作技术人员，医学实验室还需要一些管理技术人员，包括实验室主任、技术主管和经理。实验室主任是实验室的领导者和管理者。特别是较大型医院的实验室主任，应由接受过高等教育（最好是临床医学背景）、具有丰富临床和/或实验室经验的检验医师担任。理想的实验室主任不仅要有较高的专业技术水平，并有能力跟踪国内外检验医学的发展，还要具有较强的法律意识，能够遵纪守法、以身作则和廉洁自律；具有事业心，能以科室的发展为己任；具有一定的现代管理（包括经济管理、信息管理）知识和管理技巧，乐于管理、敢于管理、善于管理；具有一定的人文知识和人格魅力，能将全科的人力资源凝聚起来，使其获得最大限度的发挥。实验室主任的个人行为和管理行为对实验室的建设和发展起着决定性作用，因此，任用实验室主任是一个举足轻重的问题；同样，在任实验室主任的考察、教育、培养及竞争上岗也是一个十分重要的问题。技术主管是实验室主任在各个部门的助手，他们的工作职责是：监督和保证本部门职工能按质量标准在规定时间内完成检验任务，改进实验室的规定和程序并报经主任批准执行，保证本部门工作遵守政府的法规和专业的标准，安排并评价职工的工作等。为了让实验室主任能够有更多的时间抓好业务技术工作，在一些西方国家还设立了经理职务，经理的任务是帮助主任处理科室技术工作以外的日常事务，如科室预算、核算、日常采购、报表、统计等。

2. 医学实验室的环境要求

为确保实验结果的准确性，实验室的环境必须适应其特定工作的需求。在进行原始样品的采集和检验时，环境条件应保持中性，既不应对检验结果产生干扰，也不应影响任何测量步骤的质量。为此，实验室需确保充足的自然光照和良好的通风，同时配备可靠的能源和水源供应，并采取有效措施，以便于废弃物的处理。

进一步而言，实验室须建立严格的程序来检查环境因素对样品采集和设备运行是否存在负面影响。在环境条件可能对检验结果质量有所影响的情况下，实验室有责任对环境参数进行监控、控制，并进行详细记录。需要注意的是，诸如微生物污染、灰尘、电磁干扰、辐射、湿度、电压波动、温度波动、噪声和振动等环境因素，均可能对实验过程造成不利影响。因此，在适当的时机，应当采取必要的技术措施，以排除这些环境干扰，确保实验条件的稳定和实验结果的可靠性。

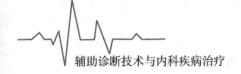

3. 医学实验室的用房与功能分区

医学实验室的使用面积必须满足功能分区的需求，平面布局和空间设计须确保舒适性与合理性，同时符合标本采集、处理和检验的流程要求，并且有利于实验室安全管理的实施。通常而言，实验室的功能分区包括三个主要部分：门诊化验室、急诊化验室及检测中心。

当门诊和急诊区域相邻时，可以在它们之间的连接处设立一个共用的实验室，服务于门诊和急诊，这样的布局可以有效节省人力、物力和财力资源。重要的是，这种门诊和急诊合并的布局必须确保急诊工作优先，以不妨碍在最短时间内出具急诊报告为前提。

检测中心是医学实验室的核心功能区，除了需要设置多种类型的实验室（包括无菌室、生物安全实验室等），还应当配备试剂库、试剂配制室、（高压）消毒室、实验用水处理中心、污物处理室、洗涤室、办公室、实验室信息管理系统（LIS）中心、资料室、会议室、储藏室和更衣室等设施。一些医学实验室还设有恒温室（以代替小型恒温箱）和冷藏室（以代替小型冰箱）。原则上，实验室内不应设置办公桌；如果确实需要办公区，应通过半高隔断墙将其与操作区分开。实验室的分区设计应有助于控制非相关人员的进入，确保样品和资源的安全，并防止无关人员的接触。

4. 医学实验室的仪器设备和试剂

仪器设备是医学实验室不可或缺的组成部分，它们贯穿于样品的采集、制备、处理、检验及存储的全过程，这些设备可分为两大类：一类是较为固定的仪器；另一类则是使用后即丢弃的非固定用品，例如，注射器、采样管和试管等。在购买这些设备之前，必须进行彻底的市场调研和技术评估，确保所选购的设备能够满足检测质量标准，并与检测技术的发展保持同步。

在选择设备时，除了满足上述技术和质量需求之外，还应当考虑到设备的性能与价格之间的比例，优先考虑那些性价比高的产品。选择试剂和非永久性用品的原则与此类似，它们也必须符合检测的质量要求，并体现出检测技术的最新进展。在采购过程中，应在对产品的质量与价格进行全面评估之后做出决策。此外，在采购仪器、设备和试剂时，还应考虑其环保性能，确保所选产品符合环境保护的相关要求，这样不仅有助于保护环境，也有助于实验室建立起负责任和可持续的形象。

（三）医学实验室的工作范围

医学实验室，尤其是较大规模的医学实验室，其工作范围通常包括医疗、教学和科研三个方面。尽管医学实验室的定义似乎并未明确包含教学和科研目的，但为了满足医疗需求，医学实验室必须不断开展新技术和新项目。这些新技术和新项目的开展，无疑依赖于科研工作。此外，一个较大规模的医学实验室往往是高新技术的汇聚地。社会对于科技人才的培养提出了对医学实验室的教学需求，而医学实验室也应当利用自身的资源和价值优势，通过教学活动为社会培养相关人才。同时，在教学过程中，医学实验室的专业水平亦能得到提升。世界上许多大型医学实验室已经成为教学和科研的优秀基地。例如，ARUP医学实验室，它承担了美国病理学院（CAP）的各类检验技师（无论是单科还是全科）的培训及职业认证考核任务。

1. 医疗

医学实验室承担的医疗任务因其功能和对象的差异而具有不同的内容和性质。根据检测项目的目的，医疗任务可以分为：①用于临床诊断的检验。例如，在诊断急性心肌梗死时，需要检测肌红蛋白、肌钙蛋白（I或T）及肌酸磷酸激酶同工酶（CK-MB）；而在诊断原发性肝癌时，须检测甲胎蛋白（AFP）。②用于指导治疗的检验，这包括两个主要方面：一是选择有效药物，如进行细菌药物敏感性试验，以帮助临床医生选择对致病菌株敏感的抗菌药物；二是评估治疗效果，如通过定量聚合酶链式反应（PCR）方法检测乙型肝炎病毒（HBV）DNA，观察患者体内HBV载量的变化，从而了解拉米夫定等抗病毒药物的疗效。③用于风险预测以预防疾病。例如，高敏C反应蛋白（CRP）的检测能够动态监测心血管疾病发生的风险，并指导预防措施的实施。④用于判断疾病的预后。例如，在白血病治愈（或缓解）后，定期监测微小残留病变有助于了解疾病的预后，并监控疾病是否有复发的迹象。一般而言，从检测项目所具有的不同功能来看，检测项目可分为以下内容。

（1）过筛试验。例如，对于梅毒的血清学初筛试验，可以选择RPR（快速血浆反应圆卡试验）、VDRL（性病研究实验室试验）、USR（未加热血清反应试验）或ART（自动化反应试验）。这些试验主要检测抗类脂质抗体。尽管其特异性较差，但成本相对较低。

（2）确诊试验。以梅毒为例，当初筛试验结果为阳性时，我们需要进一步进行血清学确诊试验，这包括使用Reiter株吸收交叉反应抗体，以及使用Niehols株抗原作为检测试剂。在这种情况下，可以选择的试验有MHA-TP（微量血凝集试验，用于检测针对T.pallidum的抗体）、FTA-ABS（荧光梅毒螺旋体抗体吸附试验）或TPI（T.pallidum免疫固定试验）。

（3）排除试验。如果某项试验对于某种疾病的阳性预期值不高（或相对较高），但其阴性预期值较高，可以将其用作排除试验。当试验结果为阴性时，我们可以排除该疾病的可能性。例如，通过检查纤维蛋白D-二聚体水平，若结果为阴性，则可以排除深静脉血栓和继发性纤溶的可能性。此外，在医疗服务方面，我们还可以根据不同对象提供个性化服务。除了为病人提供上述各种检测外，我们还可以为健康人进行体检，以及筛查亚健康人群的潜在疾病。例如，对于长期饮酒者，我们可以检测其血清中的缺糖基转铁蛋白水平，若该指标升高，则可能提示酒精性肝病的存在。

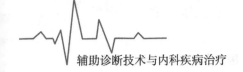

需要注意的是，临床咨询服务是检验医学的重要组成部分，也是分析后阶段质量管理的关键内容之一。咨询服务主要包括检验项目的选择、检验结果的解释，以及就下一步实验选择和治疗方案进行讨论等。预计在未来，实验室的临床咨询服务能力将成为衡量临床实验室水平的一个重要指标。为了顺利完成这一任务，临床实验室必须加强对检验医师的培训和培养。

2. 教学

临床实验室的主要职责虽不直接涉及教学和科研，但在医学人才培养方面仍扮演着不可或缺的角色。随着社会对科技人才，特别是医学专业人才的需求不断增长，临床实验室面临着提供教学服务的压力。检验医学专业的学生实习、初级检验技术人员的进修与培训等环节，均须在临床实验室中进行。尤其是教学医院下属的临床实验室，它们肩负着培养医学专才的责任，并应利用其资源与价值优势，积极参与社会人才培养的教学活动中。此外，教学过程不仅有助于提升学习者的专业能力，同时也促进了临床实验室和带教老师素质与水平的提高，实现了教学相长的目标。全球许多大型临床实验室，如美国的ARUP临床实验室，已成为教学与科研的优秀基地，担负着美国临床病理学家学会（College of American Pathologists，CAP）检验技师（单科或全科）的培训及执业证书考核任务。在中国，众多临床实验室已获国家批准成为“检验医师”培训基地，负责全国检验医学专科医师的培训与考核工作，其中包含临床医学和检验医学等领域，这些培训项目一般设定为三年时间。

临床实验室的教学对象广泛，包括学生、在职人员、医护人员、患者及公众等。因此，在教学过程中，应根据不同教学对象的特点，采用相应的教学方法并传授适宜的教学内容。教学内容的选取应基于各教学对象的具体需求而有所不同。

（1）对学生的教学。对学生而言，医学实验室提供了重要的实践教学环境。学生包括本科生、大专生、中专生及研究生等不同层次的学生。针对不同层次的学生，教学内容和方法也有所不同。对本科生而言，医学实验室的教学内容主要包括理论教学和实习教学两个方面。在理论教学方面，教学内容应围绕医学基础知识展开，例如，医学生物学、病理学、药理学等，通过实验室实践帮助学生巩固理论知识。在实习教学方面，学生可以通过实验操作、临床技能训练等方式，提升实践能力和专业技能。而对研究生来说，医学实验室还承担着研究生专业课程和研究工作的教学任务，包括研究生研究论文的立题、研究工作指导及论文答辩等环节。在这些教学过程中，医学实验室既是教学场所，也是学术研究的重要平台，为研究生提供了丰富的实践和研究机会。

（2）对在职人员的教学。为了使在职人员的知识与时俱进和不断更新，必须对在职人员进行不断的专门理论和专业技术教育，特别是新理论、新技术方面的教育，这种教育又称继续教育或终身教育。另外还应训练工作人员如何预防事故的发生及控制事故后果的恶化。医学实验室在本科室职工的教学工作上，要制订教学计划，定期组织教学和考核，要不断提高教学质量，对教学工作的准备度和教学水平要经常进行评估。在现今竞争越来越激烈的情况下，人才和人力资源的竞争最为重要。引进人才是重要的，但现有人才的培养、提高更为重要。要创造条件让工作人员能定期参加专业发展或其他方面的学术交流活动。继续教育的另一个方面是对社会上在职人员的教育，如举办国家级或省级继续教育学习班，凡是有条件的医学实验室都应争取举办这类学习班，一是对社会做贡献；二是可通过教学相长促进自身发展。

（3）对医护人员的教育。现代医学的进步在很大程度上转变了医学理论和技术的传播方式。众多高新技术的融合体现在一些新兴的检测项目上，这些项目的研发通常由大型生物技术企业完成，这些创新项目往往最初被医学实验室采用，并随后推广至医护人员之中，从而成为其教育过程的关键组成部分。此外，医学实验室应当加强与医护人员之间的定期交流与沟通，它们必须明确向医护人员传达正确采集及送检样本的要求，突出这一步骤的重要性，并与医护人员协作制订标本采集和送检的标准操作程序。与此同时，医学实验室有责任确保各类报告的清晰度，特别是关于新项目的报告，在格式、内容及特殊含义上都应详尽无遗，以便于临床医护人员能够最大限度地利用检测结果和资源。

（4）对患者进行宣传教育。医学实验室在医疗服务中扮演着重要角色，其中对患者进行宣传教育是其工作范围的重要组成部分，这种宣传教育旨在帮助患者更好地理解医学检验的过程和结果，提高其医学健康素养，从而更有效地参与医疗过程和自我管理。在这一过程中，医学实验室可以开展一系列措施，包括教育患者如何正确留取标本及如何解读化验结果等。

第一，针对患者正确留取标本的问题，医学实验室应提供详细的宣传教育。在留取标本之前，患者应该做好必要的准备工作，如遵循医生的指示停止食物摄入、饮水等。此外，还应向患者介绍正确的标本采集方法，如血液标本的采集部位和方式、尿液标本的采集时间和保存方法等。通过清晰明了的宣传教育，患者能够更加自信地执行医生的指示，保证标本的质量和可靠性，从而提高检验结果的准确性。

第二，医学实验室应致力于教育患者如何正确理解和解读化验结果。医学检验结果往往以数字、单位和特定术语呈现，对于一般患者而言，可能难以理解。因此，医学实验室可以通过提供简明易懂的说明书或口头解释，向患者介绍常见的化验指标和其意义，以及正常值范围和异常情况的解释。此外，针对一些慢性疾病或特殊病例，医学实验室还可以有针对性地为患者提供个性化的健康教育，帮助其更好地了解疾病的发展趋势和管理方法。

在实践中，一些医院在门诊或化验室设立了报告结果咨询处，这种举措受到患者的欢迎。通过这种方式，患者可以在接收检验结果后前来咨询，与医务人员进行面对面的沟通交流，解答疑问、消除疑虑。这种以人为本的有益尝试不仅提升了患者对医学检验的信任感和满意度，也为医学实验室提供了更多的机会，深化与患者的沟通和交流，促进医患关系的良好发展。

（5）对公众进行教育。医学实验室作为医疗卫生领域的重要组成部分，在向公众进行教育方面承担着重要责任。对公众进行教育不仅是一项科普问题，也是促进公众健康素养提升和疾病预防控制的关键举措。医学实验室可以通过多种途径和形式，积极向公众宣传化验常识，提高公众对医学检验的认识和理解。

第一，医学实验室可以利用报纸、科普读物、宣传栏、科普书籍等媒体资源，向公众传播化验常识。通过撰写专栏文章、发表科普读物或设计科普海报，医学实验室可以向公众介绍医学检验的基本原理、常见检验项目、检验结果的解读方法等内容。这些媒体渠道具有广泛的覆盖面，能够有效地传播医学知识，提高公众对医学检验的认识水平，增强其健康意识和健康素养。

第二，医学实验室应结合医疗卫生工作的中心任务，抓住机遇实时搞好宣传教育工作。在公共卫生事件、健康教育活动或医疗科普展览等场合，医学实验室可以设置宣传展台、举办讲座或开展互动体验活动，向公众介绍医学检验的重要性和意义，提供化验常识和健康知识的普及。通过与公众的面对面交流和互动，医学实验室能够更直接地传递信息，引导公众正确对待健康问题，增强自我保健意识。

第三，医学实验室还可以利用互联网和新媒体平台，开展在线健康教育和科普宣传。通过建立医学实验室的官方网站、微信公众号或其他社交媒体账号，医学实验室可以定期发布化验常识、健康科普知识、健康养生小贴士等内容，吸引公众关注，提升医学科普的覆盖范围和影响力。通过互联网平台，医学实验室还可以与公众建立起在线交流和互动机制，及时回答公众的疑问，解决医学检验相关问题，提高公众对医学检验的了解和信任。

3. 科研

医学实验室作为医疗卫生领域的重要组成部分，在一些较大规模的医院中，科研也是一项重要的工作任务。科技被认为是第一生产力，因此，医学实验室需要结合实际检测工作中提出的问题，积极开展科研攻关，以促进检验质量的提高和检验医学的发展。

（1）医学实验室面临着诸多实际检测工作中的挑战和问题，例如，某项检验结果的变异过大而不够准确、某项检验的灵敏度不够高、某项检验受到干扰因素的影响过多等。针对这些问题，医学实验室需要组织科研攻关、开展相关研究、探索解决方法，从而提高检验质量和医学实验室的技术水平。这种科研工作有助于推动医学检验领域的技术创新和发展，为医疗卫生事业做出更大的贡献。

（2）医学实验室的科研方向是多方位的，包括检验方法学的研究、检验项目临床意义的研究、基础医学领域的研究、与临床结合进行发病机制的研究、药物临床药代动力学和药效动力学的研究等。通过这些科研方向的开展，医学实验室能够不断提升自身的科研水平和学术影响力，为临床医学的发展提供有力支持。

（3）医学实验室具备了得天独厚的科研条件，可以组织多学科进行课题申报，联合攻关，加强检验医学与临床医学的结合，促进检验医学技术和学术水平的提高和发展。科研工作的使命主要表现在两个方面：一方面，开发或建立新的检验仪器、技术、方法、检验指标和试剂盒，以提高临床检测水平；另一方面，开展疾病的病因研究与评价，诊断试验的研究与评价，临床疗效和预后的研究与评价等，为临床诊断和治疗服务。

（4）对检验人员而言，科研方向和选题应密切结合自身的实际工作，形成自己的特色。他们应积极思考和探索，不断提出问题，积极查阅文献、撰写综述，积极参与科研工作、撰写论文。同时，医学实验室也应制定科研管理的规章制度，加强科研管理，注重科研队伍建设和学科带头人的培养，提高科研水平。

（四）医学实验室的管理体系

1. 医学实验室质量管理体系的要点

（1）注重质量策划。做好质量策划工作是建立医学实验室质量管理体系的第一步。有效的质量管理体系的建立，需要经过精心的策划和周密的计划，先了解实验室所要达到的目的，再根据目的配置相应资源，设定过程环节，明确责任、分工，制订详细的计划并落实对计划实施情况的检查，只有经过周密的策划后才能再实施。

（2）注重整体优化。医学实验室质量管理体系是一个系统，将相互关联的过程作为整体来看待、理解和管理，有助于提高实现目标的有效性和效率。研究体系的方法是系统工程，其核心是整体优化。临床实验室在建立、运行和改进质量管理体系的过程中，需要对质量方针、质量目标、质量策划、质量控制、质量保证和质量改进等要素进行识别、理解和管理，树立系统化思维，以达到实现质量方针和质量目标的目的。

（3）强调预防为主。医学实验室质量管理体系要求采取预防措施，预防措施是指为消除潜在的不合格或其他潜在不期望情况的原因所采取的措施。强调预防为主是为了预防潜在的事故发生，是事先主动识别改进的过程，化解可能发生的风险。强调预防措施，将不合格消灭在形成过程中，做到防患于未然，可以有效地降低工作失误带来的风险，提高质量管理体系的整体业绩。

（4）以满足患者和临床的要求为中心。以满足患者和临床需求为中心，体现了一种服务至上的理念。临床实验室质量管理体系的核心宗旨在于满足患者及负责其医疗保健的临床工作人员的需求。这要求我们明确临床实验室服务的方向，涵盖从接收申请、患者准备、患者身份确认、样本采集、转运、保存、处理、检测到结果的确认、解释、报告制作，直至提出专业建议的全过程。临床实验室工作的最终目的是解决人类的健康问题，因此，所提供的检验结果必须伴随专业化的咨询与解释服务。建立的质量管理体系是否有效，应最终反映在它能否满足患者和临床需求的标准上。

（5）强调过程。质量管理体系是通过一系列过程来实现的，所有的工作都是通过过程来完成的。临床实验室将检验过程分为分析前、分析中和分析后。系统性地识别、管理和监控实验室所有的过程，将活动和相关资源作为过程进行管理，可以更高效地得到期望的结果。

（6）重视质量和效益的统一。管理的目的是效率。医学实验室质量管理的真正价值在于以最低的费用和较高的经济回报，最大限度地满足客户要求。临床实验室成本控制及效率分析必须以患者和临床为中心，以确保提供及时、准确、可靠的高质量检验结果为前提。一个有效的临床实验室质量管理体系，既要能满足患者和临床的要求，又要能充分实现实验室自身的利益，在考虑成本、利益和风险的基础上使质量最佳化。

（7）强调持续的质量改进。持续的改进旨在提升医学实验室的整体业绩，应致力于不断提高服务质量和检验能力范围，优化检验报告的准确性，增强质量管理体系的有效性与效率，以满足客户需求的持续增长和变化。改进的核心在于持续的完善与发展，它不仅提升了创新能力，而且是实验室生存和发展的基本要求。

（8）强调全员参与。临床实验室的成功运营离不开每一位员工的积极参与和贡献。员工不仅仅是实验室运行的基石，更是推动组织发展的原动力。他们的专业技能、经验与知识对于实验室的日常运作至关重要，而他们的热情与承诺是实现组织目标的关键。因此，为了确保每位员工都能在组织中充分发挥个人潜能，并投身于共同的目标，我们必须营造一个鼓励全员参与的工作环境。在构建和实施医学实验室质量管理体系时，团队精神显得尤为重要。这一体系不仅要求各个工作环节的精确和高效，还依赖于团队成员之间的紧密协作与沟通。通过加强团队合作，我们能够集合不同员工的专长和视角，以更全面地解决问题、提高服务质量，确保实验结果的准确性和可靠性。此外，团队精神的强化还能促进知识的共享、激发创新思维，从而提升整个组织的效率和竞争力。

总之，在临床实验室中，我们应当认识到每位员工的价值，并通过鼓励全员参与及培养团队精神，来优化我们的质量管理体系，最终达到提升整体实验室绩效的目的。

2. 医学实验室质量管理体系的建立

（1）策划与准备。

医学实验室质量管理体系的策划与准备工作是成功建立质量管理体系的关键，主要包括实验室现状分析、全员培训、统一认识、制定质量方针和质量目标。

第一，实验室现状分析。质量管理体系的建立来源于对实验室的现状分析，分析的目的是根据实验室的现状合理地选择质量管理体系的要素和对质量方针、质量目标的定位。实验室现状分析的内容包括：组织结构、设施设备、人力资源、现有的质量管理体系情况、质量要求等。经过调查和分析，确定建立符合本实验室能力、特点的质量管理体系。

第二，全员培训、统一认识。通过对实验室全体员工进行教育培训，让员工充分认识、了解质量管理体系。认识到实验室目前的管理现状与先进的质量管理体系模式之间的差距，认识到建立先进的质量管理体系的重要性。统一认识，使每一位员工了解他们在实验室中的作用及重要性。

培训工作应分层次开展：①针对决策层。须深入理解有关质量管理体系的国际标准，充分认识到建立和完善质量管理体系的紧迫性和重要性。明确指出，在构建质量管理体系中，决策层扮演着关键性角色并具有主导作用。②针对管理层。应全面掌握质量管理体系的内容，并认识到体系中的每个要素、每个流程对实验室最终产品的质量都具有深远影响。③针对执行层。重点培训与本岗位相关的质量活动内容，确保他们明白严格执行所有规定、程序和要求的重要性。需要注意的是，每次培训结束后，必须进行评估并记录，直至参训人员完全掌握为止。

第三，制定质量方针和质量目标。质量方针是指由组织的最高管理者正式颁布的该组织总的质量宗旨和方向。质量方针应当简明，要与组织的总方针相一致，是组织总方针的重要组成部分，是组织的质量方向。质量方针是组织质量活动的纲领，并为制定质量目标提供框架。质量方针的制定应该针对如何满足顾客和其他相关方的需求和期望，常常以口号的形式表述，朗朗上口、便于记忆。例如，某临床实验室的质量方针是“科学管理、及时准确、优质服务”。质量方针应由临床实验室最高管理者正式发布或由其授权发布。

质量目标是指在质量方面所追求的目标。质量方针指出了组织满足顾客要求的意图和策略，而质量目标是实现这些意图和策略的具体要求，质量目标的实现程度应该是可测量或可考核的。

质量方针和质量目标的制定必须实事求是，体现了实验室对质量的追求，对患者的承诺，是实验室人员质量行为的准则和质量工作方向。临床实验室质量方针和质量目标的制定应考虑四个方面的内容：①实验室服务对象和任务；②实验室的人力资源、物质资源和资源供应方情况；③要与上级组织保持一致、不能偏离；④实验室员工能否理解和坚决执行。

（2）组织结构的确定。

第一，实验室的内部结构。医学实验室在运营之初，首要任务是明确自身的法律定位，并界定与母体组织及其相关职能部门的关系。然后，必须确立清晰的组织结构，以及明确实验室内部各部门的职责和权限。例如，一个临床实验室可能包含若干专业实验室（如临床生化、血液学、微生物学、免疫学等），每个专业实验室负责其特定领域内的检测工作。此外，每个专业实验室可以根据需要设立若干工作小组，专攻特定的检验项目。另外，医学实验室的组织和管理结构通常通过组织机构图来直观展示，该组织机构图应当清晰标示出管理、技术和支持服务岗位或部门在整体结构中的位置及其相互关系。为了与组织机构图相协调，医学实验室应根据其工作类型、范围和测量来确定管理岗位、执行岗位和核查岗位，这些岗位职责、权限及它们之间的相互作用和重要性应通过文件形式进行详细规定，确保每位员工都能参与其中，共同为实现质量管理体系的目标做出贡献。

第二，实验室的外部结构。医学实验室应明确与其他相关外部机构的关系，如与医院人事、财务、设备等部门的关系，这种关系也可以用组织机构图来表达，为外部隶属关系图，用来描述临床实验室在其母体组织中的地位及相互关系。此外，临床实验室还可能与其他机构发生关系，如临床检验中心、学术团体、计量部门等。如果实验室与这些机构发生关系，就应对这种关系进行明确规定。

第三，医学实验室必须设立最高管理者、技术管理层和质量主管。技术管理层与质量主管之间应保持协调统一的关系，并接受实验室最高管理者的领导。最高管理者须全面负责实验室的各项工作，拥有决策权和支配权，他们应具备一定的学历和资历背景，能够与相关部门及人员进行有效沟通，并具备优秀的管理能力，以管理临床实验室并激发员工的工作热情。技术管理层由一名或多名在实验室所涉及的专业领域内具有扎实的基本知识、技能和学术研究能力的人员组成。他们的主要职责是对实验室的运作和发展进行评估和技术指导，并提供相应的资源。质量管理层最好由各专业实验室的质量负责人组成，他们的主要职责是日常管理和监督实验室整个质量管理体系的有效运行。

（3）资源配置。

资源包括人员、设备、设施、资金、技术和方法。临床实验室质量管理体系要通过认可，就必须按照认可标准配置相应的资源。资源是医学实验室建立质量管理体系的必要条件。资源的配置是以满足质量要求为目的，不应造成资源浪费。例如，在临床实验室做血细胞分析，就应配置操作人员、血细胞分析仪、设施环境、资金、血细胞分析技术和方法。

（4）过程分析与过程管理。

第一，过程分析。过程分析就是将过程中所包含的各种活动进行分析和文件化的系统性操作。医学实验室质量管理体系是通过对过程加以分析、管理和控制来实现的。构成过程的要素包括输入、输出、活动和资源。

过程包含一个或多个将输入转化为输出的活动，通常一个过程的输出是下一个过程的输入。医学实验室的检测工作可分为 11 个过程，即患者状况评价、检验申请、样品采集、样品运输、样品接收和处理、检测、复查或结果解释、结果报告、检测后的样品处理、信息管理、临床咨询。实验室人员习惯上将检验活动分为三大过程，即分析前、分析中和分析后。分析前过程始于临床医师提出检验申请，止于分析检验程序启动，其步骤包括检验申请、患者准备、原始样品采集、运送到实验室并在实验室内传递。分析中过程是对样品进行分析检验。分析后过程包括系统评审、规范格式和解释、授权发布报告和传送结果、保存检验样品。

第二，过程管理。在检验报告形成的全过程中，任何一个相关过程的输出质量都会影响全过程的最终输出结果。过程管理强调每一个过程都必须有过程负责人，他们的责任是：①对整个过程进行分析、计划，并将过程文件化（包括亚过程）；②指定每个亚过程的负责人；③决定过程的要求并文件化；④保证与顾客要求一致；⑤对过程进行测量；⑥进行过程控制；⑦保证过程的效率和有效性。

（5）质量管理体系文件的编制。

医学实验室质量管理体系文件包括质量手册、程序文件、作业指导书及其他文件。

第一，质量手册。质量手册是医学实验室管理方面的纲领性文件，反映了医学实验室质量管理体系的总貌，它包括以下三个核心部分。

一是质量方针目标：这一章节规定的质量方针应与临床实验室的检验服务密切相关，明确实验室对质量的承诺，体现实验室的工作宗旨和客户需求。质量目标则围绕质量方针提出具体的可测量的要求，证明该质量方针为所有员工熟悉和理解，并加以贯彻和保持。

二是组织机构：这一章节明确了实验室内部的机构设置，详细阐明了影响质量的各管理、咨询和验证职能部门的职责、权限及其接口和联系方式。

三是质量管理体系要素：这一章节明确规定了质量管理体系由哪些要素组成，并分别描述了这些要素。管理要求包括组织和管理、质量管理体系、文件控制、合同评审、委托实验室检验、外部服务和供应、咨询服务、投诉、不符合项识别和控制、纠正措施、持续改进质量和技术、预防措施、记录、内部审核、管理评审等15个方面。技术要求包括人员、设施和环境条件、实验室设备、检验前程序、检验程序、检验程序的质量保证、检验后程序、结果报告等8个方面。

第二，程序文件。质量管理体系程序是指为实施质量管理体系要素所涉及的各职能部门的活动和实施过程。程序文件是对完成各项质量活动的方法所作的规定。每份程序文件应对一个要素或一组相关联的要素进行描述。其含义包括：①对质量活动进行全面策划和管理，规定对象是影响质量的活动；②质量管理体系的一个逻辑上独立的部分；③不涉及技术性细节，不是工作程序文件，而是质量管理的程序文件。程序文件是临床实验室进行科学质量管理的管理制度，应有较强的可操作性，必须强制执行。

质量管理体系程序文件是确保组织内部流程标准化和一致性的关键文档。程序文件的主要内容包括：①文件编号和标题。每个程序文件应有唯一的编号和清晰的标题，以便快速识别和引用。②目的和适用范围。说明程序文件的目的，以及它在组织中的应用范围，这有助于员工理解文件的重要性和适用场景。③相关文件和术语。列出所有与该程序相关的其他文件和文档，以及在文件中使用的特殊术语或定义，确保其一致性和清晰性。④职责。明确指出哪些人或哪些部门负责执行和维护程序文件中描述的流程。⑤工作流程。详细描述完成任务所需的步骤，包括输入、活动、输出和任何必要的决策点。这是程序文件的核心内容，它确保了工作的一致性和可追溯性。⑥支持性记录表格目录。提供所有用于记录和监控流程执行情况的支持性文件和表格的列表。

另外，程序文件的描述应遵循“5W+1H”原则，具体包括：① What（做什么），明确程序的目标和需要完成的具体任务；② Why（为什么做），说明执行程序的原因和目的；③ Who（谁去做），指定负责执行和监督程序的个人或部门；④ When（何时做），规定任务执行的时间点或时间框架；⑤ Where（何地做），指出任务执行的地点或环境；⑥ How（如何做），详细描述执行任务的方法、步骤和任何必要的指导。遵循上述原则可以确保程序文件提供了执行任务所需的所有信息，从而使员工能够有效地理解和遵循既定的流程。

第三，作业指导书。作业指导书是描述某项工作的具体操作程序的文件，也就是临床实验室常用的标准操作规程（SOP）。SOP 文件是为进行某项活动时所规定的途径。

临床实验室 SOP 文件所使用的对象主要有三类人员：①行政和业务主管人员，他们可以根据程序的具体要求，进行质量管理；②检验技术人员，他们主要根据 SOP 文件的规定或描述，严格按规定程序操作，同时当出现问题时及时纠正；③进修和实习人员，从 SOP 文件中学到详细的内容，并严格按照规定程序进行操作。

SOP 是确保过程质量和提供纯技术质量活动指导的基本文件，它们是质量管理体系程序文件的支持性文件，用于详细描述特定工作或任务的执行步骤，确保其一致性和准确性。在临床检验领域，操作程序是检测系统的重要组成部分，它们构成了临床检验的技术档案，并且对于保证检验结果的准确性和可靠性至关重要。SOP 文件为实验室人员提供了明确的操作指南，确保所有涉及质量的活动都能按照既定的标准执行。

一旦临床实验室的 SOP 文件形成并得到批准，实验室人员必须严格遵守并执行这些文件中描述的过程，这样做是为了确保所有质量活动的正确实施，从而保证检验的质量。SOP 文件通常包括以下内容：①目的——说明 SOP 的目的，即为什么需要这个特定的操作程序；②范围——明确 SOP 适用的范围和条件；③责任——指定负责执行、监督和维护 SOP 的个人或部门；④材料和设备——列出执行操作所需的所有材料、试剂和设备；⑤步骤——详细描述执行操作的具体步骤，包括任何必要的安全预防措施；⑥质量控制——提供质量控制的要求和记录结果的方法；⑦数据记录和报告——说明如何记录数据和编写报告；⑧审查和更新——规定 SOP 的定期审查和更新流程。

总之，SOP 文件是临床实验室质量管理体系中不可或缺的部分，它们确保了实验室工作的标准化和规范化，从而提高了检验结果的质量和可靠性。

二、检验医师的作用

“随着现代医学和循证医学的发展，检验医学在医疗中发挥着越来越重要的作用，医师型检验人才的需求变得更加迫切”①，检验医师的作用主要体现在以下三方面。

（一）检验医师在检验前的作用

检验前也称为分析前，是指从临床医师开医嘱，到分析检验程序启动时的步骤，包括实验选择、标本采集、标本运输、标本处理、标本在实验室内传递及患者准备等。以上每个操作的正确实施是检测结果准确的前提，检验前工作的核心是获得合格的检测标本，检验医师的作用具体如下。

第一，制定原始样品采集手册，并开展培训，以获得合格的检测标本。为了获得合格标本，需要制定原始样品采集手册供临床医师、护士、标本运送者使用。

第二，定期进行质量评估，并向临床反馈，不断提高标本质量。一般而言，质量评估指标包括适宜的标本量、采集次数、标本质量和各种标本的污染率等。另外，通过评估结果的反馈和必要时的培训，不断提高标本质量。

第三，采取多种沟通形式，以使临床医师能正确选择检测项目，提高临床诊疗水平。近年来，实验诊断学理论及技术迅速发展，新技术、新项目不断应用于临床，临床医师难免在检查项目的选择、方法学评估、临床意义、结果解释、标本种类、采集方法、重复次数等方面存在疑问，检验医师须提供咨询服务和建议，介绍最新的临床诊断和治疗技术，尤其是特殊检查项目或用于诊断和治疗的新项目。

第四，检验医师承担检验项目的临床应用管理。一般而言，检验项目的临床应用管理主要涉及微生物学、血液学及分子病理学。其目的是管理在医学和经济学上影响医疗质量和成本的特殊试验，以免过度使用实验室服务，从而导致不必要的成本增加。检验项目临床应用的总体管理服务是一个计划、组织、指导、帮助和控制的过程。检验医师主动提供服务，制定检验项目临床应用的政策和规程，并对检测项目进行预审查、即时审查和回顾性审查，以建立成本效益控制。当有临床医师（通常是住院临床医师）申请成本较高、标本量较小、需要外送的检测项目时，检验医师应根据已有政策和医学知识进行分析后决定是否接受或拒绝，这是降低实验室外送标本成本的有效途径。

① 高莹，石晓红．检验医师培养现状思考与探索 [J]. 医学检验与临床，2022，33（12）：76.

（二）检验医师在检验中的作用

检验结果的准确性除依赖于标本质量、相关的临床资料外，还与方法学检验过程、人员、试剂、仪器、结果的报告等有关。检验过程涉及方法确认和验证、标准化操作、生物参考区间的确定、实验室内部质量控制体系、测量系统校准和验证等方面。检验医师参与并管理检验中的每一个环节，如常规监督测量系统校准和验证，确保结果的溯源性，提高结果的准确性；制订实验室检测程序的方案和内容，确保其适宜性并方便操作；制定检验方法的质量保证和质量控制体系，确保检验方法的有效性，以达到检测目的和要求；确定质量保证标准及各检测结果的最终报告。

第一，开展新检验项目及方法前与临床医师讨论。随着科学技术和医学的不断进步，新的技术和新的诊断指标层出不穷。在引入新方法和发展新的检测项目之前，检验医师应先与相关专业的临床医师深入讨论其诊断意义。之后，必须进行详尽的方法学评价，确保检测结果能满足既定的检测标准，这些结果才可用于临床诊断。在随后的使用过程中，检验医师还须进行细致的随访工作，全面分析临床诊断、治疗效果及实验室检测结果，以评估检测结果的可靠性和技术的准确性。这样的评估将指导检验过程的调整，包括检验前、中、后的各个环节，确保检验方法的有效性，并满足检测的目标和要求。

第二，生物参考区间的临床适用性至关重要。因此，检验医师应定期对实验室进行的检验项目的生物参考区间进行评审，并在必要时进行调整。若出现特定生物参考区间可能不再适用于既定参考人群的疑虑，必须及时启动相关调查程序。此外，当实验室更新其检验流程或检验前流程时，同样需要对生物参考区间进行重新评审。对于新引入的检验项目，验证其生物参考区间的适用性也是不可或缺的步骤。在生物参考区间发生更改之前，检验医师须与临床医师进行充分讨论，确保变更得到专业共识。一旦更改实施，后续应进行效果随访，以监控更改带来的影响。

第三，管理紧急项目需确保满足临床要求。检验医师应定期对紧急项目进行评估，并与临床医生讨论紧急项目的设定、临界值、紧急检测的样本周转时间及紧急报告的方式等，以尽可能满足临床需求。另外，检验医师需要重点关注实验室工作人员的实际工作情况，确保其规范地执行紧急项目的操作程序。

第四，检验项目检验周期应与临床医师讨论。确定检验医师应与临床医师讨论检验项目的检验周期、报告时间，以满足临床需要。

第五，特殊项目的日常检测为临床诊断提供了重要依据。其中，一些具有显著诊断意义的检测项目，如骨髓检查和细胞学检查，必须由专业的检验医师出具诊断性报告。这些报告将作为临床诊断的关键依据，对于确保医疗决策的准确性和有效性至关重要。

第六，在结果报告中附加解释性评论和（或）描述性分析，以帮助临床诊断。一般检测项目及检测结果应由检测者直接报告，但某些特殊检测项目常与特定临床表现有关，检验医师应在结果报告中附有解释性的评论和描述性分析。有时需要参考患者的病史或与临床医师讨论，有针对性地给出诊断性报告和解释。此外，某些特殊检测结果也需要检验医师结合患者病史评价其符合性后才能发送。如果经分析发现因受干扰物质或其他非正常因素影响而造成检测结果不能客观反映患者病情时，检验医师应在报告中附注相应的解释或评价，以免误导临床判断。

复杂的检测项目，即使检测结果在正常范围内，通常也需要附有解释性的评论和描述性分析：血红蛋白电泳、蛋白电泳及定量、蛋白转印技术检测血液或其他体液蛋白、血小板聚集试验、荧光法检测非感染性抗体筛选、荧光法检测非感染性抗体滴度、血清免疫电泳、其他体液免疫电泳、二维免疫电泳、标本暗视野检查、包涵体或寄生虫染色涂片检测、除尿液外所有体液光学显微镜下晶状体鉴定，以及核酸分子诊断、纤维蛋白溶酶或凝血异常筛选、蛋白转印技术组织蛋白分析等。

（三）检验医师在检验后的作用

检验后程序也叫分析后期，是指检验后的全部过程，包括系统性评审、结果报告与传递、规范化的报告格式和结果解释等。检验医师必须具备临床知识和实验室诊断的临床应用知识，临床医师亦须充分了解检验结果的临床意义和局限性，才能充分利用检验结果为疾病诊断、控制、预防服务。检验医师和临床医师讨论并解释检验结果，有助于提高疾病诊疗效率，也可促进相互学习和丰富知识。

第一，检验医师就患者情况向临床医师提供咨询服务，这种咨询服务不同于常规的检验医师与临床医师的交流。仅在以下情况下实施：①应患者主治医师要求；②与异常实验结果相关的临床表现；③保存于患者病历中的叙述性结果报告；④检验医师给出临床判断的解释性结果报告。

第二，向患者及家属提供咨询服务。在医学领域，检验医师主要负责对患者的诊断、治疗及随访等方面提供专业的医学观点和判断。这些观点和判断通常通过外科、肿瘤科等临床医师来表达，而很少直接提供给患者及家属。然而，在某些情况下，具有专科背景的检验医师可能对患者及家属所关心的问题具有更丰富的知识，并且理解更为透彻，因此能够为他们提供更优质的咨询服务。例如，对于前列腺和泌尿外科病理方面的问题，熟悉这一领域的检验医师可能比普通外科医师或泌尿外科医师更能准确地解释前列腺特异性抗原水平与组织活检结果之间的关系。在疾病治疗方面，检验医师能够根据最新的医学知识提出更为客观、更有效的治疗建议，而不会受到其专业偏差或经济利益的影响。此外，在医学新领域，如肿瘤和其他疾病的危险性评估、预防医学等方面，检验医师在分子遗传学等领域的知识可能会成为直接向患者及家属提供选择特殊实验室检查并对结果进行解释的最佳专科医师。

第三，在实验室环境中，检验医师通常担任实验室的负责人或至少参与管理工作。他们负责选择和确定实验过程，这包括撰写实验中发现的问题报告及规划实验步骤。此外，他们还负责建立和修订实验操作规程及实验室制度，并积极参与实验室的日常管理，处理关键的实验室问题，如人力资源管理、运营计划、预算和资金管理。他们也关注质量控制和保证问题，以及与实验室认证相关的各项事宜。

随着技术进步和临床医生需求的变化，检验医师还负责开发或引入新的项目或方法。另外，培训实验室技术人员和住院医师也是检验医师的一项重要职责。这种培训可以通过个别指导、讲座和讨论会等多种形式进行。

第四节　辅助诊断技术的发展历程解读

辅助诊断技术，作为医学领域内一项重要的技术进步，其发展脉络贯穿了整个现代医学史，见证了从经验医学到证据医学的跨越。这一过程不仅体现了科技的进步，更映射出人类对疾病认知深度的拓展和对生命健康不懈追求的决心。

在早期的医疗实践中，辅助诊断技术这一概念尚未得到广泛的认知和应用。在那个时代，医生们主要依赖于一些基本的体格检查手段来对疾病进行诊断，这些手段包括望诊、触诊、叩诊和听诊等。尽管这些方法在今天看来可能显得有些原始和简陋，但在当时，它们已经是医生们判断疾病、了解病情的主要工具，是他们进行诊断的最佳手段。望诊，是通过观察患者的外貌、肤色、舌苔等外在表现，来判断患者的健康状况。触诊，是通过手部直接接触患者的身体，感知其体温、肌肉紧张度、肿块等，来了解患者的病情。叩诊，是通过敲击患者的身体，通过声音的变化，来判断患者体内是否存在异常。听诊，是通过听取患者身体内部的声音，如心跳声、呼吸声等，来判断患者的健康状况。然而，随着科学技术的不断发展和进步，尤其是生物学、化学、物理学等领域的突破性进展，辅助诊断技术开始逐渐萌芽，这些新的诊断技术，如血液检测、尿液检测、影像学检查等，能够更准确、更全面地了解患者的病情，从而为医生的诊断提供了更为强大的工具，这些技术的发展和应用，极大地提高了诊断的准确性，也使医生能够更早地发现疾病，更早地进行干预和治疗，从而提高了患者的治疗效果和生活质量。

在 19 世纪末期，随着显微镜技术的发明和细胞病理学领域的兴起，组织学检查逐渐崭露头角，成为医学界辅助诊断疾病的重要工具。显微镜的广泛应用，使医生们能够通过病理切片深入观察病变组织的微观结构，从而为疾病的准确诊断提供了重要的依据。病理切片的出现，无疑是医学领域的一大突破。在此之前，医生们只能通过肉眼观察病变组织，无法深入了解其内部结构。而病理切片的应用，使医生们能够直接观察到病变组织的微观结构，包括细胞形态、组织结构及细胞间的关系等。这些信息对于疾病的诊断和治疗具有极其重要的意义。

20 世纪以来，随着电子技术和计算机技术的飞速发展，辅助诊断技术迎来了革命性的变化：①电子显微镜的出现，使医生们能够观察到更为微小的细胞结构，进一步拓宽了组织学检查的视野。②计算机技术的引入，使图像处理和分析变得更加便捷和精确。医生们可以通过计算机对病理切片进行数字化处理，实现对病变组织的定量分析和三维重建，从而更好地了解病变的性质和发展过程。③随着生物技术的发展，免疫组化、原位杂交等分子生物学技术也逐渐应用于辅助诊断，这些技术可以帮助医生们检测特定蛋白质或基因的存在与表达，从而为疾病的诊断提供更多的信息。④ X 线机的发明和应用，开启了医学影像学的新篇章。通过 X 线片，医生能够"透视"人体内部，发现骨折、肿瘤等内在病变。随后，CT、MRI、PET 等高级影像技术的问世，使医生能够更加清晰、立体地观察病灶，极大地提高了诊断的精确性和可靠性。

近年来，随着人工智能和大数据技术的发展，辅助诊断技术进入了一个全新的时代。智能诊断系统能够处理大量的医疗数据，通过机器学习和模式识别，辅助医生进行诊断决策，这些系统的出现，不仅提高了诊断的准确性，也为个性化医疗和精准治疗提供了技术支持。

总之，辅助诊断技术的发展历程是人类智慧和科技进步的结晶。每一次技术的飞跃都极大地推动了医学的发展，为患者带来了更好的诊疗体验。未来，随着科技的不断进步，辅助诊断技术将继续革新，为人类健康事业贡献更大的力量。

第二章

辅助诊断中检验标本采集与质量控制

在现代医学实践中，辅助诊断作为疾病诊断的重要手段，对于提高诊断的准确性和治疗的有效性发挥着至关重要的作用。检验标本的采集与质量控制是辅助诊断中不可或缺的环节，其准确性直接影响到检验结果的可靠性和临床决策的正确性。鉴于此，本章将深入探讨辅助诊断中检验标本种类与处理原则、检验标本的具体采集方法、检验标本分析中的质量控制。

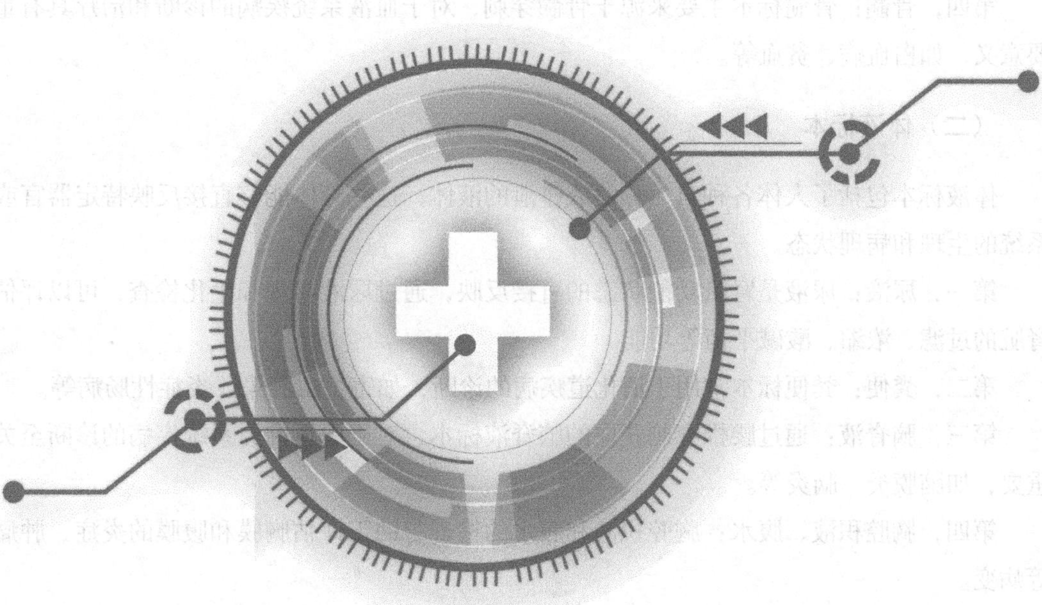

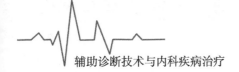

第一节　检验标本种类与处理原则

一、检验标本的种类

在临床医学领域，检验标本的多样性对于疾病的诊断、治疗监测及预后评估具有至关重要的作用。临床检验分析所涉及的生物材料种类繁多，几乎涵盖了人体所有的生物样本，这些样本为临床医生提供了丰富的生物学信息，从而使精准医疗成为可能。

（一）血液标本

血液标本是临床检验中最为常见的生物材料之一。血液的组成复杂，包含了多种细胞成分和血浆，是反映人体生理和病理状态的重要窗口。血液标本主要包括全血、血浆、血清和骨髓等。

第一，全血：全血标本包含了红细胞、白细胞、血小板及血浆中的所有成分，适用于全面的血液学检查，如血常规、血型鉴定等。

第二，血浆：血浆是血液的液体部分，不含细胞成分，富含蛋白质、激素、电解质等，常用于凝血功能、代谢产物、药物浓度的检测。

第三，血清：血清是血液凝固后析出的液体部分，与血浆的主要区别在于缺少一些凝血因子，常用于免疫学检查，如抗体和抗原的检测。

第四，骨髓：骨髓标本主要来源于骨髓穿刺，对于血液系统疾病的诊断和治疗具有重要意义，如白血病、贫血等。

（二）体液标本

体液标本包括了人体各种自然分泌或排泄的液体，这些液体能够直接反映特定器官或系统的生理和病理状态。

第一，尿液：尿液是肾脏功能状态的直接反映，通过尿液常规和生化检查，可以评估肾脏的过滤、浓缩、酸碱平衡等功能。

第二，粪便：粪便标本常用于消化道疾病的诊断，如寄生虫感染、炎症性肠病等。

第三，脑脊液：通过腰椎穿刺获取的脑脊液标本，对于中枢神经系统疾病的诊断至关重要，如脑膜炎、脑炎等。

第四，胸腔积液、腹水：胸腔积液和腹水的检查有助于评估胸膜和腹膜的炎症、肿瘤等病变。

第五，胃液、十二指肠引流液：这些标本常用于消化道疾病的诊断，如胃溃疡、幽门螺杆菌感染等。

第六，胆汁、痰液：胆汁和痰液的检查对于肝胆系统和呼吸系统疾病的诊断具有重要作用。

（三）组织学标本

组织学标本通常来源于活体组织的活检或手术切除的组织，对于肿瘤的诊断、分级和分型具有决定性意义。

第一，活体组织：通过细针穿刺、切片活检等方式获取的活体组织标本，对于肿瘤的定性、定量分析及基因检测等具有重要价值。

第二，脱落细胞：如宫颈涂片（Papsmear）等，通过检查脱落细胞的形态变化，可以发现早期癌变或其他病变。

二、检验标本的处理原则

“对标本检验分析结果的评价，通常是与正常参考区间对比才具有临床意义。”[①] 因此，标本采集、运送、分析与计算各个环节，必须按照制定正常参考区间所规定的条件进行，检验结果才有可比性，这是处理临床检验标本应该遵循的基本原则。从一定意义上来看，正常参考区间就是判断检验结果临床意义的标准。

在拟定临床正常参考区间时，必须明确规定它所依据的条件。①参考人群的特点：性别、年龄、职业、身高、体重、遗传、民族与地理位置（固定条件，不能统一）。②采取标本时的环境与生理条件：精神状态（紧张或松弛）、运动、姿势、饮食（包括酒与饮料）、空腹时间、吸烟、内分泌及生殖状况（月经、妊娠、口服避孕药）及药物（统一条件）。③标本的收集、送检与贮存：动脉、毛细血管或静脉血，有无用压脉带，采集时间、采集方法、抗凝剂、抽血至分离血浆（清）的间隔时间，标本运输、分析前贮存的温度及时间，尿液的量（部分或 24h 总量），防腐剂（统一条件）。④所用方法的可靠性：准确性、精密度、质量控制情况等（统一条件）。⑤统计方法：如数据的分布形式、局外值排除方法，参考区间划定的方法等（统一条件）。

临床正常参考区间，因上述条件不同而产生差异。临床医生、护士与检验人员必须根据实验方法学的要求采集与处理临床检验标本。

第二节　检验标本的具体采集方法

在临床诊断中，检验标本的采集是一个细致且关键的过程，它直接关系到检验结果的准确性和可靠性。正确的采集方法不仅能够保证标本中的生物标志物不受破坏，还能够避免可能的污染和误诊。

① 佟威威．临床医学检验概论 [M]. 长春：吉林科学技术出版社，2018：148.

一、常规标本的采集

（一）常规标本的采集——血液

“随着生活水平的提高，人们越发重视身体的健康状况，并会定期去医院进行体检。”① 采血是体检中的一项常规项目，属于检验科工作范围，由于检验者对血液标本采集知识缺乏了解，极易产生各种消极情绪，加上采血是一项侵入性操作，受采集者技术和检验者配合度的影响较大，从而导致诸多问题的发生。同时，由于末梢血易受外界条件，如气温等的影响，导致检测结果不稳定性及不可比性，现一般采用静脉血液，但在静脉采集时应注意如下事项。

第一，时间选择：应在安静状态下采集血液。强烈的运动可使血液中白细胞升高，造成假性结果。

第二，采集部位：应选择周围无炎症的静脉，否则由于炎症病灶白细胞聚集并趋向运动或由于输液引起局部血液稀释，导致结果偏高或降低。

第三，不宜拍打：某些患者血管不甚明显，常见抽血者拍打血管，这是不可取的。由于拍打易激活血小板，引起血小板聚集，影响血小板计数。

第四，抗凝试管：血液细胞分析仪检测，均采用 EDTA-K，抗凝剂，其他抗凝剂可影响白细胞、红细胞或血小板计数。

第五，采集顺序：在进行多项检验（生化、免疫等）时，血液学检验用的血液不应放在第一管采集，因为在进针时会有少量组织液混入，可引起血小板聚集，影响血小板计数。

（二）常规标本的采集——痰液

痰标本采集的是否规范直接关系到检验标本数据的准确性，对于疾病的诊断和治疗有着重要的意义。采集痰液的基本要求是：①痰液必须新鲜。②痰液必须是肺部咳出。具体痰标本的采集方法如下。

第一，自然咳痰法：尽可能在用抗菌药物之前采集标本。以晨痰为佳，采集标本前应用清水、冷开水漱口或用牙刷（不用牙膏）清洁口腔和牙齿，有假牙者应取下假牙（为减少口腔正常菌群污染标本），用力咳出呼吸道深部的痰（非后鼻部分泌物、非唾液），痰液直接吐入无菌痰杯中，标本量应≥ 1mL。对于痰量少或无痰或咳痰困难者可用雾化吸入加温至 45℃的 10%NaCl 水溶液（痰液黏稠难咳、阻塞气道的，需要用 α－糜蛋白酶盐水溶液），使痰液易于排出后咳痰。

第二，吸痰器吸痰：对难以自然咳痰患者也可用无菌吸痰器抽取气管深部分泌物。吸痰器吸痰，质量保证有困难。如果一个责任心不强的护士从咽喉处途经吸痰器吸出来的“痰

① 王芬娜. 临床血液标本采集的影响因素及其对策分析 [J]. 中国保健营养，2021，31（1）：251，253.

液”也许比自然咳取的质量更糟糕，更有甚者，吸取的根部不是插管内的样本，而是顺着口腔吸取的是咽喉处的分泌物，此处唾液、鼻涕、咽部分泌物什么都有，根本不适合做细菌培养，应做拒收处理。

第三，支气管镜采集法和气管穿刺法：仅用于昏迷患者，由临床医师进行。

第四，纤维支气管镜抽吸：通常用于在患者行纤维支气管镜检查时顺便抽取。

第五，支气管肺泡灌洗法、防污染毛刷采集法、环甲膜穿刺经气管吸引法、经胸壁针穿刺吸引法，均由临床医生按相应操作规程采集，但必须注意采集标本时应尽可能避免咽喉部正常菌群的污染。而经气管吸引术采痰、纤支镜保护性毛刷及肺泡灌洗和肺活检均为有创检查，一般患者难以接受，限制了其在临床中的广泛使用。

（三）常规标本的采集——尿液

尿液标本容易获取，可多次检查，使尿液分析成为方便病人的无害化检查方法。

1. 尿液标本的类别

（1）晨尿：即清晨起床后的第一次尿标本，为较浓缩和酸化的标本，血细胞、上皮细胞及管型等有形成分相对集中，适用于可疑或已知泌尿系疾病的动态观察及早期妊娠试验。门诊患者携带不便则采用清晨第二次尿标本来取代晨尿。

（2）随机尿：即留取任意时间的尿液（排尿量必须有 30 ~ 50mL），适用于门诊、急诊患者。本法留取方便，但检测结果易受多方面因素影响。

（3）餐后尿：通常于午餐后 2h 收集患者尿液。餐后尿适用于尿糖、尿蛋白、尿胆原等检查。

（4）3h 尿：收集上午 3h 尿液，测定尿液有形成分，如白细胞排出率等。

（5）12h 尿：晚 8：00 排空膀胱并弃去此次尿液后，留取至次日晨 8：00 全部尿液，12h 尿用于尿液有形成分计数，如 Addis 计数。

（6）24h 尿：尿于第一天晨 8：00 排空膀胱并弃去此次的尿液后，再留取至次日晨 8：00 全部尿液。适用于准确定量测定尿液中的溶质如总蛋白质、糖、尿素、电解质等。

2. 尿液标本的收集

为保证尿液检查结果的准确性，必须正确留取标本。检验人员、医生和护士要对病人留尿进行指导，务必使尿道口保持清洁，避免经血、白带、精液、粪便等混入。使用清洁容器留取新鲜尿液，以中段尿为宜。标本应及时送检（2h 内），以免细菌繁殖、细胞溶解。

3. 尿液的防腐与保存

（1）防腐剂随检验目的而定：甲醛用于管型、细胞的防腐，100mL 尿液加入 40% 甲醛（福尔马林）0.5mL；甲苯或二甲苯用于定量尿糖、尿蛋白的防腐，100mL 尿加入甲苯 0.5mL；麝香草酚用于检查尿中化学成分及细菌的防腐，每 100mL 尿加入 0.1g 麝香草酚；浓 HCl 用于尿中 17- 酮类固醇、17- 羟类固醇、儿茶酚胺类及代谢产物测定，每升尿中加入 10mL。检验人员应告诫受检者防腐剂对人体的危害作用。

（2）冷藏：一般放 4℃冰箱可保存 6h。冷藏标本易析出磷酸盐及尿酸盐，妨碍观察有形成分。

（四）常规标本的采集——粪便

1. 粪便标本的采集

粪便标本的采集是临床微生物学和寄生虫学检验中的一项基本操作，其准确性对于疾病的诊断和治疗具有重要意义。粪便标本的正确采集和处理不仅能够确保检验结果的可靠性，还能够避免潜在的生物安全风险。

（1）标本采集的原则。在采集粪便标本时，首先应确保采集的标本量足够且新鲜。一般而言，检验所需的粪便标本量约为5g，相当于一个指头大小。采集时应使用清洁、干燥、无吸水性的容器，并确保容器有明确的标记，以免混淆。此外，粪便标本在采集过程中应避免与尿液或其他可能影响检验结果的物质接触。

（2）标本的选择与采集。在采集粪便标本时，应特别注意其中的病理性成分，如脓血、黏液等。这些成分可能为疾病的诊断提供重要线索。对于外观正常的粪便，应从不同部位进行取材，包括粪便的表面、深处及粪便的末端，确保标本的代表性。

（3）特殊检验的标本采集。对于某些特殊检验，如血吸虫卵孵化试验，需要采集全量的新鲜粪便。而在进行胆石、胰石、寄生虫体及虫卵计数时，应收集患者 24 小时内的全部粪便样本。这些特殊检验要求粪便标本的完整性和全面性，以便于进行全面的分析。

（4）隐血试验的标本采集。在进行粪便隐血试验时，应指导患者在标本采集前的 3 天内避免食用动物性食物，除非使用的是夹心式酶联免疫测定法或胶体金标记法，这些方法对饮食限制的要求较低。若粪便中已有明显的血液或镜检中发现红细胞，可能表明有出血现象，此时送检的标本可能无法准确反映隐血的真实情况。

（5）细菌检验的标本采集。对于细菌检验，应采用无菌操作进行粪便标本的采集，以防止外界微生物的污染。无菌采集可以确保检验结果的准确性，避免因污染导致的假阳性或假阴性结果。

2. 粪便标本的保存

粪便标本的妥善保存对于确保临床检验结果的准确性至关重要。在采集后的保存和处理过程中，必须遵循一系列严格的生物安全和质量控制原则。

（1）粪便标本的及时检验。粪便标本在采集后应尽快进行检查，理想情况下应在1小时内完成。这是因为粪便中的pH和消化酶等生物因素可能会对标本中的细胞成分造成分解和破坏，从而影响检验结果的准确性。因此，为了最大限度地保留粪便标本中的有形成分，及时送检和检验是保证检验质量的关键步骤。

（2）痢疾阿米巴滋养体的检查。对于痢疾阿米巴滋养体的检查，由于其生存条件较为特殊，需要在排便后立即进行。在冬季或低温环境下，为了维持滋养体的活性，应采取适当的保温措施，并迅速送检。这样可以确保阿米巴滋养体的形态和活性不受外界环境的影响，从而提高检验的准确性。

（3）粪便标本容器的处理。在粪便标本检验完成后，其容器必须进行彻底的消毒处理。这是因为粪便标本可能含有病原微生物，不当处理可能导致环境污染和交叉感染。因此，禁止未经消毒处理的标本容器随意抛弃。应采用有效的消毒方法，如高压蒸汽灭菌、化学消毒剂浸泡等，确保容器的微生物学的安全性。

二、细菌培养标本的采集

细菌培养是一种用人工方法使细菌生长繁殖的技术。细菌在自然界中分布极广，数量大、种类多，它可以造福人类，也可以成为致病的原因。大多数细菌可用人工方法培养，即将其接种于培养基上，使其生长繁殖。培养出来的细菌可用于研究、鉴定和应用。细菌培养是一个复杂的技术。培养时应根据细菌种类和目的等选择培养方法、培养基，制定培养条件（温度、pH、时间，对氧的需求与否等）。一般操作步骤为先将标本接种于固体培养基上，做分离培养。再进一步对所得单个菌落进行形态、生化及血清学反应鉴定。培养基常用牛肉汤、蛋白胨、氯化钠、葡萄糖、血液等和某些细菌所需的特殊物质配制成液体、半固体、固体等。一般细菌可在有氧条件下、37℃中放18 ~ 24小时生长。厌氧菌则须在无氧环境中放2 ~ 3天后生长。个别细菌如结核菌要培养1个月之久。由于细菌无处不在，因此从制备培养时开始，整个培养过程必须按无菌操作要求进行，否则外界细菌污染标本，会导致错误结果。而培养的致病菌一旦污染环境，就会引起交叉感染。以疾病诊断为目的进行的培养，要选择合适的标本（血、尿、便、浓汁、分泌物等），并应结合临床情况解释所得结果。

（一）细菌培养标本采集的一般原则

在临床微生物学检验中，细菌培养是一项基础而关键的技术，它能够为感染性疾病的诊断和治疗提供重要依据。为了确保细菌培养结果的准确性和可靠性，采集标本时必须遵循一系列严格的一般原则。

第一，严格的器具灭菌处理。细菌培养标本采集的首要原则是使用经过严格灭菌处理的器具。灭菌是为了防止外源性微生物污染标本，确保培养结果的纯净性和可信度。常用的灭菌方法包括高压蒸汽灭菌、干热灭菌、化学消毒剂处理等。所有与标本直接接触的器具，如拭子、针管、培养皿等，都必须在无菌条件下准备和使用。

第二，足量的标本采集。采集足量的标本对于细菌培养的成功至关重要。不足的标本量可能导致培养失败或结果不准确。因此，采集时应确保标本量足够，以便在需要时能够进行重复培养或其他相关检测。同时，标本的量也应根据培养目的和检测方法的不同而有所调整。

第三，采集时机的选择。在患者接受抗生素治疗或手术切除局部用药之前采集标本是理想的做法。这是因为药物可能会抑制或杀死病原微生物，从而影响培养结果的准确性。因此，在患者未接受药物治疗前采集标本，可以提高培养出病原微生物的概率，为临床治疗提供更准确的指导。

第四，无菌操作原则的遵守。在采集细菌培养标本的过程中，严格遵守无菌操作原则是保证标本纯净性的关键。这包括操作者的手卫生、操作环境的无菌条件以及使用无菌技术进行标本采集。采集部位的选择应基于感染部位和培养目的，确保采集到的标本能够代表感染区域的微生物情况。例如，对于呼吸道标本，应采用深部痰液或支气管肺泡灌洗液；对于伤口感染，则应采集深部组织或脓液。

（二）细菌培养标本采集的具体途径

在临床微生物学检验中，细菌培养标本的采集是确保准确诊断感染性疾病的关键步骤。正确的采集方法能够提高培养的阳性率，减少假阳性或假阴性结果的发生。以下将探讨细菌培养标本采集的具体途径。

第一，静脉血培养标本采集。静脉血培养是检测血液中细菌或真菌感染的重要方法。在进行静脉穿刺前，必须对穿刺部位进行充分的皮肤消毒，避免皮肤细菌的污染。通常使用1%的碘酊或70%的酒精进行消毒，并等待皮肤完全干燥。采集静脉血5mL，采用无菌操作法立即注入专用的血培养瓶中，该培养瓶通常含有50mL的培养液。注入血液后，轻轻摇匀以确保血液与培养液充分混合，然后迅速送检。这一过程应尽可能在1小时内完成，以保证细菌的活性和培养的成功率。

第二，尿液培养标本采集。尿液培养是诊断泌尿系统感染的常用方法。中段尿的采集要求患者先用1g/L新洁尔灭彻底清洗外阴部，然后用无菌试管收集中间一段的尿液1～2mL。膀胱导尿法适用于昏迷或自然排尿困难的患者，但须注意导尿过程可能引起逆行性细菌感染。耻骨弓上膀胱穿刺尿是一种较少使用的采集方法，通常用于婴幼儿。

第三，粪便培养标本采集。粪便培养对于诊断肠道感染具有重要意义。采集粪便标本时，容器必须清洁，推荐的标本量约为胡桃大小，特别是应采集含有黏液或脓液的部分。

对于疑似霍乱患者的粪便标本，应立即送检以便及时接种，以免延误诊断。粪便标本的及时处理对于分离病原体和提高培养阳性率至关重要。

第四，痰液培养标本采集。痰液培养是诊断呼吸道感染的常用方法。在进行痰培养之前，临床医生应指导患者配合，最好在清晨进行，咳痰前先漱口，以减少口腔唾液的污染。正确的咳痰方法和标本采集技术对于提高痰液培养的准确性和可靠性具有重要作用。

第五，脑脊液、胸腹水及脓液培养标本采集。脑脊液、胸腹水及脓液的培养对于诊断中枢神经系统感染、胸膜炎或腹膜炎等具有重要价值。采集这些标本时应以无菌操作进行，盛于无菌瓶中，并确保送检量不少于 1mL。对于伤口取标本，应避免皮肤表面细菌的污染，并在脓腔的基底部取样。使用无菌注射器抽取或用消毒棉签取样后，应立即置于无菌试管中送检。

三、特殊项目标本的采集

（一）血气分析

血气分析[①]的过程对于评估患者的酸碱平衡状态、氧合情况及二氧化碳的排除能力至关重要。血气分析不仅能够揭示潜在的酸碱失衡，还能够评估急性和慢性呼吸衰竭的严重程度，对于各种紧急、危重病例的诊断、抢救、治疗及低氧血症的判断具有显著的临床价值。此外，血气分析对于指导氧气治疗和机械通气的策略制定同样重要。

在进行血气分析前，医护人员应向患者及其家属详细解释动脉采血及血气分析的目的、重要性及操作步骤，以确保患者的理解与合作，并为其提供必要的心理支持。

第一，动脉血管的评估与选择。在采集动脉血前，应对患者的动脉血管进行全面评估，选择搏动明显、弹性良好、易于穿刺且无局部感染、动静脉栓塞或其他疾病的动脉。常用的动脉包括股动脉、桡动脉、肱动脉和足背动脉等。

第二，桡动脉采血技术。桡动脉位于手腕前区桡侧，掌横纹上方 1 ~ 2cm 处。采血时，患者应平卧，手臂放置于毛巾卷上以保持伸展状态，掌心向上。医护人员须消毒患者皮肤及自己的手指，准确找到动脉搏动最明显的部位进行穿刺。穿刺成功后，采集 1 ~ 2mL 血液，随后按压止血 5 ~ 10min。

第三，股动脉采血技术。股动脉位于腹股沟韧带下一横指处，动脉搏动最为明显。采血时，患者取平卧位，穿刺侧大腿略外展，暴露腹股沟区域。医护人员须消毒皮肤并准确找到动脉搏动最强点，垂直进针，采集血液后同样进行按压止血。

第四，操作注意事项。在进行动脉采血操作前，应充分做好患者的心理护理，消除其恐惧心理，确保心情放松，避免因情绪紧张影响血气分析的准确性。操作过程中，应严格

① 血气分析是一种临床诊断技术，它涉及对动脉血液中各种气体成分和酸碱物质的定量分析。

执行无菌操作原则，并根据患者的具体情况调整操作技巧。对于有凝血功能障碍或正在接受抗凝治疗的患者，采血后应延长压迫时间以防止出血。若穿刺失败，应保持冷静，重新评估动脉位置后再次尝试。

第五，标本的采集与处理。采集动脉血气标本时，应使用消毒的注射器抽取肝素化血液，确保无气泡，并立即送检。若不能及时送检，应将标本置于冰水中保存，但保存时间不宜超过 2h。在填写申请单时，应详细记录患者的诊断、体温、血红蛋白水平、氧气使用情况等信息，以便实验室分析。

第六，毛细血管血采取法。毛细血管血通常采集自耳垂或手指，婴儿则常采集自足跟或大脚趾。采血前，应使采血部位充分动脉化，然后进行消毒。穿刺皮肤后，让血液自然流出并采集至毛细管中。采集完成后，用磁铁搅拌以确保血液与肝素充分混合。

（二）血液黏度

血液黏度作为血液流变学的一个重要参数，反映了血液在流动过程中的内部摩擦力，它是血液流动特性的综合体现。血液黏度的测定对于临床上多种疾病的诊断、治疗和预防具有重要的参考价值，特别是在血栓前状态和血栓性疾病的诊治中发挥着关键作用。

血液黏度的测量结果受到多种生理和外界因素的影响，其中生理活动的昼夜节律及饮食对血细胞比容、血浆蛋白成分、血浆黏度乃至整个血液黏度都有着显著的影响。因此，在进行血液黏度测定时，必须严格控制采血的时间和条件。一般建议在检测前一天晚上进食素食，并在检测当天进行空腹采血，最佳采血时间为早晨 8 点。

在采血过程中，应采取肘前静脉作为采血部位，并使用压脉带进行局部压迫。为了减少压迫时间对血液黏度的影响，压脉带压迫的时间应尽可能缩短。在压脉带松开后，应等待 5 秒钟再开始采血，确保血液流动恢复自然状态。在抽血过程中，动作应轻柔，避免用力过猛，以免对血液样本造成不必要的机械性剪切力，影响血液黏度的测量结果。

抗凝剂的选择对于血液黏度的测定同样至关重要。通常推荐使用肝素（10 ~ 20U/mL 血）或 EDTA · Na（1.5g/L 血）作为抗凝剂。这些抗凝剂能够有效防止血液凝固，同时避免了对血液样本的稀释作用。为了进一步减少稀释效应，建议采用固体抗凝剂，如含有预先固定剂量抗凝剂的采血针或采血管。

在血液黏度的测定过程中，还应注意避免血液样本的氧化和光照，因为这些因素也可能影响血液黏度的测量结果。血液样本应在采集后尽快送至实验室。

（三）骨髓穿刺及涂片要求

骨髓穿刺及涂片技术是血液学和肿瘤学领域中的一项基本诊断方法，它通过分析骨髓中的细胞成分来评估造血功能和检测某些疾病，如白血病、贫血、骨髓增生异常综合征等。正确的骨髓穿刺和涂片制备对于确保检验结果的准确性和可靠性至关重要。

第一，穿刺部位的选择。穿刺部位的选择对于骨髓穿刺的成功和患者的舒适度具有重要影响。首选的穿刺部位是骼后上棘，这是因为该部位的骨髓含量丰富，且相对容易穿刺。如果骼后上棘不适宜穿刺，可以选择骼前上棘或胸骨作为次选部位。在选择穿刺部位时，应考虑患者的解剖结构、穿刺的可行性及可能的并发症。

第二，骨髓液的采集。在采集骨髓液时，必须严格遵守无菌技术原则，以防感染和其他并发症的发生。要使用专用的骨髓穿刺针进行穿刺，抽取骨髓液的动作应缓慢而稳定，以免对骨髓组织的损伤。吸取的骨髓液量应控制在 0.3mL 以内，以防血液的混入和稀释，确保所采集的标本能够准确反映骨髓的真实情况。

第三，涂片的制备。制备的涂片必须保持清洁，以免外部污染物对涂片分析的影响。涂片应薄而均匀，以便于显微镜下的观察和细胞的识别。通常需要制备大约 10 张涂片，确保有足够的标本进行各种不同的染色和分析。同时，应制备两张外周血涂片作为对照，以便与骨髓涂片进行比较分析。

第四，特殊检查的标本采集。在需要同时进行细菌培养和病理检查的情况下，应先吸取少量骨髓液进行涂片制备，然后再根据需要吸取足够的骨髓液和骨髓组织。这样做可以保证细菌培养和病理检查的准确性，同时避免因重复穿刺而增加患者的不适和并发症的风险。

第三节　检验标本分析中的质量控制

检验标本分析中阶段是指从标本合格验收到分析测定完成的全过程，此阶段主要包括标本前处理、分析测定、室内质量控制和室间质量评价。同时实验室应有足够的资源（如仪器设备、试剂及人员）保证分析中的质量控制在临床实验室准确执行。

一、检验标本前的处理

检验标本前处理是检验工作的基础，包括标本的分离和保存。

（一）标本的验收核对

临床实验室人员在接收标本时，应认真检查核对标本和检验申请单。凡不合格的标本（如溶血、血凝或标本管选择错误等）应立即与临床科室联系说明原因、重新采集。所处理的过程应有记录，标本接收及处理应签字登记。检查申请单上应包括的主要内容有患者标识、姓名、性别、出生日期、病历号、科室（病床号）、标本采集时间、采集人和医生签字等。建立患者的个人信息须采用出生日期而非年龄，因为患者数据需要长久保存，所提供的患者个人信息必须准确。为便于检验人员对结果进行分析，检验单上应填写临床诊断，诊断不明者可注明重要阳性体征。

每个标本容器上除粘贴与检验申请单相符的特异识别号码外，还应注明患者姓名、病历号、标本采集时间，以便核对。

（二）标本分析与处理

标本分析与处理是临床实验室工作中的关键环节，其准确性直接影响到最终的检验结果。

第一，标本接收与分类。实验室人员在接收标本后，首先应对标本进行分类，区分血清或血浆等不同类型的检测项目。对于需要离心的标本，应及时进行处理，防止细胞内容物渗入血清或血浆，导致标本稀释。在整个过程中，应保持标本管的密闭性，避免二氧化碳的逸散，因为二氧化碳的丢失会导致 pH 升高，钙离子（Ca^{2+}）和酸性磷酸酶（ACP）水平下降，进而影响某些检测结果的准确性。

第二，标本的凝集与离心。血液标本的凝集应充分，以保证血液成分的分离。对于添加了抗凝剂的血液标本，可以立即进行离心；而对于添加了促凝剂的标本，则应在采血后 5 ~ 15min 内离心。在离心前，应避免使用小木棒或其他类似器材剥离附着于试管壁和管塞上的凝块，以免诱导溶血。

第三，标本的温度控制。冷藏或冷藏运送的标本应保持在规定的温度下，直到准备离心。由于离心过程中会产生热量，可能不利于分析物的稳定，因此，标本应在适宜的温度下离心。对于温度敏感的分析物（如促肾上腺皮质激素、环腺苷酸、儿茶酚胺等），应在 4℃下进行分离。此外，血钾测定值在低于 15℃的温度下可能会增高。对于无特殊温度要求的分析物，离心温度应设定在 20 ~ 22℃。因此，临床化学分析中血液标本的离心最好使用具备温度控制功能的离心机。

第四，离心力与时间。血液标本的离心应使用相对离心力（RCF）在 1000 ~ 1200g，离心时间为 5 ~ 10min。离心过程最好一次完成，若须再次离心，应与上次离心相隔较短时间。对于已含有分离物质的血标本，应避免再次离心。

第五，离心后的处理。血液标本离心后，血清或血浆与血细胞和凝块的分离应在采血后的 2 小时内完成。分离后的血清或血浆在 22 ~ 25℃下保存的时间不应超过 8 小时；若须保存超过 8 小时，应置于 2 ~ 8℃保存。若分离的血清或血浆须储存 48 小时以上，则应置于 −20℃保存，且应避免反复冻融。

第六，标本的保存。对于不能及时检验的标本，应进行适当的预处理或保存，以减少存放时间过长导致的测定误差。标本的保存应遵循以下原则：标本应加盖或塞子以防止蒸发；血液标本应尽快分离血清或血浆；保存温度通常为 4℃；保存过程中应注意避光并尽量减少与空气的接触；保存期限应根据标本种类及检验目的而定，确保检验结果的可靠性。血清、血浆、体液常规标本一般于 4 ~ 8℃储存。对于特定的标本，如 LDH 的血清，存放于冰箱中可能导致其亚基解聚，活性降低，因此应置于室温保存。血培养标本应在常温下保存，而不能放在冰箱中。菌种、蛋白质、核酸标本一般于 -70℃保存，避免反复冻融。由于各种不同的检验项目要求的存放条件不同，应参照相关试剂盒的说明书进行操作。

二、检验标本的分析测定

在现代医学实验室中，检验标本的分析测定是诊断和治疗过程中不可或缺的环节。随着科技的进步，新的检测项目、方法、仪器和试剂不断涌现，推动了临床实验室技术的发展。这些创新使一些操作烦琐、敏感性和特异性不足的传统检验方法逐渐被淘汰，同时也提高了对临床实验室工作质量管理的要求。

为了确保检验结果的准确性和可靠性，临床实验室必须审慎选择适合的实验方法，并对这些方法进行全面而精确的评估。在选择常规检测方法时，应综合考虑实验室的仪器设备条件、技术人员的专业能力、检测成本等多种因素。优先选择国内外广泛认可的标准方法或推荐方法，以便于实现方法的标准化和质量控制。在缺乏标准方法的情况下，可选择行业内公认的方法或在权威学术期刊上发表的方法。在选择方法时，还须重点考虑其适用性、可靠的检测限、可报告范围及生物参考区间等。

方法学评价通常涉及准确度、精密度、灵敏度、特异性、干扰物质、基质效应、可报告范围、分析测量范围、回收率、试剂稳定性等方面。此外，还应评估方法的实用性，包括对仪器设备的要求、标本预处理的复杂性、批量处理标本的能力、操作人员的技能水平、质量控制的最低要求、试剂的来源和保存条件、对环境的潜在影响及废弃物的处理方法等。在选择检验方法时，既要考虑实验室的经济效益，也要考虑患者的经济承受能力。

此外，一旦确定了检测方法，操作人员必须严格遵守实验室制定的检验程序。检验程序不应随意更改；如须修改，必须通过科学验证和统计学处理，确保修改后的程序比原有程序更为精确、误差更小，并且按照规定的程序执行。每项实验的检验程序都应通过建立标准化操作文件来实现标准化，确保检验结果的一致性和可比性。

三、检验标本的室内质量控制

室内质量控制简称室内质控，是在实验室内对影响检验质量的每个工作环节进行系统控制。室内质量控制包括标准化分析程序的建立和实施、仪器设备的校准和维护、统计质量控制等。室内质控的基本内容包括质控物、质控图、失控规则和纠正失控等。

四、检验标本的室间质量评价

室间质量评价又称能力验证，是指多家实验室分析同一标本，由外部独立机构收集、分析并反馈实验室检测结果。评价实验室的检验工作质量及准确性，评价实验室之间的可比性，发现实验室的自身问题并采取相应改进措施，为实验室执照评定和认可提供依据。

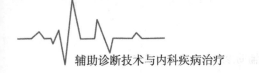

需要注意的是，室间质评成绩合格不能完全代表该实验室所有检验结果均真实可靠，室间质量评价只是手段，其目的是保证患者标本检测结果的准确性。

五、实验室的主要资源

（一）仪器设备

临床实验室工作中已大量使用先进的仪器设备，从而大大地提高了临床实验室的工作效率。检验仪器和设备是临床实验室开展检验工作的重要资源，它直接影响检验的质量和成本的核算。因此，仪器设备严格管理是实验室质量控制的重要组成部分。临床实验室要建立仪器使用校准和维护保养制度。仪器的维护应由专人负责，做到经常化、制度化和实行责任制。要定期校准和质控，使仪器设备在最佳状态下工作，才能取得最好的检测结果。

（二）试剂

在医学检验领域，用于检测的各种试剂（包括配套的试剂盒和培养基）及标准品，其品质的优劣直接关乎检测结果的准确性，因此，必须实施严格的质量控制与监管。通常情况下，临床实验室所用到的试剂主要依赖从试剂供应商处采购的成品试剂盒，而小部分须依实验室自身进行配制。试剂的应用和管理，不仅对保障医学检验的品质至关重要，同时也直接影响临床实验室的经济成本与运营效益。因此，实验室需建立完善的试剂质量检验流程及验证试验体系。这些验证试验至少应包含试剂的精确度、准确度、响应范围、抗干扰能力、回收率等关键指标，以及确保其在保质期内保持稳定性的测试。一旦选定并认可某种试剂盒后，应避免随意更换，以免影响检验结果的一致性。试剂盒应按照规定的条件妥善保存，由专人负责管理，并且应在有效期内使用完毕。

（三）检验人员

检验人员应掌握本专业所有检验项目的基本原理、实验操作步骤、影响因素、注意事项，确保能正确分析检验结果；同时检验知识丰富、动手能力强，具有临床检验和卫生检验的基本能力，并做到一专多能。所以必须通过专业知识学习、岗位特殊培训及继续医学教育等各种培训方式，掌握相应岗位的技术要求，能够熟练地进行检验和仪器的操作，并能对其专业内的结果的有效性进行初步判断。检验医学是集多学科于一体的交叉学科，检验科人员也要涉及多个领域，需要实验医学、临床医学、仪器学、信息网络等专业的人员组成群体，共同完成临床实验室的工作任务。

第三章

常用辅助诊断技术

在现代医学领域中，辅助诊断技术不仅拓宽了医学诊断的视野，也极大地提升了诊断的准确性和效率。辅助诊断技术可以根据其应用原理、技术特点和适用范围进行多种类型的划分。从基础的影像学检查，到高端的分子生物学诊断，每一种技术都有其独特的应用价值和优势。鉴于此，本章主要研究血气酸碱分析技术、电解质检测技术、自动化酶免疫分析技术、特殊蛋白免疫分析技术、发光免疫技术、分子细胞遗传学检测技术。

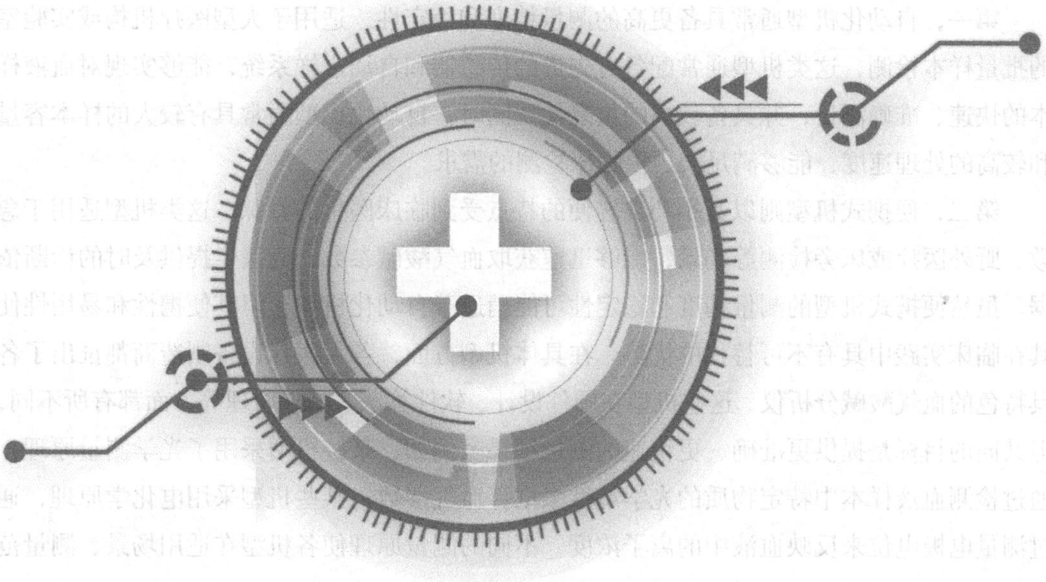

第一节　血气酸碱分析技术

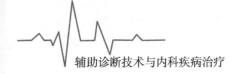

血气酸碱分析技术，作为一种高度专业化的临床检测方法，其在医学诊断与治疗中占据了不可或缺的地位，该技术主要通过对血液样本中的血气成分及酸碱平衡状态进行精确测定，从而为医生提供关于患者呼吸和代谢功能的重要信息。在血气酸碱分析过程中，需要先对患者的血液样本进行采集，确保样本的纯净与完整，再利用专业的血气分析仪器，对血液中的氧气分压、二氧化碳分压、pH、碳酸氢盐浓度等关键指标进行精确测量，这些指标的变化，直接反映了患者体内氧气与二氧化碳的交换情况，以及酸碱平衡状态的维持情况。血气酸碱分析技术的应用范围广泛，不仅可用于呼吸系统疾病的诊断，如慢性阻塞性肺病、肺栓塞等，还可用于心血管疾病、肝肾功能不全等疾病的辅助诊断。此外，在重症监护、手术麻醉等领域，血气酸碱分析技术也发挥着至关重要的作用，可以帮助医生实时监测患者的生理状态，并及时调整治疗方案。

一、血气酸碱分析仪的机型

血气酸碱分析仪作为现代医学诊断的重要工具，在临床医学领域具有广泛的应用，其通过测量血液样本中的血气参数和酸碱平衡状态，为医生提供了关于患者生理状况的关键信息，从而指导临床决策和治疗方案的制订。随着技术的不断进步，血气酸碱分析仪的机型也在不断更新迭代，以适应不同临床需求。目前，血气酸碱分析仪的主要机型可以分为自动化机型和便携式机型两大类，主要包括以下两方面。

第一，自动化机型通常具备更高的测量精度和稳定性，适用于大型医疗机构或实验室的批量样本检测，这类机型通常配备有先进的传感器和自动进样系统，能够实现对血液样本的快速、准确测量，并具备较高的重复性。同时，自动化机型通常具有较大的样本容量和较高的处理速度，能够满足大规模临床检测的需求。

第二，便携式机型则以其小巧、轻便的特点受到临床医生的青睐，这类机型适用于急救、野外医疗或床旁检测等场景，能够迅速获取血气酸碱参数，为医生提供及时的诊断依据。虽然便携式机型的测量精度和稳定性可能稍逊于自动化机型，但其便携性和易用性使其在临床实践中具有不可替代的优势。在具体机型方面，各大医疗设备制造商都推出了各具特色的血气酸碱分析仪，这些机型在硬件设计、软件算法、测量原理等方面都有所不同，但共同的目标是提供更准确、更快速的测量结果。例如，某些机型采用了光学测量原理，通过检测血液样本中特定物质的光学特性来推算血气参数；某些机型采用电化学原理，通过测量电极电位来反映血液中的离子浓度。不同的测量原理使各机型在适用场景、测量范围、精度等方面呈现出差异。

随着智能化技术的发展，现代血气酸碱分析仪已经不仅仅是一个单纯的测量工具，更是一个集数据采集、处理、分析于一体的智能化系统，这些机型通常配备有智能化的软件界面，能够直观地展示测量结果和趋势图，并提供智能化的诊断建议。通过与其他医疗设备的联网和数据共享，血气酸碱分析仪还能够实现远程监控和管理，提高临床工作的效率和质量。在临床应用中，血气酸碱分析仪的准确性和可靠性对于疾病的诊断和治疗至关重要。因此，在选择机型时，医疗机构需要综合考虑其测量原理、精度、稳定性、易用性等因素，以及自身的临床需求和预算情况。同时，对于血气酸碱分析仪的使用和维护也需要严格按照操作规程进行，确保其长期稳定运行和测量结果的准确性。

二、血气酸碱分析技术的应用

血液酸碱度的相对恒定是机体进行正常生理活动的基本条件之一。正常人血液中的pH极为稳定，其变化范围很小，即使在疾病过程中，也始终维持在pH7.35 ~ 7.45，“这是因为机体有一整套调节酸碱平衡的机制，通过体液中的缓冲体系及肺、肾等脏器的调节作用来保证体内酸碱度保持相对平衡。疾病严重时，机体内产生或丢失的酸碱超过机体调节能力，或机体酸碱调节机制出现障碍时，容易发生酸碱平衡失调，酸碱平衡紊乱是临床常见的一种症状，各种疾患均有可能出现。”①

第一，血气酸碱分析技术在呼吸系统疾病的诊断中的应用。通过测量血液中的氧分压和二氧化碳分压，可以评估患者的呼吸功能，判断是否存在呼吸衰竭、肺栓塞等呼吸系统疾病。此外，血气酸碱分析技术还能揭示酸碱平衡紊乱的类型和程度，为医生制订有针对性的治疗方案提供依据。例如，在慢性阻塞性肺疾病（COPD）患者中，血气酸碱分析可以帮助医生判断患者是否存在低氧血症和高碳酸血症，从而指导氧疗和呼吸支持治疗。

第二，血气酸碱分析技术在代谢性疾病的诊断和治疗中的应用。通过测量血液中的电解质浓度和酸碱度，可以评估患者的代谢状态，发现潜在的代谢异常。例如，糖尿病酮症酸中毒是一种严重的代谢性并发症，通过血气酸碱分析可以及时发现患者血液中的酮体升高和酸中毒，从而采取紧急治疗措施，防止病情恶化。此外，血气酸碱分析技术还可用于监测肝肾功能不全、电解质紊乱等代谢性疾病的病情变化，为医生调整治疗方案提供依据。

第三，血气酸碱分析技术在急诊医学领域中的应用。对于急性呼吸衰竭、休克、中毒等危急重症患者，血气酸碱分析可以迅速提供关于患者生理状态的关键信息，帮助医生快速做出诊断和治疗决策。例如，在中毒患者的救治中，血气酸碱分析可以判断中毒物质的种类和程度，为选择解毒药物和制订治疗方案提供依据。同时，血气酸碱分析技术还可用于监测治疗过程中的病情变化，及时调整治疗方案，提高救治成功率。

---

① 佟威威．临床医学检验概论 [M]．长春：吉林科学技术出版社，2018：116.

第四，血气酸碱分析技术在外科手术和重症监护中的应用。在手术过程中，患者可能会因为麻醉、失血、感染等因素导致酸碱平衡紊乱，通过血气酸碱分析可以及时发现并处理这些问题，确保手术的顺利进行。在重症监护病房（ICU）中，血气酸碱分析技术是监测患者病情变化和评估治疗效果的重要手段。通过对患者血气指标的连续监测，可以及时发现并处理潜在的并发症，提高患者的生存率和生活质量。

三、血气酸碱分析技术的展望

第一，功能不断增强。血气酸碱分析技术的功能拓展与计算机技术的发展是分不开的，主要体现在向智能化方向发展，自动化程度越来越高。当今的血气分析仪都能自动校正、自动测量、自动清洗、自动计算并输出打印，有的可以自动进样，多数具备自动监测功能（包括电极监测、故障报警等），有些仪器在设定时间内无标本测定时会自动转入节省方式运行。

第二，增加检验项目，形成“急诊室系统”。具备电解质检测功能的血气分析仪是今后发展的主流，临床医生可通过一次检查掌握全面的数据。此外，葡萄糖、尿素氮、肌酐、乳酸、HH、血氧含量测定也在发展，有的已装备仪器。

第三，数据处理功能加强。除存储大量的检查报告外，还可将某一患者的多次结果做出动态图进行连续监测。专家诊断系统已在部分仪器上采用，避免了误诊，特别是对于血气分析技术不熟悉的临床医生。通过数据发送，使联网的计算机迅速获取检查报告。

第四，免保养技术的广泛使用。目前的血气分析仪基本上采用敏感玻璃膜电极，由于测量室结构复杂，电极需要大量日常维护工作。采用块状电极，在寿命期内基本不用维护，成为“免维护”或是“少维护”电极，这是今后血气酸碱分析技术发展的主要趋势。

第二节　电解质检测技术

一、电解质检测技术的发展路径

临床实验室电解质检测范围主要是钾、钠、氯、钙、磷、镁等离子，个别时候也需要检测铜、锌等微量元素。更多人接受的说法是，电解质就是指钾、钠、氯和碳酸氢根这些在体液中含量大且对电解质紊乱及酸碱平衡失调起决定作用的离子。电解质检测最早是化学法，包括钾钠比浊法、钠比色法。除钾、钠外，常规检测多采用化学法，如测氯的硫氰酸汞比色法，测钙的 MTB、OCPC、偶氮砷法等。化学法也在发展，如冠醚化合物比色法测定钾、钠。

原子吸收分光光度法是 20 世纪 50 年代发展起来的技术，在临床实验室曾被广泛应用于金属阳离子的检测，其原理在于被测物质在火焰原子化器的高温环境下热解离为原子蒸气，即转变为基态原子蒸气。随后，由该物质阴极灯发射出的特征光线被基态原子蒸气吸收，这种光吸收量与被测物质的浓度之间存在正比关系。通过测量光吸收量，可以准确反映出被测物质的浓度。本方法准确度、精密度极高，常作为K、Na、Ca、Mg、Cu、Zn等的决定性方法或参考方法。但因仪器复杂、技术要求高，做常规试验有一定困难。

同位素稀释质谱法在20世纪60年代以后才开始在临床上应用，它是在样品中加入已知量被测物质的同位素，分离后通过质谱仪检测这两种物质的比率计算出其浓度的。由于仪器复杂、技术要求更高，一般只用于某些参考实验室，作为检测Cl、Ca、Mg等物质的决定性方法。

火焰原子发射光谱法（FAES），简称火焰光度法，自20世纪60年代出现以来，至今仍在普遍应用。这是钾、钠测定的参考方法，其原理是溶液经汽化后在火焰中获得电子生成基态原子K、Na，基态原子在火焰中继续吸收M能生成激发态原子K、Na，激发态原子瞬间衰变成基态原子，同时发射出特征性光谱，其光谱强度与K、Na浓度成正比，钾发射光谱在766nm、钠在589nm。火焰光度法又分非内标法和内标法两种。内标法是以锂或铯作为内标物质，其原理类似于分光光度法的双波长比色技术。由于被测物质与参比物质之间的比例保持恒定，因此，该方法能够有效避免因空气压力和燃料压力波动所带来的检测误差，确保结果的准确性。锂的发射光谱为671nm，而铯为852nm。

电量分析法，即库仑滴定法，用于氯的测定。电量分析法是在恒定电流下，以银丝为阳极产生的Ag^+，与标本中的Cl生成不溶性AgCl沉淀，当达到滴定终点时，溶液中出现游离的Ag^+而使电流增大。根据电化学原理，每消耗96487C的电量，从阳极放出1mol的Ag^+，因此恒定电流下，电极通电时间与产生Ag^+的摩尔数成正比，亦即与标本中Cl浓度成正比，实际测定无须测量电流大小。只须与标准液比较即可换算出标本的Cl浓度。此法高度精密、准确而又不受光学干扰，是美国国家标准局（NBS）指定的参考方法。

离子选择电极（ISE）是20世纪70年代发展起来的技术，至今仍在发展，新的电极不断出现，这是一类化学传感器，其电位与溶液中给定的离子活度的对数呈线性关系。核心在于其敏感膜，如缬氨霉素中性载体膜对K^+有专一性，其响应速度比Na+快1000倍；而硅酸锂铝玻璃膜对Na^+的响应速度比K^+快300倍，具有高度的选择性，现可检测大部分电解质的离子，如K^+、Na^+、Cl^-、Ca^{2+}等。离子选择电极法又分直接法和间接法。直接法指的是在不进行稀释的情况下，直接使用电极对血清进行测量。而间接法则是在将血清与特定离子强度的缓冲液进行稀释后，再通过电极进行测量。两种方法的主要区别在于是否对血清进行稀释处理。但两者测定的都是溶液中的离子活度，间接ISE法测定的结果与FAES相同酶法是20世纪80年代末发展起来的新技术，它是精心设计的一个酶联反应系统，被测离子作为其中的激活剂或成分，反应速度与被测离子浓度成正比。例如，Cl^-的酶学方法测定原理，是无活性α⁻淀粉酶（加入高浓度的EDTA络合Ca^{2+}使酶失活）在Cl^-作用下恢复活性，酶活力大小与Cl^-浓度在一定范围内成正比，通过测定淀粉酶活力而计算

出 Cl^- 浓度。酶法测离子具备高特异性、精密度和准确度，适用于自动生化分析仪操作。然而，由于其对技术要求较高、成本昂贵及试剂有效期较短等限制因素，其推广应用面临一定的挑战。

二、电解质分析仪的分类

第一，火焰光度计。火焰光度计通常由雾化燃烧系统、气路系统、光学系统、信号处理系统、点火装置、光控装置等部分组成。经过雾化器将样品转化为雾状后，通过混合器与燃烧嘴的作用，样品被送入火焰中。在火焰能量的激发下，样品中的碱金属元素会发出其特有的光谱。利用光学系统将待测元素的光谱分离出来，由光电检测器转换成电信号，经放大、处理后在显示装置上显示出测量结果。早期的仪器采用直接测定法，20 世纪 80 年代以后生产的机型多采用内标准法，即以锂或铯作为内标准。

第二，离子选择电极。离子选择电极能够独立构成电解质分析系统，或作为血气分析仪和自动生化分析仪的辅助模块。其中，独立构成的系统通常被称为离子计，这两种系统都通过离子选择电极来测定样品溶液中的离子浓度。相较于其他方法，离子选择电极法具有设备简易、操作便利、高灵敏度和选择性、低成本及快速、准确、重复性好等优势。尤其值得一提的是，它能够进行微量测定，并可实现连续自动化测量。因此，在现代临床实验室中，离子计已基本取代了火焰光度计等设备，成为电解质检测的主流仪器。然而，离子计之所以取代火焰光度计，并非仅因后者技术落后，还考虑到实验室安全性的提升。此外，离子选择电极还可以集成到大型生化分析系统中，以进行综合性检测。离子选择电极法分为直接法和间接法两种，但它们的工作原理是相同的。

三、电解质分析技术的应用

体液平衡是内环境稳定的重要因素，主要是由水、电解质、酸碱平衡决定的。水和电解质的代谢并非孤立存在，其往往受到其他生理过程紊乱的影响，这意味着，在某些疾病过程中，水和电解质的正常调节机制可能会受到干扰或破坏，导致水和电解质的丢失或增加超出调节机制的承受范围。值得注意的是，临床观察电解质紊乱，还得分别从影响其代谢及其平衡失调后代谢变化的多方面进行检查，如肾功能指标、血浆醛固酮及肾素水平、酸碱平衡指标及尿酸碱度和电解质浓度，以便综合分析紊乱的原因及对机体代谢失调的影响程度。

第一，电解质分析技术在心血管疾病中的应用。心血管疾病是全球范围内导致患者死亡的主要原因之一，其中，电解质平衡紊乱是导致心血管疾病发生发展的重要因素。例如，血钾浓度的变化与心律失常密切相关，通过电解质分析技术，医生可以迅速了解患者体内钾离子的水平，进而评估心律失常的风险，制订有针对性的治疗方案。此外，电解质分析技术还可用于监测心脏手术患者术后的电解质变化，及时发现并处理潜在的电解质失衡，降低术后并发症的发生率。

第二，电解质分析技术在肾脏疾病中的应用。肾脏作为维持体内电解质平衡的主要器官，其功能受损时往往会导致电解质代谢紊乱。通过电解质分析技术，医生可以准确判断肾脏疾病的严重程度，评估患者肾功能，为制订治疗方案提供依据。例如，在慢性肾脏病患者中，血钠、血钾、血钙等电解质的监测对于预防和治疗肾性骨病、肾性高血压等并发症具有重要意义。

第三，电解质分析技术还在内分泌疾病、消化系统疾病等领域发挥着重要作用。在内分泌疾病中，如糖尿病、甲状腺疾病等，电解质分析技术有助于评估患者的病情，指导药物治疗和营养支持。在消化系统疾病中，电解质分析技术可用于监测患者的营养状况和水电解质平衡，为治疗提供有力支持。

第四，电解质分析技术在患者的日常监测与康复评估中的应用。例如，在重症监护病房中，电解质分析技术可实时监测患者的电解质水平，为医生提供及时的病情信息，指导临床决策。在康复医学中，电解质分析技术可用于评估患者的营养状况和康复进展，为制订个性化的康复计划提供依据。

然而，电解质分析技术的临床应用也面临着一些挑战和限制。首先，电解质分析结果的准确性受到多种因素的影响，如样本采集、保存和运输过程中的误差，以及分析仪器的精度和稳定性等。因此，在应用电解质分析技术时，需要严格遵守操作规程，确保样本的质量和仪器的准确性。其次，电解质分析结果的解读需要结合患者的临床表现和其他实验室检查结果，以免误诊和漏诊。

四、电解质分析技术的展望

第一，高灵敏度与高精度。随着纳米技术、生物传感技术等领域的不断突破，电解质分析技术有望实现更高的灵敏度和精度，这将有助于发现那些传统方法难以检测的细微电解质变化，为疾病的早期诊断和治疗提供更加有力的支持。同时，高精度的分析结果也将有助于医生更准确地评估病情，制订个性化的治疗方案。

第二，多功能集成与快速检测。未来的电解质分析技术将更加注重多功能集成和快速检测。通过集成多种分析功能于一体，实现“一站式”检测，将提高检测效率。此外，快速检测技术的发展也将使电解质分析能够在更短的时间内完成，以便为临床急救和紧急手术等场景提供及时、准确的电解质信息。

第三，智能化与远程监测。随着人工智能和物联网技术的不断发展，电解质分析技术有望实现智能化和远程监测。通过智能化算法，分析仪器能够自动完成样本处理、数据分析和结果解读等过程，减轻医务人员的工作负担。同时，远程监测技术的应用将使电解质分析不再局限于医院实验室，患者可以在家中或其他场所进行自测，并将数据实时传输给医生，实现远程诊断和治疗。

第四，个性化医疗与健康管理。随着人们对个性化医疗和健康管理的需求不断增加，电解质分析技术也将向着更加个性化和精准的方向发展。通过结合基因组学、代谢组学等多组学信息，电解质分析技术有望为个体提供更加精准的电解质水平评估和健康管理建议，实现真正意义上的个性化医疗。

第三节　自动化酶免疫分析技术

自动化酶免疫分析技术（ELISA）是一种广泛用于生物医学领域的分析方法，其应用范围涵盖了临床诊断、生物医学研究、药物开发等方面。作为一种高灵敏度、高特异性的实验技术，ELISA 技术的自动化发展在近年来得到了迅猛的推动和发展。自动化酶免疫分析技术尤其是酶联免疫吸附试验（ELISA），在生物医学领域中具有举足轻重的地位，这种技术的基石在于抗原与抗体之间的特异性相互作用，这种相互作用的独特性质使 ELISA 成为一种高度灵敏且特异的检测方法。

ELISA 技术有多种类型，包括直接 ELISA、间接 ELISA、竞争性 ELISA 和间接竞争性 ELISA 等，它们各自适用于不同的检测需求。在这些方法中，待测物（抗原）先被固定在固相载体表面，如微孔板或微珠上。随后，使用特定的酶标记抗体与这些固定在表面的抗原结合。当抗体与抗原结合后，通过添加酶底物，酶与底物发生反应，产生颜色变化或其他可检测的信号，这种信号强度与待测物的浓度成正比，因此，可以用来定量或定性分析待测物。

自动化酶免疫分析技术的应用领域十分广泛。首先，在临床诊断中，ELISA 被广泛应用于多种疾病的早期筛查、诊断和监测。例如，在乳腺癌的诊断中，通过检测特定的乳腺癌标志物，可以辅助医生判断患者的病情和预后。其次，在生物医学研究中，ELISA 技术同样具有广泛的应用价值。研究人员可以利用该技术来研究蛋白质与蛋白质之间的相互作用，揭示生物体内的复杂网络。此外，ELISA 技术还可用于药物靶点的筛选，为药物研发提供重要的参考信息。再次，在药物开发过程中，ELISA 技术也发挥着不可替代的作用。通过检测药物对特定蛋白质或受体的作用，可以评估药物的疗效和安全性。最后，ELISA 技术还可用于研究药物的代谢动力学，了解药物在体内的吸收、分布、代谢和排泄过程，为药物的优化和改良提供重要依据。

总之，自动化酶免疫分析技术以其独特的原理和广泛的应用领域，成为生物医学领域中不可或缺的一种检测手段。随着技术的不断进步和创新，相信 ELISA 技术将在未来发挥更加重要的作用，并为人类的健康事业做出更大的贡献。此外，自动化酶免疫分析技术的自动化程度也在不断提高。自动化设备的引入使 ELISA 实验的操作更加简便、快速和准确。目前，市面上已经出现了多种自动化 ELISA 平台，如酶标仪、微板阅读器等，这些设备不仅能够实现样品的自动处理和检测，还具有高通量、高灵敏度和高精度的特点，从而提高了实验效率和数据质量。

第四节 特殊蛋白免疫分析技术

在生物医学领域，特殊蛋白的免疫分析技术一直是一项备受关注的研究课题，这些特殊蛋白在人体的各种生理和病理过程中发挥着至关重要的作用，因此，对它们的准确检测和分析具有极其重要的意义。近年来，随着免疫学、生物化学及分析技术的快速发展，特殊蛋白的免疫分析技术也取得了显著的进步。

一、特殊蛋白免疫分析技术的基本原理

特殊蛋白免疫分析技术是基于抗原－抗体特异性结合的原理，通过检测样品中特殊蛋白与相应抗体的结合情况，实现对特殊蛋白的定性和定量分析，这一技术的基础在于抗原与抗体之间的特异性识别，这种识别能力使人们能够精确地检测到目标蛋白，并排除其他非特异性干扰。在免疫分析过程中，常用的方法包括免疫沉淀、免疫电泳、免疫荧光及免疫比浊等，这些方法各有特点，适用于不同的检测需求和样品类型。例如，免疫沉淀法适用于从复杂混合物中分离和纯化目标蛋白；免疫电泳法则能够直观地展示抗原－抗体的结合情况；免疫荧光技术则具有高灵敏度和高特异性的优点，特别适用于细胞内特殊蛋白的定位和检测；而免疫比浊法则因其操作简便、快速，成为临床实验室中常用的特殊蛋白定量分析方法。

二、特殊蛋白免疫分析技术的发展历程

自免疫分析技术诞生以来，其经历了多个阶段的发展和完善。早期的免疫分析技术主要依赖于传统的免疫学方法，如免疫扩散、免疫电泳等，这些方法虽然在一定程度上实现了对特殊蛋白的检测，但其操作复杂、耗时较长，且灵敏度和特异性有限。随着单克隆抗体技术的出现，特殊蛋白免疫分析技术迎来了重大突破。单克隆抗体具有高度特异性和均一性，能够提高免疫分析的准确性和稳定性。同时，随着酶标记技术、荧光标记技术等的应用，免疫分析的灵敏度和特异性得到了进一步提升。近年来，随着生物技术的飞速发展，特殊蛋白免疫分析技术又取得了新的进展。例如，基于纳米技术的免疫传感器能够实现对特殊蛋白的超灵敏检测；基于质谱技术的免疫分析则能够实现对复杂样品中多种特殊蛋白的同时检测；而基于基因工程的重组抗原和抗体则为免疫分析提供了新的工具和方法。

三、特殊蛋白免疫分析技术的挑战与展望

特殊蛋白免疫分析技术的挑战主要包括：首先，不同个体之间及不同生理状态下特殊

蛋白的表达水平可能存在较大差异，这对免疫分析的准确性和稳定性提出了更高的要求；其次，随着生物技术的不断发展，新的特殊蛋白和新的检测方法不断涌现，如何将这些新技术有效地应用于临床实践和科学研究中仍是一个亟待解决的问题；最后，免疫分析技术的成本、操作简便性及结果的解读等方面也需要进一步改进和完善。

展望未来，特殊蛋白免疫分析技术将继续朝着高灵敏度、高特异性、高通量的方向发展。随着纳米技术、基因编辑技术、人工智能等前沿技术的不断融入，特殊蛋白免疫分析技术有望在精准医疗、个性化治疗等领域发挥更大的作用。同时，也需要关注免疫分析技术的伦理和法规问题，确保其在为人类健康事业做出贡献的同时，也符合社会伦理和法律法规的要求。在此基础上，还需要关注免疫分析技术的标准化和质量控制问题。由于不同实验室、不同研究人员所使用的免疫分析方法、试剂、仪器等可能存在差异，导致结果的可比性和准确性受到影响。因此，建立统一的免疫分析标准和质量控制体系至关重要。通过制定标准化的操作规程、使用经过认证的试剂和仪器、进行定期的质量控制和比对试验等措施，可以确保免疫分析结果的准确性和可靠性。随着生物信息学和数据科学的发展，特殊蛋白免疫分析技术也将与大数据分析和挖掘相结合，形成更为全面和深入的研究体系。通过对大量免疫分析数据的整合和分析，可以发现特殊蛋白与疾病之间的潜在关联和规律，从而为疾病的预防、诊断和治疗提供更为精准和有效的策略。

第五节　发光免疫技术

发光免疫技术（LIA）是一种广泛应用于生物医学领域的高灵敏度和高选择性的生物分析方法。该技术结合了免疫学和发光技术，能够检测极低浓度的生物分子，如蛋白质、荷尔蒙、药物等，因而在临床诊断、生物医学研究、食品安全监测等领域有着重要的应用价值。

免疫分析包括化学发光、生物发光和荧光发光等不同的发光系统，这些发光系统具有高度灵敏、宽线性范围和稳定性等特点，使其能够适应不同的应用场景。首先，LIA 技术依赖于特异性抗体与待测生物分子之间的特异性相互作用。特异性抗体与目标生物分子结合后形成免疫复合物，这种结合在分子水平上发生，具有高度特异性，使 LIA 技术能够准确地检测特定的生物分子。其次，LIA 技术的核心在于光信号的检测。化学发光、生物发光和荧光发光是常用的发光系统。化学发光是通过化学反应产生的光信号，具有较高的灵敏度和稳定性，适用于对低浓度生物分子的检测。生物发光是利用生物体内的生物发光物质产生的光信号，如荧光素等，具有良好的特异性和灵敏度。荧光发光则是利用染料或标记分子在受激光照射下发出的荧光信号来进行检测，具有高度的灵敏度和选择性。最后，除了光信号的检测外，LIA 技术还可以通过电化学手段来检测免疫复合物的存在。电化学发光是利用电化学方法产生的发光信号进行检测，具有高灵敏度和实时性的优点，适用于一些特定的应用场景。此外，LIA 技术将在更多领域展现其潜力，并为生物分析领域带来更多的可能性。发光免疫技术的优势主要包括以下方面。

第一，高灵敏度。免疫分析放大技术（LIA）以其出色的灵敏度而闻名，其能够探测到纳摩尔甚至皮摩尔级别的生物分子，这一特性使其在早期疾病诊断和生物标志物检测方面具有极其重要的意义。“对肿瘤标志物的检测在肿瘤的早发现、早治疗和治后检测中都具有重要的作用。”[①] 通过捕捉微小的生物分子，LIA 技术为医学领域提供了一种非常有效的手段，能够帮助医生们早期发现疾病迹象，从而提供更早、更有效的治疗方案。

第二，高选择性。LIA 技术具备高度选择性，这是其实现精确检测的关键。通过使用特异性抗体与待测分子的结合，LIA 技术能够有效地排除样本中的干扰物质，从而保证了检测结果的准确性和可靠性，这种高度选择性使 LIA 技术在医学诊断中广受欢迎，因为它能够提供可信赖的结果，有助于医生们做出正确的诊断和治疗决策。

第三，宽线性范围。LIA 技术具有宽广的线性范围，能够在较广的浓度范围内进行定量分析，这一特性使 LIA 技术适用于不同样本类型和不同浓度水平的检测，从而使其在医学研究和临床诊断中具有广泛的应用前景。无论是处理高浓度样本还是低浓度样本，LIA 技术都能够提供准确的结果，进而为科学家们和医生们提供了强大的工具。

第四，自动化程度高。LIA 技术具备高度自动化的特点，能够与自动化分析系统结合，实现高通量的样品处理和分析，这种高度自动化的特性提高了实验的效率和数据的质量，使科学家们能够更快地进行大规模的实验和数据分析，这对于需要处理大量样本的实验室而言尤为重要，因为它可以节省大量的时间和人力资源，同时确保了实验结果的一致性和可靠性。

总之，辅助诊断中的发光免疫技术在医学领域中扮演着日益重要的角色，这项技术的发展，不仅为医生提供了更为准确和可靠的诊断工具，也为患者带来了更好的医疗体验和治疗效果。

第六节　分子细胞遗传学检测技术

在生命科学领域中，分子细胞遗传学检测技术以其独特的优势，为研究者们提供了深入了解生物体遗传信息的工具。随着科技的不断发展，这一技术也在不断更新和完善，为遗传性疾病的诊断、预防和治疗提供了有力的支持。分子细胞遗传学是遗传学与细胞生物学相结合的一门学科，主要研究遗传信息在细胞内的传递、表达与调控。而分子细胞遗传学检测技术，则是利用分子生物学和细胞生物学的原理和方法，对生物体的遗传物质进行检测和分析，这些技术不仅可以帮助人们了解生物体的遗传特性，还可以揭示遗传信息的

① 苏彦妮，吕弋，张立春，等. 体外诊断的利器：化学发光免疫技术 [J]. 大学化学，2023，38（1）143.

变异与疾病之间的关系。

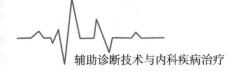

第一，在众多分子细胞遗传学检测技术中，荧光原位杂交（FISH）技术是一种常用的方法。FISH 技术利用荧光标记的探针与特定的 DNA 序列进行杂交，从而实现对特定基因或染色体区域的定位与检测，该技术具有高灵敏度、高特异性及直观性强的特点，被广泛应用于染色体异常的检测、肿瘤细胞的鉴定及遗传性疾病的诊断等领域。例如，在白血病患者的检测中，FISH 技术可以快速、准确地识别染色体上的异常位点，为患者的诊断与治疗提供有力依据。

第二，除了 FISH 技术外，染色体微阵列分析（CMA）也是分子细胞遗传学领域的一种重要技术。CMA 技术是一种利用高密度基因芯片对全基因组进行扫描的方法，旨在检测染色体拷贝数的变化。相对于传统的细胞遗传学方法，CMA 技术具备更高的分辨率和灵敏度，因而能够有效地发现微小的染色体异常。这种技术在临床遗传诊断领域的重要性日益突显，尤其在先天性缺陷、智力障碍及发育迟缓等疾病的诊断中发挥着关键作用。CMA 技术已经成为临床医生不可或缺的工具之一，其高度精准的检测能力为疾病的早期筛查和诊断提供了有力支持。

然而，分子细胞遗传学检测技术也面临着一些挑战和限制。首先，这些技术通常需要较高的实验条件和专业技能，使其在实际应用中受到一定的限制。其次，虽然这些技术能够检测出遗传信息的变异，但往往难以直接确定这些变异对生物体功能的具体影响。因此，在未来的研究中，需要进一步优化这些技术的操作流程，提高其准确性和稳定性；同时，还需要加强与其他学科的交叉融合，如生物信息学、蛋白质组学等，以更全面地解析遗传信息的奥秘。

随着高通量测序技术的快速发展，分子细胞遗传学检测技术也迎来了新的发展机遇。高通量测序技术能够实现对全基因组的快速、准确测序，从而为分子细胞遗传学检测提供了海量的数据支持。通过结合高通量测序技术和分子细胞遗传学检测技术，可以更深入地了解生物体的遗传信息，揭示遗传性疾病的发病机理，为疾病的预防和治疗提供更为精准的方案。分子细胞遗传学检测技术不仅为遗传性疾病的诊断提供了重要依据，还为疾病的预防、治疗和预后评估提供了有力支持。例如，在产前诊断中，分子细胞遗传学检测技术可以帮助医生准确判断胎儿是否存在染色体异常或遗传性疾病，为家庭提供科学的生育建议。此外，在肿瘤诊断和治疗中，这些技术也发挥着越来越重要的作用。通过对肿瘤细胞的遗传信息进行分析，可以了解肿瘤的发生机制、恶性程度及预后情况，为制订个性化的治疗方案提供依据。

第四章
辅助诊断技术中的检验仪器使用

在现代医学领域，辅助诊断技术的发展和应用已成为提高诊疗效率和准确性的关键因素。检验仪器作为这些技术中的重要组成部分，其在疾病的早期发现、病情监测、治疗效果评估及预后判断等方面发挥着不可替代的作用。本章重点探讨医学检验仪器的管理与维护、医用显微镜与血液检测仪、尿液检验仪器与微生物检验仪器、自动生化分析仪与电泳分析仪器。

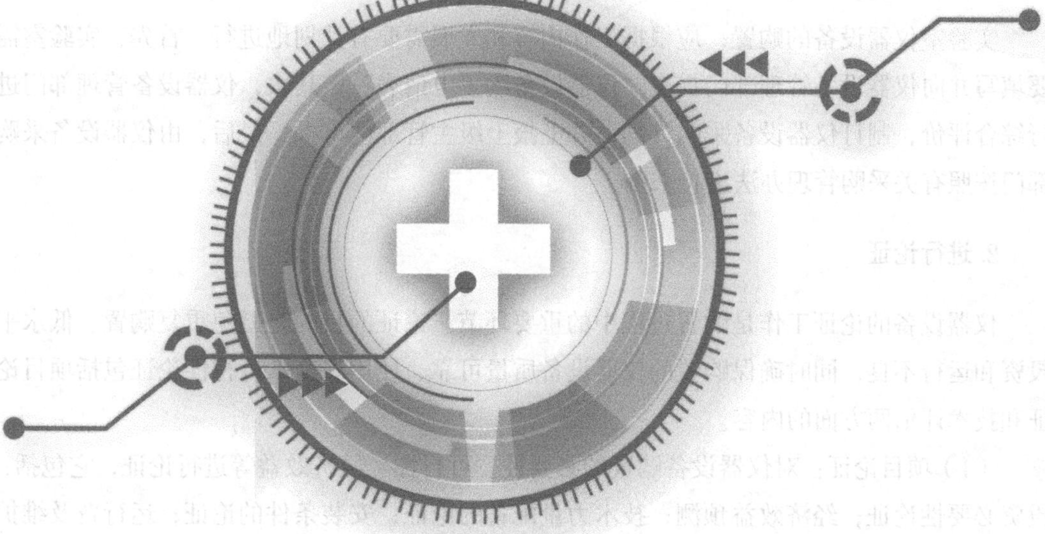

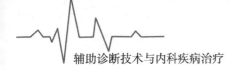

第一节　医学检验仪器的管理与维护

一、医学检验仪器的管理

医学检验仪器的管理是指在实验室环境下，根据一定的程序、方法和原则，对实验室仪器设备在整个寿命周期中加以计划、指导、维护、控制和监督，使之安全、有效、高质量、高效益地为实验室工作服务，它是自然科学与管理科学相融合、技术与经济相结合的边缘科学，同时也是一项系统工程。实验室仪器设备的管理内容可以概括为两大方面：一是“软件”管理，包括实验室仪器设备的配备与购置管理（配备标准、购置计划、购置论证、采购和验收等），使用管理（规章制度、操作规程、记录、出借、转让、调拨和报废等）；二是“硬件”管理，包括技术管理（仪器设备量值溯源，仪器设备的技术资料管理，仪器设备的维修、改造和更新等），日常管理（仪器设备的分类、编号、登记和标志，仪器设备的保管，仪器设备的事故处理等）。下面重点探讨仪器设备的购置管理、仪器设备的技术管理。

（一）仪器设备的购置管理

购置管理是仪器设备管理工作的重要环节，是实验室技术和经济保障的源头。通常而言，购置仪器设备需要做好计划和进行论证两项工作。

1. 做好计划

实验室仪器设备的购置，应根据工作内容和发展需要有计划地进行。首先，实验室需要填写并向仪器设备管理部门提交“仪器设备购置申请表”；其次，仪器设备管理部门进行综合评价，制订仪器设备采购计划，并上报上级主管部门审批；最后，由仪器设备采购部门按照有关采购管理办法进行采购。

2. 进行论证

仪器设备的论证工作是购置过程中的重要环节。论证的目的是避免重复购置、低水平投资和运行不良，同时确保购置的仪器设备质量可靠、使用安全。可行性论证包括项目论证和技术评估两方面的内容。

（1）项目论证：对仪器设备购置的必要性、可行性、经济效益等进行论证，它包括：投资必要性论证；经济效益预测；技术力量配备的论证；安装条件的论证；运行费及维护资金来源的论证。项目论证是配置和购买仪器设备的重要环节，必须在技术评估前完成项目论证，否则，再好的技术评估也将前功尽弃。

（2）技术评估：是指对拟购仪器设备的同类型号、性能、配置和技术指标等进行调研，收集各种同类产品的技术资料，然后进行分析和比较。技术评估的内容应包括：技术先进性；仪器设备可靠性；可维护性；安全性；节能性；配套性；环保性；前瞻性；合法性。

需要注意的是，购置选择仪器设备是一项综合技术，必须认真进行调查并对诸多方面因素进行全面的综合分析。当本单位缺少适当的专业人员时，应通过专业机构的专家进行咨询，力求获得尽可能准确、可靠的信息，以免做出错误的判断。购置仪器设备往往涉及较大的投资费用，对实验室技术和经济保障影响重大，可引入投资风险问责制，明确责任，加强论证管理。

（二）仪器设备的使用管理

1. 遵循仪器设备的使用原则

仪器设备的使用原则是安全、合理、充分。仪器设备的合理使用是延长其使用寿命、保持应有精度、提高使用效率的重要保障。合理安排仪器设备的任务和工作负荷，既要禁止仪器设备超负荷运行，又要避免高精度仪器设备长期低档运行，以免浪费精度、增加损耗，并增加检验成本。从事仪器设备操作的工作人员应经过必要的技术培训，考核合格后方可上机操作。大型精密仪器设备更应严格管理。

建立健全操作规程及维护制度至关重要。仪器设备使用科室在安装验收完成后正式投入使用之前，应根据仪器设备使用操作说明书、维修手册、有关国家规定和实际工作使用要求制定操作规程，明确基本的操作步骤和正确的使用方法。操作规程制定后，操作人员应学习、掌握每项规程，并进行试运行一个月以上，然后统一报仪器设备管理部门审核、存档。对于固定使用场地的设备，操作规程应张贴（悬挂）于使用场地；对于移动使用的设备，应以书面形式保存在随时可以看到的适当位置。操作使用人员必须严格按照操作规程进行操作。

提供良好的运行环境是确保仪器设备正常运行的关键。根据仪器设备的不同要求，采取适当的防潮、防尘、防震、保暖、降温、防晒、防静电等防护措施，以保证仪器设备正常运行并延长使用寿命，确保实验安全和数据的可靠性。设置仪器设备警告标志也非常重要，对于在使用中可能造成工作人员或无关人员危害的仪器设备，必须有明确的危险警告标志。例如，在放射线、电离辐射、高磁场等危险区域，应在有危险的通道与入口处设置明显的警示标志，警告特定人员不得靠近或禁止入内，并提醒进入操作区的注意事项及可能造成的危害。

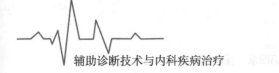

2. 做好仪器设备的分类、编号和登记

实验室仪器设备种类繁多，分类、编号和登记是仪器设备管理的重要手段，应有统一的分类代码及编号系统。分类编号确定之后，为了便于核对和管理，应在仪器设备上做出明确的标志，粘贴标签，并及时填写各种统计报表供财务部门、仪器设备管理和使用部门登记使用。为了掌握仪器设备的分布和流向，便于仪器设备各种信息的综合利用与共享，可以建立仪器设备管理数据库，并实现计算机网络信息化管理。

3. 建立健全仪器设备管理的规章制度

仪器设备管理是一项系统工程，实验室工作与仪器设备构成了一个庞大的运作体系，其中交织着各种技术、经济与安全问题。应根据国家有关法律、法规和政策，建立健全适合本单位的仪器设备管理的各项规章制度，并明确各自的职责，使仪器设备的管理工作更加制度化、规范化。切实可行的规章制度是有效管理的基础。有关仪器设备管理的规章制度应包括购置审批制度、采购管理制度、验收管理制度、操作使用管理制度、维修保养工作制度、报损报废制度、调剂管理制度、事故处理制度和计量管理制度等。以上规章制度可根据实际情况制定和调整。

4. 关注仪器设备的保管和维护

保管和维护工作是仪器设备使用过程中的一项例行工作。做好仪器设备的日常维护保养，对于延长其使用寿命具有重要意义。应建立健全仪器设备的保管制度：对所有仪器设备，无论是投入运行还是处于储存状态，都应指定专人负责保管。保管人员应负责仪器设备的日常维护、保养工作及日常运行档案的记录工作。在仪器设备保管过程中，应按照规定要求对其进行状态标识。例如，正在使用的仪器设备应使用绿色标识；备用仪器设备应使用黄色标识；损坏停用的仪器设备应使用红色标识。

根据仪器设备使用手册和操作规程的要求，应做好仪器设备外观的清洁、防尘罩的清洗、防潮袋的更换、管道的清洁、废液的清除、电池的定期充电及打印纸的更换安装等工作。对于暂时不使用的仪器设备，应进行封存保管，并定期进行清扫、检查，做好防尘、防潮、防锈等维护工作，以保护封存的仪器设备不受损坏。对于不再使用或长期闲置的仪器设备，应及时调出，避免资源积压和浪费。

5. 积极应对仪器设备的事故处理

对于仪器设备的事故，应立即组织事故分析，并不失时机地组织抢修及其他善后工作，尽量将损失减至最小，争取仪器设备尽快恢复运行。重大设备事故应及时报告上级主管部门，并保护好事故现场。处理事故时必须坚持以下原则：①事故原因分析不清不放过，事故责任者和有关人员未受到教育不放过，没有采取防范措施不放过；②在事故原因未查明之前，绝不能草率开机，以免扩大事故及损失；③凡因责任原因造成的损失，应追究当事人的责任并要求赔偿；④对于重大事故要严肃处理，对故意破坏现场以逃避责任者，要加重处理。

（三）仪器设备的技术管理

1. 仪器设备量值溯源

为确保计量仪器设备量值准确可靠，实验室所有在用计量仪器设备均应溯源到国家基准，量值溯源有效合理的方法和手段是对实验室中所有对检测结果有影响的在用计量仪器设备进行检定和校准。计量仪器设备的检定和校准可分三种情况：①购买后首次使用时的检定和校准；②周期性检定和校准；③维修后的检定和校准。

2. 仪器设备的技术档案管理

仪器设备的技术档案是正确使用仪器设备及考核和评价仪器设备完好程度的重要依据。仪器设备技术档案主要分为两大部分。

（1）原始档案。原始档案包括购置仪器设备的申请报告（论证报告）、订货合同和验收记录，以及随仪器设备带来的全部技术资料（如仪器设备结构原理图、电路图、出厂检验单及合格证、使用说明书、附件、备件明细表等）。

（2）使用档案。使用档案是仪器设备管理中的关键组成部分，它包括工作日志和维修记录卡。工作日志主要记录每次使用仪器设备的操作人员、操作时间、设备的运行状况、工作内容及结果等信息，这些记录是评估仪器设备使用效益的重要依据。维修记录卡则详细记载了设备出现故障的现象和原因，为排除故障所采取的措施，以及维修记录、质量检定和校准记录、技术改造记录等，反映了设备的技术状态，这些记录构成了仪器设备性能和技术指标的历史档案，为评估设备的技术状态提供了重要依据。

需要注意的是，仪器设备技术档案的管理要求包括及时更新、保持完整、详细准确、整洁有序及符合规范。所有技术档案必须得到妥善保管，严禁随意销毁。对于已经报废或淘汰的仪器设备，其技术档案应当报告给仪器设备主管部门，并根据主管部门的指示进行相应处理。

3. 仪器设备的修理与淘汰

（1）仪器设备的修理。

仪器设备在使用过程中，由于自然和人为原因，技术状况正逐渐发生变化，工作能力和使用性能逐渐降低，甚至诱发事故。在仪器设备出现比较明显损坏或技术状况出现比较明显劣化，通过日常的维护保养不能恢复技术性能时，需要对仪器设备进行修理，又称维修。

（2）仪器设备的淘汰。

第一，淘汰标准，具体如下。

一是符合国家颁布的淘汰清单中的仪器设备：这些设备可能因为技术落后、安全隐患或不符合新的环保标准而被国家相关部门列入淘汰清单，需要按照规定程序进行淘汰。

二是型号过时，无法满足当前分析检测标准的仪器设备：随着科技的快速发展，一些老旧型号的设备可能无法适应新的检测方法或标准，从而无法提供所需的精确度和效率。

三是达到预定使用寿命周期的仪器设备：每台设备都有其预计的使用寿命，一旦达到或超过这一周期，设备的性能可能会逐渐下降，维护成本增加。

四是尽管未达到预定使用寿命，但由于长期运行导致主要部件严重损耗，无法修复或修复成本过高的仪器设备：这类设备可能因为高强度使用或维护不当而出现严重故障，修复成本可能超过购买新设备的费用。

五是因事故损坏严重，无法通过维修恢复原有技术性能的仪器设备：事故可能导致设备的关键部件损坏，无法保证其恢复到事故发生前的技术状态和性能。

六是由于非专业维修导致不可逆损害的仪器设备：非专业的维修可能会导致设备性能下降，甚至造成无法挽回的损害，影响设备的正常运行。

七是非经国家认证的生产单位制造的仪器设备：这些设备可能未经过严格的质量控制和性能测试，无法保证其安全性和可靠性。

第二，淘汰流程，具体如下。

一是使用部门提出淘汰申请，并附上技术鉴定的相关文件：使用部门需详细说明淘汰理由，并提供设备的技术状况报告和维修记录，作为淘汰申请的依据。

二是由专业人员进行检查评估，如有需要，进行复核鉴定：专业人员将对设备的实际状况进行评估，确认其是否符合淘汰条件，并可能进行更深入的技术鉴定。

三是仪器设备主管部门对淘汰申请进行审批：主管部门将根据使用部门的申请和专业人员的评估结果，决定是否批准淘汰。

四是执行淘汰决议，完成相关手续，确保账目与实物的准确核对和注销：一旦淘汰申请获批，相关部门将办理淘汰手续，包括财务账目的调整和实物的注销，确保资产管理的准确性和合规性。

4. 仪器设备的技术改造和更新

仪器设备的技术改造和更新是将科学技术的新成果应用于现有仪器设备，以改善其技术状况、提升技术水平，使老旧设备焕发新功能，这是实现仪器设备现代化的关键途径、为确保改造后的仪器设备达到预期的技术性能和测试效果，应事先制订技术改造和更新计划，编制经费预算，并进行可行性分析，随后提交给主管业务部门审批，以保障技术改造工作的顺利完成。在实施改造和更新过程中，应与仪器设备的制造商或销售商的技术人员协作进行。改造完成后，需要组织验收和技术评估。

二、医学检验仪器的维护

医学检验仪器无论其设计如何先进、完善，在使用过程中都避免不了因各种原因，产生这样或那样的故障，只是仪器的故障率不同而已。为保证仪器的正常工作，对仪器进行正常维护是非常重要的。仪器的故障分必然性故障和偶然性故障。必然性故障是各种元器件、部件经长期使用后，性能和结构发生变化，导致仪器无法进行正常的工作，如元器件老化、变质，电位器磨损等。偶然性故障是指各种元器件、结构等因受外界条件的影响，出现突发性质变，而使仪器不能进行正常的工作，如交流电压过高、仪器受冲击等。

仪器维护工作的目的是减少或避免偶然性故障的发生，延缓必然性故障的发生，并确保其性能的稳定性和可靠性。仪器的维护工作是一项贯穿整个过程的长期工作，因此，必须根据各仪器的特点、结构和使用情况，并针对容易出现故障的环节，制定出具体的维护保养措施，由专人负责执行。

（一）正确使用

维护医学检验仪器的正确操作方法：操作者需对仪器的功能有深入的了解，并遵循既定的操作流程，确保仪器设备能够持续高效地运行。同时，对于仪器的辅助设备和相关设施，如气体供应装置、压缩气瓶、电力供应和供水系统，也应给予充分的关注，并定期进行检查与维护，以防在仪器运行过程中出现供应中断等不利情况。

（二）环境要求

检验仪器对使用环境有很高的要求。一旦灰尘进入仪器的光路系统，必然会影响到仪器的灵敏度和精度。灰尘还常常会造成零部件间的接触不良，导致电气绝缘性能变差而影响到仪器的正常使用。因此，保持实验室的高清洁度是仪器维护保养中的一件不可或缺的重要工作。

环境的温、湿度对仪器的影响也很大。为保证仪器的精度和延长其使用寿命，应让仪器始终处于符合要求的温、湿度环境中。潮湿的环境极易造成器件的生锈以致损坏，造成故障；还容易使仪器的绝缘性能变差，产生不安全的因素。平时可利用空调机的去湿功能来控制实验室的湿度，必要时应专门配备去湿机。对仪器内放置的干燥剂一定要定期检查，一旦失效要及时更换。

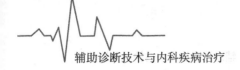

防震也是仪器对环境的基本要求之一。精密仪器应安放在坚实稳固的实验台或基座上。检验仪器是与人体的体液和分泌物打交道的，常易造成检测物品或其他化学物质残留在仪器上的情况。所以，要维护好仪器就应该做到每次使用完毕及时做好清洁维护工作，要确保精密仪器远离腐蚀源，平时应注意做好环境监察工作。

（三）电源要求

稳定的电源对于检验仪器的精确度和稳定性至关重要。电网中的浪涌电压和瞬变脉冲对检验仪器可能造成严重损害，它们不仅可能破坏扫描电镜和计算机的正常工作，导致信号图像出现畸变，还可能干扰前置放大器、微电流放大器等关键组件的功能。尽管大多数仪器都配备了电源稳压功能，但仍需确保供电电源具有稳定的电压、小的波形失真，并且接地正确良好。

对于大型检验仪器，应当实施单独的深层接地，并采取有效的抗干扰措施，例如，使用隔离变压器，确保仪器的灵敏度和可靠性。不稳定的电源会导致气相色谱仪、液相色谱仪等设备在运行时基线不稳定，使测试结果无法得到准确反映。为了防止仪器和计算机在工作过程中因突然停电而损坏或数据丢失，建议配备高可靠性的不间断电源（UPS），这样不仅能提升电源性能，还能在非正常停电情况下安全地关闭设备。

（四）定期校验

检验仪器在医学、科研和工业领域扮演着至关重要的角色，它们通过高精度的测量和分析，揭示了物质的微观结构和性质，为人类认识世界提供了强有力的工具，这些仪器能够检测和识别极其微小的生物标志物、化学物质和物理变化，从而在疾病诊断、环境监测、药物开发和健康评估等方面发挥着不可替代的作用。为了确保这些仪器所提供数据的准确性和可靠性，定期的校验工作显得尤为关键。通过遵循制造商提供的说明书、操作手册及行业认可的标准和图谱，可以对仪器的性能进行全面的检测和校准。这不仅有助于维护仪器的最佳工作状态，还能确保实验结果的有效性，为决策提供坚实的数据支持。定期校验还能及时发现潜在的问题，避免因仪器故障而导致的误诊或错误判断，从而保障了分析工作的质量和安全性。

（五）做好记录

应该认真做好仪器的工作记录。其内容包括新进仪器的安装调试、验收记录、仪器状态、开机或维修时间、操作维修人员、工作内容及其他值得记录备查的内容，这些档案资料一方面可为将来的统计工作提供充分的数据；另一方面也可掌握某些需定期更换的零部件的使用情况，有助于辨别是正常消耗还是故障。

第二节　医用显微镜与血液检测仪

一、医用显微镜

显微镜是“利用光学或电子光学原理，把肉眼所不能分辨的观察样品放大成像，以显示其细微形态结构信息的科学仪器”①。显微镜是临床检验中最基本、最必需的仪器。显微镜的应用是人类进入原子时代的标志，是人类研究物质微观结构的有力工具。对于医用显微镜，下面重点探讨光学显微镜和电子显微镜。

（一）光学显微镜

光学显微镜系指透射光照明、明场观察的生物显微镜。按其构型可分为正置式和倒置式两类。正置式光学显微镜的物镜从样品的上方观察，在医学检验中最为常用。但有些悬浮在组织液中的活体细胞或在玻璃器皿底部的培养物等，要求物镜有较大的工作距离，这就需从其下面透过容器底部观察，因而将前者基本结构反向设定，把照明系统放在样品载物台之上，成像系统置于其下，故称为倒置显微镜。由于这两类显微镜光学原理和基本构件相同，因而以正置式光学显微镜为例予以阐述。

1. 光学显微镜的工作原理

光学显微镜是利用光学原理，把肉眼所不能分辨的微小物体放大成像，以供人们提取物质微细结构信息的光学仪器。从物理学角度观察，光学显微镜是由两组汇聚透镜组成的光学折射成像系统。为了尽量提高系统成像的放大倍数，选用一组焦距很短、尺寸较小的透镜组先对微小的观察对象做一次成像，由于把观察物置于透镜物方主焦点稍靠物的一侧，因而可以获得一个有最大放大效果的倒立实像。所得实像再经一组尺寸较大且焦距较长的透镜组进行二次成像，条件是使实像处于该透镜组前焦点附近稍靠镜头一侧的地方，而获得最后的一个得到最大放大效果的虚像。经过两次放大的虚像调节到观察者的明视距离，就能清楚地看到用肉眼直接看不到的微小物体。在显微镜中把焦距较短、靠近观察物、成实像的透镜组称为物镜，而焦距较长、靠近眼睛、成虚像的透镜组称为目镜。两组透镜的位置条件是靠显微镜的镜筒长度来保证的，相对于物镜的成像条件及最后二次成像与观察者的明视距离等条件的满足是通过仪器的机械调焦系统来实现的。

2. 光学显微镜的基本结构

各类光学显微镜都是二次放大图像的复式显微镜，其基本结构包括光学系统、照明系统和机械系统。

① 佟威威. 医学检验的仪器与管理 [M]. 长春：吉林科学技术出版社，2018：37.

（1）光学系统。由物镜和目镜组成的光学系统是显微镜最为关键的部分。

第一，物镜。物镜是显微镜中最重要和最复杂的部分，由 8 ~ 10 片透镜组成，它直接关系到显微镜的成像质量和技术性能，被称为显微镜的心脏。物镜一般可分为消色差物镜、复消色差物镜和平场物镜等。根据使用方式的差异，物镜还可分为干燥物镜和浸液物镜（放大 100 倍左右），浸液物镜的分辨率较高，浸液常为水、油和甘油等。通常干燥物镜按照其放大倍率又分为低倍物镜（10 倍以下）、中倍物镜（20 倍左右）和高倍物镜（40 ~ 65 倍）。一般多个物镜按放大倍数高低顺序装配在显微镜的物镜转换器上，位于镜筒下端。

第二，目镜。光学显微镜的目镜实际上起着放大镜的作用，与物镜相比其结构相对简单，通常由 2 ~ 3 组透镜组成。其中目镜筒上端与眼接触的透镜（组）称为接目镜；下端靠近视野的透镜（组）是起主放大作用的，称为视野透镜。而介于二者之间的第三组透镜主要起校正像差或色差、优化视场等作用。目镜是在窄光束、大视场的条件下与物镜配合使用的，在目镜的物方焦平面上设有限制物方视场的光阑，物镜所成放大的实像就在光阑面上。用于观测的目镜上的分划板和目镜指针等也安置在该光阑面上，这种“三面重合”条件调节对于使用者是十分重要的。

目镜种类繁多，其分类通常基于色差校正的质量。在中国，以下目镜被广泛使用：①惠更斯目镜：作为显微镜观测的主要配件，其标准放大倍数介于 8 倍至 10 倍之间，视场角度不超过 30°。②冉斯登目镜：该目镜为显微镜测量用途的基础型号，由两片相对放置、间隔一定距离的平凸透镜构成。③补偿目镜：对惠更斯目镜进行改良后的型号，其特点是将接目镜的单片平凸透镜替换为一片三层胶合透镜。

（2）照明系统。用显微镜观测的标本大多自身并不发光，因此，不仅需要显微镜有足够的放大倍数和分辨率，还需有能使实验标本有充分的反差和均匀亮度的适宜照明。显微镜的照明系统主要包括光源、滤光器、聚光镜和光阑等。

第一，光源。光源分为自然光源和电光源两大类。作为显微镜用的照明光源应该满足三个基本要求：一是发射接近自然光的光谱；二是对物体的照明要适中、均匀；三是光源不能传给镜头及标本太多的热量，避免使它们受到损害。显然自然光源最为适用，节能、安全，光谱性能优良，但其亮度不能随时随地满足工作需要，这就需要电光源。白炽灯（包括各种钨灯）、氙灯和汞灯等都较为常用，它们具有发光效率高、显色性好、亮度大、寿命长等优点，能满足普通和特殊显微镜的照明要求。

第二，滤光器。滤光器即滤光片，其作用是改变入射光的光谱成分和光强度，提高像的衬度和鉴别率，便于显微观察和显微摄影。显微镜根据需要可配置一组透射滤光片，安装在显微镜的底座内，通过外置按钮选用，使用前根据滤光片的光谱特性和实验要求，正确选用滤光片，以获得最佳观测效果。最常用的滤光片是有色玻璃滤光片。

第三，聚光镜。聚光镜位于载物台下方的聚光器支架上，起汇聚光线的作用，以增强样品的照明。对于大孔径物镜，不可能使用大尺寸光源，只有使用聚光系统把光源的像放大，并把光源的像聚焦于被观察物体附近，从而与物镜的数值孔径相适应，获得最大的分辨率。聚光镜与物镜一样，由一系列透镜组成，下方设置的孔径光阑，可控制汇聚光束的粗细，使用聚光镜还可消除球差和色差等，获得理想的放大图像。

（3）机械系统。为了有效地发挥显微镜的光学功能，需要有适配的机械系统来连接、支撑和调节。机械系统主要包括底座、镜筒（架）、物镜转换器、载物台及调焦系统等。

第一，底座。底座作为显微镜整体结构的支持基础，把各种部件集合为一个整体。各种显微镜的底座形状、大小和重量相差很大，多用铸铁、铸铝等金属材料制作。总的要求是重心较低、保持稳定，外形设计合理可使部件安装使用方便，满足一定的平稳精密的要求，设有弯臂，便于把握和移动。

第二，镜筒（架）。显微镜的镜筒分为直筒式和斜筒式两种类型。镜筒的上端安装有目镜，而下端则连接着物镜转换器，这样的设计确保了光路的畅通，同时避免了光亮度的减弱。镜筒的长度是指从目镜上缘到物镜转换器螺旋口下端的距离。镜筒根据目镜的数量，分为单目、双目和三目三种类型，其中单目显微镜已较为罕见。常见的倾斜式双目镜筒内部装有折光和分光棱镜，能够将由物镜产生的成像光束均等地分成两部分，并通过两个目镜进行观察，这有助于减轻观察者的眼部疲劳。双目镜筒之间的距离是可调节的，以适应不同观察者的瞳孔间距。三目镜筒在双目镜筒的基础上增加了一条光路，通过分光镜引出，用于连接照相机等附件。三目镜筒的直筒结构的开闭控制是通过外部的拉杆来实现的。

第三，物镜转换器。物镜转换器是显微镜机械系统中结构最为复杂、精度要求最高的核心技术部件。鉴于显微镜视场的局限性，转换器与物镜定位槽孔的对中性需达到0.01mm以内的精确度。此外，对显微镜轴与镜筒基准端面的垂直度，以及调焦过程中的位移平行度等方面，都有极为严格的标准。转换器能够装载多个物镜，并确保它们实现“齐焦”——即在一个物镜调焦至清晰后，切换至其他物镜时，焦距仍能基本保持适当，成像维持清晰。它能够转接不同放大倍数的物镜，构成多样的物镜—目镜组合，以满足特定的观测需求。转换器的结构形式多样，且设计复杂、精密。

第四，载物台。载物台是用于放置标本或被观察物体，并保证它们在视场内平稳移动的机械装置，其复杂程度相差较大。最简单的由一个固定平台和一个移动的夹片结构（因带有刻度标尺故称移动尺）组成。标准的载物台由固定的台座与活动台面复合而成，台座与台面由滑动导轨连接，可使台面相对台座做前后移动，台面上装有移动尺，可夹持玻片作左右移动。移动控制手轮的纵横两调节手轮是同轴的，一般靠近调焦手轮以便于操作。载物台微调位移量一般不超过2.5mm，载物台的移动尺中间开有圆形或长条形孔，以保证台面在整个移动范围内都能有充足的光线进入镜筒。

第五，调焦系统。为了充分利用放大倍数和保证清晰成像条件，被检物要放在物镜前焦点以外的近处，这个距离条件是靠机械调焦系统来实现的。调焦可以有两种途径：一是升降镜筒移动物镜；二是升降载物台移动标本，在实际使用中往往是双管齐下的。无论哪种方式都包括微动调焦（微调）和粗动调焦（粗调）两套机构。一般操作时，先粗调迅速地得到标本的物像后再仔细微调获得满意的物像。

镜架机构的组合有三种基本形式，最简单的一种是把粗位移和精位移机构都安置在镜筒架上，并直接作用于镜筒；常用的基本形式是在底座上固定安装一个专用的位移调整盒；在万能显微镜中采用镜筒架与底座刚性固定的方式，将移动机构只用于载物台上。

3. 光学显微镜的透镜像差与色差

显微镜的物镜和目镜均由不同形状的透镜构成。由于显微镜的物镜在宽光束、小视场的条件下运行，因此，需要解决众多应用光学中的具体问题，其中最核心的问题是透镜的像差和色差。当光线从物体的一个点发出，经过透镜后，它们不再在一个点上相交，而是在一个较小的空间区域内汇聚，形成一个模糊的“小亮斑”。由这些小亮斑组成的物像，在形状和颜色上与原物体存在差异，这种差异分别被称为像差和色差。

（1）像差。实际的光学仪器不可能使物点发出而进入系统的所有光线都是沿着高斯光学的理想光路成像，因此导致成像在形状方面的缺陷，称之为像差。对于单色光而言，球差、彗差、像散、场曲会使物点的像成为模糊的弥散斑，畸变能造成像的变形，这些因素都会影响成像的清晰度和保真度。

第一，球差。位于光轴上的点光源发出的光锥在入射到透镜的球面折射面时，由于透镜边缘的光线不满足近轴光线的条件，使它们无法与通过透镜近轴区域的光线一同汇聚于一个理想的焦点上，而是形成一个中心较亮、边缘逐渐变得模糊的弥散斑，这一现象称为球差。球差可以通过设置光阑（光圈）来减小，光阑通过限制入射光线的有效区域，有助于减少球差的影响，从而提高成像的清晰度。

第二，彗差。彗差是一种光学系统中的像差，它导致轴外物点发出的宽光束通过光学系统后不能汇聚于一点。彗差的形成与透镜或光学系统的几何形状有关，特别是与主平面的曲率有关。当一束平行于光轴的光线通过透镜的边缘和中心部分时，由于不同部位的折射程度不同，这些光线在穿过透镜后不会在一个点上交汇，而是形成一个彗星状的图案，这个图案的中心是一个亮点，周围是一个亮度逐渐减弱的模糊区域，就像彗星的尾巴一样。具体特点包括：①失对称性。彗差是一种失对称的像差，它导致成像平面上的光点不对称，形成彗星状的图形。②圆斑直径。距离主光线像点越远，形成的圆斑直径越大，这意味着图像的边缘部分会比中心部分更加模糊。③影响清晰度。彗差会影响成像的清晰度，使图像的某些部分出现模糊，尤其是在视场的边缘区域。④校正方法。可以通过设计更复杂的光学系统，如使用非球面镜片或者增加校正镜来减少或消除彗差的影响。

第三，像散。远离光轴的物点发出的光线，即便以细光束成像，也不会在像空间的单一成像面上汇聚于一点；反之，它们可能形成椭圆形的弥散斑，或者在特定位置形成圆形弥散斑，有时甚至在两个垂直方向上形成短亮线。这种成像缺陷被称为像散。通常而言，透镜像散的程度会随着透镜的形状和光阑的位置而变化，但可以通过适当组合正透镜和负透镜来消除。

第四，场曲。一个垂直于光轴的发光面，由于面上各点与光轴的距离不同，即使每个点都能形成一个清晰的像点，整个成像结果也会构成一个曲面。这种像差被称为像面弯曲或场曲。在使用肉眼观察时，由于人眼具有强大的景深调节能力，场曲的影响可以被校正，从而不会造成显著的视觉效果差异。然而，对于显微镜摄影而言，场曲会对底片上的成像质量产生较大的影响，这是摄影显微镜领域需要特别关注并解决的问题。

第五，畸变。畸变是由于透镜在成像过程中对较大物体各处的放大率不同而造成的像的形状改变。例如，一个正方形的物体如果被透镜放大成像，远离光轴的地方比近光轴处的放大率大，则四个角成锐角、边线向内弯曲形成鞍形畸变称为正畸变；反之，四个角成钝角、边线向外突出形成桶形畸变称为负畸变。畸变能使像与原物相比在形状上失真，但并不影响像的清晰度。

（2）色差。色差是一种特殊的成像缺陷，即使在严格满足高斯条件的情况下，白色光或复色光仍会产生这种缺陷，它主要分为轴向色差和垂轴色差两种类型。由于透镜材料的折射率随入射光波长的变化而变化，当白光或复色光通过透镜成像时，不同色光之间存在的光程差异会导致成像的颜色、位置和大小出现差异，进而导致成像与物体之间存在显著的失真。尽管白光成像时光束结构复杂、色差的表现多样，但相较于轴向色差和垂轴色差，其他类型的色差通常较小，在非高质量光学系统中往往可以忽略不计。不同的物镜对像差和色差的校正能力各不相同。

4. 光学显微镜的使用和维护

（1）显微镜的调试。新购置或经过维修的显微镜在使用前都需要进行全面的验收性调试，通常按照电源、机械部分、光学部分及附件的顺序进行检查。

第一，检查电源：确认电压选择开关是否设置在 220V 位置，开关接触是否良好，以及光强调节旋钮的使用是否平稳且有效。

第二，检查调焦系统：依次使用低倍率和高倍率物镜，在改变孔径光阑大小的过程中，检查圆斑是否保持同心。接着插入 10 倍分划目镜，调整视度，确保目镜分划板刻度清晰可见。放置标本后，改变视场光阑，清晰成像，并观察该像是否与分划目镜的十字中心同心。最后，验证物镜是否满足“齐焦”要求，即在某一物镜调焦清晰后，切换到其他物镜时，焦距仍保持适当、成像保持清晰。

第三，检查平台运动稳定性：使用40倍物镜调焦后，上下左右移动载物平台，观察切片的物像清晰度是否有明显的变化。

第四，检查双筒目镜：比较左右两个视场的亮度和颜色是否一致，并确保它们能够合成一个单一且清晰的像。

第五，检查其他附件：如果显微镜可接摄影装置，使用毛玻璃代替胶片，并插入10倍分划目镜，检查调焦是否同步。若能实际拍摄几张照片并确认工作状态良好，则更为恰当。

（2）显微镜拆装的注意事项。只有在掌握显微镜的正确拆装的基础上才能顺利地排除故障。拆装前应该认真阅读说明书，看清装配图，参照以下的原则进行：①依照先光学部件后机械部件的顺序进行拆卸；②光学部件的拆卸要按自上而下的顺序进行；③组装的顺序恰好与拆卸的顺序相反；④在拆装过程中必须牢记部件之间的组装关系，避免错漏；⑤在拆装过程中，零部件要拿稳、放置要到位、顺势自然、紧固要适中、不可强装强卸；⑥注意保护光学元件不受损、受污，机械配合面避免损伤、污染。

（3）显微镜的使用。显微镜是一种精密的光电一体化仪器，只有科学、正确地使用，才能发挥它的功能，并延长其使用寿命。显微镜的操作应按其一般操作规程进行。

第一，打开电源开关，旋转光强调节旋钮使光强适中。

第二，旋转粗调旋钮把载物台降到最低处，打开夹片器，放好标本，轻轻松开夹片器，自然夹住玻片。

第三，旋转载物台下标本平面移动控制旋钮，将标本放置在恰当的位置。

第四，旋转物镜转换器，把10倍物镜置于标本上方，先从侧面观察，旋转显微镜的粗调旋钮，使样品尽可能接近物镜，若有锁死装置须锁死。

第五，通过右目镜观察标本，慢慢旋转粗调旋钮使载物台下降，粗调聚焦后再用微调旋钮进行精细调焦。

第六，调节光瞳间距，调节把手，使双目可以观察到一个单一的像。

第七，旋转左目镜上的屈光度调节环，使样品观察清晰，从而使双眼视力差得到补偿。

第八，旋转聚光镜的上下移动钮，将聚光镜移至最高位置，随后取下目镜镜头。直接向镜筒内观察并旋转聚光镜的孔径光阑刻度盘，将孔径光阑调整至大约物镜数值孔径（NA）的80%左右的位置，以获得高质量的成像。需要注意的是，每次更换物镜后，都需要重新调整孔径光阑。

第九，握住物镜转换器转动，选用所需放大倍数的物镜，并配合使用对应的目镜。

第十，观察并记录，要注意到通过显微镜看到的像的移动方向正好是和样品实际移动的方向相反，实物的大小可以通过物镜的放大倍数及视场直径粗略估计。

（4）显微镜的维护。对显微镜要加强日常维护才能使仪器长久保持良好的工作状态：①注意电源工作电压的波动范围，一般不得超过 ±10%；②注意仪器存放及使用的环境条件，在31℃时湿度不大于80%，温度每升高3℃，相对湿度要降低10%，工作的温度范围一般为 5 ~ 40℃；③显微镜移动时，环境条件不可有剧烈变化；④显微镜搬动和运输时必须避免剧烈震动；⑤保持环境清洁卫生，要防尘、防晒、防潮湿；⑥光学表面不可用手触摸，以免污染；⑦具有张力作用的器件，使用完毕之后要让它回到自然松弛状态，任何可调节部件最好都不要让它处于极端状态；⑧电源开关不要短时频繁开关，显微镜使用间歇要注意调低照明亮度；⑨绝不可把标本长时间留放在载物台上，特别是有挥发性物质时更应注意；⑩定期检查和维护暂时不用的显微镜。

上述只是普通显微镜在使用及日常维护中应注意的一般问题。由于显微镜种类、型号繁多，在使用中还应该结合仪器说明书及自己的工作经验具体明确使用细则及维护规则，并加以实施。

（二）电子显微镜

1. 电子显微镜的工作原理

电子显微镜是一种利用电子束来照射样品，并通过电磁透镜聚焦和放大样品影像的精密仪器。电子显微镜的出现极大地提高了我们对微观世界的观察能力，使人们能够直接观察到纳米级别的物质结构。

电子显微镜的核心原理是利用电子的波动性和粒子性。与光学显微镜使用可见光不同，电子显微镜使用波长极短的电子束作为照明源。由于电子的波长比可见光短得多，这使得电子显微镜的分辨率远高于传统光学显微镜。

在电子显微镜中，由电子枪发射出的电子经过加速和聚焦后形成一束高速运动的电子流，这些电子在通过样品时与样品相互作用，被散射或吸收，从而携带了样品的结构信息。随后，这些电子经过一系列电磁透镜的聚焦和放大，最终在成像设备上形成一个放大的图像或在荧光屏上显示出来。

为了适应不同观测需求，电子显微镜可以配置不同的模式。例如，透射电子显微镜（TEM）是通过样品的电子束进行成像，适合观察非常薄的样品切片；而扫描电子显微镜（SEM）是通过扫描样品表面的电子束进行成像，适合观察样品的表面形态和结构。

电子显微镜不仅在材料科学、生物学和化学等领域发挥着重要作用，还对医学研究、半导体工业及纳米科技的发展起到了关键的推动作用。通过电子显微镜，科学家们能够深入探索细胞结构、病毒形态、晶体缺陷等微观世界的秘密，为人类的认知和技术发展开辟了新的道路。

2. 电子显微镜的基本结构

与光学显微镜相比，电子显微镜采用波长较短的电子束作为光源，更有效地提高了分辨本领；而高速运动的电子在通过磁场或电场时受到场力的作用，其运动轨迹会发生偏转和汇聚；改变磁场或电场的强度则可改变偏转的角度，亦即改变了放大倍率。能够使电子束汇聚的核心构件称为电子透镜，分为磁透镜和静电透镜两类。由于改变磁场强度只需简单地改变线圈的电流强度就可以实现，在技术和材料方面比改变电场强度要更为安全方便，因此，现代电镜大多采用磁透镜，下面主要阐述透射电子显微镜、扫描电子显微镜。

（1）透射电子显微镜。透射电子显微镜（TEM）是一种利用电子束穿透极薄样品后，通过电子透镜成像放大的显微镜，其光路设计与光学显微镜相似，但两者在成像原理上有显著差异。电子显微镜主要依赖于电子的散射而非吸收来形成图像的对比度。在TEM中，样品较薄或密度较低的区域，电子束散射较少，允许更多电子通过物镜光阑参与成像，这些区域在图像中呈现为较亮的区域；相反，样品中较厚或较密的区域会散射更多电子，导致较少电子参与成像，因此，在图像中显示为较暗的区域。典型的透射电子显微镜由电子光学系统、真空系统、图像记录系统和电气系统等关键部分组成。电子光学系统负责产生和控制电子束，真空系统确保电子束在高真空环境中运行以免散射，图像记录系统捕捉和记录成像结果，而电气系统为整个设备提供必要的电力支持。

第一，电子光学系统主要由电子枪和各级电磁透镜组成，它们和样品室、荧光屏和照相机等部件一起自上而下地装配在镜筒内，透射电镜镜筒的顶部是电子枪。由电子枪的灯丝阴极发射出电子束在阳极高压（加速电压，10 ~ 1000kV）的作用下加速，其运动速度可接近光速。加速电压越高，电子束的波长就越短，其可能的分辨率就越高。电镜大多常采用五级透镜，包括两级聚光镜、物镜、中间镜和投影镜。改变聚光镜电流，可以改变图像的亮度；改变物镜电流则改变焦点；而改变中间镜电流，可改变放大倍率。高速运动的电子束由两级聚光镜使其聚焦，通过样品后由物镜成像于中间镜上，再通过中间镜和投影镜逐级放大，最后成像于荧光屏或照相底片上。

第二，真空系统由机械真空泵、扩散泵、真空阀门和真空管道等组成，并通过排气管道与镜筒相连接。电气系统由高压发生器、磁透镜的稳压稳流电源和各种调节控制单元组成，传统的图像记录系统由照相机及曝光定时电路组成。现在，数码相机已成为电镜图像记录系统的组成部分。

（2）扫描电子显微镜。扫描电子显微镜则以极细的电子束在样品表面逐点逐行地扫描并激发出二次电子，这些二次电子由置于样品旁的闪烁体接收，通过放大后调制显像管的电子束强度，从而改变显像管荧光屏上的亮度。显像管的偏转线圈与样品表面上的电子束保持同步扫描，这样显像管的荧光屏就显示出与样品一一对应的表面形貌图像。扫描电子显微镜不用制备很薄的样品，图像有很强的立体感。扫描电子显微镜能方便地利用电子束与物质相互作用而产生的二次电子、吸收电子和X射线等信息分析物质的成分。

典型的扫描电子显微镜的结构基本与透射电子显微镜相同，但镜筒内没有中间镜、投影镜和荧光屏。镜筒内有较大空间，可放置较大的样品；有较复杂的机械装置，便于对样品进行移动、旋转、倾斜，在镜筒外的显像管上最终成像。

3. 电子显微镜的方法学评价

（1）电子显微镜观察技术的方法学特点。

电子显微镜观察技术具有独特的方法学特点。透射电子显微镜主要用于观察组织或细胞内部的超微结构，这包括细胞膜、细胞核、胞质内的各种细胞器的变化及异常物质的沉积等。利用透射电镜观察细胞化学反应时，可以精确地定位一些特定的阳性反应物质，例如，血小板过氧化物酶（PPO），从而实现鉴别诊断的目的。而扫描电子显微镜主要用于观察细胞表面的立体超微结构，如在诊断遗传性球形红细胞增多症、毛细胞白血病等疾病时，SEM 能够帮助识别具有特征性的细胞表面结构，为确诊这些疾病提供重要帮助。

（2）电子显微镜光路的调校及其相关分析。

第一，合轴是指确保从电子枪发射出的电子束在穿过透射电子显微镜内部的整个路径上，直至最终到达荧光屏或成像传感器，始终保持在同一轴线上。电子束的路径大约为 1000mm，途中会通过多个透镜、固定光阑和可变光阑等组件。其中，最小的孔径大约为 20μm，因此需要进行精确的对中调整。如果合轴不准确，期望观察的目标将会偏离原位，严重时甚至在荧光屏上无法观察到任何光斑。因此，正确的合轴是确保成像质量的基本前提。不同厂家生产的电子显微镜在合轴的具体方法上可能有所差异，具体操作应参考相应的使用说明书和操作培训手册。

第二，灯丝是用于激发电子的基本元件，典型的灯丝类型包括钨灯丝和镧铈（LaB）灯丝，以及场发射灯丝。灯丝的饱和点是指当逐步增加灯丝电流至某一特定值时，即使继续增加电流，电子束的电流（束流）也不会增加，图像的亮度也不再提高。这一电流值即为灯丝的饱和点。如果灯丝在超过饱和点的情况下工作，其亮度不会提高，反而会大幅缩短灯丝的工作寿命；而灯丝在未达到饱和点时工作，则会导致亮度不足，并且在图像上可能出现灯丝的阴影，这会直接影响图像质量。然而，灯丝的欠饱和状态是电子枪合轴调整的重要参考依据。正确调节灯丝饱和点的方法是逐步增加灯丝电压，直至束流不再增加，且图像上的灯丝阴影刚好消除，此时为最佳状态。只有当灯丝工作在饱和点时，才能获得最大的亮度和较长的工作寿命。随着使用时间的延长，灯丝的饱和点可能会发生变化，因此，电子显微镜在使用一段时间后应重新校正灯丝的饱和点。

第三，影响电子显微镜成像质量的另一个主要原因是像散。像散在图像上的典型表现是所有颗粒均在相同方向上被拉长。出现像散的原因是磁透镜磁场的轴不对称。无论电镜设计制造多么精密，都不可能保证磁场完全轴对称，而且由于镜筒内的微尘、残余气体分子和氧化残留物附着在电子光学通道上，都可以造成磁场的不对称，所以需要用另外的磁场加以补偿或抵消，这就是所谓的消像散。一般至少应在高于期望的、放大倍数的 1 ~ 2

倍条件下对各级磁透镜进行消像散操作。在透射电子显微镜中，由于镜筒内比较清洁，进行一次消像散操作可以维持较长的时间；而扫描电子显微镜对物镜的像散则应视图像情况经常进行。

4. 电子显微镜使用的注意事项

（1）电子显微镜属大型精密仪器，自身重量大（仅主机重量就达 1000kg 以上）且精度要求高，为了获得高质量的电子显微镜图像，必须保证电子显微镜的性能完好。在电镜的安装阶段，电镜生产厂商会就安装场地提出具体的要求，主要是对环境的本底磁场、振动有所限制，因为电磁场和振动直接影响电镜的成像质量。

电镜安装场地，应尽量远离高压输电线路、大型变压器等磁场较大的地方，否则需要考虑电磁屏蔽。为防止振动，电镜室应远离振动源（如车流量较大的马路、中央空调的冷却塔等），尽量将电镜安装在坚固建筑物的一楼，避免在高层安装电镜，如果难以避免（如在南方潮湿的环境中，有时不得不选择较高楼层安装电镜），则应根据电镜生产厂商提出的振动方面的要求，对相应建筑作减震防震设计，电镜的电源应专线引入，有可靠的接地点。若未达到以上要求，往往不能拍出电镜最高分辨率的照片，将直接影响仪器的合格验收。

（2）电镜观察者在观察样品时必须认真细致，尽量覆盖每一个视场并观察足够数量的细胞。观察时应注意各类细胞的形态、数量和比例，捕捉细胞病变的特征，以便做出正确的诊断或为临床提供有价值的诊断信息。

第一，孔径光阑的设置需适当。根据图像质量的需求，聚光镜和物镜的活动光阑通常提供几种不同大小的孔径选择。聚光镜光阑孔径较大时，图像亮度增加，但过度集中的能量可能损伤样品，同时对观察者眼睛的潜在伤害也增大。物镜光阑孔径较小时，图像的对比度提高，但如果孔径过小，容易被污染，形成毛刺，导致像散等问题，影响成像质量。

第二，要处理好局部与整体的关系。由于电子显微镜具有极高的放大倍率，观察者有时会过于关注细节而忽视整体。建议先使用低倍观察，再切换到高倍，全面检查每张超薄切片的每个视场，以防因样品支撑网格（铜网）的遮挡而漏掉具有诊断意义的病变细胞。

第三，选择合适的照相倍率。在确保足够分辨率的基础上，应优先选择低倍照相，后续可通过光学放大来提高倍率。这样做的好处是，能够平衡局部细节与整体结构的观察，同时避免了在高倍率下照相对仪器性能的高要求和复杂的调整。对于数码照相，应根据实际需要和分辨率直接选择合适的放大倍率，以免电子放大后出现的像素化（马赛克效应）。

（3）随着电子显微镜使用时间的延长，保持镜筒内部清洁变得极其重要。微尘、氧化物残留物，甚至纤维、样品碎片等，如果沉积并附着在电子光学通道上，会形成光路“污染”，导致像散、放电等问题，从而直接影响电子显微镜的图像质量和使用性能。因此，定期进行维护和及时清洁镜筒对于发挥电子显微镜的最佳性能至关重要。清洗镜筒的一般原则是，从物镜以上（物镜以下通常不需要频繁清洗）开始，自上而下逐级进行，主要清洗对象是电子光路中的各个部件，如各级磁透镜光路中的衬管、固定光阑、活动光阑、样品杆或样品杯等。另外，推荐使用无水酒精作为清洗剂，对于小零件也可以使用超声波清洗器。有机溶剂的使用应当受到限制。清洗后，必须确保没有残留的纤维、研磨膏等异物，否则可能会造成比清洗前更严重的问题。在拆卸清洗后，镜筒必须重新进行合轴校准。

二、血液检测仪

（一）血细胞分析仪

血细胞分析仪是医学检验中最常用的分析仪器之一，其主要功能为对血液中不同类型的细胞进行计数、白细胞分类计数、血红蛋白（Hemoglobin，HCB）含量测定等，并根据检测数据得出相应的细胞形态参数。“血细胞分析是临床上最为基础的检测手段，也是检测患者血象的重要过程，能够为临床上很多疾病提供科学的参考依据和基础，为后续治疗方案的制定和实施提供依据，而血细胞分析仪的便利性与准确性与否，直接关系到临床患者指标检测的准确性。”①

1. 血细胞分析仪的基本结构

各种类型血细胞分析仪的工作原理和功能不同，结构也不尽相同。一般主要是由机械系统、电子系统、血细胞检测系统、血红蛋白测定系统及计算机控制系统等以不同形式组合构成。

（1）机械系统。机械系统包括机械装置和真空泵。如全自动血细胞分析仪，其机械装置一般含进样针、分血器、稀释器、混匀器及定量装置，用于标本的定量吸取、稀释、传送、混匀，以及将样品移入各种参数的检测区，兼有清洗液路和排除废液的功能。

（2）电子系统。电子系统由主电源、电子元器件、温控装置、各类电路控制系统（如自动真空泵电子控制系统）、自动监控、显示和报警系统等组成。

（3）血细胞检测系统。临床上常用的血细胞分析仪，主要使用电阻抗检测系统和流式光散射检测系统两大类。

第一，电阻抗检测系统由检测器、放大器、甄别器、阈值调节器、检测计数器和自动补偿装置组成，用于红细胞、血小板的计数，以及在“二分群”“三分群”类的分析仪中，担任白细胞的分群计数功能。正确的检测是血细胞逐个通过检测器的小孔，一个细胞只产生一个脉冲信号。但在实际检测过程中，两个或多个细胞重叠而同时进入孔径感受区内，仅产生一个高或宽脉冲信号，引起一个或多个脉冲丢失，计数产生偏差，这种脉冲减少现象称为复合通道丢失或重叠丢失。现代血细胞分析仪都设置自动补偿装置，在分析中自动

---

① 王洪．血细胞分析仪的临床研究进展 [J]．中国医疗器械信息，2022，28（6）：31.

校正复合通道丢失，保障分析质量。

第二，流式光散射检测系统由激光光源、检测区域装置、检测器、放大器、甄别器、阈值调节器、检测计数器和自动补偿装置组成，这类检测系统主要应用于“五分类”或“五分类＋网织红细胞”等较高档次的仪器中。

（4）血红蛋白测定系统。血红蛋白测定系统主要由光源（通常为 546nm 波长的 LED 灯）、透镜、滤光片、流动比色池及光电传感器组成。该系统通过光源发射光线，经过透镜和滤光片的处理，照射在流动比色池中的样本上。根据光电传感器检测样本对光线的吸收或散射情况，从而计算出血红蛋白的浓度。

（5）计算机控制系统。作为仪器的中枢，计算机控制系统负责执行多项关键功能，包括接收来自检测系统的信号、监测和调整系统参数、生成控制信号、响应用户通过键盘输入的指令、执行数据处理和计算、管理数据存储、控制 LED 显示屏显示信息及操作键盘和打印机等外围设备。

2. 血细胞分析仪的维护保养

（1）装机要求：血细胞分析仪属于精密电子设备，对电源条件有较高要求。因此，必须配备独立的断电保护装置和抗干扰电源，并确保设备能够良好接地。仪器的工作环境温度应控制在 15 ~ 30℃，且温度波动应小于 5℃。同时，仪器所在环境的最大相对湿度应不超过 85%。为了确保仪器的散热效率和便于维修，仪器后方至少应保留 60cm 的空间。

（2）预防保养：①更换部件，按照管道更换表对相应的管道进行定期更换，更换空气过滤器等；②检查各部件是否损坏、功能失效或不清洁，若有必要则及时清洁或更换。

（3）常规保养。精密仪器应专人管理，并按要求进行规范的维护保养。定期的检查和维护应及时记录、以备查验。

第一，开机前应确保废液瓶已被清空，检查所有管路连接是否牢固，并确保试剂供应充足。

第二，每次开机时必须执行系统的循环冲洗程序，关机时则必须遵循正确的关机流程。由于试剂中可能含有许多微小颗粒，如果在开机自检过程中发现试剂质量不佳，可能会导致空白测量失败，仪器可能会显示“启动失败”的错误信息。遇到这种情况时，无须对仪器进行调试，而应根据实际情况更换试剂。

第三，进行目视检查以确认稀释 / 计数池是否处于正常状态，检查是否有结晶或血凝块出现，确保所有管路畅通无阻，以及加样针的运行轨迹是否准确无误。若发现任何问题，应立即采取措施进行处理。

第四，根据说明书的要求，定期对小孔管的微孔进行清洗。无论何时，都应确保小孔管浸泡在新鲜的稀释液中。在计数过程中，每检测完一批样本后，应操作反冲装置几次，以清除沉积的变性蛋白质。每日工作结束后，使用清洗剂清洗检测器三次，并将新鲜清洗剂灌满检测器。另外，可以准备 3% ~ 5% 的滤清次氯酸钠溶液或稀释的 84 消毒液，根据每日处理的样本量，定期将这些清洗液作为样本进行检测几次，然后用稀释液彻底冲洗后继续使用，其目的是清洁液路系统。通常使用仪器配套的清洗液，但也可以根据实际需要自行配制含有酶（如胃蛋白酶）的高效清洗剂，灌满液路系统后放置过夜，以提高清洗效果。分血阀、分类混匀器等部件也应进行类似的清洗。对于具备自动清洗功能的仪器，定期采用手动保养方式进行清洗，可以获得更好的效果。同时，应经常使用水或中性洗涤剂清理机械传动部件上的灰尘和污垢，并按照要求添加润滑油。需要特别注意的是，所有清洗液、去离子水和稀释液都应保持无沉淀、颗粒和絮状物，一般建议通过 0.2μm 滤膜过滤后备用。

（二）血液凝固分析仪

血液凝固分析仪简称血凝仪，是进行血栓与止血分析的专用仪器。可自动检测多种与人体血液凝固功能有关的指标，为出血性和血栓性疾病诊断、溶栓与抗凝治疗监测及疗效观察提供必要依据。

1. 血凝仪的基本结构

（1）半自动血凝仪的基本结构。半自动血凝仪主要由样品和试剂预温槽、加样器、检测系统（光学或磁场）及微机控制系统组成。部分半自动血凝仪还配备了发色检测通道，赋予了仪器同时检测抗凝及纤维蛋白溶解系统活性的能力。另外，为了解决光学法半自动血凝仪存在的多种影响因素和重复性较差的问题，仪器通常配备有自动计时装置，用于指示预温时间及最佳的试剂添加时机。一些仪器在测试位安装了试剂感应器，当移液器针头滴加试剂后，感应器会立即激活混匀装置，确保血浆与试剂在反应过程中充分混合。此外，有些仪器在测试杯顶部安装了移液器导板，用于在添加试剂时引导移液器针头，确保每次都能以固定的最佳角度添加试剂，同时避免了气泡的产生。这些设计改进显著提升了半自动血凝仪的检测准确性。通常情况下，半自动血凝仪采用凝固法进行测试，而对于需要其他测试方法的凝血项目，可以选择使用全自动生化分析仪、酶标仪等设备进行检测。

（2）全自动血凝仪的基本结构。全自动血凝仪包括样品传送及处理装置、试剂冷藏位、样品及试剂分配系统、检测系统、计算机控制系统、附件等。

第一，样品传送及处理装置。血浆标本由传送装置依次向吸样针位置移动，大多数仪器设置有急诊位置，可使常规标本检测在必要时暂停，急诊标本优先测定。样品处理装置由标本预温盘及吸样针组成，前者可以放置几十份血浆样本。吸样针吸取血浆后放入预温盘的测试杯中，供重复测试、自动再稀释和连锁测试用。

第二，试剂冷藏位。可同时冷藏放置几十种试剂，避免试剂的变质。

第三，样品及试剂分配系统。样品及试剂分配系统由样品臂、试剂臂和自动混合器组成。样品臂负责自动提取标本盘中的测试杯，并将其放置在样品预温槽中进行预热。接着，试剂臂将试剂注入测试杯中。在性能优越的全自动血凝仪中，通常会配备独立的凝血酶吸样针，这样可以防止凝血酶对其他检测试剂造成污染。之后，自动混合器将试剂与样品充分混合，并将其送至测试位。完成检测的测试杯会被自动丢弃到专门设置的废物箱中。

第四，检测系统。与不同型号仪器采用的测量原理有关，是全自动血凝仪的关键部件。

第五，计算机控制系统。根据设定的程序控制血凝仪进行工作，并将检测得到的数据进行分析处理，最终得到分析结果，再通过计算机屏幕显示或打印机输出结果。计算机控制系统还具有储存病人检验结果、质量控制数据统计、记忆操作过程中的各种失误等功能，还可以很方便地与实验室信息系统和临床实验室信息系统连接。

第六，附件。全自动血凝仪的附件主要有系统附件、条形码扫描仪、阳性标本分析扫描仪等。

2. 血凝仪的维护保养

检测前的充分准备和日常规范的维护保养是血凝仪正常运行、延长使用寿命的基本保障。仪器应专人管理、专人使用，严格按照说明书做好定期的维护保养，发现问题及时处理，记录仪器使用、维护、检修和更换零配件的详细情况，掌握仪器的工作状态，对减少仪器的故障、保持良好的工作状态、获取准确可靠的分析数据有重要意义。

（1）半自动血凝仪的维护保养：常规维护保养。半自动血凝仪主要采用凝固法或磁珠法来检测相关指标。

第一，为避免电磁干扰，仪器和加珠器（磁珠法）应远离电磁场。建议使用一次性测试杯和去磁小钢珠。为了确保稳定运行，应使用稳压器提供电源，并避免阳光直射、震动及潮湿和腐蚀环境。

第二，为降低生物安全风险，操作时应使用一次性手套。定期使用湿润的吸水纸清洁仪器表面和试剂位，用湿润的棉花清洁预温槽和加样器。使用漂白液（1 ：10 稀释的 5% 次氯酸钠溶液）清洁测量孔。若血浆（包括试剂、质控物、定标液、缓冲液）污染了仪器，也应使用漂白液擦拭，随后用清水冲洗并彻底干燥。

第三，拆卸任何零部件前，应先关闭仪器并拔掉电源插头。若某些调整需要在机壳打开或开机状态下进行，则应由厂商授权的技术人员操作。牢记在任何时候都必须严格遵守基本的安全规则。

（2）全自动血凝仪维护保养。

第一，每日维护：①开机前检查水、电是否正常，试剂是否足够，检查样品探针、试剂探针搅拌器、清洗针有无裂纹、折断和弯曲，打开系统面板，检查泵、水路系统是否漏水；②清洗样品探针、试剂探针，防止针管堵塞，清空垃圾箱，清空废液，清洗使用过的反应管。

第二，每周保养：每周向液压管内灌注冲洗液，对管路系统进行一次彻底的清洗；清洗纯水滤芯；清洗试剂冷藏位和测试杯槽；清洗洗针池等。

第三，每月保养：指示灯校准；清洁机械运动部件和传动滑轨，并加润滑油。

第四，每年保养：清洁洗液瓶内部；清洁负压器里的灰尘；清洁空气过滤网；更换光源灯等。

第三节　尿液检验仪器与微生物检验仪器

一、尿液检验仪器

（一）尿液分析仪

尿液检测是最古老的医学检验项目之一。尿液分析仪是临床上检测尿酸碱度（pH）、尿亚硝酸盐、尿蛋白、尿糖等化学成分含量的常规仪器。

1. 尿液分析仪的使用

（1）安装。安装前，应按照说明书的要求对仪器的运行环境和使用规范进行全面了解。全自动尿液分析仪应由厂家技术人员严格按照要求安装。为保证仪器的良好运行和检验结果的准确，仪器应安装在清洁、通风、干燥的稳固水平台面上，远离电磁、热源干扰，避免阳光直射，室内温度应控制在 10 ~ 30℃，最大相对湿度不超过 80%，仪器要配备稳压电源，并可靠接地。

（2）调校。首次启用或每次大修之后，必须对仪器性能进行测试、评价与调校，以保证检验结果准确、可靠。

第一，对尿液分析仪进行校正，确保仪器安装条件符合要求、工作状态最佳。用标准校正试剂带对仪器的光路、运行状态进行校正，观察其是否在规定的范围内。只有通过校正的尿液分析仪才能用于检测。

第二，仪器及试剂带的准确度评价。尿液分析仪是一种半定量仪器，要按照仪器规定的测试范围配制高、中、低不同浓度的标准液，严格按照说明书操作，每份标准液重复测量 3 次，检验测试结果与标准液浓度相符合的程度。

第三，仪器及试剂带的精密度评价。取正常、异常尿液标本各一份和人工尿质控液（高、低浓度各一份），在相同条件下连续测量 20 次，检验每份标本每次测定结果的一致程度，以及是否在允许的误差范围内（最多与靶值相差一个定性等级）。

第四，敏感性和特异性评价。以传统湿化学方法为基准，与尿液分析仪测定做对比，评价尿液分析仪的敏感性和特异性。对比时，须注意两种方法测试原理的不同，产生的实验误差也不同，如磺基水杨酸法对蛋白质测定时，可测定清蛋白与球蛋白两种，而干化学法只能检测清蛋白。再如干化学法只测定葡萄糖，而湿化学法测定的是还原糖（包括葡萄糖、乳糖、半乳糖、果糖等）。

第五，建立该仪器健康人检测参数的参考值范围。了解仪器、试剂带对每项测试指标的测试范围，结合调查，建立符合本实验室尿液分析仪的健康人检测参数的参考值范围。

2. 尿液分析仪的维护保养

尿液分析仪属于电子精密仪器，为了延长其使用寿命并确保测试结果的准确性，必须在日常工作中严格按照操作规程进行使用，并进行细心的维护保养。

（1）建立仪器使用管理规章和使用登记。应为每台仪器制定详细的操作规程，并指定专人负责。同时，建立仪器使用登记本，详细记录仪器的日常运行情况、出现的问题及维护和维修的情况。

（2）根据仪器说明书的规定，制定日常、周常的保养程序，并按照这些程序对仪器进行定期的全面检查和保养。

（3）在测试过程中，应避免将分析仪放置在阳光直射的地方，以免影响测试的精度。务必保持载物台的清洁，避免在载物台前端移出部位放置任何物品。测试过程中，应及时用吸水纸擦拭残留的尿液，防止交叉污染并影响测试结果。使用试剂带时，应随取随盖以保持其清洁和活性。此外，应避免在环境温度过高或过低的条件下操作仪器。

（二）尿沉渣分析仪

尿沉渣即尿液中的有形成分。传统的尿有形成分检查是在光学显微镜下对尿液离心沉淀后对其进行人工检查，其误差大、重复性差。

1. 尿沉渣分析仪的使用

（1）安装。全自动尿沉渣分析仪是一种精密电子仪器，通常应由厂商的工程技术人员负责安装。仪器应安装在通风良好、干燥、无阳光直射、远离电磁干扰源和热源的稳固平台上。仪器两侧应至少保留 0.5m，背面至少保留 0.2m 的空间，以利于散热。室内最好配备空调，温度控制在 10 ~ 30℃，最适温度为 25℃，相对湿度应控制在 80% 以下。

（2）调校。在仪器首次使用前、大修或更换主要零部件后，以及质控结果显示系统性误差时，都必须对仪器进行性能调试，确保检测结果的准确性。

2. 尿沉渣分析仪的维护保养

全自动尿沉渣分析仪在使用过程中需要细心维护，这样才能延长其使用寿命并确保分析结果的可靠性。应指定专人负责仪器的管理，并建立仪器使用工作日志，详细记录仪器的运行状态、出现的异常情况、采取的解决方法及维修情况等。同时，须根据相关规定严格执行日常保养、月度保养和年度保养计划。

二、微生物检验仪器

微生物检验仪器是一类专门用于检测、鉴定和分析微生物（如细菌、真菌、病毒等）的实验室设备，这些仪器在医学、食品工业、环境监测和科学研究等领域发挥着至关重要的作用。微生物检验仪器与自动血培养仪之间存在密切的关系。自动血培养仪是微生物检验仪器的一个重要分支，专门用于临床实验室中对血液样本进行微生物培养和检测，下面就以自动血培养仪为例，进行阐述。

第一，自动血培养仪的特点：①培养基营养全面，适应不同微生物需求，并配备适宜气体，无须外接气源，提高了阳性检出率；②采用连续、恒温、振荡培养方式，促进细菌生长；③培养瓶采用坚固材料，配备双条形码，提高安全性并便于信息查询；④封闭式监测，防止交叉感染，无放射性污染；⑤自动连续监测，快速准确检测阳性标本；⑥阳性结果及时报告，85%以上阳性标本可在48小时内检出；⑦培养瓶可随时放入，支持追踪检测。⑧强大的数据处理功能，可实时监测并进行流行病学分析。

第二，自动血培养仪的维护保养。作为一种精密的医疗设备，自动血培养仪需要在一个干燥、清洁、温度和湿度适宜的环境中运行。确保计算机主机有良好的散热条件，并且使用不间断电源（UPS）以维持稳定的输出电压，防止因突然断电或电源波动对设备造成损害。同时，应定期备份硬盘上的重要数据，以防数据丢失。对于设备的维护和保养，应遵循制造商的指导和建议。建议每年由制造商进行一次全面的保养和检测，确保设备的性能和准确性。

第四节　自动生化分析仪与电泳分析仪器

一、自动生化分析仪

自动生化分析仪是现代医学实验室不可或缺的设备，它通过自动化技术对血液、尿液等生物样本中的生化成分进行快速、准确的定量分析。在使用自动生化分析仪时，首先需要确保样本的质量，包括样本的采集、处理和储存。采集样本应采用无菌技术，避免污染和溶血，确保样本在分析前处于适当的状态。

在使用前，操作人员应检查仪器是否处于就绪状态，包括试剂的装载、仪器的自检和校准情况。试剂的添加和更换应按照制造商的指导手册进行，确保试剂的活性和稳定性。同时，应定期检查仪器的各个部件，如样本针、试剂针和搅拌器，确保它们清洁且功能正常。

在样本加载过程中，应遵循仪器的操作规程，正确放置样本和试剂，避免过量或不足。分析过程中，操作人员应密切监控仪器的运行状态，注意任何异常提示或报警信息，并及时采取相应措施。

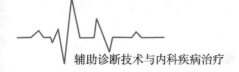

完成分析后，应对仪器进行适当的清理和维护，包括清洗样本和试剂的接触部件及排放废液。此外，应定期对仪器进行性能验证，确保其分析结果的准确性和可靠性。

自动生化分析仪的使用不仅提高了实验室的工作效率，还减少了人为错误，保证了测试结果的一致性和准确性。通过这些严格的操作流程，自动生化分析仪能够有效地支持临床诊断和疾病管理，为患者提供及时的医疗服务。

二、电泳分析仪器

电泳（EP）是指带电颗粒在电场作用下，向着与其电性相反的电极移动。电泳技术就是利用带电粒子在电场中移动速度的不同而达到样品多组分分离的技术，可以实现电泳分离技术的仪器称为电泳仪。

电泳分析仪器是一种用于分离和鉴定生物分子，如蛋白质、核酸等的实验室设备。它通过施加电场，使带有不同电荷的分子在电泳介质中迁移速度不同，从而实现分离。这种技术在分子生物学、遗传学、生物化学和临床诊断等领域有着广泛的应用。

在使用电泳分析仪器时，首先需要确保所有操作人员都经过了专业的培训，熟悉仪器的结构、工作原理和操作流程。操作前，应检查仪器的电源、电极、缓冲液槽和电泳槽是否完好无损，以及电泳介质是否新鲜且符合要求。样本的准备也非常关键，需要根据目标分子的特性选择合适的电泳条件，如缓冲液的 pH、电泳时间、电压等。

在电泳过程中，应密切监控仪器的运行状态，注意观察电泳过程中是否有异常现象，如漏电、过热或电泳条带异常等。一旦发现问题，应立即停止实验并进行故障排查。完成电泳后，应及时关闭仪器，并按照操作手册进行清洁和维护。

维护方面，电泳分析仪器需要定期进行清洁和校准。清洁工作包括擦拭仪器外部、清洗电极和缓冲液槽，以及检查和更换电泳槽的密封圈。校准工作是确保实验结果准确性的关键，应使用标准样品和制造商提供的校准曲线进行。此外，仪器的软件系统也需要定期更新，确保其分析算法和数据处理功能的最新性。

对于仪器的长期维护，应建立详细的使用和维护日志，记录每次实验的参数设置、运行状态和任何维护活动。这些记录不仅有助于追踪仪器的性能变化，还可以在必要时提供给制造商或维修人员作为参考。

通过这些细致的使用和维护措施，电泳分析仪器能够长期保持高效的运行状态，为科研和临床提供准确可靠的分离和鉴定结果。这对于推动生物医学研究的进展和提高疾病诊断的准确性具有重要意义。

第五章

辅助诊断技术中的微生物学探究

随着医学技术的不断进步，辅助诊断技术日益成为现代医学的重要支柱。而在这一领域中，微生物学的探究扮演着举足轻重的角色。微生物种类繁多，与人类健康息息相关，其存在与活动往往直接关联着疾病的产生与发展。因此，深入探究微生物学的奥秘，对于提升辅助诊断技术的准确性和效率具有重大意义。基于此，本章主要探讨细菌、真菌与病毒的微生物学辅助诊断技术。

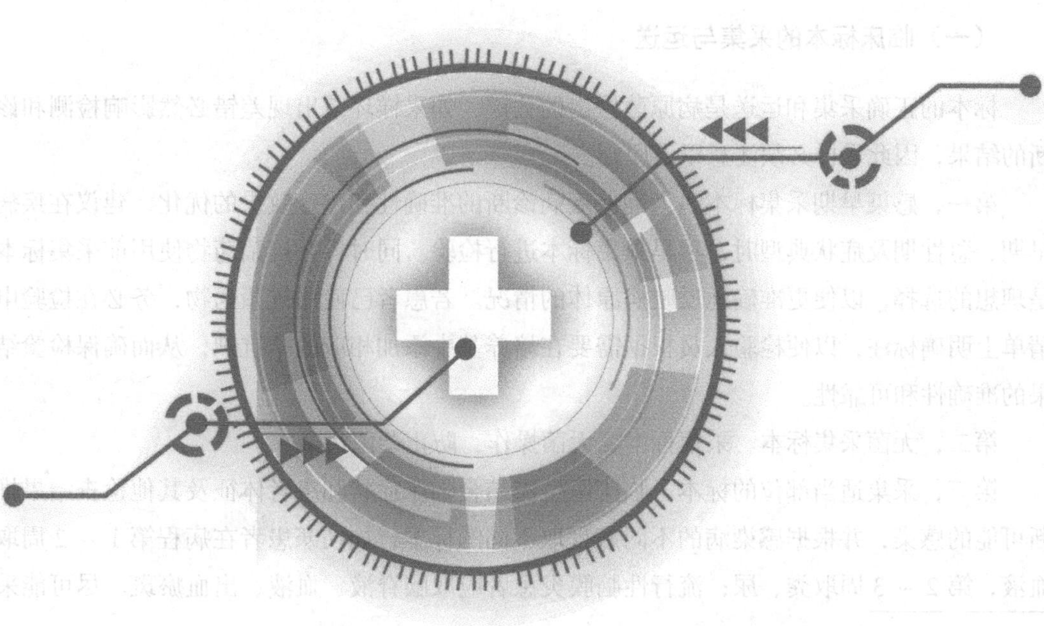

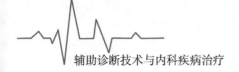

第一节 微生物学辅助诊断——细菌

细菌是单细胞生物，广义上包括各类原核细胞型微生物，如细菌、放线菌、支原体、衣原体、立克次体、螺旋体，狭义则专指细菌。细菌形体微小，以微米为测量单位，结构简单、代谢多样、繁殖迅速。细菌细胞基本结构由细胞壁、细胞膜、核质、70S 核糖体等组成；某些细菌还具有特殊结构如荚膜、鞭毛、菌毛和芽孢。根据革兰染色，细菌可分为革兰阳性菌和革兰阴性菌，是临床鉴别细菌最重要的依据之一。

一、细菌学的诊断

“微生物学检验是协助感染性疾病临床诊断的重要辅助手段。医生需根据患者的病史、症状和体征，选择不同的标本和检测方法进行实验室诊断。”[①]细菌学诊断主要是从患者的病灶或体液中分离与鉴定特异的病原菌，并进行药物敏感性试验供选药参考；或检测细菌的特异抗原成分、代谢产物或核酸以确定病原菌。有时也可检测患者血清中的特异性抗体，进行血清学诊断，或毒力测定。细菌学分离鉴定有助于感染性疾病的病原学诊断、合理用药和观察疗效，也是传染病流行病学调研的可靠依据。

在采集感染性标本和进行检测时，应注意生物安全，操作人员应佩戴相应的个人防护用品（如口罩、手套、防护服等），不同病原体的培养和鉴定等应根据其危害等级在不同级别的生物安全实验室中进行。

（一）临床标本的采集与运送

标本的正确采集和运送是病原菌检出的关键，如采样环节出现差错必然影响检测和诊断的结果，因此采样必须注意以下原则。

第一，感染早期采集标本。为确保疾病诊断的准确性和治疗效果的优化，建议在疾病早期、急性期及症状典型时，尽早采集标本进行检验。同时，在抗菌药物使用前采集标本是理想的选择，以便更准确地反映病原体的情况。若患者已使用抗菌药物，务必在检验申请单上明确标注，以便检验人员根据需要在培养基中添加相应的拮抗剂，从而确保检验结果的准确性和可靠性。

第二，无菌采集标本。采集标本要无菌操作，防止杂菌污染。

第三，采集适当部位的标本。临床医生需结合临床症状和患者体征及其他检查结果推断可能的感染，并根据感染病的不同病程取不同的标本，如伤寒患者在病程第 1 ~ 2 周取血液，第 2 ~ 3 周取粪、尿；流行性脑膜炎患者应取脑脊液、血液、出血瘀斑。尽可能采

① 袁正宏．医学微生物学 [M]. 上海：复旦大学出版社，2016：79.

集病变明显部位的标本（病原菌数量较多的部分），如细菌性痢疾患者粪便的脓血部分。

第四，尽速送检。大多数菌的标本可冷藏运送，但不耐冷的脑膜炎奈瑟菌、淋病奈瑟菌等要注意保温，最好是床边接种以提高检查率。粪便标本含杂菌多，除尽速送检外，必要时还可加入甘油缓冲盐水保存液。含有病原菌或潜在病原菌的标本应放在不易破碎的密闭容器中送检。

第五，注意采集双份血清。进行 IgG 检测时，应采集急性期和恢复期的双份血清。当恢复期血清抗体效价比急性期的大于或等于 4 倍以上时具有诊断价值。待检测的血清样本应保存在 −20℃以下的冰箱中。

第六，准确标记标本。标本容器应做好标记，在相应化验单上写清患者姓名、床号、检验目的、标本种类和临床诊断等项目，保证各环节准确无误。

（二）细菌的具体检测

目前，临床细菌检验包括传统细菌学方法、核酸快速诊断、血清学检测方法等。传统细菌学检查法包括：直接涂片染色镜检、分离培养、生化反应试验、血清学试验等，必要时须进行动物实验。

1. 细菌的形态学检查

根据菌体形态或染色特性，可基本判别标本中细菌应归属于哪类。细菌形态学检查包括标本直接涂片染色和不染色标本的观察。

经过直接涂片处理的标本，可采用多种染色方法进行检查。这些染色方法包括革兰染色、负染、单染及抗酸染色，它们有助于在显微镜下直接观察细菌的形态、排列方式及染色特性，从而为初步诊断提供重要依据。其中，革兰染色是最常用的细菌分类鉴别染色法，而抗酸染色专门用于鉴别分枝杆菌属细菌。此外，通过利用特异性荧光抗体染色，还可以对标本中的细菌进行精确诊断。例如，当在脑脊液或淤血点中发现呈肾形成对排列的革兰阴性球菌时，结合患者的临床表现，可初步诊断为脑膜炎奈瑟菌感染。同样地，若脑脊液负染后观察到有肥厚荚膜包绕的菌体，结合临床表现，则可诊断为新隐球菌感染。

不染色标本主要用于检查在生活状态下具有动力的细菌，常采用压滴法和悬滴法，可用暗视野显微镜或相差显微镜观察，主要用于疑似螺旋体标本的检测。如采用荧光抗体染色，通过在荧光显微镜下观察，发现带荧光的细菌团，即可诊断。

细菌形态学检查法较为简便、快速，特别是对尚不易进行人工培养或培养时间长的细菌。然而，对于形态和染色性无特征的细菌，无法用形态学检查法进行病原学诊断。

2. 细菌的分离和鉴定

（1）分离培养。细菌的形态与染色特性多不具备显著特异性，因此，需通过分离培养以明确其种类。尽管此过程耗时较长，但其阳性率及可靠性均高于直接涂片镜检。通过分离培养获得的纯培养细菌，可进一步进行药敏试验或毒力测定，以评估其药物敏感性和致病能力。对于来自无菌部位的标本（如血液、脑脊液等），可直接接种至营养丰富的液体或固体培养基；而对于来自存在正常菌群部位的标本，则应选择或鉴别培养基进行接种。一般而言，细菌培养需要 16 ~ 20h 才能形成菌落，厌氧菌和微需氧菌则需要 2 ~ 3d，而结核分枝杆菌的培养时间则长达 3 ~ 4 周。因此，在遇到如白喉、气性坏疽等急性感染时，应根据患者的临床症状及直接镜检结果，尽快做出初步诊断并开始治疗，以免延误治疗时机。此外，根据不同细菌的生长条件和生长特征，如营养需求、气体环境及菌落形态等，可初步识别细菌种类。但要确定病原菌的具体种属，还需接种各种特殊培养基进行生化试验或测定其抗原性与致病力等。

（2）生化试验。不同细菌具有不同的酶系，借此可对病原菌进行鉴别。例如，肠道杆菌均为革兰阴性杆菌，菌落形态亦相似，但不同细菌对糖和蛋白质的分解能力不同。因此，可利用其不同基质的代谢或代谢产物进行生化试验予以区别。目前，临床已普遍采用微量、快速、高通量的半自动或全自动的细菌生化鉴定和细菌药敏分析系统，大大缩短了检测时间并提高了检出率。

全自动微生物鉴定及药敏分析系统包括测试板、菌液接种器、培养和检测系统及数据管理系统，一般可在 24h 内完成细菌培养、鉴定和药敏，并自动监测和记录全过程直至打印，可准确鉴定医院常见的病原菌，适用于难以培养细菌的鉴定和药敏试验。然而，全自动仪器对于代谢慢、生化反应弱的细菌仍很难准确鉴定。因此，传统细菌学检测方法仍在临床微生物学检验中发挥重要作用。

（3）血清学鉴定。可利用细菌所含的不同抗原成分（包括菌体抗原、鞭毛抗原、荚膜抗原等）进行鉴定。将已知特异性抗体血清与分离培养的细菌进行血清学反应，以确定病原菌的群、种或型。常用的方法包括凝集试验（玻片凝集试验、协同凝集试验、乳胶凝集试验等）、免疫荧光技术、酶联免疫吸附试验（ELISA）等。玻片凝集试验，即用已知免疫血清与未知细菌在玻片上做凝集反应，出现凝集菌团为阳性，如志贺菌、伤寒沙门菌等的玻片凝集反应。亦可用荚膜肿胀试验直接鉴定标本中的肺炎球菌、嗜血流感杆菌等。

（4）药物敏感试验。简称药敏试验，是在细菌成功分离与纯化后进行的必要步骤。这一试验为临床选择或调整抗菌药物提供了重要的参考依据。药敏试验的方法包括纸片扩散法、（肉汤或琼脂）稀释法及 E-test 等多样化手段。

（5）动物实验。虽然在常规临床标本的细菌学技术中并不常用，但在探究细菌毒力或致病性方面却具有不可替代的价值。根据实验的具体目标，我们可以选择相应的敏感动物进行疑难病原菌的分离工作，或进行深入的微生物学研究。

3. 细菌感染的快速诊断

（1）直接涂片染色镜检。简便和快速的方法之一。适合在少数情况下，也可利用免疫荧光标记抗体结合染色镜检方法进行快速诊断。

（2）抗原检测。用已知抗体检测未知抗原作为快速诊断。近年来，采用酶联免疫吸附试验等方法，直接从患者标本中检测细菌抗原做快速诊断。细菌抗原检测法的优点是：即使患者已用抗菌药物治疗，培养不成功，但特异抗原仍可被检出。

（3）细菌核酸的检测。无须培养，通过检测的特异基因检测或序列分析即可进行细菌的鉴定。常用的方法包括聚合酶链反应、核酸杂交技术 16S rRNA 序列分析和基因芯片检测难以体外培养或不能培养、费用高、耗时长的病原诊断。

第一，聚合酶链反应（Polymerase Chain Reaction，PCR）：根据目标病原菌基因片段设计引物，以自标本抽提的 DNA 为模板，通过 PCR 反应扩增特异性片段。PCR 技术具有快速、灵敏和特异性强等特点。在此基础上发展的实时荧光 PCR 技术（real-time PCR）：可检测病原菌核酸的拷贝数。逆转录 PCR（Reverse Transcription PCR，RT-PCR）：可用于检测目标基因的转录（RNA）。该类方法均已用于感染性疾病的诊断。

第二，16S 核糖体 RNA（16S rRNA）序列分析：是细菌 30S 核糖体亚单位的组分。每个菌细胞中存在多个拷贝的 16SrRNA 基因。16S rRNA 的进化速率慢，序列高度保守，不同菌种间序列不同，可用于菌种的分析及构建进化树。针对 16S rRNA 保守区设计引物，获得 PCR 扩增片段后进行测序分析，可利用现有的多个公共数据库网站进行菌种分析。

（三）细菌感染的血清学诊断

通过检测患者血清或其他体液中针对特定细菌或特异性抗原的抗体及其效价的动态变化，我们可以辅助诊断感染性疾病。这种诊断方法主要依赖于血清中的抗体检测，因此被称为血清学诊断。它特别适用于那些抗原性强、病程较长的感染性疾病，以及在分离培养困难或尚未成功的病原菌感染情况下。

当患者的血清中检测到特异性 IgM 抗体阳性时，通常表示近期感染；而 IgG 抗体阳性可能意味着患者曾感染过该病原体或接种过相关疫苗。需要注意的是，抗体效价必须明显高于正常水平或随着病程递增才具有诊断价值。为了提高诊断的准确性，建议在感染的急性期和恢复期（一般为 2 ～ 6 周后）分别采集两份血清样本进行比较。当恢复期的抗体效价比急性期高出 4 倍或以上时，这才具有明确的诊断意义。

然而，血清抗体效价受到多种因素的影响，如患者在疾病早期使用抗菌药物、年龄、免疫状态等。因此，在某些情况下，感染后抗体效价可能不会明显升高。这意味着细菌学检查和血清学诊断在确定细菌感染时应互为补充。

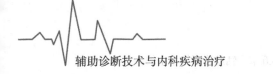

针对不同类型的细菌感染，我们需要选择不同的血清学诊断方法。例如，玻片或试管凝集试验适用于诊断伤寒、布氏菌病、钩端螺旋体病和立克次体病；中和试验（如抗 O 试验）则用于诊断链球菌感染后的变态反应性疾病；而沉淀反应可用于诊断梅毒等。此外，酶联免疫吸附试验（ELISA）因其简便、特异、灵敏、快速及自动化处理大量标本的能力，已广泛应用于多种病原的诊断和流行病学调查。

二、细菌感染的特异性预防

为达到预防或治疗感染性疾病的目的，通过注射或服用相应的病原微生物抗原激发机体的特异性免疫应答，或给予特异性抗体及免疫因子等，称为人工免疫，前者为人工主动免疫，后者为人工被动免疫。

（一）人工主动免疫

人工主动免疫是将疫苗（Vaccine）或类毒素接种于人体，刺激机体产生特异性免疫应答，从而达到特异性预防的措施。人工主动免疫的方法通常称为预防接种或疫苗接种。传统疫苗主要分为灭活疫苗、减毒活疫苗和类毒素。然而，对于抗原性弱并易发生变异的病原难以用传统方法研制疫苗，现代疫苗学借助于分子生物学技术研发新型疫苗，如基因工程疫苗、核酸疫苗等。

第一，灭活疫苗。选用免疫原性强的强毒株，经大量培养后，用理化方法灭活但保留抗原性而制成的生物制品，称之为灭活疫苗。常用灭活疫苗有伤寒、霍乱、百日咳、钩端螺旋体病、斑疹伤寒、鼠疫等。经肌肉或皮下接种，诱生的免疫应答以体液免疫为主，不诱生黏膜免疫（SlgA）。

第二，活疫苗。由自然界发现或通过变异筛选到的减毒或无毒力活病原体制成。如牛痘疫苗病毒对人天然弱毒，卡介苗（BCG）是牛分枝杆菌经 13 年在人工培养基上移种 230 次后获得。活疫苗接种后，减毒或无毒的菌 / 毒株仍具有在宿主体内进行一定生长繁殖的能力，可诱生细胞免疫和体液免疫，若以自然感染途径接种，可诱生 SIgA 抗体的局部黏膜免疫。

第三，类毒素。纯化的细菌外毒素经 0.3% ~ 0.4% 甲醛液处理，其毒性消失但仍保持免疫原性的生物制剂，为蛋白质疫苗，具有死疫苗的特点。加入适量铝佐剂，就成为精制类毒素。佐剂可起到延缓类毒素的吸收、增强免疫应答的效果。常用的有白喉、破伤风等类毒素。白百破三联疫苗是将百日咳鲍特菌与白喉、破伤风两种类毒素混合而成，不仅可减少疫苗接种次数，且百日咳鲍特菌的细胞壁具有佐剂活性，可增强白喉和破伤风类毒素的免疫效果。

第四，亚单位疫苗。利用病原菌主要保护性免疫原的组分制备疫苗，称为亚单位疫苗。例如，肺炎链球菌、脑膜炎奈瑟菌、流感嗜血杆菌是荚膜多糖，钩端螺旋体是外膜蛋白等。可自病原菌提取、纯化；亦可通过基因工程生产。亚单位疫苗抗原性弱，可通过与强免疫原结合成偶联疫苗，以增强多糖免疫原的应答反应。

第五，基因工程疫苗。利用基因重组技术将编码病原体保护性抗原的目的基因导入原核或真核表达系统或病毒载体中表达。纯化后制成的所需疫苗，实际上也是一种亚单位疫苗。如乙肝疫苗、带有宋内志贺菌表面抗原质粒的伤寒沙门菌 Ty2la 重组疫苗等。

第六，核酸疫苗。核酸疫苗又称 DNA 疫苗、基因疫苗。将编码保护性抗原的基因重组至真核表达质粒载体，直接注射机体，外源性基因在细胞内表达产物，可刺激机体产生特异性细胞免疫和体液免疫应答，因此，核酸疫苗不仅具有活疫苗的优点，而且因 DNA 稳定易于保存又具有死疫苗的优点。然而，核酸疫苗的临床应用，仍在研究中。

（二）人工被动免疫

人工被动免疫是注射含有特异性抗体的免疫血清或纯化免疫球蛋白抗体，或细胞因子等免疫制剂，使机体即刻获得特异性免疫力。其为外源提供的免疫力，故维持时间短，主要用于某些急性传染病的紧急预防和治疗。

第一，抗毒素：通过多次免疫马或志愿者而产生的，所使用的抗原是类毒素或外毒素。当产生高效价的抗毒素后，从免疫动物的血液中分离出血清，并从中提取免疫球蛋白，进而制成抗毒素制剂。这种抗毒素能够中和相应的外毒素，因此，在临床上常被用于治疗和紧急预防由外毒素引起的疾病。常用的抗毒素包括破伤风抗毒素、白喉抗毒素、肉毒抗毒素及多价气性坏疽抗毒素等。然而，在使用动物来源的抗毒素时，需要特别警惕 I 型超敏反应的发生，因此在使用前必须进行皮试，确保患者的安全。

第二，高效价免疫球蛋白：通过特定抗原免疫志愿者后，从他们的血清中提取免疫球蛋白（丙种球蛋白）而制成的。这种制剂含有特异性高效价抗体，因此被广泛应用于相应疾病的紧急预防和治疗。例如，乙型肝炎高效价免疫球蛋白（HBIg）就是其中一种重要的应用。

第三，血清丙种球蛋白：正常成人（志愿者）血清中提取的人血清丙种球蛋白（免疫球蛋白）制剂。胎盘球蛋白是从健康产妇的胎盘或婴儿脐带血中提制而成，主要含有丙种球蛋白。因为大多数成人经历过多种显性或隐性感染或接种过疫苗，其血清中含有抗多种微生物的特异性抗体。然而，这类制剂不是特异性地针对某病原体，故其免疫效果不如高效价特异免疫球蛋白。主要用于某些疾病的紧急预防、烧伤患者细菌感染的预防、丙种球蛋白缺乏症，以及长期化疗或放疗的患者。因源于人血清球蛋白，免疫原性较弱，一般不会引发超敏反应。

第四，细胞免疫制剂：细胞免疫制剂在抗菌感染免疫中的应用不多；而主要适用于一些病毒性疾病和肿瘤中，如转移因子（Transfer Factor，TF）、干扰素、IL-2 等。

三、细菌感染的治疗原则

细菌感染主要采用抗菌药物治疗，正确合理地使用抗菌药物是提高疗效、降低不良反应率和耐药发生率的关键。

（一）抗菌药物作用靶点与作用机制

抗菌药物具有抑菌或杀菌活性，可用于预防和治疗细菌感染的药物，包括抗生素和化学合成药物。抗生素是某些微生物在代谢过程中产生的抗菌物质，微量即可选择性地对其他微生物具有杀灭和抑制作用，有天然和人工半合成两类。根据对菌细胞的作用，抗菌药物可分为杀菌剂即杀死菌细胞，以及抑菌剂即细菌生长受抑但不死。抑菌剂作用的特点：①需要宿主抵御机制，如吞噬细胞协助杀伤和清除细菌；②一旦撤除药物，细菌生长恢复。因此，在细菌感染危及生命或白细胞低下时，应采用杀菌剂而不是抑菌剂。然而，杀菌剂作用细菌时，细菌死亡，释放细胞壁中 LPS 可能会加重病情，因此，在治疗含有 LPS 细菌所致的败血症感染时，应慎用抗生素杀菌剂。

抗菌药物主要通过抑制细胞壁、蛋白质、核酸和细胞膜等细菌特有的环节发挥作用，了解抗菌药物的分类和作用机制有利于细菌耐药的防治。

（二）细菌的耐药机制

细菌的耐药包括固有耐药和获得性耐药：前者为种属特异性，代代相传；后者为细菌的 DNA 发生突变或获得新的耐药基因，由敏感菌表现出对抗菌药物的耐药性。细菌的耐药机制主要为产生钝化酶、药物作用靶点的改变、抗菌药物的渗透性、药物主动外排等。

细菌耐药性可表现为单耐药（对单个抗菌药物耐药）；多重耐药（Multiple Drug Resistant Bacteria，MDR，对 3 类以上抗菌药物耐药）、泛耐药（Pan-drug Resistant Bacteria，PDR，对常规抗菌药物均耐药）。交叉耐药是指细菌对一种抗菌药物产生耐药后，对其他作用机制相似的抗菌药物也产生耐药。

目前，在临床上重要的耐药菌有：①耐甲氧西林金黄色葡萄球菌（MRSA）；②耐万古霉素的肠球菌；③耐克林霉素和头孢菌素的厌氧菌；④耐药的流血嗜血杆菌、肺炎链球菌、奈瑟菌；⑤多重或泛耐药的结核分枝杆菌（MDR，PDR）；⑥产 ESBLs 大肠埃希菌和克雷伯菌；⑦产 AmpC 酶肠杆菌；⑧多重耐药非发酵菌：鲍曼不动杆菌、铜绿假单胞菌等。

然而，在临床上，还应考虑有数种非遗传因素影响药物对细菌的抑制作用：①脓肿的包裹影响抗菌药物的渗入；②细菌处于静止期或休眠状态对药物不敏感；③细菌 L 型的形成，对细胞壁抑制剂不敏感；④异物的存在，或生物膜形成等；⑤药物使用不当或不能到达感染部位。此外，患者服用抗菌药的依从也影响感染的治疗效果。

（三）细菌的耐药控制

第一，合理使用抗菌药物：严格掌握抗菌药物的适应证，抗菌药物治疗方案应综合考虑患者病情、菌种类、抗菌药物作用特点等因素；根据病原种类及药物敏感试验结果，正确选择抗菌药物和配伍；根据抗菌药物作用特点及体内代谢特点，选择抗菌药物，掌握药物剂量、疗程和给药方式。

第二，严格执行消毒隔离制度：防止医院感染和耐药菌的交叉感染。

第三，加强药政管理：加强细菌耐药的监测；执行凭处方购买抗菌药物的规定；农牧业避免使用临床应用的抗菌药物；耐药性产生后，停用有关药物，停用后敏感菌可逐步恢复。

第四，寻找和研制新型抗菌药物：可根据细菌耐药机制及抗菌药物的构效关系，寻找和研发新的对耐药菌具有活性的抗菌药物。

第二节　微生物学辅助诊断——真菌

真菌（Fungus）一词来源于拉丁文，原意是指蘑菇；希腊文指海绵状物；中文早期称为蕈，后称菌。真菌是真核细胞微生物，具有核膜、核仁和完整的细胞器，核糖体为80S。真菌的形态多样，一般分为单细胞和多细胞，酵母菌属于单细胞，而霉菌和蕈菌属于多细胞，归属于不同的亚门。

真菌以腐生或寄生的方式生存，繁殖方式为有性或无性，无光合作用。真菌分布广泛、种类多，目前有十余万种。绝大部分真菌对人类有益，如酿酒、发酵、食用真菌等。与医学有关的真菌有400余种，可引起人类感染、中毒或超敏反应。近年来，由于抗生素的滥用、糖皮质激素、免疫抑制剂和化疗药物的使用导致真菌病的发病率增高，尤其是条件致病性真菌感染，并出现耐药现象。

真菌在生物界的位置尚未统一，大多学者认为真菌应为真菌界，分为黏菌和真菌两个门。与医学相关的真菌主要分布在真菌门的4个亚门：接合菌亚门、子囊菌亚门、半知菌亚门、担子菌亚门。

一、真菌的致病性和免疫性

（一）真菌的致病性

真菌感染同细菌感染一样，需要一定的毒力和致病条件。新型隐球菌的荚膜具有抗吞噬作用；白假丝酵母菌通过假菌丝增强对人体细胞的黏附定植能力，产生热激蛋白 90（Heat Shock Protein 90，HSP90）能与宿主细胞、血清蛋白结合使之功能改变而致病，还能分泌磷脂酶和蛋白酶，以增强其侵袭力。按真菌致病情况的不同，可分为以下类别。

1. 致病性真菌感染

致病性真菌感染是指由外源性致病性真菌侵入机体引发的感染，包括球孢子菌、皮炎芽生菌、组织胞浆菌及马尔尼菲青霉等病原体所致的原发性感染。根据感染部位的不同，致病性真菌感染可分为深部真菌感染和浅部真菌感染两种类型。深部真菌感染后症状多不明显，但有可能引发全身性感染；而浅部真菌感染多具有较强的传染性，如各种皮肤癣菌等。皮肤和角层癣菌的感染与这些真菌对角质层的嗜好有关，部分癣菌能够产生酯酶和角蛋白酶，分别分解细胞的脂质和角蛋白，通过在皮肤局部大量繁殖后产生机械刺激和释放代谢产物，进而引发局部炎症和病变。

2. 机会致病性真菌感染

机会致病性真菌感染多发生在机体免疫力低下或菌群失调时，如接受放疗或化疗的肿瘤患者、长期大量使用会致病性真菌、用广谱抗生素或免疫抑制剂、HIV 感染 /AIDS 患者、免疫缺陷患者及致病条件糖尿病患者等。这些患者的免疫力较低下，在此基础上容易继发机会性真菌感染。此外，由于各种导管和（或）介入性治疗在临床的广泛开展，引起真菌寄生部位发生改变，导致真菌机会性感染。机会致病性真菌多属于非致病的腐生性真菌，或寄生在人体的正常菌群，常见的有白假丝酵母菌、新型隐球菌、肺孢子菌、曲霉和毛霉等。

3. 真菌毒素中毒

真菌毒素是由生长在农作物、食物或饲料上的真菌在其代谢过程中产生的有毒次级代谢产物。人或动物食用后导致急性或慢性中毒，称为真菌中毒。根据真菌毒素作用的靶器官不同，可将其分为肝脏毒、肾脏毒、神经毒、造血器官毒及超敏性皮炎毒等，如北方的霉甘蔗中毒，主要由节菱孢菌等产生的 3- 硝基丙酸引起，脑是主要的靶器官，可引起抽搐、昏迷等，死亡率达 20%。南方的蘑菇中毒，通常的烹调不能破坏毒素，食入后会引起严重的肝、肾功能损伤，重者可危及生命。

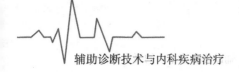

真菌中毒与一般的细菌性或病毒性感染不同，真菌是在污染的粮食和食品中产生毒素，故容易受环境条件的影响，具有明显的区域性和季节性，不具传染性。通过反复多次搓洗污染的粮食可有一定的预防作用。

4. 真菌超敏反应性疾病

真菌孢子普遍存在于自然界中，空气中真菌孢子的数量是衡量空气污染的重要指标之一。人们经常受到空气中真菌孢子和其他真菌成分的侵袭，其可作为抗原性物质刺激机体，诱生超敏反应。按性质可分为感染性超敏反应和接触性超敏反应，前者属Ⅳ型超敏反应，后者可见于Ⅰ～Ⅳ型超敏反应。引起超敏反应的真菌主要有曲霉、青霉和镰刀菌等，临床表现为过敏性鼻炎、支气管哮喘、荨麻疹和接触性皮炎等。

5. 真菌毒素与肿瘤

有些真菌毒素与肿瘤的发生密切相关，其中研究最多的是黄曲霉毒素与肝癌的发生有关。黄曲霉毒素有 20 多种衍生物，黄曲霉毒素 B1 的致癌作用最强，用含有 0.015ppm 黄曲霉毒素 B1 的饲料喂养大鼠均可诱发肝癌。此外，镰刀菌产生的 T–2 毒素可使大鼠产生胃癌、胰腺癌、垂体和脑肿瘤等。其他真菌如棒状曲菌、烟曲菌、黑曲菌等也可产生类似黄曲霉素的致癌物质。

（二）真菌的免疫性

机体抗真菌感染的免疫包括固有免疫和适应性免疫，前者在阻止真菌入侵、定植中起到重要作用，后者与真菌病的恢复和预后密切相关。

1. 固有免疫

（1）皮肤黏膜的屏障作用：健康且完整的皮肤黏膜对于皮肤癣菌具有一定的自然防御作用。例如，皮脂腺所分泌的不饱和脂肪酸，便具备杀菌的效能。然而，值得注意的是，儿童的皮脂腺发育尚不完全，因此，他们更易患上头癣或股癣。另外，成年人的掌趾部由于缺乏皮脂腺，同时手足部出汗较多、湿度较高，因此容易罹患手足癣。此外，人体与外界相通的腔道内，存在着种类和数量均相对稳定的正常菌群。以白假丝酵母菌为例，这种菌群在人体的口腔、肠道和泌尿生殖道等部位均有分布。在正常情况下，这些菌群与其他正常菌群相互制约，形成拮抗关系，从而避免感染的发生。然而，当长期大量使用广谱抗生素导致菌群失调时，便可能引发继发性白假丝酵母菌感染，如口咽念珠菌病、食管念珠菌病和阴道念珠菌病等。因此，保持皮肤黏膜的健康和菌群的平衡，对于预防皮肤疾病和感染至关重要。

（2）吞噬细胞的吞噬作用：真菌进入机体后易被单核吞噬细胞及中性粒细胞吞噬处理，但吞噬细胞内的真菌孢子并不一定能被完全杀灭，有的在吞噬细胞内增殖，刺激组织增生，形成肉芽肿；有的被吞噬细胞带到其他组织或器官，引起真菌感染的扩散。

2. 适应性免疫

经过真菌感染，机体会产生特异性的细胞免疫和体液免疫作为防御机制，其中细胞免疫占据主导地位。特别是Th1细胞介导的迟发性超敏反应，在机体抵抗深部真菌感染过程中发挥着至关重要的作用。尽管真菌感染能够刺激机体生成特异性抗体，但抗体在抗真菌免疫中的保护作用目前仍存在争议。

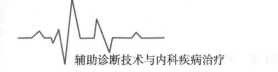

二、真菌的检查方法解读

真菌病的微生物学检查原则与细菌感染的检查大致相同，但一般着重强调真菌的分离培养和形态学检查。

（一）标本的采集

浅部真菌感染一般取病变部位的皮屑、毛发、指（趾）甲屑、生殖道分泌物和耳垢等，皮肤癣病宜取病变区与健康皮肤交界处。深部真菌感染则应根据发病部位取痰液、血液、胸腔积液、腹水、淋巴结穿刺液或脑脊液等。

标本采集时的注意事项：①采集的标本量要足，血液和脑脊液标本5mL，胸腔液20mL，皮屑标本两块，活体组织两份（一份送病理科检查，一份做镜检和培养）；②严格无菌操作，避免污染杂菌，尤其是采集血液和脑脊液标本；③采集标本立即送检，深部真菌标本最长不得超过2h。

（二）病原学的检查

（1）直接镜检：皮肤、毛发等标本可先经10%KOH溶液微加温处理，使标本软化和透明后加盖玻片镜检，如见菌丝或孢子即可初步诊断。液体标本，一般需离心后取沉渣直接镜检或染色后镜检，若见到卵圆形、大小不均、着色不匀、芽生孢子和假菌丝的革兰阳性细胞，可初步诊断为白假丝酵母菌；如疑为新型隐球菌感染，取脑脊液做墨汁负染色观察，见有肥厚荚膜的酵母型菌体即可确诊。

（2）分离培养：为确保标本分析的严谨性与准确性，对于皮肤与毛发标本，首先需使用70%乙醇或2%石炭酸进行2 ~ 3min的浸泡处理，以彻底消除潜在的杂菌。随后，将处理后的标本接种至含有抗生素和放线菌酮的沙保培养基中。此举旨在抑制非目标微生物的生长，确保培养结果的准确性。接种后的标本需分为两份，分别置于25 ~ 28℃和35 ~ 37℃的环境中进行培养。培养周期对于真菌标本而言，通常为1 ~ 2周。在此期间，需密切观察菌落的形态特征，并通过染色和显微镜检查进一步分析菌丝和孢子的结构。这些观察结果将为后续的菌种鉴定提供重要依据。若需进一步确认菌种，可考虑进行生化反应和动物实验。若初始培养周期内未见明显生长，建议继续培养2~4周，确保不遗漏任何潜在的微生物生长。在整个实验过程中，须严格遵守无菌操作规范，确保实验结果的可靠性与有效性。

（3）核酸检测：有些真菌通过表型鉴定较困难，可通过分子生物学技术检测核酸，用于真菌感染的快速诊断。如真菌 DNA 中 G+Cmol% 测定、PCR 扩增、随机扩增多态性 DNA（RAPD）、脉冲场凝胶电泳分析（PFGE）和限制性酶切片段长度多态性分析（RFLP）等。

（三）血清学检查

在临床诊断中，血清学实验是识别和确诊真菌感染的重要手段之一。通过这些实验，医生可以检测患者体液中的真菌抗原或抗体，从而确定是否存在真菌感染。其中，双向免疫电泳技术是一种有效的方法，它能够检测到内脏真菌病产生的特定沉淀素。这种沉淀素是免疫系统对真菌感染做出反应时产生的一种蛋白质，其出现往往表明有真菌感染的存在。另外，酶联免疫吸附试验则是一种更为常见的检测方法。该试验利用特定的酶标记抗体来检测血清或脑脊液中是否存在针对某种特定真菌的特异性抗体或抗原。如果检测结果呈阳性，即表明患者体内存在相应的真菌抗体或抗原，这通常意味着患者可能已经感染了某种真菌。总的来说，血清学实验为医生提供了一种快速、准确的真菌感染诊断手段。无论是通过双向免疫电泳还是酶联免疫吸附试验，这些试验都有助于提高诊断的准确性，从而确保患者能够及时得到适当的治疗。

三、真菌的防治原则

目前，针对真菌感染，尚无特异性的预防方法，主要强调一般性预防措施。皮肤癣菌感染的预防关键在于保持皮肤卫生，避免与患者使用过的污染物（如袜子、鞋子、衣物和手套等）直接接触，确保鞋袜干燥，以消除皮肤癣菌的增殖条件。治疗时，可局部使用咪康唑霜剂等抗真菌药物。在严重情况下，可考虑口服灰黄霉素、酮康唑、吗啉类药物（如阿莫罗芬）或丙烯胺类药物（如特比萘芬），但需注意这些药物对肝、肾等脏器可能产生一定的损伤作用。

引发深部感染的真菌，大多数为条件致病菌，如白假丝酵母菌。预防的重点在于提高机体的免疫力，严格掌握免疫抑制剂、皮质激素及广谱抗生素等药物的使用、剂量和疗程。目前，对于深部真菌感染的治疗，仍缺乏理想的抗真菌药物，常用的抗真菌药物包括多烯类（如两性霉素 B 及其脂质制剂）、唑类（如氟康唑、伊曲康唑、伏立康唑、泊沙康唑、艾沙康唑）及棘白菌素类（如米卡芬净、卡泊芬净、阿尼芬净）。为了预防真菌性食物中毒，需要加强市场管理和卫生宣传，严禁销售和食用发霉的食品。

第三节 微生物学辅助诊断——病毒

病毒在地球上生命出现的早期就存在了，目前也是地球上种类最丰富的蛋白核酸有机体。病毒（virus）一词来源于拉丁文，本意为毒物和毒液。直到 19 世纪末，病毒才开始被人们认识，在随后的一百多年里，病毒学研究硕果累累，不仅使病毒学成为微生物学的支柱之一，而且奠定了分子生物学、免疫学和肿瘤学等学科的基础。

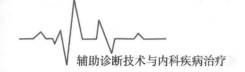

一、病毒的性质与复制周期

（一）病毒的基本性质

病毒具有以下性质：①无细胞形态；②病毒颗粒（Virion）微小，直径通常在20 ~ 300nm，少数巨型病毒（如Mimivirus）的直径可超过400nm；③拥有由核酸和蛋白质组成的核衣壳；④病毒复制具有严格的细胞依赖性。

一些病毒颗粒仅有核衣壳，被称为裸病毒。另一些病毒在核衣壳外还包裹着双层脂质外膜，这些病毒被称为包膜病毒。包膜病毒的脂质外膜来源于细胞的膜结构（质膜、核膜、内质网膜、高尔基体膜等）。病毒颗粒的形态多种多样，常见的包括球形、子弹形、砖形、丝状等。

核衣壳包括蛋白质外壳——衣壳和内部的核心。衣壳由病毒基因编码的衣壳蛋白构成的亚单位——原体自组装形成。核心包括病毒的遗传物质——DNA或RNA基因组、病毒编码的部分非结构蛋白，也可能含有细胞来源的各种蛋白和核酸。

衣壳的结构分为两大类：螺旋对称结构和二十面体对称结构。螺旋对称：具有该结构的衣壳中原体沿着病毒核酸链呈螺旋状盘绕延伸，其延伸长度取决于病毒核酸链的长度。具有螺旋对称核衣壳的病毒都拥有包膜保护核衣壳。二十面体对称：具有该结构的衣壳外观近似球形。不同于螺旋对称，二十面体中的原体聚集为两种形式的壳粒——五邻体和六邻体。二十面体拥有12个顶点和20个面，每个顶点处均为五邻体，而每个面均由六邻体组成。所有的病毒二十面体结构都含有12个五邻体，对应12个顶点。二十面体对称结构能形成闭合空间。

包膜病毒的包膜中镶嵌着病毒的跨膜蛋白（多为糖蛋白），形成突起，称为刺突。一些裸病毒在病毒颗粒表面也存在突起，如腺病毒的二十面体对称核衣壳的顶点上有触须状纤维。

部分包膜病毒在包膜和核衣壳之间还存在基质层。一些病毒如流感病毒、麻疹病毒等的基质层含有基质蛋白，主要起连接核衣壳和包膜的作用，而一些更为复杂的病毒如疱疹病毒的基质层（又称为被膜）含有许多病毒和细胞来源的蛋白质和RNA。

病毒的遗传物质（基因组）或是DNA，或是RNA。DNA形式可为双链、不完全双链和单链，形态可为线形或环形；RNA形式可为双链、单股正链和单股负链，有些单股负链RNA病毒（如流感病毒、汉坦病毒等）的基因组由多段RNA组成，称为分节段基因组。不同病毒的基因组的编码能力差异悬殊。

病毒编码的蛋白质分为结构蛋白和非结构蛋白。结构蛋白是指病毒的衣壳蛋白、包膜病毒的跨膜蛋白和部分基质蛋白。病毒的结构蛋白主要具有以下功能：①衣壳蛋白形成衣壳保护病毒基因组；②包膜病毒的跨膜糖蛋白和裸病毒的衣壳蛋白在病毒的感染中介导病毒侵入细胞，针对这些蛋白质的抗血清具有中和病毒感染的作用；③基质蛋白主要连接核衣壳和包膜，形成和维持包膜病毒颗粒的整体结构。非结构蛋白是指不直接参与病毒颗粒结构形成的病毒蛋白，包括酶和调控蛋白，如 DNA 和 RNA 多聚酶、逆转录酶、整合酶、蛋白酶、调控因子等。

（二）病毒的复制周期

从病毒进入细胞到增殖的子代病毒释放开始下轮感染的过程称为病毒的复制周期（或生命周期）。虽然不同科属的病毒的复制周期在细节上差异显著，但是复制周期的基本过程都包括吸附、穿入、脱壳、生物合成、组装和释放等阶段。

1. 吸附、穿入与脱壳

病毒吸附和穿入靶细胞是病毒感染过程的初始步骤。病毒通过其颗粒表面的病毒蛋白与靶细胞表面的受体结合，进而识别并附着于细胞。这些细胞表面的病毒受体通常是蛋白质或多糖。有些病毒能够利用不同的受体来感染不同类型的靶细胞；而其他一些病毒则需要在靶细胞上存在一个以上的受体进行感染，其中主要受体以外的其他受体被称作辅受体。例如，人类免疫缺陷病毒通过利用主要受体 CD4 和辅受体 CCR5 或 CXCR4 来感染细胞。此外，还有一些病毒可以通过建立病毒突触或促使细胞融合来实现细胞间的传播。

当病毒与受体结合后，包膜病毒通过内吞作用或者通过包膜与细胞膜融合的方式进入细胞内部。对于内吞方式，病毒的膜融合发生在内吞囊泡中，这可以分为 pH 依赖性和 pH 非依赖性两种方式。前者通常由于初级囊泡与细胞内的其他囊泡（如溶酶体）融合时 pH 降低而引发。而对于无包膜病毒，它们主要通过被细胞内吞后破坏内吞囊泡来进入细胞内部。

病毒基因组从核衣壳中释放出来的过程称为脱壳。许多病毒的穿入和脱壳过程是相互关联的，即在病毒进入细胞的过程中，其基因组已经被释放出来。然而，某些双链 RNA 和负链 RNA 病毒（如呼肠孤病毒科、副黏液病毒科、弹状病毒科的病毒）的脱壳过程是不完全的，在这些病毒感染的细胞内，并不存在完全裸露的 RNA 基因组。

2. 生物合成

病毒利用细胞内的微管转运系统将病毒基因组运至细胞质的特定位置或细胞核，开始生物合成，即病毒基因的表达和病毒基因组的复制。

（1）DNA 病毒的生物合成。

第一，双链 DNA 病毒。大多数这类病毒的基因转录和基因组复制在细胞核内进行，但痘病毒例外，其基因转录和基因组复制均在细胞质中进行。在细胞核内，病毒利用细胞 RNA 多聚酶Ⅱ转录早期 mRNA，这些 mRNA 作为模板翻译早期蛋白质，主要包含非结构蛋白，用于复制病毒基因组或调节其复制过程。当 DNA 复制达到一定水平时，病毒开始表达晚期蛋白质——主要是结构蛋白。

第二，单链 DNA 病毒。单链 DNA 病毒必须在细胞核内首先将单链 DNA 基因组在细胞 DNA 多聚酶催化下转变为双链 DNA 中间体。这个双链 DNA 中间体既是转录的模板，也是病毒子代单链 DNA 复制的模板。

第三，不完全双链逆转录 DNA 病毒。感染动物的此类病毒只有嗜肝 DNA 病毒科的病毒（如人乙型肝炎病毒）。这类病毒的基因组为不完整的双链环状 DNA，必须在细胞核内被修补为共价闭合双链环状 DNA，然后以此为模板合成 mRNA。新合成的病毒逆转录酶（Reverse Transcriptase，RT）结合一条约为全长基因组 1.1 倍的前基因组 RNA（Pregenomic RNA，pgRNA），RT-pgRNA 复合物被新合成的核心蛋白包裹，在核衣壳内病毒经逆转录过程合成 DNA 基因组。

DNA 病毒表达的许多病毒蛋白调控细胞内参与 DNA 合成的酶的表达或活性，以及 DNA 合成的底物——三磷酸核苷酸的合成途径。它也可以通过调节细胞内信号转导通路影响细胞周期的进程，使细胞进入 DNA 合成期（S 期）。基因组较小的 DNA 病毒通常利用细胞的 DNA 多聚酶复制其基因组，而基因组较大的 DNA 病毒自身编码 DNA 多聚酶。

（2）RNA 病毒的生物合成。

第一，单股正链 RNA 病毒。此类病毒的基因表达和基因组复制均在细胞质中进行。正链 RNA 基因组可以直接作为 mRNA，用于指导病毒蛋白的合成。新合成的 RNA 依赖的 RNA 多聚酶（RNA-dependent RNA polymerase，RdRp）以正链 RNA 基因组为模板，合成负链 RNA，作为子代正链 RNA 基因组和后期 mRNA 表达的模板。

第二，单股负链 RNA 病毒。此类病毒必须首先转录产生 mRNA。由于宿主细胞内没有 RdRp，因此，病毒颗粒须含有病毒的 RdRp，随病毒基因组进入细胞。在细胞内，病毒 RdRp 利用负链 RNA 基因组为模板转录 mRNA，用以合成各种病毒蛋白。转录过程和基因组复制过程间的转换往往受新合成的核心蛋白量的调节。在基因组复制过程中，病毒 RdRp 以负链 RNA 基因组为模板合成全长的正链 RNA（又称为反义基因组，Antigenome），反义基因组是复制子代负链 RNA 基因组的模板。

第三，双链 RNA 病毒。该类病毒颗粒也须含有病毒的 RdRp，并随病毒基因组进入细胞。合成 mRNA 的方式类似单股负链 RNA 病毒。双链 RNA 病毒的 RNA 复制为全保留复制，即子代病毒的双链 RNA 基因组都为新合成的。

第四，逆转录病毒。逆转录病毒虽然含单股正链 RNA 基因组，但是其首先通过病毒编码的逆转录酶（病毒颗粒内携带）以 RNA 基因组为模板合成双链 DNA。双链 DNA 进入细胞核，在病毒整合酶的作用下整合入细胞染色体成为原病毒。然后以原病毒为模板，利用细胞的 RNA 多聚酶Ⅱ合成 mRNA 和子代正链 RNA 基因组。

3. 组装与释放

在生物合成阶段，病毒复制基因组和表达大量的结构蛋白，这些结构蛋白被用于包装基因组，形成核衣壳。包膜病毒合成的包膜糖蛋白插入在细胞质膜或细胞内其他膜结构（如核膜、内质网膜、高尔基体膜等）上，包膜包裹核衣壳后，或从细胞膜出芽离开细胞，或从细胞内其他膜结构上利用细胞的囊泡运输离开细胞。一些病毒离开宿主细胞后还需要后期加工成熟才能形成具备感染性的子代病毒。

有些病毒的颗粒释放会造成宿主细胞的死亡，这些病毒常表达病毒蛋白用于延缓细胞的死亡以提供病毒复制所需的时间。有些病毒的颗粒释放对细胞没有或仅有很小的影响。

能够完成完整复制周期的病毒感染称为增殖性感染，而不能够完成完整复制周期的病毒感染称为顿挫感染。造成顿挫感染的原因主要为两种：①病毒所感染的细胞为非容纳细胞。非容纳细胞虽然能被病毒感染，但不能为病毒的复制提供必要的条件。②病毒为缺陷病毒。由于基因组不完整或基因变异，缺陷病毒单独不能完成复制，但和野生型病毒或辅助病毒共感染时，缺陷病毒可以完成复制。

二、病毒的变异和进化分析

与其他生命体一样，病毒也处于持续的进化过程中。变异是病毒进化的基础，病毒的变异具有一些不同于其他生命体的特征，主要体现在变异速率快、基因交换频繁、整合入宿主细胞染色体等。其原因主要归结于以下几方面。

第一，病毒复制产生的子代病毒数量巨大，客观上增加了病毒变异的数量。

第二，RNA 病毒是唯一以 RNA 为基因组的生物体。负责 RNA 病毒复制的病毒 RdRp 及逆转录病毒的逆转录酶缺乏纠错活性，因此，复制的保真性差，导致变异率高。

第三，病毒共感染为病毒间遗传物质交换提供了巨大的潜力。这种交换可发生在同种病毒、近缘关系病毒或具有相似宿主敏感性的病毒之间。交换主要包括重组和重配两种方式。重组发生在两株病毒共同感染一个细胞时，其基因组在复制过程中进行遗传物质的交换和重新组合，产生的子代病毒基因组含有上代两种病毒基因组的部分序列。而重配主要见于具有分段 RNA 基因组的病毒，如流感病毒。在此情况下，两株病毒共同感染一个细胞后，各自的 RNA 节段分别复制并重新组合，最终进入子代病毒的核衣壳中。

第四，病毒的基因或基因组整合主要发生于逆转录病毒和 DNA 病毒的感染。基因整合有助于病毒获取宿主的基因或序列片段，同时也在宿主基因组中引入了新的遗传信息，是一种双向的遗传物质交换。

病毒的变异可能导致病毒表型出现明显的变化。常见的病毒表型变化包括以下四种：①条件致死型变异株（Conditional Lethal Mutant）：这类变异株只能在特定条件下增殖，而在其他条件下则无法增殖。例如，温度敏感变异株（Temperature Sensitive Mutant，Ts）是一种典型的条件致死型变异株，其酶或结构蛋白在较高温度下（36 ~ 41℃）会失活。②缺陷变异株（Defective Mutant）：由于基因组不完整或基因变异，缺陷病毒无法独立完成复制。然而，当与野生型病毒或辅助病毒共同感染时，缺陷病毒能够完成复制。有些缺陷病毒与野生型病毒共同感染同一细胞时，缺陷病毒的复制会干扰野生型病毒的复制，这些缺陷病毒被称为缺陷干扰变异株（Defective Interference Mutant）。③宿主范围变异株（Host-range Mutant）：这类变异株具有与野生型病毒不同的宿主细胞感染类型，甚至可能感染不同类型的宿主。一些新出现的病毒可能来源于动物病毒的宿主范围变异株。④耐药变异株（Drug-resistant Mutant）：耐药病毒对临床使用的抗病毒药物产生了抗药性，从而影响了药物治疗的效果。

共感染的病毒间除了遗传物质的交换和组合外，还能发生仅涉及病毒基因产物间的相互作用引起的表型变化。这种相互作用产生的子代病毒的表型具有遗传不稳定性，主要包括以下两种：①互补。共感染的两株病毒中的一株提供给另一株或相互间提供基因产物，促使接受方病毒增殖。互补作用可以发生在野生型病毒与缺陷病毒或灭活病毒之间，也可发生在两种缺陷病毒之间。②表型混合。共感染的两株病毒在细胞内复制后，子代病毒的核酸和结构蛋白（全部或部分衣壳蛋白或包膜蛋白）分别来源于不同病毒的情况。这是由于一株病毒的结构蛋白包裹了另一株病毒的核酸而造成的。在有些情况下，单个子代病毒的衣壳或包膜蛋白可以来自两株病毒。

三、病毒感染的具体检测

病毒检测需求迅猛增长，主要归因于两个方面：其一，新兴及再现传染病病原体的监测需求日益凸显，新型抗病毒药物的临床应用亦需评估其效果。此外，免疫抑制药物使用群体扩大，如器官移植和癌症化疗患者，他们面临更高的病毒感染风险。其二，技术进步亦起到推动作用。商业化诊断试剂的便捷性与灵敏度提升，荧光显微技术、酶联免疫技术、细胞培养技术和核酸检测技术不断成熟，而高通量测序等尖端技术正逐步成为常规检测手段。这些因素共同推动了病毒检测需求的快速增长。

从事病毒检测的实验室除了常规的实验仪器以外，还需要配备一些基本的大型仪器，这些仪器包括层流生物安全柜、荧光显微镜、冷冻离心机、细胞培养箱、冰箱和低温冰箱。实验室应当具有生物安全二级（BSL-2）的资质，对某些病毒，如 H5N1 禽流感、SARS 冠状病毒、埃博拉病毒（未经培养的感染性样品）等，须在具备生物安全三级资质（BSL-3）[①]的实验室中进行检测。

（一）标本的采集与处理

经过规范的标本采集与处理，方能确保检测结果的可靠性与精确性。选择标本种类时，需全面考量疾病临床表现、疑似病因病毒、采集时机及检测方法等要素。针对呼吸道疾病相关病毒，通常采集喉部与鼻咽部位标本；对于皮肤和黏膜疾病相关病毒，则常采集水疱液、唾液和尿液等样本，涉及皮肤和生殖器等部位；脑部疾病相关病毒检测，常采集脑脊液和脑活组织切片；胃肠道疾病相关病毒则主要采集粪便标本。此外，许多病毒检测还需采集血液和疾病组织标本，如肝炎病毒检测主要依赖于血液标本的采集。

标本应该尽可能在采集后的 12 ~ 24h 内检测。标本如用于病毒分离往往需要进行抗生素处理，以抑制细菌、真菌等微生物的生长。标本须冷藏（4℃）运输，小量标本可以加入商业化的运输培养液（通常含有血清、抗生素、白蛋白或甘油等）。标本长时间放置（大于6天），应保存在 −20℃或 −70℃冰箱中。对于血液标本，血清应尽快分离，血清可以在4℃放置数周。

（二）病毒感染检测方法

1. 病毒的分离与培养

用活细胞培养进行病毒的分离和鉴定是常用的方法。但是，由于细胞培养需要较长时间（数天到数周），且易受标本组成成分的影响，因此，细胞培养主要作为病原学的鉴别诊断。对新发和再现病毒性疾病，通过细胞培养分离和鉴别病毒是必要的方法。

常用于病毒培养的细胞包括原代细胞、二倍体细胞和连续传代细胞。原代细胞直接从动物、鸡胚或引产人胚组织分离，在体外不经传代或仅经过 1 ~ 2 次传代。原代细胞对病毒的易感性较高，但是来源不稳定，对操作人员的技术要求高。二倍体细胞是指在体外经 20 ~ 50 次传代，仍能保持二倍体染色体数目的细胞。连续传代细胞能够在体外连续传代，常源于肿瘤细胞或经二倍体细胞突变而来。由于其稳定性和易操作性，连续传代细胞是病毒分离和鉴定中最常用的细胞培养体系。一些病毒的感染还可以通过观察是否发生细胞病变、形成包涵体或使红细胞集聚等现象而直观地检测。

① 生物安全三级资质（BSL-3）是指能够安全地从事国内和国外的，可能通过呼吸道感染，引起严重或致死性疾病的病原微生物工作的生物安全水平。在这个级别中，实验人员需要处理致病性的和可能使人致死的病原，因此必须受过专业训练，并由对该病源工作有经验的、有资格的科学工作者监督。所有与传染源操作有关的步骤，都在生物安全柜或其他物理遏制装置中进行，或由穿戴合适防护服及设施的实验人员进行。实验室本身也需要经过特殊设计和施工。

（1）致细胞病变效应（Cytopathic Effect，CPE）：在单层培养的细胞中，病变效应可以通过低倍显微镜进行观察。典型的细胞病变效应包括细胞变圆、聚集、融合、脱落和空斑等现象。某些病毒，如呼吸道合胞病毒和单纯疱疹病毒，能导致细胞融合形成多核巨细胞。

（2）包涵体（Inclusion Body）：一些病毒在敏感细胞内增殖后，会在胞内产生病毒颗粒、病毒成分或细胞成分的聚集物，称为包涵体。包涵体可以通过染色细胞后进行鉴定（参见细胞学、组织学和形态学检查）。观察包涵体可以辅助病毒诊断。例如，狂犬病病毒在大脑海马回锥体细胞质中形成圆形或椭圆形的嗜酸性包涵体，被称为内基小体；疱疹病毒在胞核中形成包涵体。

（3）红细胞吸附试验（Hemadsorption Test）：这是一种常用的检测方法，用于检测流感病毒和一些副黏液病毒（如腮腺炎病毒、副流感病毒等）。这些病毒在细胞中增殖后，细胞表面和培养上清液中都含有病毒的血凝素。如果加入猴、鸡等动物的红细胞，红细胞能与表达血凝素的细胞结合，同时游离的血凝素也能聚集红细胞。如果有相应的抗病毒血清存在，它可以阻断红细胞的吸附，这被称为血凝抑制试验。

对于增殖后的病毒，可以通过细胞培养方法确定其感染性颗粒的数量。一般临床检测不需要此类信息。但是，如果需要对分离的病毒的特性进行研究或比较不同分离株的性质，就必须测定感染性病毒的数量。常用的测定方法如下：① 50% 细胞感染剂量（50% Tissue Culture Infectious Dose，TCID50）：该方法用于测定使 50% 单层敏感细胞发生细胞病变的病毒剂量，以此剂量为 1 个 TCID50 单位。②空斑形成试验（Plaque Formation Test）：源于噬菌体的空斑试验。将不同稀释度的病毒液接种于单层敏感细胞上，经一定时间培养，在细胞上覆盖琼脂，继续培养后计数空斑。在合适的稀释度下，每个空斑为一个感染性病毒增殖所致，定义为 1 个空斑形成单位（Plaque-Forming Unit，PFU）。③血凝试验（Hemagglutination Test）：含有血凝素的病毒（如流感病毒、麻疹病毒、腮腺炎病毒等）可以使红细胞发生凝集。根据这一性质，在血凝试验中，将病毒原液做倍比稀释，与红细胞共孵育，测定能够使红细胞发生聚集的最高稀释度，以此稀释度下的病毒量作为 1 个血凝单位（Hemagglutination Unit，HU）。

需要注意的是，TCID50 和 PFU 的测定只针对能引起细胞病变效应（Cytopathic Effect，CPE）的病毒。此外，每个 TCID50 和血凝单位并不代表一个感染性病毒，每个单位实际包含许多感染性病毒。

2. 细胞学、组织学和形态学的检查

对于感染细胞后形成特征性包涵体和多核巨细胞的病毒，可以通过直接观察苏木精—伊红（HE）染色或 Pap 染色后的组织细胞进行检测。该方法特别适用于检测难以培养或

危险的病毒，如通过检测脑组织细胞中的内基小体确定狂犬病病毒的感染。

病毒的形态学检查可以借助电子显微镜。但是，该方法操作烦琐、灵敏度低，在常规临床检测中很少用，主要用于观察难以培养和用其他方法难以检测的病毒。由于在电镜下能快速地判定病毒的形态，因此，在新现病毒的检测中电镜有较重要的用途，如 20 世纪 70 年代对非洲埃博拉病毒的发现。电子显微镜观察病毒需要病毒的含量达到 $10^6 \sim 10^7$/mL。免疫电镜可以提高观察的灵敏度。在该方法中，病毒与抗病毒血清先共孵育，形成抗体抗原聚合物，再进行观察。

3. 病毒的成分检测

分为病毒蛋白的检测和核酸的检测。

（1）病毒蛋白（抗原）的检测。

主要采用免疫学技术，以识别和量化病毒蛋白。常用的技术包括酶免疫试验（Enzyme Immunoassay，EIA）和免疫荧光试验（Fluorescent Immuno-assay，IFA）。酶免疫试验利用酶标记的抗体与病毒抗原结合，通过酶反应产生放大的信号。这种方法主要包括酶联免疫吸附试验（Enzyme-Linked Immunosorbent Assay，ELISA）和酶免疫组化（Enzyme Immuno-histochemistry，IHC），前者用于测定液体标本中的抗原，后者用于测定组织或细胞中的抗原。免疫荧光试验则利用荧光标记的抗体。

（2）病毒核酸的检测。

第一，核酸扩增：常用的方法是聚合酶链反应（Polymerase Chain Reaction，PCR）。通过使用针对病毒特异的引物，可以扩增病毒核酸，从而识别病毒。结合测序得到的序列信息，可以对病毒进行分型和变异检测。应用定量 PCR 技术，可以确定标本中的病毒含量。需要注意的是，定量 PCR 测定的病毒量既包含感染性病毒，也包含缺损病毒。

第二，核酸杂交：基于双链核酸互补的性质，利用核酸探针检测病毒的互补链。在一些商业化试剂盒中，核酸探针常采用信号放大设计，以提高检测的灵敏度。

第三，基因芯片：相当于并行的核酸杂交。将一种或多种病毒的基因组片段（探针）固定在惰性介质上，在一定条件下与样品中的病毒核酸杂交，获取每个探针的杂交信号的强弱。其优势是可同时获得多种病毒的检测信息。

第四，高通量测序技术：一种并行的测序技术。可以在一次测序中，完成标本中的病毒组成、病毒的相对丰度等的测定，而且不需要预先知晓待测病毒的序列信息。它既适用于新现病毒的检测，也是测定病毒群体中变异信息的高效方法。

4. 病毒感染的血清学检测

血清学诊断检测血清中病毒特异的抗体，主要用于判定受测试者的免疫状态，以及辅助诊断病人的病毒感染状况。最常用的测试方法为 ELISA。对免疫状态的血清学评估可以判定受测试者是否曾受怀疑病毒的感染。病毒 IgG 测试的阳性结果意味着该对象曾被此病毒感染过；如果同时检测 IgM 和 IgG 均为阳性，可能分别代表着近期和过去的感染；IgG 显著的升高（4 倍）可能意味着抗原性相似的病毒的感染或原感染病毒在体内潜伏后的重新激活。

在急性感染的辅助诊断方面，急性期标本中病毒特异性 IgM 的阳性意味着当前感染或极为近期的感染。IgG 的检测应尽可能收集急性期血清和恢复期血清。恢复期血清相比急性期血清中 IgG 水平的显著升高（4 倍），也意味着当前感染或近期的感染。

四、病毒感染的预防与治疗

（一）病毒感染的预防

消毒、疫苗免疫和被动免疫是预防病毒感染的主要措施。

第一，消毒。消毒是指应用物理或化学方法使病毒失去感染性（灭活），包括热、辐射、化学试剂（氧化剂、酚、脂溶性试剂等）。

第二，疫苗免疫。疫苗免疫属于主动免疫的范畴，是一种经济且具有持久效力的生物预防方法。常用的疫苗主要分为以下三类。①灭活疫苗：通过物理或化学手段使病毒失去活性。尽管病毒被灭活，但其抗原性质仍然保留。例如狂犬病疫苗、流感疫苗、甲型肝炎疫苗及脊髓灰质炎疫苗等，多采用灭活疫苗的形式。②减毒活疫苗：通过连续传代或在病毒基因组中人工引入变异，制备出毒性降低或完全丧失的病毒株。例如脊髓灰质炎疫苗、流感疫苗、麻疹疫苗及腮腺炎疫苗等，通常使用减毒活疫苗。由于减毒活疫苗具有感染性，因此，激活的免疫反应往往比其他疫苗更全面，但也可能引发较多的不良反应。此外，减毒活疫苗的病毒株存在一定的风险，可能会恢复变异为野生型病毒。③亚单位疫苗：使用病毒的抗原部分制成的疫苗。蛋白质抗原通常是包膜病毒的外膜蛋白或非包膜病毒的衣壳蛋白。亚单位疫苗常通过 DNA 重组技术制备，在细菌、酵母或哺乳动物细胞中表达和纯化，如重组乙肝疫苗和人乳头瘤病毒疫苗。除了上述传统疫苗之外，一些新兴技术也在疫苗的研发中得到应用，如 DNA 疫苗和重组病毒载体疫苗。DNA 疫苗通过将编码病毒蛋白抗原的重组 DNA 真核表达质粒直接注射到体内；而重组病毒载体疫苗则将蛋白质抗原基因构建在病毒载体（如腺病毒载体和痘苗病毒载体等）上，然后利用重组病毒感染机体，表达抗原以产生免疫反应。

第三，被动免疫。血清丙种球蛋白提取自健康人血浆，可用于某些病毒性疾病（如麻疹）的紧急预防。病毒特异性免疫球蛋白来自疫苗免疫志愿者的高效价血清，或在紧急状态下，取自患者恢复期的血清，可用于短期预防相关病毒的感染，如乙肝免疫球蛋白、狂犬病免疫球蛋白等。

（二）病毒感染的治疗

病毒感染的治疗分为抗病毒治疗和支持治疗。前者抑制病毒的感染和复制，后者立足于缓解疾病的临床症状。许多病毒性疾病尚无有效的抗病毒治疗，支持治疗是唯一的选择。抗病毒治疗按照药物作用机制的不同，大致可分为两类：第一类药物以病毒蛋白作为药物作用靶点，包括核苷（酸）类病毒多聚酶抑制剂、非核苷类逆转录酶抑制剂、蛋白酶抑制剂、病毒进入抑制剂、逆转录病毒的整合酶抑制剂等；第二类药物着眼于激活机体的抗病毒机制或抑制参与病毒复制的关键宿主因子的活性，主要为Ⅰ型干扰素。

第六章

辅助诊断技术中的分子生物学运用

近年来，随着分子生物学研究的深入，其在辅助诊断中的应用也越发广泛。分子生物学技术以其高度的特异性和敏感性，为疾病的早期发现、精准诊断提供了有力支持。本章将重点探讨蛋白质相关的检测技术、脂类相关的检测技术、组学技术的具体运用。

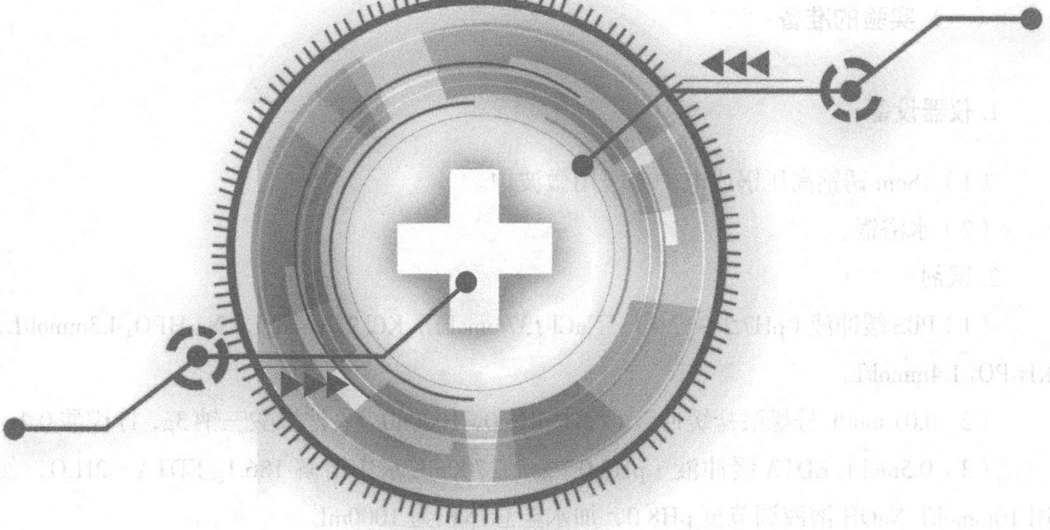

第一节　蛋白质相关的检测技术

一、免疫组织化学（ICC）技术

免疫组化（Immunohistochemistry，IHC/Immunocytochemistry，ICC）是应用免疫学的基本原理——抗原抗体反应，即抗原与抗体特异性结合的原理。通过化学反应使标记抗体的显色剂（荧光素、酶、金属离子、同位素）显色来确定组织细胞内抗原（多肽和蛋白质），并对其进行定位、定性及定量的研究。这种技术被称为免疫组织化学技术（Immunohisto-chemistry）或免疫细胞化学技术（Immunocytochemistry）。

免疫组化的过程包括先将组织或细胞中的某些化学物质提取出来，以其作为抗原或半抗原去免疫小鼠等实验动物，制备特异性抗体；然后用这种抗体（第一抗体）作为抗原去免疫动物制备第二抗体，并用某种酶（常用辣根过氧化物酶）或生物素等处理后再与前述抗原成分结合，以放大抗原。

由于抗体与抗原结合后形成的免疫复合物是无色的，抗原抗体反应部位必须借助组织化学方法显示出来（常用显色剂 DAB 显示为棕黄色颗粒）。通过抗原抗体反应及呈色反应，可以在显微镜下清晰地看见细胞内发生的抗原抗体反应产物，从而能够在细胞或组织原位确定某些化学成分的分布、含量。

组织或细胞中凡是能做抗原或半抗原的物质，如蛋白质、多肽、氨基酸、多糖、磷脂、受体、酶、激素、核酸及病原体等都可用相应的特异性抗体进行检测。

（一）实验的准备

1. 仪器设备

（1）18cm 锈钢高压锅或电炉或医用微波炉。

（2）水浴锅。

2. 试剂

（1）PBS 缓冲液（pH7.2 ~ 7.4）：NaCl 137mmol/L，KCl 2.7mmol/L，Na_2HPO_4 4.3mmol/L，KH_2PO_4 1.4mmol/L。

（2）0.01 mol/L 柠檬酸盐缓冲液（CB，pH6.0，1000mL）：柠檬酸三钠 3g，柠檬酸 0.4g。

（3）0.5mol/L EDTA 缓冲液（pH8.0）：在 700mL 水中溶解 186.1g EDTA · $2H_2O$，使用 10mmol/L NaOH 溶液调节至 pH8.0，加水至总体积为 1000mL。

（4）1mol/LTBS 缓冲液（pH8.0）：在 800mL 水中溶解 121g Tris 碱，使用 1mol/L HCl

调节至 pH8.0，加水至总体积为 1000mL。

（5）酶消化液：① 0.1% 胰蛋白酶液：使用 0.1% $CaCl_2$ 溶液（pH7.8）配制。② 0.4% 胃蛋白酶液：使用 0.1mol/L HCl 配制。

（6）3% 甲醇 -H_2O_2 溶液：使用 30% H_2O_2 和 80% 甲醇溶液配制。

（7）封裱剂：①甘油与 0.5mmol/L 碳酸盐缓冲液（pH9.0 ~ 9.5）等量混合。②油与 TBS（或 PBS）配制。

（8）TBS/PBS（pH9.0 ~ 9.5），适用于荧光显微镜标本；pH7.0 ~ 7.4，适用于光学显微镜标本。

（二）实验的流程

1. 一般流程

（1）用聚乙烯亚胺或多聚赖氨酸涂覆盖玻片，在室温下放置 1h。

（2）用无菌水充分漂洗盖玻片 3 次，每次 1h。

（3）充分干燥盖玻片，在紫外光下灭菌至少 4h。

（4）使细胞在玻璃盖玻片上生长，或制备 Cytospin 或涂片制备物。

（5）用磷酸盐缓冲液（PBS）简单漂洗。

2. 固定流程

可使用以下两种方法中的一种固定细胞。

（1）室温下，在 100% 甲醇（-20℃冷冻）中孵育细胞 5min。

（2）室温下，在 4% 多聚甲醛（溶于 PBS 中，pH7.4）中孵育细胞 10min。用冰 PBS 洗涤细胞 3 次。

3. 抗原修复（可选）

在对细胞进行抗原修复处理的过程中，通过使用特定的缓冲液并结合加热手段，可以显著提高某些抗体的检测效果。因此，针对每种一抗（一级抗体），应详细查阅产品说明，以获取最佳的应用建议。

（1）预热抗原修复缓冲液至 95℃。该缓冲液由 100mmol Tris、5%（w/v）尿素组成，并调节 pH 至 9.5。具体操作方法如下：将含有缓冲液的盖玻片染色缸放入水浴锅中，并将水浴锅的温度设定为 95℃。

（2）使用小型宽头镊子小心地将盖玻片转移到含有预热的抗原修复缓冲液的盖玻片染色缸中，并记录盖玻片上细胞生长的侧面。

（3）在 95℃条件下，将盖玻片在该缓冲液中加热 10min。

（4）先从抗原修复缓冲液中取出盖玻片，然后将其浸入6孔组织培养板中的PBS溶液里，确保细胞生长面朝上。

（5）使用PBS溶液对细胞进行三次洗涤，每次持续5min。

经过上述步骤处理，可以提高免疫检测中抗体与抗原的结合效率，从而增强检测结果的准确性和可靠性。

4. 通透

如果靶蛋白位于细胞内，将对细胞进行通透处理尤为关键。用甲醇固定的样品不需要进行通透处理。

（1）用PBS（含0.1% ~ 0.25% TritonX-100或100 μ mol Digitonin或0.5% Saponin）孵育样品10min。TritonX-100是用于提高抗体渗透性最常用的去垢剂。但Triton X-100会破坏细胞膜，因此不适用于细胞膜抗原。

（2）确定每种目标蛋白的Triton X-100最佳比例。

（3）用PBS洗涤细胞3次，每次5min。

5. 封闭与免疫染色

（1）用1%BSA、22.52mg/mL甘氨酸的PBST（PBS中加入0.1%的Tween20）孵育细胞30min，封闭抗体的非特异性结合（可替代的封闭液包括1%明胶或来源于产生二抗的物种的10%血清：查看抗体数据表，了解相关建议）。

（2）室温下，用稀释抗体（溶于1%BSA的PBST中）在湿盒中孵育细胞1h，或4℃过夜孵育。

（3）倒出溶液，用PBS洗涤细胞3次，每次5min。

（4）室温下，用二抗（溶于1%BSA中）避光孵育细胞1h。

（5）倒出二抗溶液，用PBS避光洗涤细胞3次，每次5min。

6. 多色染色（可选）

要检测同一个样品中两种或多种抗原的共同分布情况，需要使用双重免疫荧光流程。该流程可在混合物中同时进行检测，也可逐个抗原依次进行检测。

确保抗体来源于不同物种并且这些抗体有相应的二抗。例如，抗原A的兔抗体和抗抗原B的鼠抗体。也可使用偶联至不同荧光团的直标一抗。

7. 同时孵育

（1）用封闭液孵育细胞30min。

（2）室温下，用两种一抗（溶于1%BSA的PBST中）在湿盒中孵育细胞1h，或4℃

过夜孵育。

（3）倒出溶液，用 PBS 洗涤细胞 3 次，每次 5min。

（4）室温下，用两种二抗（溶于 1%BSA 中）避光孵育细胞 1h。

（5）倒出二抗溶液，用 PBS 避光洗涤细胞 3 次，每次 5min。

8. 依次孵育

（1）第一封闭步骤：室温下，用第一封闭液（来源于产生二抗的物种的 10% 血清）孵育细胞 30min。

（2）室温下，用第一种一抗（溶于 1%BSA 或 1% 血清的 PBST 中）在湿盒中孵育细胞 1h，或 4℃过夜孵育（一抗溶于 1% 明胶或 1%BSA 的 PBST 中）。

（3）倒出第一种一抗溶液，用 PBS 洗涤细胞 3 次，每次 5min。

（4）室温下，用第一种二抗（溶于 1%BSA 的 PBST 中）避光孵育细胞 1h。

（5）倒出第一种二抗溶液，用 PBS 避光洗涤细胞 3 次，每次 5min。

（6）第二封闭步骤：室温下，用第二种血清（来源于产生二抗的物种的 10% 血清）避光孵育细胞 30min。

（7）室温下，用第二种一抗（溶于 1%BSA 或 1% 血清的 PBST 中）在湿盒中避光孵育细胞 1h，或 4℃过夜孵育。

（8）倒出第二种一抗溶液，用 PBS 避光洗涤细胞 3 次，每次 5min。

（9）室温下，用第二种二抗（溶于 1%BSA 中）避光孵育细胞 1h。

（10）倒出第二种二抗溶液，用 PBS 避光洗涤细胞 3 次，每次 5min。

如需要检测两种以上的抗原，其余抗体按照步骤（1）~（5）继续操作。

9. 复染

（1）用 0.1 ~ 1.0μg/mL Hoechst 或 DAPI（DNA 染色）孵育细胞 1min。

（2）用 PBS 漂洗细胞。

10. 封片

（1）用一滴封片介质封闭盖玻片。

（2）用指甲油密封盖玻片，避免样品变干和在显微镜下移动。

（3）-20℃或 4℃下避光保存。

通常采用辣根过氧化物酶系统检测。常规免疫组化显色 DAB，其敏感度高、定位清晰、易于保存。成功的染色应为组织背景清晰、定位明显，核、浆、膜着色与临床病理相符或基本相符。DAB 显色的浓度与时间对显色尤为重要。浓度过高、时间过长均造成特异性染色深或假阳性，因此建议浓度以 5mg/mL 为宜，时间控制应以镜下控制为佳，以在 5 ~ 10min 内显色为宜。因每次检测的标本组织来源不同、细胞分化不一、抗原含量不等，而有差异，若一次切片较多，建议分批显色，这样不至于因来不及终止显色而造成染色结果不准确。苏木素复染时应彻底洗涤、充分蓝化，这样与 DAB 染色对照效果较好。

（三）实验注意事项

第一，导致假阴性结果的主要原因可能包括：所选用的抗体不合适、质量不稳定、浓度不适宜或敏感度不足；标本处理不当，引发组织自溶，进而导致抗原扩散、减弱或丢失；操作过程中存在技术失误；组织或细胞中抗原含量较低。

第二，导致假阳性结果的主要原因可能包括：抗体与多种抗原存在交叉反应，特异性较差，特别是在使用多克隆抗血清时更为明显；抗体浓度过高导致抗体与组织发生非特异性结合，引发组织或细胞中内源性酶的显色反应；肿瘤或病变组织中残留有正常组织；抗原的弥散或被瘤细胞吞噬，导致抗原出现在不应出现的部位。

二、免疫荧光技术

“免疫荧光技术又称为荧光抗体技术，是标记免疫技术中发展最早的一种”[①]，它是在免疫学、生物化学和显微镜技术的基础上建立起来的一项技术。

长期以来，一些学者试图将抗体分子与一些示踪物质结合，利用抗原抗体反应进行组织或细胞内抗原物质的定位，1941 年首次采用荧光素进行标记而获得成功。这种以荧光物质标记抗体而进行抗原定位的技术称为荧光抗体。用荧光抗体示踪或检查相应抗原的方法称为荧光抗体法；用已知的荧光抗原标记物示踪或检查相应抗体的方法称为荧光抗原法。这两种方法总称免疫荧光技术，因为荧光色素不但能与抗体球蛋白结合，用于检测或定位各种抗原，而且可以与其他蛋白质结合，用于检测或定位抗体，但是在实际工作中荧光抗原技术很少应用，所以人们习惯将其称为荧光抗体技术，或称为免疫荧光技术。将用免疫荧光技术显示和检查细胞或组织内抗原或半抗原物质等的方法称为免疫荧光细胞（或组织）化学技术。该技术的主要特点是特异性强、敏感性高、速度快。其主要缺点是非特异性染色问题尚未完全解决，结果判定的客观性不足，技术程序也比较复杂。免疫荧光技术的基本原理就是将荧光物质与待测物通过化学反应以共价键连接，通过荧光显微镜、激光共聚焦显微镜、流式细胞仪等仪器的检测，达到定位、示踪、含量测定等目的，其已被广泛地应用于生物化学、免疫学、分子生物学、病理学和诊断学等方面。

---

① 丁赛丹，富丹良，富志勇 . 分子生物学前沿技术解析 [M]. 北京：中国原子能出版社，2020：9.

（一）实验的准备

1. 标本的制备

荧光抗体技术主要依赖于观察切片标本上荧光抗体的染色结果，以鉴定和定位抗原。因此，标本制作的质量对于确保检测结果的准确性至关重要。在制作过程中，我们必须尽可能保持抗原的完整性，并确保在染色、洗涤和封埋等步骤中，抗原不会发生溶解、变性或扩散至邻近的细胞或组织间隙中。切片的薄度也是关键因素，它能够促进抗原与抗体的充分接触，便于显微镜检查。

在制备标本时，需要彻底去除可能干扰抗原抗体反应的物质。对于具有传染性的标本，必须采取适当的安全措施。常见的临床标本包括组织、细胞和细菌三大类，可根据标本类型选择制作涂片、印片或切片。组织材料可以制备成石蜡切片或冷冻切片，但石蜡切片由于操作复杂、结果不稳定及非特异性反应强烈等原因，目前已较少应用。组织标本也可以被制成印片，具体方法是将洗净的玻片轻轻压在组织切面上，使玻片黏附 1 ~ 2 层组织细胞。细胞和细菌则可以被制成涂片，涂片应均匀且薄。涂片或印片制作完成后，应迅速吹干、封装，并置于 10℃保存或立即使用。

2. 荧光抗体染色

于已固定的标本上滴加经适当稀释的荧光抗体，置湿盒内，在一定温度下温育一定时间，一般为 25 ~ 37℃ 30min，不耐热抗原的检测则以 4℃过夜为宜，用 PBS 充分洗涤、干燥。

3. 试验的类型

（1）直接法。直接滴加 2 ~ 4 个单位的标记抗体于标本区，使之与抗原发生特异性结合，漂洗、干燥、封载。该法操作简便、特异性高、非特异荧光染色因素少；缺点是敏感度偏低，每检查一种抗原需要制备相应的特异荧光抗体。

（2）间接法。染色程序分为两步：第一步，先用未知未标记的抗体（待检标本）加到已知抗原标本上，在湿盒中 37℃保温 30min，使抗原抗体充分结合，然后洗涤，除去未结合的抗体；第二步，加上荧光标记的抗球蛋白抗体或抗 IgG、IgM 抗体。如果第一步发生了抗原抗体反应，标记的抗球蛋白抗体就会和已结合抗原的抗体进一步结合，从而鉴定未知抗体。该方法的优点为制备一种标记的抗体即可用于多种抗原抗体系统的检测。

（二）实验的流程

1. 间接染色法

间接染色法系利用抗球蛋白试验的原理，以荧光色素标记抗球蛋白抗体鉴定未知抗原或抗体。染色程序分为两步：第一步，用已知抗体加到未知抗原上作用一定时间后水洗；第二步，加上荧光素标记的抗球蛋白抗体。如果第一步中的抗原抗体相对应，互相发生了反应，则抗体被固定，并与荧光素标记的抗球蛋白抗体结合发出荧光。间接染色法的优点是既能检查未知抗原又能检查未知抗体；用一种标记的抗球蛋白抗体能与在种属上相同的所有动物的抗体结合，从而检查各种未知抗原或抗体；敏感性较高，通常比直接染色法高 5 ~ 10 倍。其缺点是由于参加反应的因素较多，受干扰的可能性也较大，故结果判定有时较难；操作方法比较烦琐，需要做的对照较多，时间也较长。

间接染色法染色按以下步骤实施：

（1）标本（涂片或切片）经固定后用吸管吸取经适当稀释的免疫血清加于标本上（如测定待检血清中的抗体时则将适当稀释的待检血清加到已知抗原上），置于染色湿盒中于 37℃作用 30min。

（2）取出玻片，先用 PBS 轻轻冲洗，然后顺次浸泡于三缸 PBS 中每缸 3min，时时振荡。

（3）倒去 PBS，用吸水纸吸干余留的液体。

（4）滴加相应的抗球蛋白荧光抗体，同上步骤于 37℃染色 30min。

（5）如上以 PBS 浸泡 3 次，最后用蒸馏水洗一次，以脱盐缓冲甘油封片后置荧光显微镜检查。

荧光显微镜所观察到的荧光图像主要以两个指标判断结果：一是形态学特征；二是荧光的亮度。在结果判定中应将两者结合起来综合判断。荧光强度用以下符号表示。

++++：荧光闪亮呈耀眼的亮绿色。

+++：荧光明亮呈明显的绿色。

++：荧光明显呈黄绿色。

+：荧光较弱但清楚可见。

±：极弱的可疑荧光。

–：无荧光。

2. 直接染色法

直接染色法是荧光抗体技术中最简单、最基本的一种染色法。当某种荧光抗体直接与相应的被检抗原相遇时会发生特异性反应，从而使被检抗原与荧光抗体相结合形成的特异性结合物在荧光显微镜照射下发生荧光。直接染色法的优点是特异性高、操作简便、比较快速；其缺点是一种标记抗体只能检查一种抗原，另外，该法的敏感性也较差。

染色步骤为：取适量经适当稀释的荧光抗体滴加于抗原上（已经涂片及固定的载玻片上），使其布满整个标本区；将玻片置于带盖的搪瓷盘内（底部垫以滤纸，上放玻片架，加适量水使滤纸浸湿玻片。数量少时可用平皿，内置 2 ~ 3 个浸湿的棉球）；密盖放 37℃温箱染色 30min 左右（温度和时间根据标本情况而定）；然后将玻片取出，以 PBS 冲去未结合的标记抗体液，再置大量 PBS 中漂洗 15min 或直接在中性或偏碱性的自来水下冲洗 5min，最后浸泡于 PBS 中 1min 干燥、封片、镜检。

（三）实验注意事项

第一，应设立对照实验以排除非特异性荧光。

第二，用荧光显微镜检查标本时，每次检查时间以 1h 为宜，超过 15h 压汞灯的亮度逐渐下降，荧光减弱。此外，标本受紫外线照射 15min 后荧光明显减弱可能是荧光色素与抗体发生暂时解离所致，所以最多不得超过 2 ~ 3h。

第三，荧光显微镜的光源寿命有限，通常只有 200h，反复开闭更加影响其寿命，故标本应集中检查，节省时间、保护光源。灯熄后再用时，必须待灯泡冷却后才能再开。

第四，标本染色后应立即观察，放置时间过久，荧光会逐渐减弱。若将标本放在聚乙烯塑料袋中于 4℃处保存，可延长荧光保存时间。

三、免疫共沉淀技术

蛋白质间的相互作用调控着众多细胞活动，包括细胞增殖、分化及凋亡。此类相互作用可改变细胞内蛋白质的动力学特性，如底物结合特性和催化活性，可能导致新的结合位点的产生，影响蛋白质对底物的特异性识别，或者引起其他蛋白质的失活，进而调控基因表达。因此，蛋白质间相互作用的顺畅进行对于保障细胞正常生命活动至关重要。

在细胞裂解物中加入抗体，可以与特定抗原形成特异性的免疫复合物。若存在与该抗原相互作用的蛋白质，则免疫复合物中也应包含此种蛋白质。经过洗脱步骤，收集免疫复合物，并从中分离目标蛋白质，随后对该蛋白质进行 N 端氨基酸序列分析，以推断其相应的核苷酸序列。利用此序列信息，可从含活性物质的组织或细胞构建的 cDNA 文库中筛选出 cDNA 克隆。

免疫共沉淀（Co-Immunoprecipitation）是一种基于抗体和抗原之间特异性作用的经典技术，用于研究蛋白质间的相互作用。该方法是确定两种蛋白质在完整细胞内生理性相互作用的有效手段。当细胞在非变性条件下裂解时，细胞内存在的多数蛋白质—蛋白质间相互作用得以保留。例如，使用固定在琼脂糖珠（Agarose Beads）上的蛋白质 A 的抗体进行免疫沉淀，与蛋白质 A 在细胞内结合的蛋白质 B 也能一同沉淀。通过蛋白变性分离，对蛋白质 B 进行检测，从而证明两者的相互作用。这种方法得到的目的蛋白是在细胞内与感兴趣蛋白天然结合的，符合体内实际情况，因此，其结果具有较高可信度。免疫共沉淀常用于确定两种目标蛋白质是否在体内结合，也可用于识别特定蛋白质的新互作伙伴。

（一）实验的准备

实验材料：蛋白质。

试剂、试剂盒：RIPA、Buffer、PBS、Protein A agarose、琼脂糖、考马斯亮蓝染色液。

仪器、耗材：离心机、摇床、EP管、细胞刮子、离心管、培养板、电泳仪、电泳槽、高效液相色谱仪。

（二）实验的流程

第一，转染后24 ~ 48h可收获细胞，加入适量细胞裂解缓冲液（含蛋白酶抑制剂），冰上裂解30min，细胞裂解液于4℃、最大转速离心30min后取上清。

第二，取少量裂解液以备Western blot分析，剩余裂解液加1μg相应的抗体到细胞裂解液，4℃缓慢摇晃孵育过夜。

第三，取10μL protein A琼脂糖珠，用适量裂解缓冲液洗3次，每次3000r/min离心3min。

第四，将预处理过的10μL proteinA琼脂糖珠加入和抗体孵育过夜的细胞裂解液中4℃缓慢摇晃孵育2 ~ 4h，使抗体与protein A琼脂糖珠偶联。

第五，免疫沉淀反应后，在4℃以3000r/min速度离心3min，将琼脂糖珠离心至管底；将上清小心吸去，琼脂糖珠用1mL裂解缓冲液洗3 ~ 4次；最后加入15μL的2×SDS上样缓冲液，沸水煮5min。

第六，SDS-PAGE，Western blotting或质谱仪分析。

（三）实验注意事项

第一，细胞裂解采用温和的裂解条件，不能破坏细胞内存在的所有蛋白质—蛋白质相互作用，多采用非离子变性剂（NP40或Triton X-100）。每种细胞的裂解条件是不一样的。不能用高浓度的变性剂（0.2%SDS），细胞裂解液中要加各种酶抑制剂，如商品化的cocktailer。

第二，使用明确的抗体，可以将几种抗体共同使用。

第三，使用对照抗体。

单克隆抗体：正常小鼠的IgG或另一类单抗。

兔多克隆抗体：正常兔IgG。

在免疫共沉淀实验中要保证实验结果的真实性，应注意：①确保共沉淀的蛋白是由所加入的抗体沉淀得到的，而并非外源非特异蛋白，单克隆抗体的使用有助于避免污染的发生。②要确保抗体的特异性，即在不表达抗原的细胞溶解物中添加抗体后不会引起共沉淀。③确定蛋白间的相互作用是发生在细胞中，而不是由于细胞的溶解才发生的，这就需要进行蛋白质的定位。

四、免疫胶体金技术

胶体金是通过氯金酸在还原剂（如白磷、抗坏血酸、枸橼酸钠、鞣酸等）的作用下，聚合成一定大小的金颗粒。这些金颗粒由于静电作用而形成稳定的胶体状态，形成带负电的疏水胶溶液。因此，胶体金在弱碱环境下带有负电荷，并能与蛋白质分子的正电荷基团形成牢固的结合。这种结合是静电结合，因此不会影响蛋白质的生物特性。

除了与蛋白质结合外，胶体金还可以与许多生物大分子结合，如 SPA、PHA、ConA 等。胶体金的一些物理性质，如高电子密度、颗粒大小、形状和颜色反应，以及结合物的免疫和生物学特性，使其在免疫学、组织学、病理学和细胞生物学等领域得到了广泛应用。

胶体金标记实质上是蛋白质等高分子被吸附到胶体金颗粒表面的包被过程。其吸附机理可能是胶体金颗粒表面的负电荷与蛋白质的正电荷基团因静电吸附而牢固结合。通过还原法，可以从氯金酸方便地制备出各种不同粒径的胶体金颗粒，这些球形粒子对蛋白质具有很强的吸附功能，可以与葡萄球菌 A 蛋白、免疫球蛋白、毒素、糖蛋白、酶、抗生素、激素、牛血清白蛋白多肽缀合物等非共价结合，因此，在基础研究和临床试验中成为非常有用的工具。

免疫金标记技术主要利用了金颗粒具有高电子密度的特性。在金标蛋白结合处，显微镜下可见黑褐色颗粒。当这些标记物在相应的配体处大量聚集时，肉眼可见红色或粉红色斑点，因此可用于定性或半定量的快速免疫检测方法中。此外，这一反应也可以通过银颗粒的沉积被放大，即所谓的免疫金银染色。

（一）实验的准备

1. 胶体金

一般采用还原法，即将氯金酸或四氯化金与适当的还原剂作用而使其还原成胶体金。常用的还原剂有柠檬酸三钠、鞣酸、抗坏血酸钠、白磷和硼氢化钠等。根据需要可通过加入不同种类和剂量的还原剂来调节胶体金颗粒的大小。将纯化好的胶体金用 0.02mol/LTBs 缓冲液 1 ： 20 稀释，测 OD（520nm）值。

2. 免疫胶体金

胶体金颗粒在电解质中不稳定，制备后应立即用大分子（如蛋白质）进行标记。胶体金溶液的 pH 要调到稍高于标记用蛋白质的 PI 值[①]。标记前需要将蛋白质先用双蒸水透析，以除去影响标记的电解质，接着经微孔滤膜过滤或超速离心以除去细小颗粒，然后通过系

① 等电点（Isoelectric Point，PI），蛋白质是两性电解质，在特定的 pH 溶液中所带正电荷数恰好等于负电荷数。此时蛋白在电场中不再移动，此溶液的 pH 称为该蛋白质的等电点。

列稀释法找出能使胶体金稳定的蛋白质溶液的最低浓度，在此基础上再加10% ~ 20%，即达最佳标记量。标记好的免疫胶体金溶液还应加入聚乙二醇20000（PEG20000）至终浓度为0.05%或牛血清白蛋白（BSA）至终浓度为1%作为稳定剂。标记好的免疫胶体金溶液可于4℃保存数月。

3. 调节胶体金pH

胶体金标记蛋白质的成功与否，关键取决于pH。一般只有在蛋白质等电点（PI）稍偏碱的条件下，两者才能牢固结合，因此，标记之前必须将胶体金溶液的pH调到与待标记的蛋白质的等电点稍偏碱。需要调高胶体金的pH时可用0.1mol/L K_2CO_3，需要降低胶体金的pH时可用0.1mol/L HCl或0.1mol/L HAc。需要特别提醒的是，测定胶体金溶液的pH可能会损害pH测定仪的探头，只要用精密的pH试纸测定其pH即可。

4. 免疫胶体金的纯化

经过免疫胶体金标记过程后，为确保其纯度和有效性，需去除其中未标记的蛋白质、未充分标记的胶体金以及可能形成的各种聚合物。为实现这一目标，我们采用了离心法和凝胶过滤法等纯化方法。具体操作时，可依据胶体金溶液颗粒大小的不同，选择适当的转速进行高速或超速离心，随后进行洗涤和过滤除菌。纯化后的免疫胶体金应保存于4℃的较高浓度中，以备后续使用。需特别注意的是，一旦出现非特异性凝集现象，则该免疫胶体金不得再行使用，确保实验结果的准确性和可靠性。

（二）实验的流程

第一，免疫胶体金光镜染色法。细胞悬液涂片或组织切片可用胶体金标记的抗体进行染色，也可在胶体金标记的基础上，以银显影液增强标记，使被还原的银原子沉积于已标记的金颗粒表面，增强胶体金标记的敏感性。

第二，免疫胶体金电镜染色法。可先用胶体金标记的抗体或抗抗体与负染病毒样本或组织超薄切片结合，然后进行负染，可用于病毒形态的观察和病毒检测。

第三，斑点免疫金渗滤法。微孔滤膜（如膜）作为载体，先将抗原或抗体点于膜上，封闭后加待检样本，洗涤后用胶体金标记的抗体检测相应的抗原或抗体。

第四，胶体金免疫层析法。将特异性的抗原或抗体以条带状固定在膜上，胶体金标记试剂（抗体或单克隆抗体）吸附在结合垫上，当待检样本加到试纸条一端的样本垫上后，通过毛细作用向前移动，溶解结合垫上的胶体金标记试剂后相互反应，再移动至固定的抗原或抗体的区域时，待检物与金标试剂的结合物又与之发生特异性结合而被截留，聚集在检测带上，可通过肉眼观察到显色结果。该方法现已发展成为诊断试纸条，使用十分方便。

由于胶体金产品的使用者遍布于各个层级和部门，所以他们在判断结果时表现出较大的主观性，判定时间也缺乏统一标准。特别是在不同的工作环境、温度和湿度条件下，他们往往根据标志线显色时间的直观感受来判定结果，而未能严格遵循厂家规定的有效时间。因此，为了确保实验结果的准确性和可靠性，工作人员在进行检测时应当具备辨识假阳性、假阴性现象及异常条带的能力，并能够在发现问题后，及时进行复检或结合其他相关检测方法重新进行检测，从而进行结果的比对和确认，最终避免漏检和错检的发生。

（三）实验注意事项

第一，蛋白质的预处理。蛋白质应先对低离子强度的水透析，去除盐类成分。然后用微孔滤膜或超速离心除去蛋白质溶液中的细小微粒。

第二，低盐浓度的缓冲液。过量盐可使金颗粒发生凝集。

第三，pH 接近蛋白质等电点或略偏碱性。蛋白质所处溶解状态最适合偶联，蛋白质分子在金颗粒表面的吸附量最大。

第四，蛋白质最适用量的选择。能使胶体金稳定的最适蛋白量再加 10% 即最佳标记蛋白量。

第五，胶体金与蛋白质偶联后，加入稳定剂，以免产生凝集。一般选用 PEG（分子量为 20000）和牛血清白蛋白作为稳定剂。

第二节　脂类相关的检测技术

脂类种类多且结构复杂的特性，决定了其在生命体内功能的多样性和复杂性。脂类分子不由基因编码，独立于从基因到蛋白质的遗传信息系统之外，这决定了其在生命活动或疾病发生发展中的重要性。一些原来认为与脂类关系不大甚至不相关的生命现象和疾病可能与脂类及其代谢关系十分密切。近年来种种迹象表明，在分子生物学取得重大进展的基础上，脂类代谢研究将再次成为生命科学和医药学的前沿领域。脂类是脂肪和类脂的总称。脂肪即甘油三酯（Triglyceride，TG），也称为三脂酰甘油（Triacylglycerol，TAG）。类脂包括胆固醇及其酯、磷脂和糖脂等。

一、油红 O 染色方法

油红 O 染料对脂肪变性、脂质沉积的组织器官有良好的溶脂及吸附作用，它具有操作简便、色彩鲜亮等特点，优于苏丹Ⅲ染液，被广泛运用于临床和科研病理工作中。针式滤膜过滤器原用于过滤色谱分析样品及流动相，对色谱柱的保护、防止进样阀和输液泵管系统被污染等具有较好的作用，并广泛应用于无菌实验、胶体分离及质量与微量分析。油红 O 染液中含醇类物质易挥发且杂质多，因此，传统染色需要异丙醇漂洗分色，整个步骤历时较长且不易控制，对人体也有吸入性危害。

（一）实验的准备

样本制片：高脂小鼠肝脏组织样本 15 例。

试剂：油红 O 染液；苏木精；1% 盐酸乙醇；异丙醇；双蒸水；甘油明胶。

器具：针式滤膜过滤器（Millipore 0.22μm，SLGP033RB）；5mL 无菌注射器；10mLEP 管；湿盒。

（二）实验的流程

1. 传统油红 O 染色方法

（1）常规冷冻切片将高脂小鼠肝脏样本切片 6 ~ 8μm 厚，贴于载玻片，立即置于 10% 中性福尔马林固定 3min，双蒸水清洗。

（2）取油红 O 储备液与双蒸水按 3 ∶ 2 混合后，装入洁净 EP 管静置 10min。

（3）将切片放入 60% 异丙醇清洗后置于配制好的油红 O 染液 10min。

（4）用 60% 异丙醇清洗多余染液，双蒸水清洗 3 次。

（5）苏木精复染 1min，1% 盐酸乙醇分化，流水返蓝 3min。

（6）甘油明胶封固。

2. 针式滤膜过滤器的油红 O 染色法

（1）常规冷冻切片将高脂小鼠肝脏样本切片 6 ~ 8μm 厚，贴于载玻片，立即置于 10% 中性福尔马林固定 3min，双蒸水清洗。

（2）取油红 O 储备液与双蒸水按 1 ∶ 1 混合，装入洁净 EP 管内备用。

（3）将切片从水中取出沥水后平铺于湿盒内，注意不要干片。

（4）用注射器吸取配制好的油红 O 染液，从针式滤膜过滤器（0.22μm）上端接口处注入，过滤后的染液直接经过滤器下端均匀滴染在组织处，约 30s 后放入双蒸水中清洗 1 次。

（5）苏木精复染 1min，1% 盐酸乙醇分化，流水返蓝 3min。

（6）甘油明胶封固。

（三）实验注意事项

在进行油红染色实验时，确保试剂的挥发得到妥善控制是至关重要的。挥发过多不仅可能导致试剂的浪费，还可能对实验结果产生不良影响。这是因为油红染色试剂在挥发过程中，其浓度和成分都可能发生变化，一旦浓度过高，就会在染色过程中形成背景沉淀。背景沉淀的出现，会严重干扰我们对目标样本的观察和判断，使实验结果失真，甚至可能误导我们对样本特性的解读。因此，我们在进行油红染色时，一定要严格控制实验环境，确保试剂瓶密封良好，避免挥发过多。同时，也要注意定期对试剂进行检查和更换，确保试剂的新鲜度和有效性。只有这样，我们才能获得准确、可靠的实验结果，为科研和医学诊断提供有力的支持。

二、苏丹Ⅲ和苏丹Ⅳ联合法

苏丹红染料在脂类物质中的溶解度大于其在溶剂中的溶解度，如果染料与含有脂类的试样接触，便有大量染料进入脂类物质的结构内，使这些结构呈红色。多用苏丹红染料、尼罗兰等溶于脂类的染料染色，使脂质呈色；也可用四氧化锇染色，脂肪酸或胆碱可使四氧化锇还原为二氧化锇而呈黑色。

（一）实验的准备

原代细胞。

试剂配制：苏丹Ⅲ 0.2g，70% 酒精 50mL，苏丹Ⅳ 0.5g，丙酮 50mL。

脂类组织固定液：首选固定液是甲醛，它可较好地保存脂类物质。

（二）实验的流程

第一，用经过甲醛固定的组织作冰冻切片，厚约 10 ~ 15μm，切完后放入蒸馏水中，染色前放入 50% ~ 70% 酒精清洗。

第二，用苏丹Ⅲ和苏丹Ⅳ染液染 5min。

第三，用 70% 酒精分化。

第四，水洗。

第五，苏木素浅染细胞核。

第六，水洗，必要时分化。

第七，蓝化，如为漂浮染色，此时应将切片附贴于载片。

第八，甘油明胶封固。

在实验过程中，脂类物质呈现橘红色或鲜红，核为蓝色。

（三）实验注意事项

第一，苏丹Ⅲ和苏丹Ⅳ是偶氮类染料，不溶于水，配制时只能用酒精或丙酮当溶剂。

第二，进入染液前，切片要经过酒精清洗，但酒精浓度不能太高，这样染液可以减少沉淀。

第三，最好用漂浮染色法，这样可充分显示脂类物质。

三、苏丹黑B染色法

苏丹黑B为重氮染料，能使中性脂肪呈蓝黑色，显示磷脂效果更好。当组织切片置于染料时，苏丹黑B离开染液而溶于组织内的脂滴中，使组织内的脂类着色。苏丹黑B可与大多数脂类高度结合，故在组织化学上常用此法作为脂类存在的依据。标本不采用含有乙醇的固定液（如需要固定可采用10%的福尔马林），也不采用石蜡切片，需用冰冻切片或碳蜡切片。

（一）实验的准备

试剂配制：苏丹黑B（sudan black B）0.5g，70%酒精100mL。取一个三角烧杯，先加入酒精，再加入苏丹黑，在水浴中边加热边搅拌，直至沸腾2～3min，取出待冷却后过滤，溶液保存于小磨砂瓶中。

（二）实验的流程

第一，将福尔马林固定的组织恒冷箱冰冻切片，附贴于载片上或收集于装有蒸馏水的小烧杯中，厚5～10μm。

第二，用50%～70%酒精稍洗切片。

第三，在苏丹黑B染液中染色5～15min。

第四，用50%～70%酒精洗去多余染液。

第五，用蒸馏水洗。

第六，用0.1%核固红染细胞核10min。

第七，用自来水洗10min。

第七，擦去切片上多余的水分。

第八，甘油明胶或水性封片剂封固。

在实验过程中，脂类物质呈黑色，细胞核呈红色。

（三）实验注意事项

第一，标本不宜采用含有乙醇的固定液，也不宜用石蜡切片，需用冰冻切片。

第二，在染色过程中，必须防止染料发生沉淀，故切片入染液时应密封，勿与流动空气接触，避免溶液挥发时发生沉淀。

第三，冰冻切片较易着色，复染时应避免过染。

第四，苏丹染料容易褪色，应密闭保存。

第五，甘油明胶封固的样本保存时间不长。如需长期保存，可以在盖玻片与载玻片交界的边缘用中性树胶封闭。

四、漂浮染色法

（一）实验的准备

材料：冰冻切片，苏木素染料。

（二）实验的步流程

第一，选用固定好的组织，用恒冷切片或二氧化碳等冰冻切片均可，切片厚度为 5 ~ 10μm，收集于小烧杯中，内装有蒸馏水。

第二，用玻璃弯钩，将切片钩出，于 50% ~ 70% 的酒精中稍洗。

第三，将切片钩入染液（上述三种方法中的任一种染液中）浸染 5 ~ 10min。

第四，于 50% ~ 70% 酒精中洗去多余染液。

第五，于苏木素染液中染 2min。

第六，水洗 5 ~ 10min。

第七，挑选完整的切片，先浸入 50% ~ 70% 酒精中，然后放入水中，此时切片由于酒精中的张力，能平整地裱于水的表面，取出载玻片，将切片捞于载玻片上，擦干周边的水分，用甘油明胶或水性封固剂封固切片。

（三）实验注意事项

第一，上述方法被广泛应用于相关领域，这些方法具有操作简便、易于掌握，且效果显著的特点。

第二，对于用于脂类染色的组织样本，应避免使用含有酒精的固定液进行固定处理。反之，应当选择福尔马林或福尔马林钙等固定剂。

第三，在进行脂类染色时，切片不应采用石蜡切片法，而应选择各种冰冻切片技术。

第四，为了获得更好的染色效果，推荐使用漂浮染色技术。该技术能够使切片更加充分地染色，并且对于脂类的保存效果更佳。

第五，在漂浮染色过程中，当切片从 70% 酒精转移到水中时，由于酒精的作用，切片可能会浮于水面并发生旋转。这可能导致切片因碰撞而破裂，从而影响其完整性。为了避免这种情况，可以使用玻璃钩小心地将切片放入水中，确保其不会浮出水面。当切片上的酒精挥发后，切片会自然沉入水中或染液中。

第六，在封固切片时，不应采用烤干或自然风干的方法。相反，应在湿片状态下进行封片处理。

第七，如果切片出现过多的气泡，不应强行将其压出。应先将切片放入水中，退去盖片，然后重新进行封片处理。强行压出气泡可能导致脂滴移位的风险。

第八，染色时间应根据不同组织中所含脂类物质的种类和数量来确定，而不是一概而论。

第九，染液与水接触容易发生沉淀反应。因此，在染色过程中应尽量减少切片中的水分含量，并在进入染液之前尽量擦干切片。

第十，配制好的染液应密封保存，以减少与空气的接触，防止因氧化或挥发而导致的沉淀现象。

五、Schultz 法

（一）实验的准备

试剂配制：醋酸—硫酸混合液、冰醋酸 10mL、浓硫酸 10mL。取一容器，先盛入冰块或冰水，将冰醋酸装于小瓶后置入冰块中，再加入硫酸，混合并静置数分钟后取出即可。

（二）实验的流程

第一，组织固定于 10% 福尔马林 2d。

第二，冲洗组织，冰冻切片 10 ~ 20μm。

第三，切片用蒸馏水稍洗。

第四，用 2.5% 铁明矾水溶液氧化切片 2d 或更长。

第五，蒸馏水洗。

第六，将切片捞于载玻片上，擦干四周水分，但勿令切片干燥。

第七，滴入反应液于切片上并随之盖上盖玻片。

在实验过程中，胆固醇和胆固醇酯呈绿色反应，当反应时间延长至 30min 时，反应物则转变为棕褐色。

（三）实验注意事项

第一，胆固醇和胆固醇酯显示好坏取决于切片氧化的程度，本方法用 2.5% 的铁明矾氧化 2d 或更长，如果在 2d 里的氧化效果不好，则可再延长氧化时间。

第二，皮尔斯主张 2.5% 的铁明矾用 0.2mol/L 醋酸盐缓冲液来配制，且于 37℃处理 7d。

第三，配制醋酸和硫酸混合液，纯度要求较高，应用分析纯以上，如纯度较低、杂质含量较高，混合后会产生大量的气泡，影响观察。

第三节　组学技术的具体运用

一、蛋白质组学技术及其运用

蛋白质组学（Proteomics）是指应用各种技术手段来研究蛋白质组的一门新兴科学，其目的是从整体角度分析细胞内动态变化的蛋白质组成成分、表达水平与修饰状态，了解蛋白质之间的相互作用与联系，揭示蛋白质功能与细胞生命活动规律。蛋白质组学包括细胞器蛋白质组学和表达蛋白质组学，前者通过纯化细胞器或用质谱仪鉴定蛋白质复合物组成来确定蛋白质在亚细胞结构中的位置，后者则把细胞、组织中的所有蛋白质建立定量表达图谱或扫描 EST 图。蛋白质组学研究方法主要有两种，即基于胶（Gel-based）的方法和基于质谱（MS-based）的方法。

（一）双向凝胶电泳技术及其运用

双向凝胶电泳（Two-dimensional gel electrophoresis，2-DE）是一种结合了等电聚焦电泳（Isoelectric Focusing，IEF）和 SDS- 聚丙烯酰胺凝胶电泳（Sodium Dodecyl Sulfate-Polyacrylamide Gel Electrophoresis，SDS-PAGE）的高分辨率蛋白质分析方法。在该方法的第一个维度，基于蛋白质的等电点（PI）差异，利用等电聚焦技术进行分离。随后，在第二个维度，使用 SDS-PAGE 按照蛋白质的分子质量进行进一步分离。由于等电聚焦和分子质量这两个参数是相互独立的，因此，可以在最终的凝胶上获得高清晰度的蛋白质二维图谱。该技术能够在同一块凝胶上分辨数以千计的蛋白质和多肽，特别适合于组织和细胞样品中大规模蛋白质分离。它对于研究蛋白质的基本理化属性（如等电点和分子量）、蛋白质纯化、表达水平的比较分析及结合质谱技术进行特定蛋白质鉴定等方面都极为有用，因此被认为是蛋白质组学领域的一项标准分析技术。

1. 实验方法

（1）样品制备过程的优化。蛋白质样本的制备：对于组织、细胞和细菌样本，首先加入匀浆缓冲液，然后在冰浴条件下采用机械或超声波方法进行匀浆破碎，最后将样本在 4℃下以 13000g 的离心力进行 15min 的离心，取上层清液作为样品。

（2）样品的预处理。常用的样品预处理方法包括：利用逐渐增强的溶剂进行连续提取；亚细胞结构的分级分离；有选择性地分离含量最丰富的蛋白质组分；利用色谱技术进行分离，如凝胶过滤、离子交换或亲和色谱等。

（3）水化上样。

第一，从冰箱中取出 IPG 胶条，室温下放置 10min。

第二，沿着水化槽的边缘从左向右加入样品（槽两端各 1cm 不加样品），中间样品液一定要连贯，不要产生水泡，否则会影响胶条中蛋白质的分布。

第三，用镊子轻轻撕去 IPG 胶条的保护层（碱性端胶脆弱，应该小心操作）。

第四，将 IPG 胶条胶面朝下轻轻置于水化盘中样品液上（不要将样品液弄到胶条背面，因为这些溶液不但不会被胶条吸收，还会使胶条下面产生气泡，如果有气泡，则来回移动胶条，直到赶走气泡）。

第五，放置 40min，直到大部分的样品被胶条吸收，慢慢加入矿物油，防止胶条水化过程中液体蒸发。

第六，将等电聚焦仪放于 -20℃，水化 11 ~ 15h。

（4）等电聚焦。

第一，将电极置于聚焦盘的正负极上，加去离子水 5 ~ 8μL。

第二，取出水化好的胶条，将矿物油沥干，胶面朝下，然后将其置于润湿好的滤纸片上，去除表面的不溶物。

第三，将 IPG 胶条面朝下置于聚焦盘中，胶条的正极对应聚焦盘的正极，确保胶条与电极紧密接触。

第四，在每根胶条上滴 2 ~ 3mL 的矿物油。

第五，对好正负极，盖好盖子。设置等电聚焦程序。

第六，聚焦结束的胶条，立即进行平衡，第二向 SDS-PAGE 电泳保存于 -20℃，电泳前 10min 时取出。

（5）SDS-PAGE 电泳。

第一，配制 12% 的丙烯酰胺凝胶。

第二，配制胶条平衡缓冲液。

准备厚滤纸，聚焦好的胶条胶面朝上放在其中一份干的厚滤纸上，将另一份厚滤纸用 Millio 水浸湿，吸取多余水分，然后直接置于胶条上，轻轻吸干胶条上的矿物油及多余样品，这样可以减少凝胶染色时出现的纵条纹。

第四，将胶条转移至样品水化盘中，加入 6mL（17cm IPG）平衡缓冲液 1，在水平摇床上摇晃 15min。

第五，配制胶条平衡缓冲液 2，第一次平衡技术后，滤纸上离去多余的液体，放在平衡缓冲液 2 中，继续在水平摇床上缓慢摇晃 15min。

第六，用滤纸吸去 SDS-PAGE 胶上方玻璃板间多余的液体，将第二向凝胶放在桌面上，凝胶的顶部面对自己。

第七，琼脂糖液体加热溶解，在 100mL 量筒中加入 TGS 电泳缓冲液。

第八，第二次平衡结束，取出胶条，用滤纸吸去多余的平衡液，用镊子夹住胶条一端，使胶面完全浸入电泳缓冲液中，漂洗几次。

第九，将胶条背面朝向玻璃板，轻轻放在长玻板上，加入琼脂糖封胶液。

第十，注意不要在胶条下产生气泡，将胶条和聚丙烯酰胺凝胶面完全接触，放置几分钟，待琼脂糖凝固。

第十一，打开二向电泳制冷仪，调温度至15℃。

第十二，将凝胶电泳转移至电泳槽中，加入电泳缓冲液，接通电源，一开始低电流，待样品完全走出IPG胶条，浓缩成一条线后，加大电流，溴酚蓝指示剂到达底部边缘时停止电泳，进行染色观察。

实验过程中要用图像扫描仪、激光光密度计、电荷耦合装置将染色的蛋白图谱数字化，经过计算机处理，给出所有蛋白质点的准确位置和强度并进行对比。

2. 注意事项

蛋白质双向电泳分离技术是多步骤、多试剂的实践性很强的实验技术，受样品制备、浓度测定、上样方式、上样量、试剂配制、实验细节、染色方法等因素影响。样品制备是双向电泳成功的关键步骤，其具体方法依据研究目的不同而略有差异，需要考虑的因素包括蛋白质的等电点范围、电荷数、相对分子质量；样品的溶解性和疏水性；蛋白质变性和还原；蛋白质相互作用去除；核酸及其他干扰分子去除；高丰度或不相关蛋白质去除；等等。要防止样品在聚焦时发生蛋白聚集、沉淀和样品制备过程中发生提取后化学修饰。为了得到较好的分辨率、最大数量的蛋白点、少的条纹和弱背景，应考虑到pH梯度的宽窄、分离距离和样品蛋白的复杂程度。实验细节是另外一个成功的关键，双向电泳操作人员在实验过程中要严格控制每一步骤、认真检查每个试剂，这样才能获得高质量、高重复性的电泳图谱。

3. 技术运用

蛋白质组学可用于研究与生命科学有关的许多领域，如基础医学、临床医学、生物医学及医药工业等。研究蛋白质组学有助于发现疾病的生物标志分子，在疾病的鉴别诊断、治疗、疫苗研制、药效分析及新药开发等领域有着广阔的发展前景。目前，许多研究者利用双向电泳对人体的各种组织、器官、细胞进行了研究，为疾病的诊治及了解发病机制提供了新的手段。

（二）Western免疫印迹技术及其运用

Western免疫印迹（Western Blot）是先将蛋白质转移到膜上，然后利用抗体进行检测的方法。对于已知表达蛋白，可用相应抗体作为一抗进行检测；对于新基因的表达产物，可通过融合部分的抗体检测。

Western Blot采用的是聚丙烯酰胺凝胶电泳，被检测物是蛋白质，“探针”是抗体，“显色”用标记的二抗。经过PAGE分离的蛋白质样品，转移到固相载体（如硝酸纤维素薄膜）上，固相载体以非共价键形式吸附蛋白质，且能保持电泳分离的多肽类型及其生物学活性不变。以固相载体上的蛋白质或多肽作为抗原，先与对应的抗体发生免疫反应，再与酶或同位素标记的第二抗体发生反应，经过底物显色或放射自显影以检测电泳分离的特异性目的基因表达的蛋白成分。该技术也被广泛应用于检测蛋白水平的表达。

蛋白质印迹法是将蛋白质混合样品经 SDS-PAGE 后，分离为不同条带，其中含有能与特异性抗体（或 McAb）相应的待检测的蛋白质（抗原蛋白），先将 PAGE 胶上的蛋白条带转移到 PVDF 膜上（这一过程被称为 blotting），以利于随后的检测能够顺利进行，随后将 PVDF 膜与抗血清一起孵育，使第一抗体与待检的抗原决定簇结合（特异大蛋白条带），再与酶标的第二抗体反应，即检测样品的待测抗原并可对其定量。

1. 材料准备

（1）仪器及材料：蛋白质电泳系统、蛋白质半干转移槽、硝酸纤维素膜、杂交箱、台式离心机、滤纸等。

（2）试剂：SDS-PAGE 试剂。

（3）匀浆缓冲液：Tris-HCl、SDS、β－巯基乙醇、ddH$_2$O。

（4）转膜缓冲液：Tris base、甘氨酸。

（5）封闭液：5% 脱脂奶粉、TBST。

（6）抗体稀释液：0.5%BSA、TBST。

（7）终止缓冲液：Tris、EDTA。

2. 实验方法

（1）蛋白质样品制备。组织、细胞、细菌样品加匀浆缓冲液，机械或超声波冰浴匀浆破碎。后于 4℃、13000g 离心 15min，取上清液作为样品。

（2）电泳。制备电泳凝胶，进行 SDS-PAGE。

（3）转膜。蛋白质经 SDS-PAGE 分离后，必须从凝胶中转移到固相支持物上，固相支持物具有牢固结合蛋白又不影响蛋白质 Ag 活性的特点，而且支持物本身还有免疫反应惰性等特点，常用的支持物有硝酸纤维膜（NC 膜）或 PVDF 膜。蛋白质从凝胶向膜转移的过程普遍采用电转印法，分为半干式电转印和湿式电转印两种模式。

第一，半干式电转印。Tris/ 甘氨酸 -SDS-PAGE 结束后，取出凝胶，在 Tris/ 甘氨酸缓冲液中漂洗数秒。取凝胶方法：用刀片将两玻璃板分开，将多余的凝胶划去，上部以浓缩胶为准全部弃去，下部以分子量标准最小分子带下一点全部划去，取一 10mL 注射器注满转印缓冲液，插入玻璃板与凝胶之间注水，利用水的压力将两者自然分开，边推边进，反复多次注水，直至凝胶从玻璃板上滑落下来。将 NC 膜和滤纸切出与凝胶一样大小，置转移缓冲液中湿润 5 ~ 10min。按照以下顺序放置滤纸、凝胶和 NC 膜到半干槽中。每层之间的气泡要全部去除。可以先用 10mL 吸管轻轻在上一层滚动去除气泡，然后用一绝缘的塑料片将中间挖空，其范围与凝胶一样大小或略小一点，以防电流直接从没有凝胶处通过造成短路，盖好阳极电极板。

第二，湿式电转印。Tris/ 甘氨酸 -SDS-PAGE 结束后，取出凝胶，在 Tris/ 甘氨酸缓冲液中漂洗数秒。取出凝胶方法同半干式电转印。

打开电转印夹，先在每侧垫上一块专用的用转印液浸泡透的海绵垫，再各放一块转印液浸透的滤纸，滤纸与海绵垫大小相同或与 NC 膜、凝胶大小相同均可，然后将凝胶平放在阴极侧滤纸上，最后将 NC 膜平放在凝胶上，去除气泡，夹好电转印夹。

电泳槽加满电转印液，插入电转印夹，将电泳槽放入冰箱内（电转印液之前要放入冰箱内预冷），连接好电极，接通电流，转印夹的 NC 膜应对电泳槽的正极。①PVDF 膜的准备，裁 5cm × 9cm 的 PVDF 膜，用甲醇浸透 2 ~ 5min，Transfer buffer 浸透 30min。②三明治装置中的海绵垫、滤纸用 Transfer buffer 浸透。③起胶，去浓缩胶，将胶卸下，按照阴极—海绵—滤纸—凝胶—PVDF 膜—滤纸—海绵—阳极的顺序安放好三明治的转运槽。④注意膜、滤纸、胶大小相当，尤其滤纸不能过大，防止短路，黑色的转运板对阴极，白色的转运板对阳极。⑤ 45 ~ 50V 转膜过夜，14 ~ 16h，4℃或在冰盒中转膜。从转膜完毕后所有的步骤，一定要注意膜的保湿，避免膜的干燥。⑥转膜完毕，取出膜，同时将凝胶用考马斯亮蓝染色观察转移效果及初步比较各孔蛋白质上样量。

（4）免疫反应。

第一，洗转印膜：室温漂洗 3 次 × 10min，以尽量洗去转印膜上的 SDS，防止影响后面的抗体结合。

第二，封闭：加入足量封闭液，平稳摇动，室温 2h。

第三，弃封闭液，用 1 × TBS-T，pH7.6 洗液，室温漂洗 3 次 × 10min。

第四，一抗按合适稀释比例用一抗稀释液稀释，加入杂交瓶内，4℃缓慢摇动杂交 12h 以上。

第五，移去一抗孵育液，用足量洗液震荡洗涤 3 次 × 10min。

第六，将碱性磷酸酶偶联的二抗用封闭液按 1 ∶ 5000 稀释，加入杂交瓶内，室温震荡孵育 1h。移去二抗孵育液，用足量洗液震荡洗涤 3 次 × 10min。

第七，洗膜 1 × TBST 清洗 3 次 ×（10 ~ 15）min，洗膜要充分，可适当增加洗涤次数。

第八，显色：在一个刚好能放置结合有抗体的膜的小盘中加入 10mL 碱性磷酸酶缓冲溶液，加入 66μL 的 NBT 溶液和 33μL 的 BCIP，使终浓度为 0.3mg/mL 和 0.15mg/mL，将膜放在盘中温和摇动 2 ~ 3min，至适宜强度的紫褐色条带出现。

第九，终止反应：移去显色液体，加入终止缓冲液。

3. 注意事项

（1）当进行接触滤纸、凝胶和膜的操作时，应戴手套，因为手上的油脂会阻断转移。

（2）配胶时注意一定要将玻璃板洗净，最后用 ddH_2O 冲洗，将与胶接触的一面向下倾斜置于干净的纸巾上晾干。

（3）一抗、二抗的稀释度、作用时间和温度对不同的蛋白质要经过预实验以确定最佳条件。

4. 运用前景

蛋白质印迹法已经广泛应用于科学界，现在被认为是生理学领域的主要技术。这一点在骨骼肌生理学中尤为明显（如解决运动适应的机制）。蛋白质印迹法在研究支持能量代谢、蛋白质代谢和慢性生理适应的调节分子事件方面有着广泛的应用。例如，蛋白质印迹法可用于研究蛋白质的丰度、激酶活性、细胞定位、蛋白质相互作用或翻译后修饰的监测（如包括裂解、磷酸化、泛素化、糖基化、甲基化和类泛素化）。蛋白质印迹法在生物化学研究的许多领域中经常使用，在骨骼肌和运动生理学上的应用正在增加，其是帮助人们更好地理解运动和营养在健康、衰老和疾病中调节转录和翻译的分子途径。

二、基因组学技术及其运用

基因组学是一门新兴学科，致力于对生命有机体的全基因组进行序列分析和功能研究。该学科以分子生物学技术、电子计算机技术和信息网络技术为手段，研究对象为生物体内基因组的全部基因，旨在从整体水平上探索全基因组在生命活动中的作用及其内在规律和内外环境影响机制。相较于单个基因水平的研究，基因组学更能全面揭示生命这一复杂系统的本质和全貌，有助于我们更深入地认识生命活动的规律。基因组研究包含结构基因组学和功能基因组学两大方面，前者以全基因组测序为目标，后者则专注于基因功能的鉴定。这一领域亦被称为后基因组研究，是系统生物学中不可或缺的重要方法。

（一）真核细胞 DNA 的制备与定量技术及其运用

制备基因组 DNA 是进行基因结构和功能研究的重要步骤，通常要求得到片段的长度不小于 100 ~ 200kb。在 DNA 提取过程中应尽量避免使 DNA 断裂和降解的各种因素，以保证 DNA 的完整性，为后续的实验打下基础。一般真核细胞基因组 DNA 有 10^7 ~ 10^9bp，可以从新鲜组织、培养细胞或低温保存的组织细胞中提取，通常是采用在 EDTA 及 SDS 等试剂存在下用蛋白酶 K 消化细胞，随后用酚抽提而实现的。这一方法获得的 DNA 不仅经酶切后可用于 Southern 分析，还可用于 PCR 的模板、文库构建等实验。根据材料来源不同，所采取的材料处理方法也不同，而后的 DNA 提取方法大体类似。但是，都应考虑以下两个原则：防止和抑制 DNase 对 DNA 的降解；尽量减少对溶液中 DNA 的机械剪切破坏。

1. 所用试剂

TE：10mmol Tris-HCl（pH7.8）；1mmol EDTA（pH8.0）。
TBS：25mmol Tris-HCl（pH7.4）；200mmol NaCl；5mmol KCl。
裂解缓冲液：250mmol SDS；使用前加入蛋白酶 K 至 100mg/mL。
20% SDS。
2mg/mL 蛋白酶 K。
Tris 饱和酚（pH8.0）、酚 / 氯仿（酚：氯仿 =1 ： 1）、氯仿。
无水乙醇、75% 乙醇。

2. 实验流程

（1）材料处理。
第一，取组织块 0.3 ~ 0.5cm^3，剪碎，加 TE0.5mL，转移到匀浆器中匀浆。
第二，将匀浆液转移到 1.5mL 离心管中。
第三，加 20% SDS25mL，蛋白酶 K（2mg/mL）25mL，混匀。
第四，60℃水浴 1 ~ 3h。
（2）培养细胞处理。
第一，将培养细胞悬浮后，用 TBS 洗涤一次。
第二，离心 4000g × 5min，去除上清液。
第三，加 10 倍体积的裂解缓冲液。
第四，50 ~ 55℃水浴 1 ~ 2h。
（3）DNA 提取。
第一，加等体积饱和酚至上述样品处理液中，温和、充分混匀 3min。
第二，离心 5000g × 10min，取上层水相到另一 1.5mL 离心管。
第二，加等体积饱和酚，混匀，离心 5000g × 10min，取上层水相到另一管中。
第四，加等体积酚 / 氯仿，轻轻混匀，离心 5000g × 10min，取上层水相到另一管中。如果水相仍不澄清，可重复此步骤数次。
第五，加等体积氯仿，轻轻混匀，离心 5000g × 10min，取上层水相到另一管中。
第六，加 1/10 体积的 3M 醋酸钠（pH5.2）和 2.5 倍体积的无水乙醇，轻轻倒置混匀。
第七，待絮状物出现后，离心 5000g × 5min，弃上清液。
第八，沉淀用 75% 乙醇洗涤，离心 5000g × 3min，弃上清液。
第九，室温下挥发乙醇，待沉淀将近透明后加 50 ~ 100mL TE 溶解过夜。
（4）DNA 定量和电泳检测。
第一，DNA 定量：DNA 在 260nm 处有最大的吸收峰，蛋白质在 280nm 处有最大的吸收峰，盐和小分子则集中在230nm处。因此，可以用260nm波长来分光测定DNA浓度，OD值为1相当于大约50μg/mL双链DNA。如光径为1cm，用H_2O稀释DNA样品n倍并以H_2O为空白对照，根据此时读出的OD_2值即可计算出样品稀释前浓度：DNA（mg/mL）=50×OD_{260}读数 × 稀释倍数/1000。

DNA纯品的OD_{260}/OD_{280}为1.8，故根据OD_{260}/OD_{280}的值可以估计DNA的纯度。若比值较高说明含有RNA，比值较低说明有残余蛋白质存在。OD_{230}/OD_{260}的比值应在0.4～0.5，若比值较高则说明有残余的盐存在。

第二，电泳检测：取1μg基因组DNA用0.8%琼脂糖凝胶上电泳，以检测DNA的完整性，或多个样品的浓度是否相同。电泳结束后在点样孔附近应有单一的高分子量条带。

3. 注意事项

（1）所有用品均需要高温高压，以灭活残余的DNA酶。

（2）所有试剂均用高压灭菌的双蒸水配制。

（3）用大口滴管或吸头操作，以尽量减少打断DNA的可能性。

（4）用上述方法提取的DNA纯度可以满足一般实验（如Southern杂交、PCR等）目的。如要求更高，则可进行DNA纯化。

4. 具体运用

在分子生物学领域，从真核细胞中提取并准确测量DNA含量是实验的基础。这一过程涉及细胞裂解、DNA纯化和定量三个关键步骤。首先，研究人员使用化学或物理方法破碎细胞膜和核膜，释放出DNA。其次，通过有机溶剂和离心技术去除蛋白质和其他细胞组分，获得纯净的DNA样品。最后，采用光谱光度计或荧光定量法测定DNA浓度，确保后续实验的准确性。这些技术不仅为遗传信息的复制、转录和翻译提供了物质基础，而且对于理解基因表达调控、疾病诊断及治疗等有着深远影响。例如，准确的DNA量可帮助科学家们进行基因编辑时计算所需的酶和底物比例，保障实验效率和精确性。此外，在法医学中，DNA定量技术也是身份鉴定的关键步骤。随着科技的进步，DNA制备与定量技术正变得更为简便、快捷和自动化。新一代测序技术和数字PCR等方法的发展，使得对极微量样本的分析成为可能。这些技术的运用极大地推动了生命科学的发展，为人类健康和疾病研究开辟了新的途径。

（二）聚合酶链式反应技术及其运用

聚合酶链式反应（Polymerase Chain Reaction，PCR）是一种用于放大扩增特定的DNA片段的分子生物学技术，它被视为生物体外的特殊DNA复制。它是以cDNA为模板，利用变性、退火和延伸多步骤、多循环来扩增目的DNA片段。在该反应过程中，目的DNA

产量呈指数增长，使一些极为微量的 DNA 样品检测成为可能，具有反应特异性强、灵敏度高、简单快捷、对样品纯度要求低等特点。

1. 实验原理

DNA 的半保留复制是生物进化和传代的重要途径。双链 DNA 在多种酶的作用下可以变性解链成单链，在 DNA 聚合酶与启动子的参与下，根据碱基互补配对原则复制成同样的两分子拷贝。在实验中发现，DNA 在高温时也可以发生变性解链，当温度降低后又可以复性成为双链。因此，通过温度变化控制 DNA 的变性和复性，并设计引物作启动子，加入 DNA 聚合酶、dNTP 就可以完成特定基因的体外复制。

类似于 DNA 的天然复制过程，其特异性依赖靶序列两端互补的寡核苷酸引物。PCR 由变性、退火（复性）、延伸三个基本反应步骤构成：①模板 DNA 的变性：模板 DNA 经加热至 90 ~ 95℃一定时间后，使模板 DNA 双链或经 PCR 扩增形成的双链 DNA 解离，使之成为单链，以便它与引物结合，为下轮反应做准备；②模板 DNA 与引物的退火（复性）：模板 DNA 经加热变性成单链后，温度降至 50 ~ 60℃，引物与模板 DNA 单链的互补序列配对结合；③引物的延伸：DNA 模板引物结合物在 DNA 聚合酶的作用下，温度至 70 ~ 75℃，以 dNTP 为反应原料、靶序列为模板，按碱基配对与半保留复制原理、合成一条新的与模板 DNA 链互补的半保留复制链，重复循环变性、退火、延伸三个过程，就可获得更多的“半保留复制链”，这种新链又可成为下次循环的模板。每完成一个循环需 2 ~ 4min，2 ~ 3h 就能将待扩目的基因扩增放大几百万倍。

2. 实验准备

仪器：PCR 仪、离心机、电泳仪等。

材料：DNA 模板、对应目的基因的特异引物。

试剂：① 10×PCR 缓冲液，提供适宜的 pH 和离子强度，以优化 PCR 反应条件。② 2mmol/L dNTP 混合液，包含等物质的量浓度的脱氧核苷酸三磷酸盐：dATP、dCTP、dGTP、dTTP，作为 DNA 合成的原料。③ Taq DNA 聚合酶，一种热稳定的 DNA 聚合酶，用于在高温条件下催化 DNA 链的合成。

3. 反应条件

PCR 反应条件为温度、时间和循环次数。

（1）温度与时间的设置：基于 PCR 原理三步骤而设置变性、退火、延伸三个温度点。在标准反应中采用三温度点法，双链 DNA 在 90 ~ 95℃变性，再迅速冷却至 40 ~ 60℃，引物退火并结合到靶序列上，然后快速升温至 70 ~ 75℃，在 TaqDNA 聚合酶的作用下，使引物链沿模板延伸。

（2）引物的复性温度可通过以下公式帮助选择合适的温度：

$$\text{Tm 值（解链温度）}=4(G+C)+2(A+T) \tag{6-1}$$

$$\text{复性温度}=\text{Tm 值}-(5 \sim 10^\circ C) \tag{6-2}$$

在 Tm 值允许范围内，选择较高的复性温度可减少引物和模板间的非特异性结合，提高 PCR 反应的特异性。

（3）复性时间一般为 30 ~ 60s，足以使引物与模板之间完全结合。现在有些 PCR 因为扩增区很短，即使 Taq 酶活性不是最佳也能在较短的时间内复制完成，因此可以改为两步法，即退火和延伸同时在 60 ~ 65℃进行，以减少一次升降温过程，提高了反应速度。

4. 循环参数

（1）预变性。模板 DNA 完全变性对 PCR 能否成功至关重要，一般 95℃加热 3 ~ 5min。

（2）引物退火。退火温度一般需要凭实验（经验）决定。退火温度对 PCR 的特异性有较大影响。

（3）引物延伸。引物延伸一般在 72℃（Taq 酶最适温度）进行。延伸时间随扩增片段长短及所使用 Taq 酶的扩增效率而定。

（4）循环中的变性步骤。循环中一般于 95℃、30s 足以使各种靶 DNA 序列完全变性：变性时间过长损害酶活性，过短则靶序列变性不彻底，易造成扩增失败。

大多数 PCR 含 25 ~ 35 个循环，过多易产生非特异扩增。在最后一个循环后，反应在 72℃维持 5 ~ 15min，使引物延伸完全，并使单链产物退火成双链。

5. 实验步骤

标准的 PCR 过程分为以下三步。

（1）DNA 变性（90 ~ 96℃）：双链 DNA 模板在热作用下，氢键断裂，形成单链 DNA。

（2）退火（复性）（40 ~ 65℃）：系统温度降低，引物与 DNA 模板结合，形成局部双链。

（3）延伸（68 ~ 75℃）：在 Taq 酶（72℃左右最佳的活性）的作用下，以 dNTP 为原料，从引物的 5′ 端→3′ 端延伸，合成与模板互补的 DNA 链。每一循环经过变性、退火和延伸，DNA 含量即增加一倍。

6. 注意事项

尽管扩增序列残留污染是导致假阳性反应的主要原因，但样品间的交叉污染亦不可忽视。因此，在进行扩增反应时，必须保持高度的谨慎和专注，同时在样品的收集、抽提和扩增等环节中，均应采取以下措施。

（1）佩戴一次性手套，若不慎溅上反应液，应立即更换手套。

（2）使用一次性吸头，严禁与 PCR 产物分析室的吸头混用。吸头应避免长时间暴露于空气中，防止气溶胶污染。

（3）为避免反应液飞溅，打开反应管前应先进行离心，使液体集中于管底。若不慎溅到手套或桌面上，应立即更换手套并用稀酸擦拭桌面。

（4）在处理多份样品时，为提高操作效率和精确度，并减少污染风险，应先混合 dNTP、缓冲液、引物和酶等试剂，再进行分装。

（5）在加入反应模板后，应确保反应管紧密封闭。

（6）在操作过程中，应设立阴阳性对照和空白对照，以验证 PCR 反应的可靠性，并评估扩增系统的可信度。

（7）尽可能使用可替换或可高压处理的加样器，以减少产物气溶胶或标本 DNA 的污染风险。若无法获得此类特殊加样器，则在 PCR 操作过程中，加样器应专用，不得交叉使用，特别是 PCR 产物分析所用的加样器不得带入其他区域。

（8）对于实验结果，应重复验证，确保其准确性，并谨慎得出结论。

7. 具体应用

（1）实时荧光定量 PCR。通过实时检测 PCR 扩增反应中每个循环产物的荧光信号，我们可以对起始模板进行精确的定量和定性分析。在实时荧光定量 PCR 反应中，引入了一种特殊的荧光化学物质。随着 PCR 反应的进行，反应产物不断积累，荧光信号强度也相应地等比例增强。在每个循环结束时，我们都会收集一个荧光强度信号，这样，通过监测荧光强度的变化，我们就能够准确地掌握产物量的动态变化，进而生成一条荧光扩增曲线图。

一般而言，荧光扩增曲线可分为三个阶段：荧光背景信号阶段、荧光信号指数扩增阶段和平台期。在荧光背景信号阶段，由于扩增的荧光信号较弱，常常被背景信号掩盖，因此，在这个阶段我们无法准确地判断产物量的变化。而当进入平台期后，由于扩增产物已不再呈指数级增长，因此也无法进行精确的定量分析。

值得注意的是，PCR 的终产物量与起始模板量之间并不存在线性关系，因此，我们不能简单地根据最终的 PCR 产物量来推算起始 DNA 的拷贝数。然而，在荧光信号指数扩增阶段，PCR 产物量的对数值与起始模板量之间却存在线性关系。因此，这个阶段是进行定量分析的最佳选择。

此外，这种技术不仅具备 DNA 模板的定量能力，还拥有许多显著的优势。比如，它具有极高的灵敏度和特异性，能够保证结果的可靠性；同时，它还能够实现多重反应，提高了实验的效率和准确性；此外，该技术还具有高度的自动化和环保性，能够实时、准确地提供实验结果。因此，实时荧光定量 PCR 技术已经广泛应用于分子生物学研究和医学研究等领域。

（2）数字 PCR。数字 PCR，即 Digital PCR（dPCR），是一种用于核酸分子绝对定量的技术。与 qPCR 相比，数字 PCR 通过直接计数 DNA 分子个数来提供起始样品的绝对定量结果。在数字 PCR 实验过程中，可以沿用 qPCR 中使用的引物和探针。然而，数字 PCR 的“单分子模板 PCR 扩增”技术使其灵敏性和准确性显著超越 qPCR。数字 PCR 的过程至少包含三个关键环节：标本的离散、PCR 扩增、荧光信号的收集及数据分析。其中，标本的离散是将含有模板的 PCR 体系分散成数百个或数百万个独立的反应体系，每个反应体系中包含一个或不包含或包含多个核酸模板。随后，对这些单独的反应体系进行 PCR 扩增。扩增结束后，依次读取每个反应体系的荧光信号，确定其为阴性或阳性，并进行统计学分析。通过这一过程，可以直接计算出原始标本中的模板拷贝数。如果单个反应体系包含两个或更多的核酸模板，则可以利用泊松分布进行校正。综上所述，数字 PCR 的原理简明扼要。它无须依赖标准曲线即可实现对标本的绝对定量检测。此外，在解读数字 PCR 结果时，无须设定任何阈值，仅需判断结果为有或无两种状态即可。

（3）多重 PCR。PCR 诊断技术通常采用一对引物扩增特定核酸片段，但在实际应用中，这种方法的效率相对较低。为了提升诊断效率，科研人员引入了多重 PCR 技术。多重 PCR 的反应机制与普通 PCR 类似，均包含变性、退火和延伸三个基本步骤，每个循环产生的 DNA 片段将作为下一轮循环的模板。该技术的主要特点是在同一反应体系中加入多对引物，从而能够同时扩增出多个不同的核酸片段。由于每对引物所扩增的片段长度各异，因此可以利用电泳技术进行区分。与单重 PCR 相比，多重 PCR 的主要区别在于引物的数量和使用浓度。此外，由于需要同时扩增多个目标 DNA 片段，因此在反应体系中 Mg^{2+} 和 dNTP 的用量也需要进行相应的调整。多重 PCR 技术被广泛应用于多种病原微生物的同时检测，以及病原微生物、遗传病和癌基因的分型鉴定等领域。

（4）巢式 PCR，巢式 PCR 是一种改良型的聚合酶链反应技术，通过采用两对 PCR 引物（而非一对）来实现对特定 DNA 片段的扩增。首对引物的功能与常规 PCR 中的引物类似，用于扩增目标片段。而第二对引物，即巢式引物，其特异性结合在第一轮 PCR 产物的内部区域，因此，第二轮 PCR 所扩增的片段长度短于第一轮。巢式 PCR 的优势在于，即便第一轮扩增产生了非特异性片段，第二轮在错误片段上成功配对并扩增的概率也极低，从而确保了扩增的高度特异性。

（5）逆转录 PCR（RT-PCR）。逆转录 PCR（RT-PCR）是一种结合了 RNA 反转录（RT）和 cDNA 聚合酶链式扩增（PCR）的技术。首先通过反转录酶的作用，将 RNA 转化为 cDNA，然后以 cDNA 为模板，通过 PCR 扩增获得目的 DNA 片段。RT-PCR 技术既灵敏又用途广泛，可用于检测细胞中的基因表达水平、细胞中 RNA 病毒的含量以及直接克隆特定基因的 cDNA 序列。作为模板的 RNA 可以是总 RNA、mRNA 或体外转录的 RNA

产物。

（6）重组 PCR。重组 PCR 是一种 PCR 技术，旨在将两个不相邻的 DNA 片段重组在一起。该技术广泛应用于在 DNA 片段的任何位置引入点突变、插入、缺失及连接两个不相邻的 DNA 片段。其基本原理是将突变碱基、插入或缺失片段、一种物质的几个基因片段的部分碱基设计在引物中，先分段对模板进行扩增，去除多余的引物后，将产物混合，再用一对引物对其进行 PCR 扩增，最终得到重组的 DNA 片段。

（7）不对称 PCR。不对称 PCR 是一种采用两种不同浓度引物的 PCR 技术，即高浓度的非限制引物和低浓度的限制性引物，二者浓度之比通常为（50 ~ 100）：1。在 PCR 的最初 10 ~ 15 个循环中，扩增产物主要为双链 DNA（dsDNA）。然而，在第 15 个循环之后，由于限制性引物已耗尽，非限制性引物介导的 PCR 将产生大量单链 DNA（ssDNA）。尽管此时单链 DNA 的生成速率仅为线性，但其浓度已足够满足双脱氧链终止法测定 DNA 序列的需求。

（8）原位 PCR。原位 PCR 是一种结合了 PCR 技术和原位杂交技术的方法。首先使用适当的固定剂（如中性甲醛）对组织或细胞进行固定。然后，用蛋白酶对细胞进行通透处理，确保 PCR 试剂能够进入细胞并与靶序列接触。最后，在 Eppendorf 管中或直接在载玻片上对 DNA 和 RNA 进行细胞内原位扩增。完成后，对产物进行分析并通过显微镜观察结果。

三、糖组学技术及其运用

糖组学侧重于糖链组成及其功能研究，具体内容包括研究糖与糖之间、糖与蛋白质之间、糖与核酸之间的联系和相互作用。糖组学对糖组（主要针对糖蛋白）进行全面的分析研究，包括结构和功能两方面，可分为结构糖组学和功能糖组学两个分支。

（一）糖组学中的糖芯片技术

1. 基本原理

糖芯片技术的原理主要是先将多个不同结构的糖分子通过共价或非共价作用固定在化学修饰后的基质上，与芯片上糖探针有特异作用的样品分子会被吸附，其他无特异作用的分子则在清洗液的冲洗下被洗掉，再利用荧光染色等检测方法就可以将那些有特异作用的分子简单、快速地筛选出来，以实现对待测样品糖蛋白等或糖分子探针本身进行测试和分析。

2. 实验准备

（1）对照。阴性对照：清洗缓冲液；阳性对照 1：生物素化的甘露糖；阳性对照 2：

Human IgG；阳性对照 3：Mouse IgG；阳性对照 4：Rabbit IgG。

（2）需要的材料和缓冲液。有芯片微阵列的载玻片、16 或 8 子阵列的生物芯片分析用围栏；封闭缓冲液：1× 浓度 PBST（含有 1% BSA）；分析缓冲液：糖芯片分析缓冲液，1× 浓度；清洗缓冲液：20mmol Tris-HCl，pH 为 7.6 的 150mmol NaCl、0.05% Tween20（TBST）。

（3）芯片材料准备。打开包装之前，让包装在室温下放置约 20min。打开包装取出要使用的基片后，将未使用的载玻片密封在里面装有干燥剂的、可重复使用的小袋中，并重新在 -20℃下冷藏。避免与基片表面接触，以尽量减少表面污染和磨损。若需要移取基片，请戴上手套再接触基片的边缘。

（4）分析样品准备。将需要测试的样品用分析缓冲液稀释到需要的分析浓度，请确保每个样品都是均匀和彻底地混合。建议的蛋白样品浓度范围是 0.1μg/mL 至 50μg/mL。有些试验可能需要建立更宽的溶度范围，以达到最高的结合信号和最低的荧光背景。这可以通过在同一芯片载玻片上的子阵列分析不同稀释度的样品来实现。对于 16 子阵列的芯片，建议使用 100μL 样品量；而对于 8 子阵列的芯片，建议使用 200μL 的样品量。如果样品很珍贵和稀少，也可以用最小体积 60μL（16 子阵列）和 80μL（8 子阵列）来进行分析。但是，最小体积样品量会增加分析过程中的样品蒸发，导致样品在子阵列表面上的不均匀分布，从而导致分析信号的变化。

3. 实验流程

（1）封闭过程。

第一，打开芯片包装之前，让包装在室温下放置约 20min。打开包装取出要使用的芯片后，将未使用的芯片密封在里面装有干燥剂的可重复使用的小袋中，并重新在 -20℃下冷藏。

第二，在芯片上装上分析用围栏。向每个子阵列中添加封闭缓冲液。对于 16 子阵列的芯片，我们建议使用 100μL 缓冲液；而对于 8 子阵列的芯片，建议使用 200μL 的缓冲液。

第三，用胶膜将子阵列封住，防止封闭液蒸发，在旋转摇床（60r/min）上孵育 30min。

（2）结合试验过程。

第一，除非样本是细菌或细胞，均相样品应在离心机上离心，以免增加芯片的颗粒。

第二，小心将吸管移到子阵列的角上，从每个子阵列中取出封闭缓冲液，操作过程中应避免接触微阵列芯片表面。

第三，立即将分析样品加入各个子阵列中。对于 16 子阵列的芯片，建议使用 100μL 的样品量；而对于 8 子阵列的芯片，建议使用 200μL 的样品量。样品液要覆盖整个子阵列区域，并且要避免在样品液中留下气泡。

第四，用胶膜密封微阵列芯片，防止样品液蒸发。如果样品是荧光标签，要用铝箔纸盖住它在黑暗中孵育 1 ~ 3h（60r/min 摇床上）。如果样品可以很容易地聚合，应使旋转摇床摇动在 100r/min 或更高的速度，以防蛋白质聚集。较长的孵育时间可能增加结合信号，特别是对弱结合样品（如果样本是直接荧光标记的，请直接到第六部分）。

（3）清洗过程。

第一，小心将吸管移到子阵列的角上，从每个子阵列中取出样品，操作过程中应避免接触微阵列芯片表面。

第二，在每个子阵列中加入清洗缓冲液。建议使用 100μL 的缓冲液；而对于 8 子阵列的芯片，建议使用 200μL 的缓冲液。用胶膜封住子阵列，在摇床上孵育 5min（60r/min）。用吸管除去清洗缓冲液并重复此步骤（如果样本是生物素标记的，请直接到第五部分）。

（4）用生物素标记的二抗检测信号过程。

第一，除非样本是细菌或细胞，均相样品在离心机上离心，以免增加芯片的颗粒。

第二，完全移除清洗缓冲液后立即加入生物素标记的二抗样品。建议使用 100μL 的样品量；而对于 8 子阵列的芯片，建议使用 200μL 的样品量。样品液要覆盖整个子阵列区域，并且要避免在样品液中留下气泡。用胶膜密封子阵列并在摇床上孵育芯片 1h（60r/min）。孵育后请重复清洗部分样品。

（5）荧光染色。

第一，离心荧光标记的亲和素避免颗粒进入芯片表面。

第二，完全移除清洗缓冲液后立即加入荧光标记的亲和素。建议使用 100μL 的样品量；而对于 8 子阵列的芯片，建议使用 200μL 的样品量。样品液要覆盖整个子阵列区域，并且要避免在样品液中留下气泡。先用胶膜密封子阵列并用锡箔纸包住芯片避光，然后在摇床上孵育芯片 0.5h（60r/min）。

（6）最终清洗和干燥过程。

第一，小心将吸管移到子阵列的角上，从每个子阵列中取出样品，操作过程中应避免接触微阵列芯片表面。

第二，向每个子阵列中加入清洗缓冲液。建议使用 100μL 的缓冲液；而对于 8 子阵列的芯片，建议使用 200μL 的缓冲液。立即用吸管除去清洗缓冲液并重复此步骤。

第三，先完全移除清洗缓冲液后解除芯片分析围栏，然后将载玻片浸没在清洗缓冲液中并在摇床上孵育芯片 10min（60r/min）。

第四，将载玻片浸没在去离子水中并在摇床上孵育芯片 2min（60r/min）。

第五，数据扫描前让芯片在干净无灰尘的环境中干燥。

（7）数据读取和分析过程。在荧光标记的波长下扫描芯片。调整激光功率和 PMT，以获得尽可能高的信号，但信号不饱和。用微阵列芯片分析软件分析数据。如果有特定的约束力，信号强度应显著高于背景信号（没有打印点的区域）。比较信号强度的标准方法是量化中值信号的亮度数据，减去背景强度。

（8）对照信号的解释。

第一，阴性对照（清洗缓冲液）：阴性对照应产生接近背景强度的信号。微阵列标记：阵列标记应显示强烈的荧光信号，其目的主要是帮助判断子阵列中点的位置。

第二，生物素化的甘露糖（阳性对照 1）：这一阳性对照会直接结合到荧光标记的亲和素上。如果样品已经有荧光标记，该阳性对照就不会有信号了。

第三，IgG（阳性对照 2 ~ 4）：IgG 是一种在血液中发现的抗体，是体液免疫的主要成分。如果糖结合或二级抗体样本是人类、兔子或老鼠的抗 IgG，那么它应该结合到各自的 IgG 对照。

（二）糖组学技术注意事项

第一，要在干净、干燥的封闭环境中处理微阵列芯片。戴上手套，避免触摸芯片表面。

第二，避免在试验期间，特别是长孵育时间试验，使芯片表面干掉。确保胶膜密封完好。

（三）糖组学技术应用前景

在糖组学研究领域，一种创新的方法被开发出来，该方法利用了金（Au）纳米颗粒的局域表面等离子体共振（Localized Surface Plasmon Resonance，LSPR）现象。研究人员设计并制造了一种光学纤维型的糖芯片，其研制步骤如下：

第一，将光纤的端面进行氨酰化处理，以便于进一步的化学修饰。

第二，通过引入含有二硫酚酸基团的 α 类脂，实现其在光纤端面的浓缩。

第三，金纳米颗粒通过金 – 硫键（Au–S covalent bond）稳固地结合到光纤端部。

第四，通过糖链配体的偶联物，将糖分子成功偶联至金纳米颗粒上，形成功能化的纤维型糖芯片，进而用于分析糖分子与蛋白质之间的相互作用。

该纤维型糖芯片在对碳水化合物结合蛋白的特异性、敏感性及定量结合能力方面，与传统的表面等离子体共振（Surface Plasmon Resonance，SPR）传感器相当。然而，在执行此类分析时，相较于传统 SPR 传感器所需的样本量（100L），纤维型糖芯片仅需要极小的样本量（约 10L）。这一显著减少的样本量需求表明，纤维型糖芯片联合 LSPR 技术对于非纯净、微量蛋白样本的分析具有潜在的适用性。这种技术的开发不仅为糖组学研究提供了一种新的工具，还可能为生物标志物的检测和疾病诊断带来新的突破，尤其是在样本稀缺或珍贵的情况下。

第七章

辅助诊断技术中的超声医学概论

超声医学作为辅助诊断技术中的重要环节，以其无创、实时、可重复操作等特点，深受医生和患者的青睐。超声医学不仅能够清晰展示人体内部的结构形态，还能通过多普勒等技术对血流进行动态观察，为疾病的早期发现、定位和定性提供了有力支持。随着超声技术的不断创新与发展，其在肿瘤筛查、心血管评估、产前诊断等领域的应用日益广泛。鉴于此，本章将主要研究声波与超声波解读、超声波的物理与声场特性、超声诊断原理与基本方法。

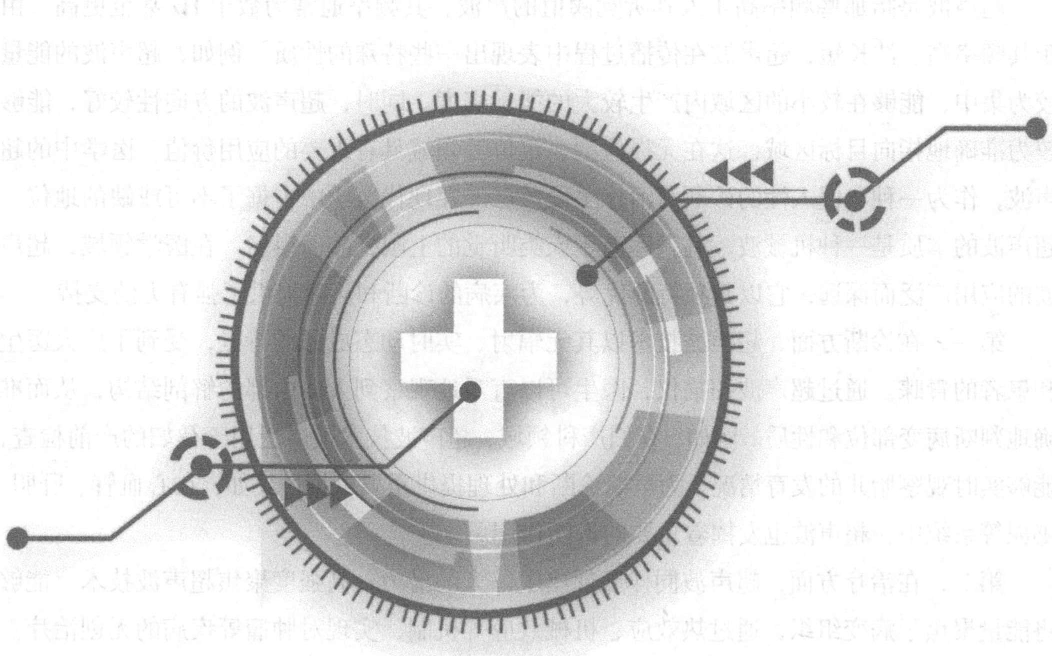

第一节　声波与超声波解读

一、声波的内容解读

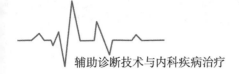

声波作为机械波的一种形式，其传播过程不仅仅揭示了物质微观世界的运动规律，更在宏观世界中为人们提供了丰富的信息和交流方式。深入探讨声波的传播机制，有助于人们更深入地理解物理世界的奥秘。声波的传播离不开介质，而介质中的质点振动是声波得以传播的根本原因。当物体受到外力作用时，它会开始振动，这种振动会带动其周围的介质分子，这些介质分子在振动的作用下，也会发生相应的振动，并将这种振动状态以波的形式向四周传播。因此，声波在介质中的传播实际上是一系列质点振动的连续传递过程。声波的传播速度、波长和频率是描述声波特性的三个关键参数。传播速度受到介质性质的影响，不同的介质对声波的传播速度有不同的影响。介质的密度和弹性是决定声波传播速度的重要因素。波长则决定了声波在空间中的分布范围，它代表了声波在一个周期内所覆盖的距离。而频率决定了声波的高低，即人们所能听到的音调。频率越高，声波听起来就越尖锐；频率越低，声波则显得越沉闷。

二、超声波的要素分析

超声波是指那些频率高于人耳听觉阈值的声波，其频率通常为数千 Hz 甚至更高。由于其频率高、波长短，超声波在传播过程中表现出一些特殊的性质。例如，超声波的能量较为集中，能够在较小的区域内产生较大的能量密度。同时，超声波的方向性较好，能够较为准确地指向目标区域，这在无损检测、定位等领域具有重要的应用价值。医学中的超声波，作为一种非侵入性的诊断与治疗手段，已经在现代医学中占据了不可或缺的地位。超声波的本质是一种机械波，其频率高于人类听觉的上限，故而得名。在医学领域，超声波的应用广泛而深远，它以其独特的优势，为疾病的诊断和治疗提供了强有力的支持。

第一，在诊断方面，超声波技术以其无辐射、实时动态成像的特点，受到了广大医生和患者的青睐。通过超声波扫描仪，医生可以直观地观察到人体内部的解剖结构，从而准确地判断病变部位和性质。例如，在妇产科领域，超声波技术被广泛用于孕妇的产前检查，能够实时观察胎儿的发育情况，为早期诊断和处理提供重要依据。又如，在心血管、肝胆、泌尿等系统中，超声波也发挥着重要的诊断作用。

第二，在治疗方面，超声波同样展现出了巨大的潜力。高强度聚焦超声波技术，能够将能量聚焦于病变组织，通过热效应、机械效应等机制，实现对肿瘤等疾病的无创治疗。与传统的手术治疗相比，超声波治疗具有创伤小、恢复快、并发症少等优点，为患者提供了更为安全、有效的治疗方案。

第三，随着科技的不断发展，超声波技术也在不断创新和完善。例如，三维超声、四维超声等技术的出现，使超声波成像更加清晰、立体，为疾病的诊断提供了更为丰富的信息。与此同时，超声波与其他医学技术的结合，如超声引导下的穿刺、介入治疗等，也进一步拓宽了超声波在医学领域的应用范围。

第二节　超声波的物理与声场特性

一、超声波的物理特性

超声波作为一种频率高于人耳可听范围的声波，具有诸多独特的物理特性，这些特性使其在多个领域有着广泛的应用。超声波是指频率高于 20000Hz 的声波，它超出了人类听觉的极限。由于频率高，超声波的波长相对较短，使其在传播过程中表现出一些物理特性，主要包括以下方面。

（一）超声波的传播特性

超声波的传播特性是其在物理学领域中的核心性质，这些特性决定了超声波在多种应用场景中的行为表现和应用价值。

第一，超声波的传播介质广泛，能够穿越固体、液体和气体。然而，不同介质对超声波的吸收、反射和折射能力却存在显著差异。在固体中，超声波的传播速度较快，且能量损失相对较小，这使得固体成为超声波传播的理想介质。而在气体中，由于气体分子间的距离较大，超声波的传播速度较慢，能量损失较大，因此，在气体中的传播效果相对较差。

第二，超声波的传播特性还受到介质温度、压力等物理性质的影响。随着介质温度的升高，超声波的传播速度通常会增加，而介质压力的变化则可能导致超声波传播方向的改变，这些因素使其在实际应用中需要充分考虑介质的物理性质对超声波传播的影响。在传播过程中，超声波遇到不同介质界面时，会发生反射、折射和透射等现象，这些现象丰富了超声波的传播特性。

（二）超声波的非线性特性

超声波作为一种机械波，在传播过程中，其振幅和波形往往会随着传播距离和介质特性发生变化。当超声波的强度达到一定程度时，其传播过程将呈现出明显的非线性特性，这些非线性效应不仅丰富了超声波的物理内涵，还为其在实际应用中的广泛拓展提供了可能。

当超声波在介质中传播时，由于其强度的不均匀分布，会导致声波的相位发生变化，进而使声波在传播过程中发生聚焦，这种自聚焦效应使超声波能够在特定区域实现能量的高度集中。例如，高强度聚焦超声（HIFU）技术便充分利用了超声波的自聚焦效应，通过精确控制超声波的聚焦位置和强度，实现对体内特定区域的精确能量沉积，从而达到治疗的目的。在超声波的传播过程中，由于非线性效应的作用，高频声波会产生低频声波，这种现象被称为自解调。自解调效应使超声波能够在传播过程中产生新的频率成分，为信号处理和信息提取提供了更多的可能性。超声波在传播过程中还会产生声流现象。声流是指超声波在介质中传播时，由于非线性效应引起的介质流动。声流的存在不仅会影响超声波的传播特性，还可能对介质产生力的作用，从而在某些应用中发挥独特的作用。

（三）超声波的定向性

定向性是指声波传播时能够保持一定的方向性，而超声波由于其波长较短，使得它在传播过程中能够保持较高的指向性，这一特性使超声波在多种应用中表现出色，尤其是在需要对特定区域进行精确探测的场合。超声波的定向性源于其波长的特点。由于波长较短，超声波在传播时受到的外界干扰较小，能够较为稳定地沿某一方向传播，这种特性使超声波能够准确地指向目标区域，从而实现对目标的精确探测。

（四）超声波的衰减特性

超声波在传播过程中，其能量并非一成不变，而是会随着传播距离的增加而逐渐衰减，这一特性是由多种因素共同决定的，其中包括介质的物理性质、超声波的频率及具体的传播距离等。

第一，介质的性质。不同的介质对超声波的吸收和散射能力不同，因此，超声波在不同介质中的衰减速度也会有所差异。例如，在人体组织中，超声波的衰减速度会受到组织类型、密度、含水量等多种因素的影响，这种衰减特性的差异使超声波在医学应用中具有高度的选择性和特异性，能够实现对不同组织和器官的精确检测。

第二，超声波的频率。一般而言，频率越高的超声波，其能量衰减速度越快，这是因为高频超声波在传播过程中更容易受到介质的吸收和散射。然而，高频超声波也具有更高的分辨率和成像清晰度，因此在某些医学应用中，如高分辨率的超声成像，需要使用高频超声波。

第三，传播距离。随着传播距离的增加，超声波的能量会逐渐减少，导致成像质量下降。因此，在医学应用中，需要根据成像需求选择合适的超声波发射功率和频率，确保在不同深度组织上获得清晰的成像效果。

（五）超声波的多普勒效应

超声波的多普勒效应，是一个涉及波动理论与相对运动原理的复杂现象。在物理学中，当声源、接收器或介质本身存在相对运动时，接收到的声波频率将发生变化，这就是多普勒效应。具体到超声波领域，其多普勒效应具有独特的科学价值和应用意义。

在医学领域，多普勒超声技术以其非侵入性、实时性和高灵敏度等特点，成为血流速度检测和评估的重要工具。当超声波发射源或接收器相对于血管内的血液流动发生运动时，接收到的超声波频率会发生变化，这种频率的变化，即多普勒频移，能够直接反映出血流的速度和方向。通过对多普勒频移的测量和分析，医生可以实时了解血管内的血流状态，包括血流速度、流向及是否存在异常血流，这些信息对于心血管疾病的诊断、治疗方案的制订及术后恢复情况的评估都具有极其重要的价值。例如，在检测动脉硬化、血管狭窄或血栓形成等心血管疾病时，多普勒超声技术能够提供准确的数据支持，为医生提供更为明确的诊断依据。

此外，多普勒超声技术还在胎儿监测、心脏功能评估及肝脏、肾脏等器官血流检测方面发挥着重要作用。通过实时监测胎儿的心率和血流情况，医生可以及时发现并处理可能的胎儿窘迫或发育异常等问题。在心脏功能评估方面，多普勒超声技术能够准确测量心脏瓣膜的功能状态和血流动力学参数，为心脏疾病的诊断和治疗提供有力支持。

（六）超声波的热效应和机械效应

超声波作为一种高频声波，其独特的物理特性使其在多个学科领域具有广泛的应用。在传播过程中，超声波与介质之间发生的相互作用，主要体现为热效应和机械效应两种形式，这两种效应各自具有独特的科学意义和应用价值。

第一，超声波的热效应。当超声波在介质中传播时，由于其高频振动，部分声能会被转化为热能，这种能量的转化导致介质内部温度上升，从而引发一系列的热反应。在医学领域，这种热效应被广泛应用于肿瘤的热疗。通过精确控制超声波的频率、强度和作用时间，医生能够实现对肿瘤组织的局部加热，从而破坏肿瘤细胞的活性，达到治疗的目的。此外，热效应在材料科学中也具有广泛的应用，如用于材料的热处理和焊接等。

第二，超声波的机械效应。当超声波传播到介质中时，其振动作用会使介质产生形变和位移，这种机械效应在多个领域都发挥着重要作用。在医学领域，机械效应可用于实现细胞的破碎和药物的释放。例如，通过超声波的振动作用，可以实现对细胞膜或细胞壁的破碎，从而释放出细胞内的物质。同时，超声波的机械效应也可用于促进药物的渗透和扩散，提高药物的疗效。在生物学领域，机械效应可用于研究细胞的力学性质和生物过程。通过观察和分析超声波对细胞的作用效果，可以深入了解细胞的力学特性及生物过程的动力学规律。

二、超声波的声场特性

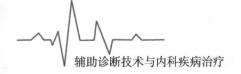

声场特性是指声波在传播过程中所表现出的各种特征，包括声压、声强、声速、声阻抗等。频率作为描述超声波振动快慢的物理量，直接决定了声波波长的大小。在相同的介质和传播条件下，频率越高的超声波，其波长越短，从而导致了声场中的声波具有更高的局部能量密度。然而，这也意味着高频超声波在传播过程中更容易受到介质衰减的影响，使其传播距离相对较短。

脉冲超声波和连续超声波，这两种常见的超声波波形，在声场中的表现截然不同。脉冲超声波以短暂的能量脉冲形式传播，能够在短时间内集中大量能量于特定区域，从而实现精确的定位和测量；连续超声波则以其连续稳定的能量输出，在声场中形成稳定的声压和声强分布，适用于需要长时间监测或连续工作的场合。

不同的介质对声波的传播速度和衰减率有着显著的影响。例如，在固体、液体和气体中，超声波的传播速度各不相同，且随着介质密度的增加，传播速度通常也会增加。同时，介质的衰减率也直接影响着声场中的声压和声强分布，在衰减率高的介质中，超声波的能量会更快地衰减，导致声场强度降低。随着声波在介质中传播的距离增加，其能量会由于介质的吸收、散射和反射等原因而逐渐衰减，这种衰减不仅影响声场中的声压和声强分布，还可能导致声波信号的失真和降低其检测精度。

超声波的声场特性对超声诊断和超声治疗的效果起着至关重要的作用。声场特性，作为一个关键的物理属性，它直接影响着超声设备的工作性能及其在医学实践中的表现。在超声诊断中，声场的均匀性和分辨率是衡量超声成像质量的重要标准。声场的均匀性意味着声波在传播过程中能量的分布是否一致，而分辨率关系到超声设备能否精确地区分组织结构的细微差异。如果声场不均匀，可能会导致成像中出现伪影或失真，使图像变得模糊；分辨率低则意味着图像细节不足，难以清晰地展现目标结构，这些问题都会直接影响医生的诊断准确性，甚至可能导致误诊或漏诊。因此，优化超声波的声场特性对于提高超声诊断的准确性和可靠性至关重要。科研人员通过不断的技术创新，优化超声波的发射、传播和接收过程，努力改善声场的均匀性和提高分辨率，这些努力不仅提升了超声成像的质量，还为医生提供了更可靠、更准确的诊断依据。

在超声治疗方面，声场特性的选择则更加复杂和多样化。不同的治疗目标需要不同的声场特性来实现。例如，在聚焦超声治疗中，医生需要精确地控制声场的聚焦位置和强度，确保能量能够准确地作用于病变部位，达到治疗的目的；而在超声刀手术中，医生需要根据手术的需要，调整声场的形状和强度，确保手术的安全性和有效性。

第三节　超声诊断原理与基本方法

一、超声诊断的原理分析

超声诊断是一种非侵入性的医学影像诊断技术，其原理基于超声波的物理特性和声学传播规律。超声波的产生主要通过压电效应实现，即在压电晶体受到外加电压作用时，会产生机械振动，从而产生超声波。常用的压电晶体包括石英、钛酸锆等。超声波在组织中的传播是超声诊断能够实现成像的前提。超声波在生物组织中的传播速度与组织的密度和弹性有关，通常在1500m/s至1600m/s。在超声波传播过程中，会发生声束的衍射、散射和吸收等现象，这些现象会影响超声波的成像质量。超声波与组织的相互作用是超声诊断成像的关键。不同密度和声阻抗的组织会对超声波产生不同程度的反射、折射和吸收现象，形成超声图像中的亮暗区域。例如，液体通常呈现为黑色，因为液体对超声波的吸收较强；而骨头通常呈现为白色，因为骨头对超声波的反射较强。

"超声诊断设备的基本原理是利用超声波通过人体组织时的变化规律来传递人体内部结构和功能信息，达到对人体检查和诊断的目的。"[①] 超声诊断技术是现代医学影像学中的重要组成部分，其成像原理基于超声波的传播与反射。具体而言，超声诊断的成像过程涉及探头发射超声波、与组织相互作用产生回波，以及接收和处理这些回波以形成图像等多个环节。探头的核心部分是压电晶体，这些晶体在施加电压时可以产生超声波。

探头内部设计有多个压电晶体，它们能够同时或交替工作，产生多个声束，从而实现对不同方向的扫描，这种多方向的扫描能力使超声诊断能够获取更为全面和详尽的组织结构信息。当超声波遇到人体组织时，部分超声波会被组织反射回来，形成回波，这些回波的特性（如强度、时间延迟等）与组织的物理特性（如密度、声速等）密切相关。探头接收到这些回波后，通过压电效应将其转换为电信号，这些电信号会经过一系列复杂的信号处理技术，包括滤波、增益调节、时域和频域分析等。滤波可以去除噪声干扰，提高信号的信噪比；增益调节则可以根据需要调整信号的幅度，以便更好地显示不同组织的差异；时域和频域分析则可以从不同角度提取信号中的有用信息，用于后续的图像处理。通过这些信号处理技术，可以将原始的超声信号转换为可视化的图像，这些图像能够直观地展示人体内部的结构和病变情况，为医生提供重要的诊断依据。

然而，超声诊断技术并非万能，它也有其局限性。例如，对于骨质组织和气体的成像能力相对较差，因为超声波在这些介质中的传播特性与软组织存在显著差异。因此，在临床实践中，需要结合超声诊断的优点和局限性，综合考虑患者的具体情况，选择最合适的诊断方法。

① 刘智伟，林鸿宁，羊妙玲．现代超声诊断设备的检验标准和技术[J]．中国医疗器械信息，2016，22（13）：36.

二、超声诊断的基本方法

（一）A 型超声诊断

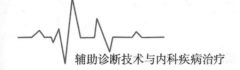

A 型超声，简称 A 超，是出现最早的一维超声诊断技术，它用超声探头发射单束超声波至人体组织内。当超声波在人体组织器官内遇到不同声阻抗的界面时，就会发生反射。声阻抗差别越大，则反射回声波幅度越大，这些从组织器官反射回来的超声波被同一个探头接收，然后转换为相应的电信号，并在显示屏上显示。A 型超声诊断法以波幅的高低代表界面反射信号的强弱，探测界面距离、脏器大小及鉴别病变的物理特性，在显示器上以纵坐标展现脉冲回波的振幅，横坐标则反映检测深度，即超声波的传播时间，此结果具有较高的准确性，因此，可广泛应用于组织结构的定位和定性分析。

（二）B 型超声诊断

B 型超声即辉度调制型，是目前应用最广泛的超声检查方法，简称 B 超，全称为实时灰阶二维显像仪，它是在 A 型诊断技术基础上发展起来的，与 A 型诊断技术一样，其应用超声反射回波原理，即先向人体组织发射超声波，然后接收各层组织界面反射的回波进行信息处理和图像显示。二维超声图像如用伪彩色编码显示，称为 B 型彩色超声仪。在 B 型超声显像诊断装置中，发射电路产生高频的电脉冲信号，控制超声探头产生相应的超声束，这些声束进入人体组织器官后，遇到不同声阻抗的界面就会产生回波。回波被超声探头接收后，经过高频放大器、检波器和视频放大器，最后加到显示器的 Z 轴，作为亮度调制。图像 Z 轴方向的信息靠声束扫描获得，水平位置检测装置的作用是检测声束的水平位置，并控制显示器的 X 轴，这样显示器上便出现了二维超声切面图像。B 型超声显像运用不同亮度的光点来呈现界面反射信号的强弱变化，光点亮度高表示反射信号强，亮度低则表示反射信号弱，此种表现方式被称为灰阶成像。因采用多声束连续扫描，故可显示脏器二维切面图像，为临床提供有关人体组织结构学信息，这种显像方法受组织的声特性阻抗、声衰减系数、入射角度、发射声强、仪器操作调节等因素影响。

（三）D 型超声诊断

多普勒现象是指当发射器与接收器发生相对运动时，接收到的频率与发射频率不同，即存在频移。人们通过检测频移，依据多普勒方程可计算出接收频率和发射频率之间相对运动的速度，这一技术被称为多普勒技术。

1. 多普勒频移（速度）图谱

在频谱图上，横轴代表时间，即运动目标的运动时间，单位为 s（秒），纵轴代表多普勒频移，即运动速度，单位为 cm/s。中间水平轴线代表零频移线，称为基线。通常，在基线上方的频移为正，表示血流方向迎着探头而来；基线下方的频移为负，表示血流方向远离探头而去。频谱幅值，即频移大小，表示血流速度。频谱宽度，即频移在垂直方向上的宽度，表示某一时刻取样血流中红细胞速度分布范围的大小。速度分布范围大、频谱宽；速度分布范围小、频谱窄。人体正常血流是层流，速度梯度小、频谱窄、频谱光点密集、包络比较光滑，频谱与基线之间一般有明显的空窗。频谱宽度是识别血流动力学改变的重要标志。

2. 频谱多普勒

利用声波的多普勒效应，以频谱的方式显示多普勒频移，多普勒与 B 型诊断法结合，在 B 型图像上进行多普勒采样。当频移为正时以正向波表示，负向波则表示负频移。临床上多用于检测心脏及血管的血流动力学状态。频谱多普勒可分为连续多普勒与脉冲多普勒。

（1）连续多普勒（CW）。该检测方式探头内采用两个晶振元件，一个用来发射连续超声波，另一个用来接收回波。虽为连续工作，但可测量高速血流，不会产生混叠伪像。

（2）脉冲多普勒（PW）。该检测方式采用一个晶振元件间歇式（交替）发射和接收超声。通常瞬间发一个超声短脉冲后，在间歇期通过深度可调节的距离采样门（SV）获取回声信号。应用该方式不仅检查取样的深度可以调节，而且取样的大小也可以通过 SV 调节。

3. 彩色多普勒

彩色多普勒是指在多普勒二维显像的基础上，以实时彩色编码显示血流的方法，即在显示屏上以不同颜色显示不同的血流方向和流速。通过这种方法既可以了解人体组织的结构学信息，又可以同时了解人体血流（或组织）的运动学信息，即血流的方向、速度及湍流程度。通常，用红色表示朝向探头方向流动的血流，用蓝色表示背离探头方向流动的血流，它们的辉度（颜色的深浅）表示速度的大小，颜色越浅、流速越快。层流为纯正红或蓝单色；正向湍流的颜色接近黄色（红色与绿色混合而成），负向湍流的颜色接近湖蓝色（蓝色与绿色混合而成）；涡流为五彩镶嵌的颜色。

（四）M 型超声诊断

M 型超声也属于辉度调制型，简称 M 超。B 型超声技术是利用声束扫描产生声束切面的图像，但在 M 型超声中，X 轴上的信息不是探头水平的信息，而是与时间呈线性关系的慢变化信号，进而显示运动器官（心脏）的运动状况，它显示沿声束传播方向上各目标的位移随时间变化的曲线，适用于对运动脏器的探查，主要用于探测心脏，临床称为 M 型超声心动图。M 型超声心动图虽无法呈现心脏的解剖细节，但在定量分析心壁运动和瓣膜活动规律方面具有重要意义。在其显示的图像中，纵轴（K 轴）代表被测目标所处的深度位置，横轴（X 轴）则代表扫描时间。

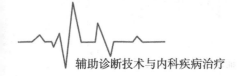

（五）弹性成像法

弹性成像原理主要的应用和研究领域包括乳腺、甲状腺、血管壁等部位的病变；同时新的组织弹性成像技术在肝纤维化的诊断、局部心肌功能评价，以及高强度聚焦超声、射频消融等引起的损害检测与评估等方面也得到了应用。弹性成像的基本原理是由于不同组织的硬度不同，当对组织施加一个内部的或外部的、动态的或静态的激励时，按照弹性力学、生物力学等物理规律的作用，组织将产生一个响应，包括位移、应变、形变等，这些物理量在正常组织和病变组织中、不同病变程度的组织中会产生一定的差异或改变，通过收集这些变化的物理量，可以了解组织内部弹性属性的弹性模量等差异，并以灰阶或彩色编码形式成像。在临床应用中，当组织受到压缩时，其内部所有质点均会产生一个沿压缩方向的纵向应变。若组织内部的弹性系数分布存在不均匀性，那么组织内的应变分布也会呈现出相应的差异性。弹性系数较大的区域，引起的应变比较小；反之，弹性系数较小的区域，相应的应变比较大。技术上，通过对压缩前后的射频信号进行延时估计，可以估计组织内部不同位置的位移，从而计算出组织内部的应变分布情况。

根据不同的显像方式可将弹性成像法分为应变弹性成像和剪切波弹性成像，其中应变弹性成像又可根据不同的激励方式分为施压式弹性成像和声脉冲辐射力弹性成像（ARFI），而剪切波弹性成像的激励方式亦为声脉冲辐射力。应变弹性成像是一种通过对射频信号在压缩前后的相关性进行分析的方法，用以评估组织内部各点位移情况，进而计算其应变分布的技术。根据对组织的应变分布假设就可以对组织的弹性模量进行估计，并加以成像，可显示患者的炎症、增生、纤维化等病变。剪切波弹性成像技术，系通过调幅聚焦超声波在生物组织的黏弹性内部引发剪切波，并据此估算剪切模量。鉴于焦区外辐射力的迅速衰减，剪切波仅限于组织内部的局部区域，因此，该技术能有效排除边界条件的影响，从而简化弹性重构过程。瞬时弹性成像可消除衍射的影响，采用脉冲激励，使组织内产生瞬时剪切波，同时测量剪切波在组织内的传播情况，其速度与组织的弹性模量直接联系，此技术可用于无创诊断肝纤维化，监测肝疾病的发展。声脉冲辐射力弹性成像包括声触诊组织成像（VTI）和声触诊组织定量成像（VTQ），可定性及定量反映组织的硬度特征，从而对病灶及周围组织硬度进行比较分析。

弹性成像对以往成像模式是个有力的补充，对提高超声诊断率有较大的帮助。但此项新技术还需要不断完善，当良性病灶伴有钙化、胶原化、玻璃样变和间质细胞丰富的时候，超声弹性图像可表现为假阳性；而恶性病灶体积较大，或病灶内伴有出血、坏死灶时，超声弹性图像可表现为假阴性。通过综合运用弹性成像图像、传统二维图像及多普勒图像进行综合分析，可以显著提升超声在检测恶性肿瘤方面的敏感性。

（六）三维成像法

目前，临床应用的三维成像法是把二维成像采集来的图像信息经处理后进行三维重建和显示的成像方法，也可进行彩色多普勒血流三维成像。早期只能做到静态三维成像；后来开始出现动态三维成像，可用于显示心脏各结构的活动；如今已出现实时动态三维成像（也称为四维成像）。随着三维技术的发展，该项技术已从可应用于心脏及产科，发展到可应用于全身各个器官。

（七）超声造影成像法

超声造影（CEUS）是将利用造影剂在血管内产生的微泡作为"散射体"随血流流遍全身，在声场中产生谐振，提供丰富的非线性谐波信号，又在血液中产生大量的液一气界面来增强血液的背向散射，从而明显增加血液的回波信号强度，成为可见的血池示踪剂。将超声造影剂与特殊的显像技术相结合，能够有效地增强心肌、肝、肾、颅脑等器官的血流多普勒信号和增加灰阶图像对比分辨率，反映和显示正常组织和病灶的血流灌注情况，提高超声诊断的灵敏性和特异性。随着分子影像学的不断进步，特异性及功能性超声造影剂将为疾病的诊断与治疗注入新的活力。

"声波在介质内传播、发射及散射都具有非线性效应，导致谐波产生，其中二次谐波的幅度最强。"① 超声造影剂的主要特点在于使用了气体微泡，增加血液与周围组织的对比来达到增强图像效果的目的。目前，微泡是由壳膜包裹某一种气体的复合体，微泡的直径应小于 8μm，以便通过肺一体循环中的毛细血管。微泡具有良好的声背向散射，能产生丰富的谐波且在受声压作用下具有破裂效应，即空化效应等重要特征。在声场中，微泡的表现行为受到多个参数的共同影响和控制，这些参数包括但不限于入射频率、共振频率、脉冲重复频率、声能、微泡内部气体的特性、衰减系数，以及壳膜的材料和厚度，这些参数对微泡在声场中的行为起着至关重要的作用。局部的声能是影响微泡行为的重要参数。超声造影剂可以分为五大类，包括以白蛋白为成膜材料的造影微泡、以表面活性剂为成膜材料的造影微泡、以糖类为成膜材料的造影微泡、以磷脂类化合物为成膜材料的造影微泡和以高分子多聚物为成膜材料的造影微泡。理想型超声微泡一般具有以下特性：①无毒副作用，最终可降解或排出体外；②给药方便，能经外周静脉注射；③粒径大小适宜，均匀一致，能通过心肺循环和微循环而不造成栓塞；④性能稳定，有明确的破坏阈值，具有可预测性及可重复性；⑤使用较小的剂量即可产生明显的对比效果，且持续时间足够长；⑥易于生产、便于储存、价格适宜。

---

① 陈宝定，鹿皎．临床超声医学 [M]．镇江：江苏大学出版社，2018：1.

以人血白蛋白作为包膜的微泡是最早期的造影剂，通过超声声振的方法获得。蛋白质类物质在超声的作用下，由于蛋白质分子中的羰基与氨基之间形成氢键，增强了分子之间的相互作用力，可以形成具有一定机械强度的薄膜。以白蛋白作为液膜的微泡具有无毒、易制备等优点，但是具有产量低、稳定性较差，且在一些人体中会产生异体蛋白的免疫反应等缺点。

由于表面活性剂本身的特性，目前已制备出的超声造影剂中或多或少含有一些表面活性剂成分。表面活性剂类物质一般具有降低溶液表面张力的能力，因此具有良好的起泡性能，被广泛用于微泡的制备研究。在微泡生成的过程中，表面活性剂分子会按照其特定性质进行有序排列，其中疏水端倾向于与气体接触，而亲水端倾向于与液体接触，从而构建出一个稳定的膜结构。此外，这种表面活性剂所形成的液膜还具备一种独特的自我修复能力，即在遭受外界干扰或破坏后，能够迅速恢复其原有的结构和功能。

基于糖类物质的微泡造影剂一般都具有很好的安全性和生物相容性。多聚糖（如淀粉）可被加入一些配方中用来提高微泡的稳定性，因为加入淀粉可以增强微泡膜分子之间的作用力。单糖和寡聚糖分子较小，相互作用力不强，形成微泡的方法不同于淀粉等多聚糖。单糖和寡聚糖用来制备微泡时采用了微泡形成的基本物理原理：在任何被气体过饱和的液体中，微泡首先在液体中的一些固体表面形成，如容器表面和分散在液体中的糖类物质的固体粉末位点，而且形成的微泡可以存在很长时间。运用该原理所制备的微泡，其粒径分布呈现出高度集中性，同时微泡也展现出了充足的存活时间。

脂类化合物形成的造影微泡膜分两种形式：一种是脂类分子形成单分子层，包裹气体微泡；另一种是脂质形成类似于细胞膜的双分子层结构。与白蛋白类和非离子表面活性剂类造影剂相比，脂类造影剂具有更多的优势：①具有靶向性：脂质体进入人体后，易先被富含网状内皮细胞的组织如肝、脾及骨髓摄取。②使用安全：构成脂质体的磷脂膜可生物降解，对人体无害。③稳定性好：一方面脂类造影剂化学性质稳定，常温下可保存数月不变化，易于商品化；另一方面在血液循环中更能耐压，能显著增加造影效果，且造影持续时间长。聚合物造影剂由于外壳较白蛋白、脂质硬，因此抗压性较好、持续时间较长，且具有粒径分布集中、体内稳定性好、共振频率较高等特点，是近年来超声造影剂的重点研究对象。聚合物造影剂的缺点是微泡外壳较硬、弹性差，因此需要较高的声能输出才能引起微泡的非线性振动和造影效果；而在产生高声能输出的情况下，可能会诱发不良的生物学效应，如导致细胞溶解、毛细血管破裂等，这些效应可能对人体健康造成潜在风险，因此需要谨慎操作并遵循相关安全规范。在进行高声能输出的操作时，必须确保采取适当的安全措施，以最大限度地减少对人体的不良影响。

靶向性微泡造影剂是指微泡表面结合或连接有特异性配体的微泡，这种微泡可以通过血液循环集聚到特定的靶组织上，从而使靶组织在超声影像中特异性增强。理想的靶向微泡应具有以下特点：微泡能够到达靶目标，并在结合部位聚集；在超声检测期间微泡具有足够的稳定性，而且微泡与靶结合牢固，能耐受血流的剪切力的作用。常用的靶向配体包括单克隆抗体及其碎片、蛋白多肽、去唾液酸糖蛋白和多聚糖、适体等。靶向造影微泡可用于炎症显像、肿瘤显像、血栓显像、评价器官移植后的急性排斥反应等诊断，此外还可用于药物输送与基因治疗、抗肿瘤治疗、溶栓治疗。

超声造影剂安全性的评估内容主要包括：①像任何外源物一样评估其对人体的影响；②需要评估它们在超声作用下产生的效应及对组织的影响。总体而言，许多造影微泡经过Ⅰ、Ⅱ、Ⅲ期临床试验后，其安全性和不良反应都已经被证实和接受。造影微泡在人体内表现出良好的安全性和耐受性。在针对肾脏、肝脏和脑部等重要器官的观察中，未发现造影微泡产生特殊毒性，而显示出其在临床应用中的潜力与可靠性。造影剂较少对人体产生副作用，即使出现也只是瞬间反应，且程度很弱。

（八）组织谐波成像法

声波在介质（人体组织）中传播，以及在反射和散射时，都具有非线性效应，导致谐波产生。在某些谐波丰富的情况下，滤去基波（基频），利用谐波的信息进行成像的方法称为谐波成像法（HI）。根据非线性因素的不同，谐波成像法可分为组织谐波成像（THI）和对比谐波成像（CHI）。

对探头发射的超声脉冲，都含有一定的频率范围，其中幅度最大、频率最低的称为基频或基波，而谐波是指频率等于基频整数倍的正弦波，所以基频也称为一次谐波，谐波也称为 n 次谐波。谐波有两个突出的特点：①谐波强度随深度的变化呈非线性关系，而基波的强度随深度的变化按线性衰减。然而，在所有的深度上，组织谐波的强度均低于基波。②谐波的能量与基波的能量呈非线性关系。弱的基波几乎不产生谐波能量，而强的基波产生较大的谐波能量，因此，频率为中心频率的基波产生的谐波能量较强，而旁瓣产生的谐波能量就非常弱。

采用滤波技术去除基波而利用组织谐波进行成像的方法，称为组织谐波成像。由于组织谐波具有以上特性，用这种方法可以消除近场伪像干扰和近场混响，明显提高信噪比，提高图像的质量和对病灶的检测能力。特别是对传统基波成像显像困难的患者，组织谐波成像对心内膜和心肌的显示、腹腔深部血管病变边界的显示（心腔血流状态），以及血栓的轮廓、腹部占位性病变、腹部含液性脏器内病变及囊性病变的内部回声具有明显的改变。组织谐波成像质量取决于超宽频探头能否准确发射和接收宽频带信号，以及足够高的灵敏度、足够高的动态范围、滤波器的技术和性能及信号处理技术等。因此，不同仪器的组织谐波成像质量有很大的差异。

第八章

辅助诊断技术中的超声原理解读

随着科学技术的飞速发展，超声成像技术以其无创、实时、高分辨率等独特优势，逐渐成为临床医学中不可或缺的诊断工具。通过深入解读超声原理，不仅能够更好地理解这一技术的核心机制，还能更加精准地运用它来辅助诊断各类疾病。鉴于此，本章将主要研究超声诊断仪的设备分析、超声换能器及其原理阐释、超声成像系统的原理技术。

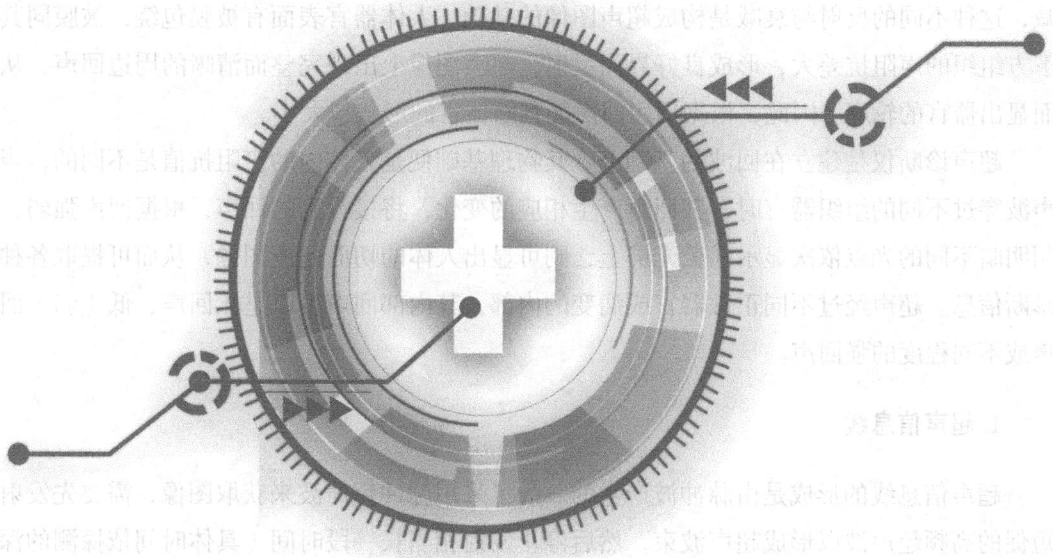

第一节　超声诊断仪的设备分析

一、灰阶超声诊断仪的设备分析

（一）灰阶超声诊断仪的基本原理

“灰阶超声诊断仪又名 B 型（B-mode）超声诊断仪，它是灰度 brightness 的首写字符的简称，它是用显示器的灰阶来相对地显示声束扫描人体切面各点的回波信号的振幅，最终呈现为二维图像”[①]，该技术不仅采纳了组织界面的反射波，同时也充分利用了组织散射的反射波进行成像，这些反射波蕴含了丰富的人体组织和器官的解剖形态与结构信息，为医学诊断提供了重要依据。

医学超声波的工作原理与声呐有一定的相似性，即将超声波发射到人体内，当它在人体内遇到界面时会发生反射及折射，并且在人体组织中可能被吸收而衰减。因为人体各种组织的形态与结构是不相同的，因此，其反射与折射以及吸收超声波的程度也就不同，超声医学工作者正是通过仪器所反映出的波形、曲线或影像的特征来辨别它们。此外，再结合解剖学、生理学与病理学的改变，便可诊断所检查的器官是否存在病变。

人体结构对超声而言，是一个复杂的介质，各种器官与组织，包括病理组织有它特定的声阻抗和衰减特性，因而构成了声阻抗上的差别和衰减上的差异。超声射入人体内，由表面到深部，将经过不同声阻抗和不同衰减特性的器官与组织，从而产生不同的反射与衰减，这种不同的反射与衰减是构成超声图像的基础。人体器官表面有被膜包绕，被膜同其下方组织的声阻抗差大，形成良好界面反射，超声图像上出现完整而清晰的周边回声，从而显出器官的轮廓。因此，根据周边回声能判断器官的形状与大小。

超声诊断仪是建立在回波的基础上，其物理基础便是人体内的声阻抗值是不同的，当声波穿过不同的组织器官时，其回声产生相应的变化，将接收到的回声，根据回声强弱，用明暗不同的光点依次显示在荧光屏上，则可显出人体的切面超声图像，从而可提取各种诊断信息。超声经过不同正常器官或病变的内部，其内部回声可以是无回声、低（弱）回声或不同程度的强回声。

1. 超声信息线

超声信息线的形成是由脉冲波产生的。为了采用脉冲超声波来获取图像，需要先发射短促的高频超声波以形成超声波束，然后停止发射相当长一段时间（具体时间依探测的深

① 刘永娟．超声医学 [M]．长春：吉林科学技术出版社，2016：41.

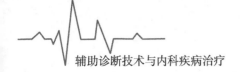

度而定）。在发射一短促的高频脉冲后，此时超声波束进入人体内，在遇到不同声阻抗组织的两个界面时，部分能量反射，其中的一小部分能量就返回至探头；原发射的超声束的其余部分能量进入至深的组织界面上依次产生另外的回声。经过人体反射的超声波能量抵达探头，探头将接收到的超声能量转化为电信号。经过适当的放大处理，这些电信号被转换成超声波信息线，该线描绘了超声波束在不同组织界面上的相对位置。

2. 二维超声回声图像

二维超声回声图像也就是二维平面图，使超声波束沿身体表面或体腔内做直线或扇形扫描，也就是使超声波束按照一定的规律不断地改变探测部位，便可获取相应位置的超声信息线，若干条超声信息线组合形成一幅二维超声图像，即可显示人体组织器官的结构空间方位和形态等。

3. 超声图像显示的同步控制

同所扫描的超声波束瞬时位置相应的另一电信号经过处理后，就会产生水平和垂直控制信号，其作用是控制显像管的电子束运动方向，使之与返回的超声波束的瞬时位置相重合，经过多次定位的很多超声信息线所组成的一幅完整的图像表示人体组织器官切面超声图像，显示器上所显示的图像与探头扫查的任何瞬时位置保持严格同步。

4. 实时动态扫查成像

二维图像的形成需要一定的时间，其所需时间取决于超声波束在人体组织中的传播速度，以及探测部位的深度及超声波束穿透一定深度时的扫描速度。超声在人体软组织中速度为1540m/s，探测的深度一般在18 ~ 20cm，形成一条扫描线数所需时间为234 ~ 260μs（超声在人体中往返的时间）。要产生二维图像就需要超声穿过身体扫描。扫描速度将取决于最后的图像包含多少条超声信息线（超声线密度）。

每帧图像为120入射超声波束线，所需时间为28.0 ~ 31.2ms。帧速度一般在30 ~ 50f/s。显然，超声信息越多，则图像越平滑，但缓慢地扫描心脏运动的心内结构会引起图像的时间失真。因此必须采用高速扫描以获取实时二维的心脏切面超声回声图像。通常而言，心脏扫描的帧频在50f/s左右，这样图像稳定而失真很小。高速扫描就是采用数字扫描变换器（DSC），因此，可以避免由于帧频低而出现的闪烁，并可采用插补处理、增加线密度。

超声系统沿着不同方向发射接受超声波形成切面图像。探头阵元不能同时接收、发送信号，超声波发射、接收交替工作，交替的频率就叫作脉冲重复频率。扫查线数是接收发送信号往返的次数。

5. 脉冲重复频率

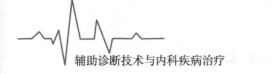

脉冲重复频率（PRF）是每秒钟探头发出超声短脉冲的个数。用于超声诊断声波除了连续多普勒模式使用连续波外，几乎都使用间歇性发出的持续时间很有限的短促声波，称作脉冲波。短脉冲超声波的频率称作脉冲频率，即探头发射的超声频率。脉冲波所占的时间称为脉冲持续时间或脉冲期，此期内通常包含 2 ~ 3 个波长；声速与脉冲期的乘积称为空间脉冲长度也称为脉冲宽度，简称脉宽。不发射声波的间隔时间，用于接收发出超声波的反射回波，此间隔称为静止期。此后再发射，再间歇，如此往复。一个脉冲开始发射到下一个脉冲开始发射所需时间称为脉冲重复周期（PRP）；脉冲重复频率为 PRP 的倒数；脉冲期与脉冲重复周期之比称为占空因素（DF）。PRF 对成像时间有较大的影响。深部反射，接收信号所需时间长，也就是发出脉冲信号的间隔时间也会长，则 PRF 低；如果扫查的深度浅，接收信号需要时间短，则 PRF 高。

6. 超声波的电子聚焦

（1）超声波的电子发射聚焦：在光学中，要使平行的光聚焦的话就要利用透镜使各点的光聚焦在一点上，同样超声脉冲波同时驱动各阵元所形成的波面无法聚焦；但使用延迟线来定时驱动各阵元，中心阵元延迟时间长，两边阵元延迟时间依次减少，最终超声波就会形成电子凹面的聚焦。但一次发射信号只能在一点上设定聚焦，这就是超声波的电子发射聚焦。

（2）电子动态接收聚焦：在不同深度接收聚焦，为得到从各聚焦点反射回的球面波，在相同的相位接收信号，延迟回路产生相应的延迟。也就是说各阵元接收的信号根据接收到的时间不同（深度的不同）产生相应的延迟后进行累加，就会增加接收信号的聚焦性，这就是超声波的电子动态接收聚焦。

7. 分辨力与动态孔径

（1）分辨力：用超声图像进行更加准确的诊断，则分辨力是非常重要的。

超声波诊断仪是用识别两点之间的最小距离的能力来表示分辨力。距离分辨力有三种：①纵向分辨力；②横向分辨力；③侧向分辨力。

（2）描述超声成像灵敏度的两个重要参数：①对比分辨力，超声诊断仪能够显示出的最小声阻抗差值的能力；②细微分辨力，超声诊断仪能够显示出的最小背向散射信号的能力。

（3）电子动态孔径技术：超声设备中为了提高分辨力有许多方法。电子动态孔径技术就是其中的一种，其对近场区用较少的阵元组合发射、接收，以缩小近场区的声束；对远场区用较多的阵元组合发射、接收，以增大近场区、减小声束发散，提高近场区分辨力。

从阵元发射的超声波从平面波转换成球面波，从而扩散。当阵元直径一定时，频率越高，声束越不易扩散。所以高频探头分辨力高和这个原因是密不可分的；反之，超声波频率一定时，阵元直径越大，声束越不易扩散。

8. 多点聚焦

发射的超声波在聚焦点附近能够得到分辨力高的图像，但是在声束不聚焦的地方分辨力较差。为了在更宽的领域得到更高的分辨力，超声波要尽可能细，聚焦范围要尽可能长，多点聚焦就是这个目的。每次发射信号分别在一点形成聚焦。所以随着深度的改变，先多次发射信号，然后将聚焦处的接收信号分别存于图像存储器中。把在多处发射聚焦点接收的信号加以合成就叫作多点聚焦。

9. 旁瓣与动态变迹技术

由声场图可知，超声波具有位于中央的主瓣和偏离中央位置的旁瓣，超声波诊断仪利用主瓣在主瓣传播方向进行成像，但同时旁瓣也会在相应的传播方向获得信息并显示在主瓣成像位置上，形成旁瓣伪像。

在超声工程上，与主瓣方向即扫查线对应的阵元为中央阵元，在每一点的接收过程中，中央阵元的增益最大，两边阵元的增益依次减少，从而抑制旁瓣伪像，这一技术就叫作动态变迹技术。超声波诊断仪的接收是动态变化的，主要由上述的动态接收聚焦技术、动态孔径技术及动态变迹技术组成。

10. 衰减、补偿与放大

超声在人体内传播时，振幅对应传播距离即深度呈对数衰减，这样深部传出的信号比较弱，难以接收。在超声诊断设备中将接收的信号用对数放大器进行放大，才能够将接收的弱信号和细小差别表现出来。对数放大器的一个主要参数就是动态范围。动态范围是超声诊断仪能够接收到的最小信号（即灵敏度）到能够解调的最大信号之间的区间。一旦进入接收阶段，诊断仪便开始进行一系列技术处理，这些包括接收增益的调节、时间增益补偿（TGC）、电子动态孔径技术的应用、动态变迹技术的实施，以及动态接收聚焦技术的运用，同时，声束形成器的功能也在此阶段得到完成；聚焦后得到的射频信号经检测部分进行解调，得到人体视频信息信号，经对数放大器进行压缩放大（动态范围的调节正是在此完成的），最终传送到数字扫描转换器部分。

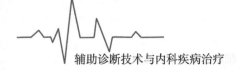

（二）灰阶超声诊断仪的基本结构

1. 射频获取部分

中央控制器产生发射时钟延时，从而产生发射聚焦，延时调制先在高压发射脉冲上，再通过探头发射声波。发射完成信号最终会被进行模数 A/D 转换，如果 A/D 转换器放在信号解调以后，即对视频信号进行模数转换，这就是模数型超声诊断仪；如果 A/D 转换器放在射频部分，对射频信号进行 A/D 转换，这就是常说的全数字化超声诊断仪。M 型及二维灰阶成像技术，电路基本相同，M 型所描绘的是单取样线上人体信息随时间变化的情况，而二维灰阶成像是由多个取样线在同一时刻所组成的平面图形。

2. 扫描转换器

扫描转换器的主要功能是将各种超声扫描的格式转换为最终显示的 TV 格式。扫描转换器的组成包括如下内容。

（1）视频信号进入扫描转换器进行插补。

（2）控制系统针对每一信号产生地址，信号存储在存储器的相应地址上。

（3）关于插补：二维图像由无数取样线组成，而超声系统只能获得一定量的取样线，为使二维图像连续，在没有取样线的位置上填入相邻取样线的平均值，此为非人体真实信息。

（4）电影回放功能、冻结功能等都是在扫描转换器中完成的。

（5）控制系统读取相应位置的信号，从而实现扫描转换，即超声由上至下扫描，显示由左至右扫描的转换。

3. 显示部分

将从存储器读出的信号转换成相应的显示信号。在灰阶成像中是将振幅信号转换成不同的灰阶，在显像管中显示出不同的亮度。字符、标记信号等后处理在这里与灰阶信号混合成 TV 信号，经过数模转换，模拟 TV 信号经过视频前置放大器放大后显示在显示器上，没有绝对的全数字化。伪彩技术通过精确调整红、蓝、绿三基色的比例，以对应不同强度的显示信号，从而生成丰富多彩的伪彩色效果。

二、频谱多普勒超声诊断仪的设备分析

（一）频谱多普勒超声诊断仪的基本原理

1. 多普勒频谱的血流方向

频谱资料相对于零基线显示的位置决定。通常血流方向朝向探头被显示在零线(基线)的上面，即正向多普勒频谱，而血流方向背向探头显示在零线(基线)的下面，即负向多普勒频谱。在临床检测中，多普勒频谱有时会包括正向和负向的血流信息，需要加以分开并同时做独立处理。由于正向血流信号的频率比发射频率高，可以得到相位领先的输出信号血流信息，而负向血流信号可以得到相位落后的输出信号血流信息。频谱的血流方向相当于探头流向，即使探头固定不动，但由于超声束(取样位置不同)方向的改变，血流信息的曲线显示也不尽相同。

2. 连续式多普勒

连续式多普勒(CW)可测量高速血流，缺点是不能提供距离信息，缺乏空间分辨能力，故不能进行定位诊断。通常采用两个超声探头获得有关血流信息。一个探头发射频率及振幅恒定不变的超声波时，而另一个探头接收其反射波。

3. 脉冲式多普勒

脉冲式多普勒（PW）具有距离分辨能力，增加了血流定位探查的准确性，其主要缺点是不能测量深部血管的高速血流，高速血流可能错误地显示为低速血流（倒错现象）。当超声源与反射或散射目标之间存在相对运动时，接收到的回波信号将产生多普勒频移，频移大小与相对运动速度幅值和方向有关。发射和接收换能器固定，由人体内运动目标，如运动中的血细胞和运动界面等，产生多普勒频移，由此可确定运动速度大小和方向及其在切面上的分布。

4. 高脉冲重复频率多普勒

高脉冲重复频率多普勒（HPRF）是在脉冲多普勒技术的基础上，通过提高 PRF，从而提高最大可测 Doppler 频移，它是通过探头发射一组超声脉冲后，不等取样容积部位回声返回探头，又继续发射一组或多组超声脉冲，这样在一超声束方向上，沿超声束的不同深度可有一个以上的取样门，这就提高了脉冲重复频率，从而提高了最大可测血流速度。高脉冲重复频率多普勒是一种技术，其特点就在于其脉冲发射频率介于传统的脉冲式多普勒与连续式多普勒之间。

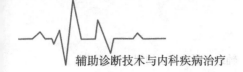

（二）频谱多普勒超声诊断仪的基本结构

脉冲多普勒是超声探头沿某一固定方向发射接收超声波，即在一条超声声束线获取图像，将这条声束线的射频信号进行正交解调，从而获取视频信号，在这条声束线某一部分取样（取样容积 SV）、采集视频信息、进行傅里叶变换，从而获取频移信号。连续多普勒是连续地发射和接收超声波的一种多普勒成像技术，发射和接收分别用不同的晶片，这样最大可测多普勒频移不受尼奎斯特极限限制，但所获得的速度信息是整个超声扫描线上运动物体的频移写照，不具定位能力。原理框图与脉冲多普勒雷达相似，但在发射与接收环节上存在差异。

三、彩色多普勒超声诊断仪的设备分析

（一）彩色多普勒超声诊断仪的基本原理

彩色多普勒血流成像是采用脉冲超声多普勒与二维超声图像混合成像的系统装置，其原理是：利用多道选通技术可在同一时间内获得多个取样容积上的回波信号，结合相控阵扫描对此切面上取样容积的回波信号进行频谱分析或自相关处理，获得速度大小、方向及血流状态的信息；同时滤去迟缓部位的低频信号，再将提取的信号转变为红色、蓝色、绿色的色彩显示。不仅可以展现解剖图像，还可以显示在心动周期不同时相上的血流情况。大多数彩色多普勒血流成像设备由脉冲多普勒系统、自相关器和彩色编码及显示器等主要部分组成。经过对人体和血流反射信号的结构分析和血流分析处理，得以在显示屏上呈现出实时的黑白二维声像图，并在此基础上叠加彩色的实时血流成像。

1. 彩色多普勒血流成像的特征

（1）彩色血流图像是显示在二维图像上的，二维多普勒血流取样必须与二维图像的信息重合。

（2）血流图像是叠加在二维图像上的，原二维图像是以黑白显示的。血流必须以彩色显示才能与脏器组织区分开。因此，经频谱分析或自相关技术得到的血流信息，必须送入一个彩色处理器中，经过编码后再送入彩色显示器显示。

（3）二维彩色多普勒中，要在一条声束的多个水平上取样，即做多次取样，而且相邻两个取样信号所包括的血流信息都不相同。因此，二维彩色多普勒目前广泛采用自相关技术做信号处理。

2. 信号输出的显示策略

彩色多普勒的血流显像采用了彩色编码的方式，将通过自相关技术处的多普勒频移信

号经频率—色彩编码器转换成彩色，实时地叠加在二维的黑白图像上。彩色多普勒血流成像可得到的信息包括方向、平均速度、能量、分散（方差）等，它们重新组合就成为不同的表现模式。如速度图、能量图、方向能量图、加速度图，根据扫查的目的来选定模式。用红色表示正向血流；用蓝色表示反向血流。并用红色和蓝色的亮度分别表示正向流速和反向流速的大小，此外，用绿色及其亮度表示血流出现湍流或发生紊乱的程度，彩色多普勒血流显像的输出方式主要包括以下三方面。

（1）速度方式：速度显示在腹部检查时通常用速度图，速度方式用于显示血流速度的大小和方向。在二维超声检测中，血流速度以与扫描声线平行和垂直的两个分量形式展现。在平行方向上的血流速度分量朝探头流动，用红色表示，背向探头的流动用蓝色表示，与扫描线垂直的血流速度分量无色彩显示。血流速度大小以颜色的亮度来显示，流速越快，色彩越亮；流速越慢则色彩越暗；无流动则不显色。

（2）方差方式：在检查心脏时，血流方向用红和蓝表示，血流速度用色度表示流向的混乱程度，对应混乱状态添加绿色，产生从红到黄，从蓝到蓝绿的变化。心瓣膜狭窄及关闭不全、湍流等异常血流，在高速流动时混乱大，所以适合使用，易于发现异常血流。在瓣膜狭窄和关闭不全时，血流混入、流向较乱，这种流动现象称为马赛克现象，也叫作镶嵌现象，就是黄色和蓝绿色互相掺杂在观察血液流动的过程中，当血液流速超过预定的显示阈值，或其流动方向发生不规则变化时，彩色血流图像上将会出现绿色斑点，这一现象的产生，是基于方差显示原理的应用。

在彩色血流成像中，方差大小表示血流紊乱或湍流的程度，即混乱度，用绿色色调表示。湍流的速度方差值越大，绿色的亮度就越大；速度方差值越小，绿色亮度越小。彩色多普勒血流成像利用三原色和二次色表示血流速度的方向和湍流。如果朝向探头方向运动的红色血流出现湍流，则表现为红色为主，红黄相间的血流频谱。如果湍流速度很快，会出现色彩逆转，图面显示为以红色为主、五彩镶嵌状的血流图像。在探头方向背离的情况下，当蓝色血流的流速和方向发生变化时，将会呈现出以蓝色为主的五彩镶嵌状图像。

（3）功率方式：功率方式表示的是多普勒频移功率的大小，即对多普勒信号频率曲线下的面积（功率）进行彩色编码。血流速度大小及方向的色彩表达与速度方式一致，色彩亮度则表示功率的大小，功率越大，色彩亮度越大；功率越小，亮度越暗。

3. 滤波器

由于是频率信号，就可以利用滤波器对速度成像进行筛选显像。有高通滤波器、带通滤波器、低通滤波器三种。高通滤波器主要用于显示高速运动的靶标，如心腔内的血流运动速度显示出来，而心肌的运动速度却不显示。而低通滤波器却相反，显示低速的心肌组织运动，而不显示心腔内的血流运动信息，这就是组织多普勒成像技术。

4. 血流速度信号的获取

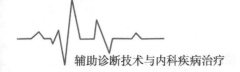

彩色多普勒血流图需要处理的信息量远远大于多普勒频谱图。每帧图像要处理约 1 万以上个像素。在实时显示时，要在 30μs 内处理如此多采样点的频谱分析十分困难，因此必须采用一种快速频谱分析的方法来代替 FFT，即自相关技术。在同一方向上，利用两次以上的发收信号，可以求得不同深度血流的平均速度；在相同方向上，发收信号的次数越多，所测流速越精确。每条线检查出的速度信息相互连接形成图像，就是彩色多普勒血流图；在同一条扫描线上，需要进行数十次的发射与接收信号过程，才能生成一条彩色多普勒成像信息线。因此，相较于二维灰阶成像，彩色多普勒成像的帧频会显著降低。

5. 彩色多普勒能量图

利用颜色的亮度来表示多普勒信号的反射强度即能量，这就是彩色多普勒能量图。由于反射强度不依赖角度，多普勒能量图角度依赖性较小；另外，由于来自细小血管的能量很弱，微弱的信号被噪声掩盖，在滤掉噪声的时候也滤掉了血流信号，所以微小血流不能表示出来。但是如果把多次获取的信号加在一起算平均处理，由于噪声信号的随机性，微小血流信号就会凸显出来，从而提高血流成像的灵敏度。如果把方向信号与之合成成像，即形成了方向性能量图。

（二）彩色多普勒超声诊断仪的基本结构

彩色多普勒超声诊断仪的基本结构是超声医学领域中的一个核心话题，它涉及声学原理、电子工程、医学影像技术等学科的知识，这种诊断仪以其非侵入性、实时性和高分辨率成像等特点，在临床医学中发挥着不可替代的作用。

第一，彩色多普勒超声诊断仪的超声探头。探头内部含有压电晶体，这些晶体在接收到电信号后会产生机械振动，进而发出超声波，这些超声波在人体组织内传播时，遇到不同密度的组织界面会发生反射、折射和散射。探头再接收这些返回的超声波信号，并将其转化为电信号，进一步传输到主机系统进行处理。探头的性能直接影响到图像的清晰度和分辨率，因此，不同部位和深度的检查需要使用不同类型的探头。

第二，彩色多普勒超声诊断仪的主机系统。主机系统接收来自探头的电信号后，会进行一系列的信号处理，包括放大、滤波、解调等步骤，这些处理能够提取出有用的超声信息，并消除噪声和干扰。此外，主机系统还负责图像的生成和显示。通过特定的算法，主机系统能够将超声信号转化为二维或三维的图像，并在显示屏上展示出来，这些图像能够直观地反映人体内部的结构和功能状态，为医生提供重要的诊断依据。

第三，彩色多普勒超声诊断仪的图像处理功能，这些功能包括灰阶成像、彩色血流成像、能量多普勒成像等。灰阶成像能够显示组织的结构信息，而彩色血流成像和能量多普勒成像能够显示血流的方向、速度和分布，这些图像处理功能使彩色多普勒超声诊断仪能够更全面地评估患者的病情，从而提高诊断的准确性和可靠性。

第四，彩色多普勒超声诊断仪的电源系统扮演着至关重要的角色，为设备提供稳定的电力供应，确保其功能的正常运行。该电源系统不仅需要提供充足的电力，还需要具备诸如防电击、防漏电等安全措施，确保患者和医护人员的安全。通过有效的电源系统设计，可以保障设备在各种工作环境下的可靠性和稳定性，从而提高诊断仪的使用效率和安全性。

第五，彩色多普勒超声诊断仪的操作系统和用户界面也是至关重要的组成部分。操作系统负责协调和控制整个诊断仪的各个部件，确保它们能够协同工作，从而实现高效的诊断过程。用户界面则扮演着将复杂操作简化为直观、易懂的界面元素的角色，使医生能够轻松快捷地使用诊断仪进行检查。通过合理设计的用户界面，医生可以更加方便地浏览和操作设备，从而提高诊断的准确性和效率。

总之，彩色多普勒超声诊断仪的基本结构涉及了多个关键部件和功能模块，这些部件和功能模块相互协作，共同完成了超声图像的采集、处理、显示和分析等工作。随着科技的不断发展，彩色多普勒超声诊断仪的结构和功能也在不断完善和创新，为临床医学提供了更加准确、高效的诊断手段。

第二节　超声换能器及其原理阐释

一、超声换能器的要素研究

超声换能器通常由一个电的储能元件和一个机械振动系统组成。当换能器被用作发射器时，激励电源输出的电振荡信号会触发换能器电储能元件电磁场的变化，这一电磁场的变化，借助逆压电效应，促使换能器的机械振动系统开始振动。进而，这种机械振动通过接触介质传播，引发介质的振动，最终向介质中辐射声波。接收声波的过程正好与此相反，在接收声波的情况下，外来声波作用在换能器的振动面上，从而使换能器的机械振动系统发生振动，借助于压电效应，引起换能器储能元件中的电磁场发生相应的变化，从而引起换能器的电输出端产生一个相当于声信号的电压或电流信号。通常换能器的工作原理就是利用了压电材料的（逆）压电效应。用来发射声波的换能器称为发射器。“当换能器处于发射状态时，将电能转换成机械能，再转换成声能。”[①] 用来接收声波的换能器称为接收器。在换能器处于接收模式时，其能够将声能转化为机械能，进而再将机械能转换为电能。值得注意的是，某些类型的换能器不仅可作为发射器使用，还具备接收器的功能，这类换能器被统称为收发两用型换能器。

① 牛金海. 超声原理及生物医学工程应用：生物医学超声学 [M]. 上海：上海交通大学出版社，2017：85.

（一）超声换能器的分类方式

超声波换能器的分类方式有多种多样，常见的包括以下几方面：

第一，按照换能器的工作介质，可分为液体介质换能器、固体介质换能器及气体介质超声换能器等。

第二，按照换能器的工作状态，可分为接收型超声换能器、发射型超声换能器和收发两用型超声换能器。

第三，按照能量转换的机理和所用的换能材料，可分为电磁声换能器、静电换能器、机械型超声换能器、磁致伸缩换能器、压电换能器等。

第四，按照换能器的振动模式，可分为剪切振动换能器、扭转振动换能器、纵向振动换能器，弯曲振动换能器等。

第五，按照换能器的形状，可分为圆柱形换能器、棒状换能器、圆盘形换能器、环形换能器、喇叭形换能器、菊花形换能器、复合型超声换能器及球形换能器等。

第六，按照换能器的输入功率和工作信号，可分为检测超声换能器、脉冲信号换能器、功率超声换能器、连续波信号换能器、调制信号换能器等。

第七，按照声束特性，可分为聚焦换能器和非聚焦换能器。聚焦换能器又分为一维聚焦和二维聚焦；每类聚焦换能器又可以是电子聚焦或者声学聚焦。

第八，按照振子单元数，可分为单元换能器、多元换能器。多元换能器又分为线阵、相控阵、方阵、凸阵等。

（二）超声换能器的特性指标

第一，工作频率。通常，发射换能器工作频率就等于它本身的谐振频率，这样可以获得最佳工作状态、获得最大的发射功率和效率。主动式超声换能器处在接收状态下的工作频率与发射状态下的工作频率近似相等；而对于被动式接收换能器而言，它的工作频率是一个较宽的接收频带，同时要求换能器自身的谐振基频要比接收频带的最高频率还要高，以保证换能器有平坦的接收响应。

第二，方向特性。超声换能器不论是用作发射还是接收，其本身都具有一定的方向特性。不同应用的换能器对方向特性的要求也不同。对于一个发射换能器，其方向特性曲线的尖锐程度决定了它的发射声能的集中程度；而对于一个接收换能器，它的方向特性曲线的尖锐程度决定了其探索空间方向角的范围，所以超声换能器的方向特性的好坏直接关系到超声设备的作用距离与范围。

第三，换能器的阻抗特性。换能器作为一个机电四端网络，它具有一定的特性阻抗和传输常数。由于换能器在电路上要与发射机的末级回路和接收机的输入电路相匹配，所以在换能器设计时，计算出换能器的等效输入电阻抗是十分重要的。对于发射换能器而言，输入阻抗指的是换能器的输入端的输入电压与输入电流的比值。输入阻抗包括电路阻抗和动生阻抗，动生阻抗又称为反应阻抗，反应阻抗指的是机械回路经变换器（理想变压器）反映到电路中的阻抗。同时，在使用过程中，需深入分析其各类阻抗特性，涵盖等效电阻抗、等效机械阻抗、静态与动态阻抗及辐射阻抗等多个方面。

第四，频率特性及频带宽度。频率特性是指换能器的功率、声压、阻抗及灵敏度等主要参数随频率变化的特性。在超声换能器的应用中，在一定的带宽内获得平坦的阻抗频率特性有重大意义。因为往往超声应用中的换能器负载是变化的，带宽可以适应变化负载以保持匹配、高效率，而失配将导致电路发热，甚至损坏设备。在接收换能器中宽频带可获得窄脉冲、短余振时间波形，获得极高的纵向分辨率。例如，对于接收换能器，工作中需要关注接收换能器的接收灵敏度随工作频率变化的特性；对于发射器则要看它的发射功率随工作频率的变化特性。对于被动式换能器，必须确保其接收灵敏度频率特性曲线具备高度的平滑性。无论是低频噪声还是高频噪声，只要它们的幅度相近，被动式换能器所产生的输出电压应当保持近似相等的水平，这一特性对于确保换能器在各种频率下的稳定性能至关重要。

二、超声换能器的原理阐释

超声换能器作为超声波技术的核心部件，其工作原理对于理解整个超声波技术的应用具有重要意义。超声换能器的基本功能即实现电能与机械能之间的转换。具体而言，超声换能器可以将电信号转换为机械振动，从而产生超声波；同时，它也能将接收到的超声波信号转换为电信号，以供后续处理和分析，这一转换过程是通过超声换能器内部的压电效应实现的。

压电效应是超声换能器工作的基础。压电材料是一类特殊的晶体材料，它们在受到外力作用时会产生电荷分离，进而产生电场；反之，当外界电场作用于压电材料时，它们会发生形变。超声换能器正是利用了压电材料的这一特性，实现了电能与机械能之间的转换。

在超声换能器的设计过程中，需要选择合适的压电材料，并通过特定的工艺将其加工成具有特定形状和结构的换能器，这些结构特征对于超声换能器的性能具有重要影响。例如，换能器的振动面形状、尺寸及压电材料的分布等都会影响到超声波的发射和接收效果。因此，在设计和制造超声换能器时，需要充分考虑这些因素，确保换能器具有良好的性能。

超声换能器工作原理的核心是振动。当给超声换能器施加交变电压时，压电材料内部会发生电荷分离和电场变化，从而产生周期性的形变，这种形变会导致换能器的振动面发生振动，进而产生超声波。当超声波作用于换能器的振动面时，压电材料会受到外力的作用而产生电荷分离，进而产生电信号，这一过程实现了超声波信号的接收和转换。

超声换能器的性能不仅取决于其内部结构和材料特性，还与工作环境和使用条件密切相关。例如，温度、湿度、压力等因素都可能对超声换能器的性能产生影响。因此，在实际应用中，需要根据具体的工作环境和要求，选择合适的超声换能器，并进行适当的调整和优化。

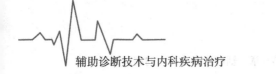

第三节　超声成像系统的原理技术

一、超声成像系统的原理

超声成像系统是一种常见的医学影像学工具，利用超声波与组织的相互作用，能够生成高分辨率的图像，用于诊断和监测人体内部的病变和结构。超声成像系统的基本原理是利用超声波在不同组织中传播的速度和反射特性的差异，通过探测器捕获回波并将其转换为图像。超声波是一种高频机械波，其频率通常在 1 ~ 20MHz，远高于人耳能够听到的声音频率。在超声成像中，通常使用压电晶体来产生超声波，并通过探头将其发送到人体组织中。

当超声波在医学成像中被应用时，其与组织的相互作用是复杂而多样的。超声波在穿越不同密度和声阻抗的组织时，会遇到界面反射、散射和折射等现象，这些现象是由于声波在不同组织间传播时，其速度和方向发生变化导致。首先，超声波与组织之间的界面会导致部分波能量的反射。当声波遇到两种不同密度或声阻抗的组织之间的边界时，部分能量会反射回来，形成反射波，这些反射波可以被超声探头接收并转换为电信号。其次，超声波也会与组织内部的微小结构相互作用，导致波束的散射，这种散射现象是由组织内部的不均匀性和结构差异引起的，导致超声波在传播过程中发生方向和速度的变化，这些散射波也会被探头接收并转换成电信号。最后，超声波在穿越不同密度和声阻抗的组织时会发生折射。折射是指声波在通过不同介质界面时改变传播方向的现象，这种现象会影响声波在组织内部的传播路径，从而影响成像质量。

所有这些反射、散射和折射现象的信号都会被超声成像系统接收，并经过信号处理和算法处理，最终转换成图像。图像中的亮度和对比度反映了组织的声学特性，如密度和声阻抗的变化。通过分析图像的特征，医生可以对组织的结构和性质进行评估，从而做出诊断和治疗决策。

超声成像的分辨率是评价成像质量的重要指标之一，其取决于超声波的频率和成像系统的技术参数。高频率的超声波能够提供更高的空间分辨率，即在图像中能够清晰地显示出更小的结构细节。但是，高频超声波的穿透能力较差，限制了其在深部组织成像中的应用；反之，低频率的超声波具有较强的穿透能力，能够深入组织内部进行成像，但其空间分辨率相对较低，可能无法显示出细微结构。因此，在实际应用中，医生需要根据具体的临床需求选择合适的超声探头和参数设置。对于需要对浅表部位的细微结构进行高分辨率成像的情况，可以选择高频超声探头和相应的参数设置；而对于需要深入观察深部组织结构的情况，则可以选择具有较低频率，但较强穿透能力的超声探头和参数设置。通过灵活选择超声成像系统的参数，可以最大限度地满足不同临床场景下的成像需求。

二、超声成像系统的技术

第一，超声传感器，其设计和制造直接影响成像质量。传感器由压电晶体和接收器组成，压电晶体能够将电信号转换成超声波，并将接收到的超声波转换成电信号。探头的频率、阵列形式、焦距和带宽等参数对成像质量具有重要影响。高频率的探头能够提供更高的分辨率，但穿透能力较差；反之，低频率的探头能够提供更好的穿透能力，但分辨率较低。因此，在不同的临床应用中需要选择合适的探头。

第二，信号处理，用于对探头接收到的信号进行放大、滤波和数字化处理。信号处理的目的是增强信号的质量、减少噪声和干扰，并提取有用的信息用于图像重建。信号处理的质量直接影响到最终成像的清晰度和准确性。

第三，图像重建。常见的图像重建方法包括B模式、M模式、彩色多普勒成像和三维成像等。B模式是最常用的一种成像模式，通过灰度图像显示组织的结构和形态；M模式则用于观察组织的运动状态和功能变化；彩色多普勒成像则用于检测血流速度和方向；三维成像则能够提供组织的立体结构信息。不同的重建方法适用于不同的临床场景，医生可以根据需要选择合适的方法。

第四，图像显示，医生可以通过图像来诊断疾病和指导治疗。现代超声成像系统通常配备有高分辨率的液晶显示器和图像处理软件，可以实现图像的实时显示、存储和分析。医生可以通过调整图像参数、测量工具和三维重建来对图像进行进一步的分析和诊断。超声成像系统的不断发展和创新为临床诊断提供了更多可能性，使医生能够更准确地诊断疾病并提供更有效的治疗方案。

第九章

辅助诊断技术中的超声诊断技术

在辅助诊断技术中，超声诊断技术以其独特的优势，成为现代医学诊断的重要手段之一。超声诊断技术通过利用超声波在人体组织中的传播与反射特性，实现了对人体内部结构的可视化，为医生提供了直观、准确的诊断依据。鉴于此，本章将主要研究多普勒超声及其对血流的评价、超声临床诊断基础的审视、现代超声新技术的具体认知。

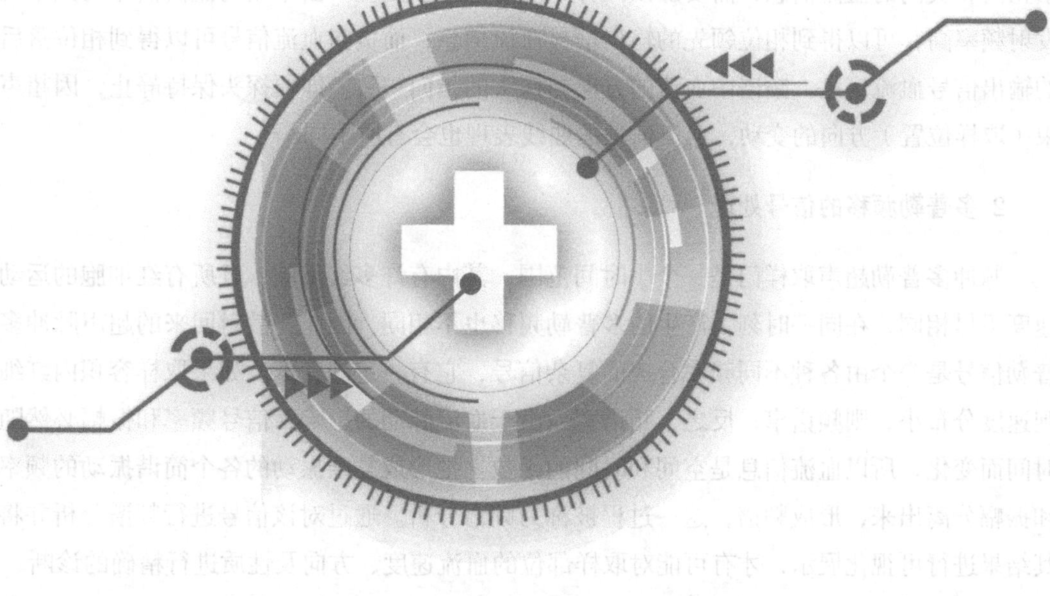

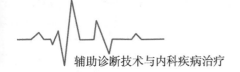

第一节　多普勒超声及其对血流的评价

一、多普勒超声要素及其影响因素

多普勒超声技术是研究和应用超声波由运动物体反射或散射所产生的多普勒效应的一种技术，主要用于动目标的检测，特别是血流动力学的评价，它可以提供包括血流起源、方向、速度、路径分布、时相变化、血流状态等丰富的信息，其已广泛用于心脏和血管的功能评估及疾病诊断。此外，它还可以提供组织运动特征的信息。为确保医疗诊断的准确性和有效性，超声科医生必须熟练掌握多普勒技术的正确应用方法。根据电路结构和工作方式，分为连续波式、脉冲波式、高脉冲重复频率多普勒；根据其应用目的，分为高通滤波和低通滤波，后者主要用于组织运动评价；其结果通过声音（听诊型）、速度（频移）—时间曲线、图像显示。向量速度标测技术还可动态显示血流中存在的涡流，并予以量化评价。

（一）多普勒频谱的血流方向与信号处理

1. 多普勒频谱的血流方向

心血管内的血流方向能通过频谱信息相对于零基线显示的位置决定。通常血流方向朝向探头被显示在零基线的上方，即正向多普勒频谱；而血流方向背向探头显示在零基线的下方，即负向多普勒频谱。但是可以通过设置改变。在实际检测时，多普勒频谱有时会包括正向和负向的血流信息，需要加以区分并同时做独立处理。由于正向血流信号的频率比发射频率高，可以得到相位领先的输出信号血流信息；而负向血流信号可以得到相位落后的输出信号血流信息。频谱中血流的方向与探头的指向一致。即便探头保持静止，因超声束（取样位置）方向的变动，血流信息的曲线表现也会有所不同。

2. 多普勒频移的信号处理

脉冲多普勒超声取样门是一个小时间范围，其内有许多红细胞，且所有红细胞的运动速度不尽相同，在同一时刻，产生的多普勒频移也不相同。因此，散射回来的超声脉冲多普勒信号是一个由各种不同频率合成的复杂信号，它有一定的频宽，如果取样容积内红细胞速度分布小，则频谱窄；反之，频谱宽。由于血流脉动的影响，信号频率和振幅必然随时间而变化，所以血流信息是空间和时间的函数。把形成复杂振动的各个简谐振动的频率和振幅分离出来，形成频谱，这一过程被称为频谱分析。通过对该信号进行频谱分析并将其结果进行可视化展示，才有可能对取样部位的血流速度、方向及性质进行精确的诊断。

（1）快速傅里叶变换。处理脉冲多普勒超声信号，进行频谱分析，有过零检测和快速傅里叶变换（FFT）两种方法。但过零检测技术方法简单，只能大致反映血流速度分布，所以现代的多普勒血流仪都不采用这种方法。目前主要采用 FFT 方法，该方法是通过微机来执行的，是把时域信号转换成频域信号的方法。复杂信号通过 FFT 处理，就能鉴别信号中各种各样的频移和这些频移信号的方向，将复杂的混合信号分解为单个的频率元素。FFT 处理信号，能自动地实时实现频谱显示和分析。为确保超声诊断仪能够迅速获取数据，必须采用高效的快速傅里叶变换器以满足其速度要求。FFT 器的输出正是人们所需的 FFT 波形，即多普勒频谱图。FFT 处理准确可靠，其频谱分析具有真实的临床价值。

（2）频谱显示。频谱显示有多种方式，最常用的显示方式为速度 / 频移—时间显示，该显示谱图上 X 轴代表时间即血流持续时间，单位为 s，它能够扩大或缩小频谱显示中的频谱比例；Y 轴代表速度 / 频移大小，单位为 cm/s。

第一，收缩峰是指在一个心动周期内达到收缩顶峰频率，即峰值血流速度的位置。

第二，窗为无频率显示区域。频窗为典型的抛物线形流速分布中，流速曲线下部出现无回声信号区。当血流分布不全时，这种典型的抛物线形频谱可能增大、缩小或消失。

第三，舒张末期是将要进入下一个收缩期的舒张期最末点。

第四，水平轴线代表零频移线，又称为基线。在基线上面的频移为正向频移，表示血流方向朝向探头；在基线下面则为负向频移，表示血流方向背离探头。也可上为负、下为正，根据使用者习惯调节。

第五，频谱（带）宽度表示频移在垂直方向上的宽度，即某一瞬间取样血流中血液红细胞速度分布范围的大小。速度分布范围大、频谱宽；速度分布范围小、频谱窄。人体正常血流是层流，速度梯度小、频谱窄；在病理状态下，血流展现出湍流特征，其速度梯度显著增大，进而导致频谱宽度扩大，这种频谱宽度的变化是评估血流动力学改变的关键参数之一。

（二）多普勒频谱形状的影响因素

多普勒频谱的形状可以提供很多疾病相关的有用信息，超声医师可以通过测量来定量评价血管狭窄的程度。然而，频谱的形状还与其他一些因素有关，如血流速度剖面以及声束辐照到血管的均匀程度。除血流外，与仪器相关的因素也能影响波形。为了解释多普勒波形，应该知道这些因素如何影响波形，超声医师也要知道测量过程中可能出现的误差，主要包括以下方面。

1. 血流剖面的影响

多普勒频谱的纵轴显示频移大小，显示的亮度与引起某种频移的背向散射强度呈正相关，横坐标代表时间。动脉内的流速剖面是很复杂的，而且随时间会发生变化。多普勒频谱上显示的频移取决于血液内红细胞的流速。假设多普勒声束均匀作用于血管，那么血管内所有不同的流速都将被探并显示在频谱上。如果是平坦形的血流剖面，那么大多数红细胞的运动速度相同，频谱上显示的频移范围窄。在观察到抛物线形的血流剖面时，可以发现血管中央的流速明显快于邻近管壁的流速，这种流速分布特点在频谱分析中表现为频移范围的广泛分布。

频带宽度是指频谱上某个时间点的频率分布范围。湍流（如狭窄所导致的）时红细胞以不同的方向和速度随机运动，频带宽度将会增宽。因此，频带增宽可能提示存在病变。然而，频带宽度也受多普勒仪器的影响，被称为固有频带展宽。

2. 取样门大小

取样门的大小和位置也会影响血管受声束辐照的部分。操作者可以控制取样门的大小和位置，将小的取样门置于大血管中央时可能探及不到管壁附近的血流。较大的取样门可覆盖到整个血管的宽度，可以扫查到前后壁附近的血流，但扫查不到侧壁附近的血流。取样门的大小（声束的敏感区）会影响探及的多普勒频率范围，当解释频带宽度时应考虑到该因素的影响。大的取样门所获得的多普勒频谱显示有近基线的低速血流，它代表了管壁附近的流速，显示为频带增宽。置于血管中央小的取样门所获得的多普勒频谱没有低速血流显示，而呈干净的频窗。置于血管中央小的取样门的窄声束只能探及快速血流，所以正常情况下频带不宽。当有病变时，可以显示湍流导致的频带增宽。

3. 血管接受的声束

声束实际上是很窄的，只能辐照动脉或静脉的一部分。如果声束通过血管中央，那么只有部分管壁附近（如靠近前壁和后壁）的血流可被探及。而侧壁附近的血流由于未受到多普勒声束的辐照而无法探及。因此，在涉及抛物线形态的血流情况下，多普勒频谱在探测管壁附近低速血流时存在局限性，仅能部分捕获相关信息，因此，无法全面、真实地反映血管内部低速血流的实际状况。

4. 脉冲重复频率与高通滤波

脉冲重复频率（PRF）过低可引起混迭伪像，导致高频移信号无法在多普勒频谱中正确显示，这会形成使人误解的波形形状并引起流速测量错误。混迭伪像容易识别，多普勒波形表现为自上而下整个覆盖。增加脉冲重复频率，可以纠正混迭伪像。

如果高通滤波设置过高，多普勒频谱的形状也会发生改变，它会从频谱中过滤掉一些重要信息，如舒张期低速血流。彩色增益通过放大多普勒信号也会改变多普勒频谱。如果增益设置过低，可能探查不到血流，增大增益会增加频带宽度。当增益设置过高时，超声仪可能会进入过饱和状态，这将对其方向识别能力产生不利影响。其具体表现为，在频谱的反向部分可能会出现镜面伪像。当观察到全白信号时，这通常意味着信号已经饱和。为了避免上述现象的发生，应将增益调整至能够探测到信号但又不引发饱和的合适水平。

5. 固有频带展宽

固有频带展宽 ISB 是由超声仪本身而非血流引起的多普勒频谱增宽，它是一种伪像。线阵探头和凸阵探头使用数个压电单元产生声束。源自线阵探头的声束产生一系列声束入射角度，同时多普勒信号从多个角度被检测到。多普勒频移与声束角度的余弦（$\cos\theta$）成正比，所以即使是同一个物体也产生一系列的频移值。经过严谨设计和构造，由电动机驱动并以固定速度运动的线性测试设备，可用于精确观测和分析上述特定现象。尽管事实上这条线以固定速度运动，但所获得的频谱显示有一系列的频移，这是由探头中激活的压电单元形成一系列的声束入射角度导致，这种效应称为 ISB。固有频带展宽的程度取决于探头接收到的背向散射的角度范围，即探头的孔径和声束入射角度（θ）。

二、多普勒超声对血流的评价

（一）对血流状态的评价

在多普勒超声的临床应用中，血流状态的评价是最为基本的观测内容。正常血流状态通常是指稳流和层流，而异常血流状态通常是指湍流和涡流。血流的旋流状态既可见于正常生理条件，也可在异常血流状态下出现。

第一，稳流。稳流是指血流横截面从中心点至边缘的流速完全相同，这是一种理想的流体状态，在现实中由于血液流体自身存在的黏滞阻力以及与边缘结构间存在摩擦阻力，通常会导致不同程度的流速差异。只有在流体动能巨大，足以忽略上述阻力时，此种稳流状态才会出现。

第二，层流。层流是指血流横截面从中心点至边缘的流速呈现均匀递减梯度分布，这是一种正常的血流状态，此种流体状态是由流体自身以及流体与边界结构间摩擦阻力导致。在运用脉冲波多普勒技术进行较小取样门的检测时，发现血流频谱的频带普遍呈现出较窄的特征，这种特定的血流状态，普遍存在于心脏的各瓣膜口及心腔内部，同时也广泛分布于大动脉及其外周动脉腔内。实质器官的动脉供血，由于其动脉血流阻力通常较小，血液流速分布较大，常形成一种较宽的单向血流速度频带。通常采用雷诺系数（Re）[①] 来反映流体状态。当雷诺系数≤ 2000 时，一般为层流状态。

① 雷诺系数（Reynolds Number）是一种可用来表征流体流动情况的无量纲数。$Re=\rho vd/\mu$，其中 v、ρ、μ 分别为流体的流速、密度与黏性系数，d 为一特征长度。

第三，湍流。湍流是指血流主体方向一致，但是在流体内存在不均匀分布的血液流动速度和不同的血流方向，这种血流状态常见于狭窄的心脏瓣膜口及狭窄的动脉管腔内。在心腔内的湍流有时也被称为“射流”，如二尖瓣狭窄时舒张期的高速过瓣血流。

第四，涡流。涡流是指血液流体的方向和流速大小存在显著的不一致性，这种血流状态通常出现在射流周边区域，是由血流水锤效应、推挤效应及文丘里效应共同作用的结果，表现为血液涡旋运动的状态。涡流可以是血液动能损耗的一种形态，也可以是血液动能存储和传输导向的一种形式。同时高速旋转的涡流也可能造成心内膜或血管内皮的损伤，从而导致一系列的与内皮损伤相关的临床事件链。

第五，旋流。旋流是指血液经由一相对较小的孔道进入较大腔室所形成的往返血流状态，这一种流体状态常可见于正常的左心室腔内，当舒张期血流通过二尖瓣口进入相对较大的左心室腔内时，在左心室腔内可形成流入道与流出道的往返血流状态。在病理状态下，旋流状态同样可见，如假性动脉瘤发生时，瘤体腔内血液的流入与流出状态即可呈现旋流现象。

（二）对血流路径与分布的评价

在彩色多普勒超声血流成像技术中，至关重要的观察要素包括血流的起始点、流经路径及血流的分布情况，该技术能够以较高的准确性，清晰地呈现出血流的起始位置、流经的具体路径、血流的分布状态及血流的终止点，这些观察结果对于医学诊断具有重要价值。在对先天性心脏病或心脏瓣膜病等结构性心脏疾病心腔内异常血流进行评价时对判断异常分流或反流的起始部位和血流路径是否异常非常重要，有助于上述疾病结构和功能的超声准确诊断。

（三）对血液分流的评价

血液分流是指血流经由异常通道（室间隔缺损、房间隔缺损、动脉导管未闭和动静脉瘘等）进入正常引流腔室以外腔室的血流状分流是一种明显异常的血流状态，会加重异常被引流腔室的血流负荷量，增加被引流腔室的容量和压力负担，同时也会减少正常被引流腔室的血液流量。彩色多普勒超声血流成像技术能够十分清晰地显示分流的存在、部位及引流路径。分流血流通常表现为异常血流起源部位的流体汇聚成较窄的高速度血流，其可以表现为射流（如室间隔缺损和动脉导管）。通过确认血流汇聚点，可以更准确地确定分流通道的空间位置和数量。当分流两侧腔体内的压力相对平衡，且压力差值较小时，分流速度和分流量将会显著减少，具体表现为特定短暂时相的分流或双向甚至反向分流，这一发现对于理解血流动力学过程具有重要意义。

（四）对血流的评价

当血流通过狭窄口时，趋向于狭窄口的层流血流将会出现加速成像，并形成多个同心“壳”或等速半球。质量守恒定律认为，所有通过这些“壳”的血流最终必将通过狭窄口。因此，在任意“壳”面的血流率将等于最终通过的血流率。在使用此方法时应当注意以下技术细节：①使用局部放大功能优化狭窄口的二维图像；②优化血流区域的彩色血流细节；③向下移动彩色血流基线以消除彩色血流的混迭；④观察并测量边缘的血流速度；⑤测量边缘至狭窄口的半径。

（五）对血液反流的评价

血液反流是指当心脏或血管瓣膜的结构和功能病变异常时，血流在不同的心动周期时相出现反向流动的现象。心脏和血管的瓣膜均为单向阀门，即只允许心脏和血管内的血流朝一个方向流动。反流也是一种明显异常的血流状态，其可以导致受累瓣膜相关腔室的血流量异常增大，增加心脏房室或血管的容量负荷并最终导致压力负荷的增加。反流血流在起始部位亦呈现血流汇聚现象，形成狭窄且高速的血流状态，与分流血流具有相似的特征。

（六）高速与低速血流观测方法

在进行心血管血流速度测定时，一个非常重要的原则就是：依据预估的血流速度选用不同的多普勒超声技术进行测量。在对高速血流进行测量时，通常采用连续波多普勒技术。选用适当高的、能够包含所测血流最大速度的量程。如果血流速度过快，还应调节血流频谱基线以获得最大的血流测量范围。如果要获取真实的最大血流速度值，通常还需要以不同的声束入射位置和方向进行检测。例如，为了准确获取主动脉瓣狭窄收缩期的最大血流速度，通常采用胸骨上凹或胸骨旁右侧的检测区域，以便精确地测量瓣口的最大血流速度等相关参数。

在对低速血流进行检测时，通常采用脉冲波多普勒技术。选用适当低的、能够包含所测低速血流最大速度的量程。如果选用较高的速度量程，将导致所观测低速血流的测量出现较大误差。如果血流速度过慢，还应同时调低频谱滤波值。过高的滤波设置将滤除拟检测的低速血流信号。对取样门的设置也应当予以高度重视。检测时，应当将取样门放置于血流中心位置，并设置适当的取样门大小。针对不同检测指标，取样门的大小设置应有所区分。具体而言，当需获取阻力指数时，取样门应适当缩小；而当需获取搏动指数时，取样门则应适度扩大。

正常心脏和血管血流通常表现为：单向搏动性（心腔内和动脉血流，随心动周期波动）血流或单向周期性（静脉血流，随呼吸周期波动）血流，动脉血流在外周与实质器官之间的血流速度频谱呈现出显著差异。具体表现为，外周动脉的血流速度频谱呈现出三相波的特征，而实质器官供血动脉的血流速度频谱呈现为单相血流的特征。

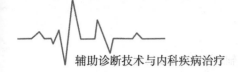

（七）对心肌血流灌注成像的评价

目前，临床和基础实验多采用彩色多普勒能量图对心肌或其他人体实质器官的血流灌注进行成像。通过检测超声造影微泡散射回来的多普勒频移能量信号能够较常规超声检测更为敏感地获得心肌或其他人体实质器官的血流灌注相关信息。彩色多普勒技术多被应用于心肌缺血或梗死，以及人体实质器官肿瘤病变的血供状态评价等领域。

（八）对组织运动成像的评价

1. 心肌舒张功能的评价

与心肌的收缩功能相似，心室的舒张功能主要由心室肌在舒张期的运动速度大小、方向和分布决定。采用组织多普勒成像的 M 和多普勒频谱显示格式，可直接定量或半定量地显示心室壁特定部位舒张期的心肌运动速度大小、方向和分布。心室的舒张功能同样具有方向性（长轴和短轴）。因此，在评价不同方向的心室舒张功能时，在技术上略有不同（如所采用的引导心室二维切面等）。对于评价长轴方向的心室舒张功能，目前最常使用的是房室瓣环的舒张期运动速度频谱。该部位舒张期运动速度频谱的速度测值和方向与心室壁其他部位的心肌舒张期运动速度的测值和方向密切相关。因此，该部位舒张期运动速度频谱可以代表心室肌长轴方向上的整体舒张功能情况。从理论上讲，绝大部分心室肌均附着于心脏纤维支架中的房室瓣环上，并以此为支点进行舒缩活动。因此，测取该部位的运动速度频谱也可以反映心室整体在该长轴方向上的功能情况。

在舒张期，房室瓣环运动速度频谱呈负向双峰。正常人第一峰（Em 峰）高于第二峰（Am 峰）。当心室舒张功能受损时，Em 峰低于 Am 峰；限制性心室舒张功能下降时，Em 峰和 Am 峰均明显降低，Em 峰高于 Am 峰，Am 峰矮小。当二尖瓣口舒张期血流多普勒速度频谱假性正常化时，二尖瓣环的组织多普勒成像舒张期运动速度频谱仍为异常表现，即 Am 峰高于 Em 峰，这一发现对于鉴别心室舒张功能受损时常规二尖瓣口舒张期多普勒血流频谱的假性正常化具有极为重要的意义。

2. 心肌收缩功能的评价

心肌运动的速度主要由心肌的收缩和舒张产生。心肌收缩功能的异常可直接表现为心肌运动速度大小、方向和分布的异常。组织多普勒成像速度模式为评价这一运动速度的异常提供了一个直观和敏感的方法。现用的量化评价方法有两种：① M 型显示格式，该方法为定量方法，只能显示取样线上的一维心肌运动速度分布；②多普勒频谱显示格式。

多普勒频谱显示格式常被应用于定量评价某一特定部位长轴方向上的运动速度和方向。目前常用的取样部位为房室瓣环、心室中部和心尖部在室间隔，左心室后壁和前侧壁的相应部位，以确定某一部位心肌收缩期运动的最大速度、速度积分、速度频谱形态和与该部位心肌收缩性能和除极的瞬间关系。当心室收缩功能下降时，心肌收缩期运动速度也随之降低，收缩时的相对延长、速度频谱可表现为多峰形态（正常情况下为单峰）。组织多普勒成像技术仍是一种多普勒技术，其必将受到声束与被观察结构表面之间角度的影响。因此，当心室壁心肌的运动速度方向与声束之间的角度较大或呈现垂直状态时，可能会对心脏运动速度的准确评估造成干扰，导致其被低估或无法准确捕捉。

3. 组织多普勒成像在诊断中的应用

心肌缺血和（或）梗死后将会由于心肌细胞功能的丧失和心肌细胞结构的破坏，从而导致局部缺血和（或）梗死区域的心肌运动出现异常表现，这一异常的心肌运动在心肌缺血后 15s 就可出现。因此，检测这一心肌的异常运动，可以在早期敏感地诊断心肌缺血并确认其部位和范围。组织多普勒成像技术能够准确地反映心室壁心肌运动的速度、加速度、能量和张力的大小、方向和分布。因此，多普勒成像技术为心肌缺血和（或）梗死的确认和量化分析提供了一个新的方法。

（1）心绞痛：心肌缺血的组织多普勒表现可分为若干类型。在急性心肌缺血区域，心肌运动的速度、加速度、张力和能量均明显降低。在二维及 M 型格式上，表现为某一时相的色温降低和（或）缺如；在多普勒频谱格式上，心肌缺血区域的运动速度频谱变化，以舒张期 Em 峰的明显降低、Am 峰的相对增高和（或）代偿性增高为其主要表现。在慢性心肌缺血区域，心肌运动异常类型与心肌缺血的程度、范围和部位有关，可表现为速度、加速度、张力和能量降低伴或不伴速度方向异常；速度、加速度和能量增高伴或不伴速度方向异常等若干组合，其中速度、加速度、张力和能量的降低又可分为若干个等级。在二维及 M 型格式中，表现出局限性色温的降低，或色温异常增高，可能伴随或不伴随速度方向的异常变化。在多普勒频谱格式上，心肌缺血区域的运动速度频谱变化通常表现为 Em 峰和 Am 峰的降低或增高伴或不伴速度方向异常。

（2）超声心动图药物负荷试验：组织多普勒成像技术能够判断目测法不能区别或确认的心室壁心肌轻微异常运动、小范围异常运动和复杂异常运动。在药物负荷试验中，组织多普勒成像技术还为顿抑心肌的检出，提供了一个可行的方法。在药物负荷试验中，基础图像色温较低或缺失伴或不伴速度方向异常的区域，在一定剂量的药物负荷后，该区域色温增高速度方向转变为正常，则提示该区域心肌为顿抑心肌。对顿抑心肌检测的重要价值在于可为各种冠状动脉手术的术前疗效评价提供参考标准。在正常心肌区域，心肌运动速度在药物负荷后增加，在心肌缺血区域心肌运动速度在药物负荷前后无显著性差异。

（3）急性心肌梗死：急性心肌梗死的组织多普勒表现主要为：小范围急性心肌梗死区域的速度、加速度、张力和能量明显降低。在二维和M型格式上各时相内色温明显降低或缺失；在多普勒频谱格式上，舒张期Em峰和Am峰峰值明显降低，与此同时，收缩期S峰也明显降低。大范围急性心肌梗死区域可出现心肌运动速度方向的异常。

（4）陈旧性心肌梗死：陈旧性心肌梗死的组织多普勒成像表现主要为；陈旧性心肌梗死区域心肌运动速度、加速度、张力和能量的不同程度降低，可伴有速度方向的异常。陈旧性心肌梗死部位心肌纤维化变薄，可导致陈旧性心肌梗死部位心室壁着色范围变窄。合并室壁瘤或血栓时表现为：瘤壁的色温明显降低或颜色缺失；血栓通常与附着室壁的颜色相同或不同，但色温较低。在多普勒频谱格式上，陈旧性心肌梗死区域心肌运动速度频谱表现为：收缩期S峰和舒张期Em峰、Am峰峰值的降低，伴或不伴有速度方向异常。在心肌梗死区域内可检出加速度值相对较高的带状或岛状分布，这一局限性的较高加速度值分布提示该陈旧性心肌梗死区域内仍有心肌存活。经过二维图像分析，可在陈旧性心肌梗死区域的邻近正常心肌组织中观察到类似树枝状的流动色彩信号。进一步应用多普勒频谱技术，可以检测到冠状动脉的血流频谱特征，这些特征表明冠状动脉存在迂曲扩张及血流速度的减缓。

（5）组织多普勒成像评价心律失常：组织多普勒成像能够提供心肌运动的速度和加速度在瞬间心室切面上的分布、大小和方向。因此，该技术可被应用于检测由于心肌细胞电兴奋而导致的心肌收缩运动在瞬间心室切面上的变化情况。

心肌电兴奋与组织多普勒成像检测出的心肌收缩运动之间在部位和时相方面有很好的相关性。组织多普勒成像所显示的心肌收缩运动，间接反映了心肌电兴奋的起始部位和分布情况。心肌电兴奋及其诱导的心肌收缩运动是一个非常快速的过程，因此需要一个对心肌收缩运动非常敏感的手段，在心室肌尚未完全达到有序收缩之前，即能检出心室壁局部的心肌收缩运动。只有这样，才能准确地反映心肌收缩运动的起始位置和随后的全部变化过程。加速度主要由速度和时间两个因素确定。对速度因素，主要由仪器的两个方面功能决定加速度的检测：①对低速度的检测能力，即能否反映组织的低速度运动；②对低速度的分辨能力，即对组织运动的速度变化（速度差）的表现能力。时间因素的决定性因素在于仪器采集图像的帧频。具体而言，较高的帧频不仅能够提供更高的时间分辨力，使人们能够在更精细的时间尺度上观察和分析动态过程，而且能够迅速捕捉并记录不同时间点的加速度表现。

第一，正常心室壁心肌收缩顺序的检测：正常人心室电兴奋由房室结传入，经结希区、希氏束和左右束支传导至浦肯野纤维系统，从而导致整个心室肌的机械收缩。正常人心肌电兴奋与机械收缩耦联关系正常，因此，组织多普勒成像加速度模式所检测到的心室肌机械收缩起始点和顺序能够反映心室肌电机械兴奋起始点和顺序。

心室壁心肌加速度起始和分布在传统的舒张末期中具有以下变化过程：①在心电图P波终末，有一轻微的心室肌加速度发生，这一加速度由心房收缩造成，因此，这一加速度的分布为整个心室壁心肌，其方向为离心性，以左心室后壁最为明显。②在这一加速度发生后，有一短暂时间，整个心室壁心肌处于相对静止的状态。③在心电图R波之前，室间隔上部出现局部心肌的加速度分布，其方向为向心性。正确理解和掌握正常人心室壁心肌加速度的起始位置、传导顺序及出现时相，对于准确检测室性心律失常异位起搏点、预激综合征旁道及束支传导阻滞具有至关重要的基础作用。

第二，室性心律失常异位起搏点的检测：组织多普勒成像技术不仅能够检测心室壁心肌收缩产生的加速度，与常规灰阶成像技术相结合还可以确认这一局部心肌收缩所产生加速度起始点在心室结构中的具体位置。该技术不仅可以用于单源性的室性心律失常的单个异位起搏点的定位，还可以应用于多源性的室性心律失常的多个异位起搏点的定位。组织多普勒成像技术的另一重要临床应用价值为可以区分异位起搏点在心室壁心肌各层次（心内膜下心肌、中层、心外膜下心肌）中的位置，从而弥补了心脏电生理检查只能检测异位起搏点在心室结构中位置，而不能检测异位起搏点在心室壁内心肌各层次中位置的缺陷，这一点在决定室性心律失常患者治疗方法方面具有重大意义。

室性心律失常在心室壁的异位起搏点在组织多普勒加速度图像上表现为在正常的心室肌加速度起始点以外的其他位置的异常初始加速度，该初始加速度的分布范围和加速度值大小不一，其主要由以下两方面因素决定：①电兴奋与观察时相之间的时间间隔；②异位电兴奋的强度和范围。因此，在电兴奋与观察时相之间的时间间隔固定的情况下，异位的初始加速度分布范围和加速度值能够反映异位起搏点兴奋的范围和强度。由于该技术的若干影响因素（尤其是呼吸因素）的干扰以及右心室壁形态的复杂性，对起源于右心室的室性心律失常其检测难度较大。在进行检测过程中，为确保右心室源异位起搏点位置的精确识别，必须严格控制呼吸，并全面、细致地实施多角度、多切面的观察，这是实现技术保障的关键所在。

第三，预激综合征旁道的检测：目前临床所采用的检测预激综合征旁道的方法为，在X线透视的辅助下采用心内电标测导管插入冠状静脉窦标测预激电位，并根据预激电位与标测电极之间的位置关系推断旁道的位置。该方法为一介入性和放射性的检测方法。与此同时，缺乏心室结构与标测导管以及标测导管与消融导管之间的准确位置关系。因此，长期以来临床血管介入治疗需要一个既能准确检出旁道位置，又能引导消融导管到达旁道位置并提供准确的解剖位置关系，同时还能随时评价消融效果和并发症、确认终止治疗时机以及术后随访的无创性的检测方法。组织多普勒技术的若干特点能够基本上满足上述要求。首先，该技术能够提供心室解剖结构和功能以及导管在心内确切位置的图像；其次，该技术能够正确评价心室肌的局部收缩运动；最后，该技术无创，可在术前、术中和术后随时随地进行检测。

组织多普勒成像技术不仅能够在术前确认旁道位置，而且在术中能够准确引导射频消融导管至旁道位置进行消融治疗，并随时评价消融效果、确立终止治疗时机。在手术完成后，进行无限制的随访评估，以全面评估射频消融治疗的长期效果。此外，其可进一步分析是否存在旁道残留或多条旁道共存等情况。组织多普勒成像应用于预激综合征旁道检测的前提条件是旁道必须是前向传导的，也就是心室肌必须由旁道前传的电兴奋先诱导收缩，并在心室壁内心肌产生一个局限性的收缩区域。就目前情况而言，只有显性预激综合征能够满足这一条件。

第四，起搏电极起搏效果的评价：起搏器人工起搏心室肌将导致心室局部异位的心肌电兴奋和机械收缩。该异位的心室肌电兴奋和机械收缩起始点与正常的相比较具有以下特点：①心肌电兴奋直接由起搏电极诱导；②心室肌电兴奋与机械收缩的起始点往往位于右心室心尖部；③起搏电极所接触到的心肌性质和分布将影响起搏效果；④起搏电极所释放的电刺激脉冲的各种参数的改变将导致异位起搏点心肌电兴奋与机械收缩初始分布范围和加速度值的变化。将组织多普勒成像技术应用于评价人工异位起搏点的心肌电兴奋和机械收缩状态，能够反映人工异位起搏点的心肌分布和性质以及起搏电极的效能。

第五，束支传导阻滞的评价：在束支传导阻滞时，被阻滞束支所分布的心室肌区域，其心肌电兴奋和机械收缩的时间将出现延迟。采用组织多普勒成像技术检测束支传导阻滞患者心室肌的加速度的起始位置及其分布，并与正常人在相同的时相和心室切面进行比较，就可以评价受束支传导阻滞影响的心室壁心肌的位置和范围。在心室壁心肌运动功能正常时，通过对束支传导阻滞所致局部心室壁心肌机械收缩异常的位置、范围和程度的评价，可以为各种不同类型束支传导阻滞对心室局部或整体功能的影响，提供分类评价的准确依据。但是，冠心病患者的束支传导阻滞往往与心肌缺血和（或）心肌梗死合并存在。心肌缺血和（或）梗死所引发的心室肌节段性运动异常，可对组织多普勒成像技术造成干扰，使其难以准确观测束支传导阻滞引起的心室肌机械收缩延迟现象。

（6）组织多普勒成像在心肌疾病中的应用：任何原因导致的心肌病变，都将使受累的心肌结构和功能发生改变。不同类型的心肌病变，其病变心肌的结构和功能改变也会有所不同，这就为通过评价病变心肌的结构和功能变化，反映心肌病变性质提供了可能。多普勒血流信号分析与传统的灰阶超声技术，已成为评估心肌病变时心室整体异常血流动力学状态、功能表现及解剖结构变化的关键方法。但是这些方法所提供的均为心室整体的功能和结构变化，不能进一步评价心肌病变局部的功能和结构异常。组织多普勒成像技术可以在病理解剖结构的基础之上评价局部心肌病变导致的功能异常，从而使心肌病变性质的评价成为可能。

第一，扩张型心肌病的评价：组织多普勒成像在扩张型心肌病中的主要发现包括，在收缩期病变局部心肌和二尖瓣环的组织多普勒运动速度频谱 S 峰峰值明显降低，峰值时间延长并出现了 S 峰的多峰现象。多峰现象与心室整体的 Em 峰峰值有明显的相关性。舒张期局部病变心肌和二尖瓣环的组织多普勒成像运动速度频谱的 Am 峰和 Em 峰峰值均明显降低，但 Em/Am 值未见明显改变。S 峰峰值明显降低和峰值时间的明显延长，反映了心肌收缩性能的下降；S 峰多峰现象的出现代表了心室肌收缩的不均匀性和不协调性。尽管在心室舒张功能明显异常的情况下，Em/Am 值仍未反转，这并不代表心室舒张功能正常，其主要原因可能为心房肌同样受累，导致 Am 峰峰值也明显降低。与此同时，由于心室壁心肌在收缩期和舒张期运动的不协调性和运动速度降低，在组织多普勒成像二维和 M 型格式上可出现心室壁心肌运动速度、加速度和张力分布的不均匀性，以及速度、加速度和张力的降低。

第二，肥厚型心肌病的评价：组织多普勒成像在肥厚型心肌病中的主要发现包括：①舒张期局部病变心肌 Em 峰峰值时间延长。②早期心肌舒张的不同步现象。③舒张期室间隔 Em/Am 值的反转。④在所有的收缩时相，局部病变心肌的速度梯度明显降低或反转。在应用组织多普勒成像评价肥厚型心肌病时，应注意由于其心肌病变在心室分布的不均匀性，仅对某一两个局部进行分析并不能代表整个心室的心肌病变情况。全面的评价应包括肥厚区域和非肥厚区域。

第三，限制型心肌病和心肌淀粉样变：组织多普勒成像在限制型心肌病中的主要发现包括，采用组织多普勒成像频谱格式检测到的二尖瓣环运动速度较正常人和缩窄性心包炎患者明显降低，该指标在心室负荷变化时相对稳定，受其影响较小。同时，观察到二尖瓣环运动速度频谱中的 Em 峰峰值时间较二尖瓣口血流频谱中的 Em 峰峰值时间为短。组织多普勒成像在心肌淀粉样变性中的主要发现包括：组织多普勒成像速度模式二维格式上表现为心室壁的中层心肌缺乏心肌运动速度表现，其速度分布呈特征性的“三明治”改变。组织多普勒成像频谱格式发现：与正常人心肌运动速度频谱相比，淀粉样变性心肌运动的峰值速度均较平坦，提示心肌运动的加速度和减速度均有明显降低。与此同时，其峰值速度也明显降低，减低的幅度与心肌淀粉样变性的程度有一定的相关性。病变心肌局部的 Em/S 值均低于 −1.3，而正常人该比值范围为 −1.5 ~ −2.0。淀粉样变性的心脏，其心肌舒张中期与舒张早期运动速度相反的速度表现消失。在舒张晚期，心肌运动速度也明显降低。上述改变在心肌淀粉样变性的不同阶段可显示不同的表现形式。在心肌淀粉样变性的初期阶段，可能仅在某些舒张期中观察到心肌运动速度的减缓。此外，通过组织多普勒成像技术，心肌淀粉样变性还可能表现为整体心脏运动速度相较于正常人有所增快，这些发现对于疾病的早期识别与评估具有重要意义。

第四，高血压心脏病的评价：组织多普勒成像在高血压中的主要发现包括，心室壁肥厚的局部心肌，其多普勒运动速度频谱表现为舒张早期 Em 峰峰值速度降低；舒张晚期 Am 峰峰值速度增高；Am/Em 值大于 1.0（正常人群 Am/Em 值小于 1.0）。与此同时，局部心肌的等容舒张时间也明显延长。组织多普勒成像技术还能为早期轻微左心室舒张功能异常的评价和高血压某些阶段二尖瓣口多普勒血流频谱的假性正常化的鉴别等提供有用的指标，这些指标主要包括等容舒张时间、舒张期峰值速度（Em 峰和 Am 峰）、峰值时间和 Am/Em 值等。进一步研究速度、加速度和张力在心室壁内心肌组织中的分布和变化情况，将有可能揭示心肌组织结构与功能异常的关系。

（7）组织多普勒成像在心脏移植排斥反应中的应用：在排斥反应时舒张早期心肌运动的峰值速度降低，这一心肌运动峰值速度降低可以在中等程度的心脏移植排斥反应时，采用组织多普勒成像频谱检测出来。在抗排斥反应有效治疗后，心室肌舒张早期峰值速度均有回升。在有急性排斥反应的患者其心肌运动速度在收缩期和舒张期均呈持续性降低。其中，中度和重度排斥反应的心室肌运动速度较轻度排斥反应的心室肌运动速度明显降低；舒张早期左心室后壁心肌运动速度的降低具有最高的检测心脏移植排斥反应的敏感度。

（8）组织多普勒成像在限制性心包疾病中的应用：组织多普勒成像在限制性心包疾病中的主要发现包括：心室长轴方向上的扩展速度无明显改变。心室长短轴方向的舒张早期峰值速度和主动脉瓣第二心音距舒张早期峰值速度的时间分别高于和短于正常人组；短轴方向上的舒张期室间隔运动方向向后，在舒张早期峰值速度之前表现为一个尖锐的峰值或舒张早期运动速度频谱为双峰；在长轴方向上右心室前壁、室间隔和左心室后壁在舒张期最大峰值速度之后有一个方向向后的运动速度，在正常人群中并未观察到这些特殊表现。因此，这些独特的成像特征可以作为限制性心包疾病的诊断依据。

（九）对外周血管疾病的临床评价

外周动脉粥样硬化性疾病发病率高，占相当大的比重。多普勒超声检查外周动脉粥样硬化性疾病主要定量分析动脉血流动力学改变及动脉狭窄程度等。外周动脉的主要功能之一是运输血液至全身各器官，狭窄程度的诊断直接关系到疾病程度的判断，指导临床治疗抉择，因此，外周动脉狭窄程度诊断是多普勒超声检查的重点。静脉疾病中，静脉血栓形成是最为常见的病理表现，为了准确诊断，多普勒超声被广泛应用并视为首选的诊断手段。而在对动脉粥样硬化、狭窄程度的研究以及预测脑缺血事件发生的原因探讨中，颈动脉狭窄程度是唯一经证实的相关因素。

1. 肢体血管多普勒超声

与颈椎动脉超声检查相同，内中膜增厚与否、斑块有无仅能对肢体动脉粥样硬化进行定性诊断；当下肢动脉直径狭窄率在 50% 以上、多普勒频谱改变时，狭窄远端的血管内压力和血流量都会下降，患者可能表现出间歇性跛行的症状。在治疗决策过程中，外科医生将主要根据患者的临床症状进行判断，并参考狭窄程度、病变范围及最大血流速度等因素，确定采取何种治疗方法。

（1）肢体动脉闭塞性疾病：超声检查包括肢体动脉的二维形态学观察、多普勒超声频谱分析、彩色多普勒血流观察。正常肢体动脉的多普勒频谱具有典型高阻血流的特征，通常为三相波或双相波。动脉狭窄处血流速度增快并出现湍流。灰阶超声能显示肢体动脉形态和动脉内斑块，但动脉狭窄程度的判断仍依靠多普勒频谱分析。超声检查为最常用的肢体动脉无创性检查方法。临床上一般根据超声检查结果，选择介入或手术治疗。如果选用介入治疗，一般在介入治疗的同时进行动脉造影；如果选用手术治疗，则在手术前进行动脉造影。如今，多数血管外科已经不再进行常规的术前动脉造影，而是根据超声检查结果直接对部分患者进行动脉腔内介入治疗术。虽然基于超声结果的肢体动脉腔内介入治疗术在普及程度上不及颈动脉内膜剥脱术和经皮颈动脉内支架置放术，但其技术正日趋成熟。

（2）肢体静脉回流障碍：肢体静脉通畅度的超声检查一般采用仰卧位或头高足低位，以增加被检静脉的充盈度。正常静脉具有可压缩性，用超声探头可压瘪。而正常静脉的多普勒血流频谱具有自发性和周期性，即随吸气增强；这一特征对于近心端的大、中静脉较为明显，对远心端的较小静脉则不甚明显，静脉血流频谱也随其远端肢体的挤压而增加，随近端肢体挤压或 Valsalva 动作[①]而减弱。

静脉血栓形成的超声诊断主要根据正常静脉的可压缩性、多普勒频谱可检出及彩色多普勒充盈情况。检查时，先显示被检静脉的横断面，然后用超声探头按压被检静脉。若静脉在受压后可呈现压瘪状态，则表明其内部并无血栓形成；反之，若静脉受压后其前后径未发生任何变化，并且多普勒频谱及彩色多普勒血流消失，则强烈提示静脉内充满了血栓。静脉受压后前后径缩小，但前后壁没有接触、彩色多普勒充盈缺损，提示静脉内部分血栓形成。其他静脉血栓形成的超声诊断标准包括：①超声显像显示静脉附壁血栓；②静脉瓣固定，不随呼吸运动；③静脉口径不随呼吸运动或 Valsalva 动作而变化；④缺乏正常的静脉血流信号（正常静脉血流信号具有自发性和周期性，并随呼气及远端肢体挤压而增加）。

（3）肢体静脉瓣膜功能不全：肢体静脉瓣膜功能的超声检查一般采用坐位下肢下垂或站立位。在进行检查时，首要步骤是展示待检测的静脉。随后，通过检测静脉内的脉冲多普勒频谱，并仔细观察彩色多普勒血流信号，以便准确评估静脉瓣膜的功能状态。正常静脉血流（上行性）信号随其远端肢体的挤压而增强。突然放开挤压后血流信号消失。放开远端肢体挤压后，静脉反流（下行性）信号持续 1s 以上提示静脉瓣膜功能不全。脉冲多普勒的静脉流速波将上行性和下行性血流分别记录于零为基线的上、下方，下行性血流

① Valsalva 动作是心血管内科检查时常用的一种动作，是让患者深吸气后屏住呼吸，再用力吐出。此动作可以使整个胸腔内压增加，回心血量减少，激活迷走神经。

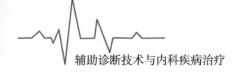

持续的时间即为静脉反流时间，可采用超声仪的测量工具测得。正常静脉的反流时间不超过 0.5s。静脉瓣膜功能不全的超声诊断标准为静脉反流时间大于 1s，可应用彩色多普勒判断静脉反流。彩色多普勒采用不同的颜色（通常为蓝色和红色）表示不同的血流方向，挤压远端肢体后，静脉内出现代表上行血流的颜色，放开远端肢体挤压后，静脉内如果出现颜色变化（由蓝色变为红色或由红色变为蓝色）并持续 1s 以上提示静脉反流。

2. 颈椎动脉多普勒超声

临床上一般根据二维及多普勒超声检查结果，选择介入或手术治疗。如果选用介入治疗，一般在介入治疗的同时进行颈椎动脉造影；如果选用手术治疗，则在手术前进行颈椎动脉造影。近年来，多数血管外科已经不再进行常规的术前颈椎动脉造影，而是根据超声检查结果直接对部分患者进行颈椎动脉腔内介入治疗术，如颈动脉内膜剥脱术、经皮动脉内支架置放术已相当普及，日趋成熟。对于颈内动脉狭窄（有症状的）患者，是否需要外科治疗，主要根据患者颈内动脉直径狭窄率及最大血流速度判定。

3. 腹部与盆腔血管多普勒超声

腹部与盆腔血管超声检查一般采用仰卧位。检查前，要求患者禁食 4 ~ 8h，上午检查效果好。检查时，先用灰阶超声显示被检血管，用脉冲多普勒检测血管血流动力学改变，用彩色多普勒观察血流信号，以判断血管功能及其病变。在腹部、盆腔血管检查中，主要应用脉冲多普勒检查。当灰阶超声检查初步确定或疑似存在异常时，应确保被检血管的长轴切面清晰可见。随后，利用彩色多普勒技术展现血流的分布情况及其异常表现。在此基础上，进行脉冲多普勒检查，以获取相关参数，从而对疾病的血流动力学进行深入且精确的定量分析。此外，可同时监听多普勒声音的改变，对估计血流速度、层流和湍流有重要价值。彩色多普勒超声能提供血流空间特征信息，可以提示血流的存在、方向、轮廓、层流、湍流和分流。对病变本身及其周围血管的血流特征和血流动力学特性进行了严谨而细致的定性评价。评价内容包括血管的空间布局与分布状况，以及血流速度的变化和血流性质的特性。超声检查是诊断腹部、盆腔血管疾病最常用的方法，部分疾病如动脉瘤、静脉血栓形成、动静脉瘘等，不需要血管造影即可确定诊断。临床上一般根据超声检查结果决定是否对患者进行血管腔内介入治疗或手术治疗。

第二节　超声临床诊断基础的审视

一、超声临床检查适应证

随着超声仪器功能的不断提升、探头技术的进步、超声工作者经验的积累，超声检查的应用范围拓展迅速。目前，超声诊断几乎覆盖了人体全身各部位，只是有些部位和器官超声是首选的影像检查方法，适应证多，如涎腺、甲状腺、心脏、肝脏、胆囊、产科、乳腺、浅表淋巴结、外周血管等；而有些部位和器官超声检查的适应证较少，如骨骼、肺、胃肠道、成人颅脑等。此外，在某些特殊情况下，超声是最便捷而有效的辅助工具，如介入性超声、术中超声等。因此，超声束能够穿透并传播的部位，构成了超声检查的主要应用范围。在这些区域内发生的病变，通常被视为超声检查的适应证，即超声检查可以有效地用于这些病变的诊断和评估。

第一，常规超声，主要包括：①弥散性疾病。实质性器官的急性和慢性炎症、肿大、纤维化等。②局限性病变。组织和器官的局限性炎症、囊肿、结石、异物、肿瘤、外伤等，以及空腔脏器穿孔。③产科。早孕、胎儿发育评估或畸形诊断、胎盘或羊水异常等。④体腔积液。腹腔、胸腔、心包腔等。⑤心脏疾病。各种先心病、瓣膜病、心内膜炎、冠心病、心肌病、心包疾病、心脏肿瘤等。⑥血管疾病。动脉硬化斑块、狭窄或闭塞、动脉瘤、动静脉畸形、血栓、创伤等。

第二，器官功能评价，主要包括：①心脏功能评价（包括负荷试验）；②胆囊收缩功能评价；③胃肠蠕动功能的观察；④肌肉的收缩功能；⑤阴茎勃起功能。

第三，手术中超声，主要包括：①定位或寻找小病灶。②引导切除，如颅脑、肝内深部小病灶的切除。③活体肝移植时供体肝的监视切除。④体表或经食管超声引导球囊扩张术、分流封堵或栓堵术、支架或滤器置入术等。⑤手术效果的即刻评估，如血管吻合后是否通畅、置入物位置是否正确、功能是否有效等。

第四，介入性超声诊断或治疗，主要包括：①超声引导下穿刺抽吸细胞学检查或组织学活检；②超声引导经皮穿刺囊肿或脓肿抽液、置管引流等；③超声导向肿瘤消融治疗（化学、物理）、局部注药等；④穿刺造瘘、造影等。

第五，血流灌注评估，利用超声造影时间强度曲线评价器官的血流灌注。

第六，实质性器官或组织病变的硬度评估利用超声弹性成像技术获取器官或病变的相对硬度信息，以增加诊断信息。

二、超声临床检查方法

（一）常规超声临床检查

无论任何形式的超声检查，二维声像图是超声诊断的基础。经体表扫查是获取人体断面声像图的常规检查方法，正确的扫查方法是至关重要的，因为它不仅有助于精确地揭示组织病变的解剖位置及其与周围结构的关系，还能够清晰地突显组织及其病变的声像图特性。此外，通过减少伪像的产生，声像图所传达的诊断信息将更为丰富且清晰，从而极大地提高超声诊断的精确度。

1. **检查前的患者准备**

（1）消化系统（胆道、胃肠道、胰腺等）检查需空腹，前一天晚餐后禁食，必要时检查前需饮水 500 ~ 1000mL 充盈胃腔，不仅便于显示胃黏膜及胃壁、十二指肠病变，而且将胃作为声窗可以清楚地显示其后方的胰腺、肠系膜淋巴结、血管等。对胰腺的显示尤为有效。

（2）经阴道检查通常需要排空膀胱。

（3）泌尿系统（输尿管和膀胱）、前列腺、早孕、妇科肿块及盆腔深部病变检查均应充盈膀胱。

2. **超声仪器的准备**

（1）探头选择：根据检查的部位、器官等不同，选择探头及使用频率，通常成人心脏和腹部脏器检查使用 3.0 ~ 5.0MHz 探头，浅表器官用 7.5 ~ 10.0MHz 探头，婴幼儿心脏及腹部检查用 5.0 ~ 10.0MHz 探头，颅脑及肥胖者可选用 2.0 ~ 2.5MHz 探头。

（2）扫查范围和深度：需根据探测部位的深度选择，原则是使声像图包括尽可能多诊断信息的同时，图像足够大。

（3）仪器的优化：基础条件有总增益、近场抑制、远场补偿或时间深度增益控制（TGC）、动态范围、聚焦区调节。以图像清晰、结构显示清楚为原则。

（4）某些特殊功能的使用和优化：随着超声仪器功能的完善和新技术的研发，不同制造商的超声仪器不同程度地采用了超声医学的新技术，但是其商业称谓或设置和调节方式各不相同，如声束偏转技术，就有多种名称。在使用这些技术时，必须了解其对声像图的有利方面和可能造成的不良影响。例如，声束偏转融合技术可以使病变的侧壁显示更为清楚、图像感觉更细腻美观，但是不利于声影的显示，还可能使显示微钙化的能力明显下降；组织谐波成像技术能够显著提升声像图的信噪比，然而，这一技术的应用却可能对近场和深部图像的分辨力产生一定影响。

3. **患者常用体位**

患者的体位因检查脏器及部位的不同而定，以能够清楚显示目标器官的组织解剖结构和病变特征为宜。需要时，采用多种体位，以利于从不同方位和断面观察病变的声像图表现及其与周围组织的关系。常用体位主要包括以下方面。

（1）仰卧位：是超声检查的最常用基本体位。大多数头颈部、腹部器官及肢体血管等检查都可在这一体位完成。

（2）侧卧位：实现对特定器官的便捷扫查，还能使目标器官进行轻微移动或规避肠管、肺气等潜在干扰，从而扩大扫查范围，提高诊断精度。左侧卧位常用于检查心脏、肝右后叶、胆总管、右肾、右肾上腺；右侧卧位常用于检查脾、左肾及左肾上腺；饮水后检查胰头部也非常有效。

（3）俯卧位：常用于检查双侧肾脏。

（4）胸膝卧位：在卧位显示胆总管困难时，采用此体位可能有效，如可疑有胆总管下段结石或肿瘤。

（5）坐位或半坐位：常用于空腹饮水后检查胃、胰腺和胸腔积液。

（6）站立位：常用于检查内脏下垂、疝、下肢静脉功能等。

4. 扫查方法

（1）直接扫查：经体表检查多采用探头直接与被检查部位的皮肤接触。

（2）间接扫查：当病变过于表浅时，在探头与被检查器官的表面皮肤间放置厚度为 2 ~ 3cm 的水囊，使病变处于探头的聚焦区，以提高病变区的分辨力。

（3）血管内超声：使用末端装有超声晶片的导管对血管壁进行扫查，获取血管壁和血流动力学的精确信息，被视为评价血管的金标准。

（4）经体腔扫查：包括经食管、阴道、直肠、内镜超声等。因为避开了气体干扰，使用特殊的高频探头贴近目标扫查，所以显著提高了分辨力。

（5）术中超声：在手术过程中，采用特定探头对器官表面进行细致扫查，旨在精确寻找或定位病变部位，并为手术过程提供引导与监视，以期达到提高手术成功率、降低组织损伤风险以及增强手术安全性的目标。

5. 扫查部位的原则

通常超声探头应放置在距被检查脏器或病变解剖部位最近处的体表。但是，往往需要在多个不同部位从不同方向和角度扫查。扫查部位的原则主要包括以下三方面。

（1）便于获得脏器或病变的空间解剖结构和内部回声特征。

（2）干扰和伪像最少。尽量选择能够使探头声束与被检查目标界面垂直的部位扫查，以增加回声强度、减少伪像。

（3）选择的部位能够避开骨骼与气体的影响。如心脏前方有肋骨、胸骨，外侧及外上有肺覆盖，所以采用肋间、心尖、剑下、胸骨上不同部位作为声窗扫查。肝、脾、肾前后外侧受肋骨影响，顶部被肺气覆盖，所以除肋间检查外，还需在肋缘下检查。

6. 扫查技巧

超声诊断中操作方法和技巧十分重要，目的是根据人体解剖特点，避开各种影响超声传播的因素（如骨骼、气体等），将欲扫查目标及其与周围组织的相互关系显示清楚，并根据扫查部位和探头的方位、声束指向判断目标的空间解剖位置和回声特征，提供可供诊断分析的信息。训练有素的扫查技巧可以准确而快捷地显示所需观察的结构，主要包括以下方面。

（1）固定部位扫查：超声扫查的声窗受不同器官解剖部位及其周围组织性质的制约。在特定部位和声束扫描方向下，能够清晰显示某一特定结构。例如，胸骨左缘第3肋间声束沿心脏长轴扫描，显示左心室长轴断面；探头在右侧第7肋间腋前线向内侧倾斜，是显示胆囊及肝门部结构的较理想部位；经颞部扫查，能够较清晰地显示大脑中动脉的彩色血流信号。

（2）扇形扫查法：探头保持不移动，侧向摆动探头，获取序列断面，形成空间解剖概念，此方法为最常用的扫查方法之一。

（3）顺序滑行法：在无骨骼或气体遮挡的部位，如颈部、四肢、乳腺等检查时，探头可在皮肤上纵、横或倾斜方向缓慢滑行，获取组织的连续性系列结构，迅速建立器官的空间解剖位置和回声特征。

（4）追踪扫查法：常用于长管状结构或长条状病变的扫查，如血管、胆管、肠管病变的检查。寻找病变的来源、范围及其与周围结构的关系。对血管检查，需要加用彩色多普勒判断管腔内的血流状态。

（5）旋转扫查法：以病变区为中心旋转探头获取不同断面的声像图，从而确定病变的解剖部位、大小、形态及其与周围组织的关系。

（6）加压法：在腹部检查中，遇被检测物表面有肠气遮挡时，用探头逐渐加压的方法驱散气体以显示后方结构。如经腹部检查肝外胆管、胰腺、肾等经常应用加压扫查。此外，也常用加压法评估实性肿物的可压缩性和囊性物的张力。

（二）超声临床扫查模式

1.M型超声检查

M型超声检查，作为一种重要的医学成像技术，在医疗实践中发挥着不可替代的作用。其工作原理主要是，先通过在二维切面图上精确选定待检查的部位，然后利用取样线进行精确的取样操作。通过这种方式，M型超声能够实时捕捉并展示选定部位随时间变化的运动曲线，从而为医生提供详细、动态的病情信息，有助于更精确地诊断和评估患者的健康状况。

2. 二维灰阶超声扫查

二维灰阶超声作为一种基础的医学成像技术，广泛应用于临床诊断和治疗中，它以其独特的成像方式和优势，在医学领域中发挥着举足轻重的作用。二维灰阶超声是通过将超声波反射回来的信号转化为图像，以灰度级别来展示组织结构的回声强度，这种方法能够清晰地显示出人体内部的结构和病变情况，为医生提供了直观的诊断依据。在临床应用中，医生可以根据二维灰阶超声的成像结果，初步判断病变的位置、大小和形态，为后续的治疗提供重要的参考信息。

然而，二维灰阶超声并非万能。虽然它能够显示病变，但在某些情况下，可能无法提供足够的诊断信息，这时，医生需要根据实际情况，结合其他检查模式进行进一步的检查。例如，可通过彩色多普勒超声来观察病变区域的血流情况，或者通过三维超声技术来获取更加立体、全面的病变信息，这些高级成像技术的应用，有助于医生更深入地了解病变的性质和程度，从而制订更加精准的治疗方案。

二维灰阶超声在多种疾病的诊断中都具有重要作用。例如，在心血管疾病的诊断中，医生可以通过二维灰阶超声观察心脏的结构和功能，评估心脏的功能状态。在妇产科领域，二维灰阶超声可以清晰地显示出胎儿的发育情况和胎盘的位置，为孕妇的产前检查提供重要依据。此外，在腹部、甲状腺、乳腺等部位的病变诊断中，二维灰阶超声也发挥着不可替代的作用。

3. 多普勒超声检查

多普勒超声检查血流，声束与血流平行时散射信号最强，声束与血流夹角小于 20° ，误差较小。心内血流检测时，必须选择适当切面，使夹角小于 20° 。血管检查时应使夹角小于 60° ，回声信号明显降低时，需要调整入射角度或使用线偏转功能。

（1）频谱多普勒（包括 PW 和 CW）：在二维声像图上取样，原则同上。使用 CDFI，将取样门置于彩色血流图明亮处（流速快）显示频谱，是显示最高血流速度的最常用方法。

（2）能量多普勒：受声束与血流方向夹角的影响较小，显示小血管的敏感性更高。

（3）彩色多普勒成像：在二维声像图基础上，叠加显示彩色血流图。二尖瓣、三尖瓣血流用心尖四腔切面，二尖瓣血流也可用心尖左心室长轴切面，主动脉瓣血流采用心尖五腔或心尖左心室长轴切面，显示血流含正常、狭窄、反流血流。肺动脉瓣血流的显示，应在主动脉根部短轴切面进行观察。为确保外周和内脏血管检查的准确性，声束与血管长轴的夹角应尽量减小。在必要时，可使用多普勒线偏转功能以辅助诊断。

（4）组织多普勒：多用于心脏检查，获取心肌或瓣环随心动周期的运动信息。

4. 弹性成像与谐波成像

（1）弹性成像主要包括：①基于力—应变的弹性成像；②基于剪切波传播速度的弹性成像。

（2）谐波成像主要包括：①自然组织谐波成像：能更有效地抑制基波回声噪声，使二维图像更清晰。但是可能使近场和远场图像受影响。②超声造影（对比增强超声成像）。

5. 三维超声成像

三维超声成像技术在现代医学中扮演着至关重要的角色，它以其独特的优势，为医生提供了病变或器官的空间结构关系和形态的详细展示。通过三维超声成像，医生能够更准确地诊断疾病、制订个性化的治疗方案，从而提高治疗效果和患者的生存率。三维超声成像技术的基本原理是利用超声波在人体内传播时产生的回声信号，通过计算机处理将这些回声信号转化为三维图像，这种技术能够呈现出病变或器官的三维结构，帮助医生全面了解其空间位置、大小、形状及与周围组织的关系，这对于疾病的早期诊断、病变范围的评估、手术导航以及治疗效果的监测等方面都具有重要意义。

然而，需要注意的是，三维超声成像技术的图像分辨力会受到一些因素的影响，导致其细微分辨力明显下降。其中，超声波的物理特性、人体组织的复杂结构及成像设备的性能等因素都会对图像质量产生影响。因此，在实际应用中，医生需要结合自己的专业知识和经验，对三维超声成像结果进行综合分析和判断。通过改进超声波发射和接收方式、优化成像算法、提高设备性能等手段，可以有效提升三维超声成像的图像质量。此外，随着人工智能技术的发展，将深度学习等算法应用于三维超声成像数据处理中，有望进一步提高图像分辨力和诊断准确性。

三、超声扫查断面与声像图方位识别

声像图即超声断层图，反映人体不同部位断面解剖结构的回声特征。因此，正确的超声断层扫描方法是获取清晰而准确的人体断面声像图的最基本要求。超声不同于 CT 和 MRI，CT 和 MRI 为标准的横断面，并经过计算机进行重建获得矢状断面和冠状断面。超声的断面展现出了极高的灵活性和多变性，其独特的随意性和实时性能够在极短的时间内，从不同角度呈现多个有利于揭示器官解剖结构及其回声特征的断面声像图，一方面成为超声成像的巨大优势；另一方面也给图像信息的交流带来困难和麻烦，给临床医师阅读声像图造成困难。但是，确定基本的扫查断面和统一的图像方位仍然是必需的。

（一）腹部及浅表器官的扫查断面

显示器显示的声像图方位不仅与扫查体位（仰卧位、侧卧位、俯卧位）有关，而且与探头位置及其声束扫查平面的方向有关。因此，在大多数情况下，为确保准确判断人体解剖断面，需在声像图上明确标记探头的体表位置，从而准确识别声像图的方位。同时，必须结合声像图所展示的组织结构回声特征进行综合分析。常用超声扫查断面探头的体表参考位置主要包括以下方面。

第一，横断面。声束扫查平面与身体长轴垂直的系列断面。需要标明断面的水平，如剑突水平、脐水平、髂前上棘水平、耻骨联合上缘等。

第二，矢状断面。声束扫查平面与人体冠状面垂直的系列断面。需要标明断面经过的体表位置，如腹部正中线、锁骨中线、腋前线、肩胛线等。

第三，冠状断面。声束扫查平面与人体矢状面垂直的系列断面。

第四，斜断面。超声检查的最大特点是扫查断面的随意性。断面由能够清楚显示病变的部位和特征而定，不是机械的固定断面。在实际扫查中，不同部位和角度的斜断面反而是最常用的成像断面，这些断面往往与身体斜交，不能与标准的矢状断面或横断面一致。例如，沿右侧或左侧肋间斜断面、沿门静脉长轴的断面、沿胆囊长轴的断面、沿胰腺长轴断面等，为确保准确诊断，必须结合探头位置和声像图所展示的器官回声特性，来识别其解剖断面。在此过程中，必须遵循至少在两个不同断面显示病变部位及其特征的原则，确保诊断的准确性和可靠性。

（二）心脏的扫查断面

心脏的扫查断面主要包括：①胸骨旁长轴断面。探头垂直置于胸骨旁第 3 肋间，声束平行于左心室长轴扫查，显示左心室的长轴断面（包括右心室流出道、室间隔、左心室、二尖瓣、主动脉瓣、升主动脉和左心房）。②心尖部长轴断面。探头置于心尖部，声束指向心底部扫查，包括心尖四腔断面、心尖二腔断面和心尖五腔断面。③左心室短轴断面。心前区垂直于心脏长轴的系列断面，包括心尖水平、乳头肌水平、腱索水平、二尖瓣水平和心底部短轴断面。

（三）声像图的方位识别

在分析声像图之前，要明确声像图是从体表哪一个部位扫查获得的图像，进而确认是哪一个器官的解剖断面，显示的是器官哪一个结构的断面。经过仔细比较和分析，可以确认腹部实时超声横断面与 CT 横断面具有完全的一致性。至于其他类型的断面，包括矢状断面和冠状断面等，确定了统一的标准，这些标准旨在确保数据的准确性和可靠性，以便为医疗诊断和治疗提供更为精确的依据。例如，将横断声像图理解为，患者仰卧位，检查者从患者足底朝其头端方向观察；将纵断图理解为，患者仰卧位，检查者总是从患者的右侧向其左侧观察。现在通用的声像图方位主要包括以下方面。

1. 心脏声像图

（1）胸骨旁长轴断面：图像右侧为心底部，左侧为心尖部；上、下分别为患者的前、后。

（2）心尖长轴断面：①心尖四腔断面，图像的前、后分别为心尖与心底，左、右为患者的右、左。②心尖五腔断面，图像的前、后分别为心尖与心底，左、右分别为患者的前、后。③心尖二腔断面，前、后同五腔断面，左、右分别为患者的左前和右后。

（3）心脏短轴断面：图像左为患者的右、图像右为患者的左；上、下代表患者的前、后。

2. 腹部和浅表器官声像图

（1）横断面（仰卧位，与CT相同）。声像图上方代表患者腹侧；下方代表患者背侧。声像图左侧代表患者右侧（R）；右侧代表患者左侧（L）。

（2）纵断面。仰卧位上方代表腹侧，下方代表背侧。俯卧位上方代表背侧，下方代表腹侧（少用）。声像图左侧代表患者头侧（H）；右侧代表患者足侧（F）。

（3）冠状断面。右侧腹部冠状断面：声像图上方为右侧；下方指向左侧。声像图左侧为头侧；右侧为足侧。左侧腹部冠状断面：声像图上方为左侧；下方指向右侧。声像图左侧为头侧；右侧为足侧。

（4）斜断面。斜断面声像图接近于横断面（如沿胰腺长轴的断面），则按上述横断面规定进行识别。斜断面角度过大，声像图接近于纵断面，则应按纵断面规定识别。

需要强调的是，超声扫查的途径取决于病变位置，扫查断面不仅与病变位置有关，而且取决于病变形状和需要显示的相关结构。扫查时探头在不断移动，扫查角度在随时变化，加之扫查范围的局限，超声断面在绝大多数情况下不是CT和MRI显示的标准断面，必须结合声像图显示的组织结构判断其显示的真实人体断面。例如，右肋缘下扫查获得的声像图，其上方为右肋缘，下方为右后上的膈面，左侧和右侧分别为左上和右下。因此，在更多的情况下是以脏器的解剖断面命名声像图断面，如心脏的胸骨长轴断面、二尖瓣水平短轴断面等，肾脏的冠状断面、横断面等，这些声像图断面与前述的人体基本断面存在出入，但它们是更为标准、规范和实用的公认重要断面。

四、超声诊断专业描述用语

超声显像诊断是一门专门的学科，不同于临床诊断，也不同于病理诊断，超声显像诊断专业有自己的专业用语。在超声显像诊断过程中，必须采用专业、准确、统一的描述用语，力求简洁明了，确保所有信息都能被客观、准确地传达，这样的描述方式不仅有助于提升诊断的准确性和效率，还能确保患者在接受超声检查时得到清晰、明确的信息反馈。超声显像诊断专业描述用语主要包括以下方面。

（一）回声强度的专业描述用语

超声成像物理学原理是介面反射。回声（回波）强度在超声显像诊断装置上如用波形的高低来表示，称为 A 型超声；如用灰度来表示，则称为 B 型超声。B 型超声是用一个点的亮度来表示回声强度，称为灰度调制。回声强，像素亮；回声弱，像素暗，从最亮到最暗的像素亮度等级称为灰阶，灰阶由超声显像诊断仪内的存储器容量决定，分为 16、32、64、128 及 256 灰阶。目前最多为 256 级。通常临床所用的多种类型 B 型超声诊断仪，均为灰阶超声显像诊断仪。在实际操作中，可以依据某一部分内的主要像素的明暗在灰阶上的相应位置来表示回声强度，使回声强度分级在一定程度上实现相对标准化。

第一，高回声，反射系数大于 20%，回声强度介于强回声和中等回声之间，后方不伴声影，如正常肾窦或肝血管瘤。

第二，强回声，反射系数大于 50%，回声强度接近或等于灰标的最亮部位，后方常伴有声影，如胆囊结石或各种钙化灶。

第三，中等回声，又称为等回声，正常成年人肝实质回声一般为中等回声，其回声强度接近或等于灰标中等亮度部位，即灰标的中间部位。

第四，弱回声，回声强度接近或等于灰标的最暗部位，开大增益，回声点（像素）增多，如肾锥体或正常淋巴结。

第五，低回声，回声强度介于中等回声和弱回声之间，如肾皮质的回声。

第六，无回声，均匀的液体内无声阻差异的界面，没有回声可见，增加增益也不出现噪声以外的回声，如正常充盈的胆囊和膀胱。

另外，日常工作中，对某些病灶回声强度的描述，在特定情况下，需将病灶与其所在器官及部位的回声强度进行对比分析。以脂肪肝中的血管瘤为例，血管瘤通常呈现高回声特性。然而，在脂肪肝的背景下，血管瘤的回声可能相对较低或等同于周围组织的回声强度。因此，在进行超声检查时，需充分考虑这些因素，确保准确诊断，这样描述“肝呈弥漫高回声，其内可见与肝回声相等（或高于肝或低于肝）的回声区”较为客观妥当。

（二）回声形态特征的专业描述用语

第一，点状回声，与仪器分辨力接近的直径很小的回声点，一般直径为 2 ~ 3mm。

第二，片状回声，通常是指大于点状回声的不规则的小片状回声，也可指大片状回声，如胸腔积液、腹水为片状无回声区。

第三，带状回声，形状似条带状的回声，较细条带在积液或囊肿中者又称为分割光带。

第四，线状回声，很细的回声线，如肝被膜。

第五，环状回声，显示圆形或类圆形的回声环。

第六，团块状回声，占据位置较大的实性组织的回声。形态可规则也可不规则，可大可小。小的又称为斑块状回声。

（三）回声形态特征的专业描述用语

第一，牛眼征，又称为靶环征，酷似牛眼形状，主要见于肝转移癌。小圆形中高回声，其周围有环状低回声带，团块中央可有液化坏死的低—无回声区。

第二，驼峰征，肝肿瘤从肝被膜上呈圆弧形隆起的征象。

第三，结中结征，为大结节中的小结节征象。在较大的肿瘤图像中有小的结节，边界清楚，回声可高低不等。

第四，血管绕行，肝肿瘤表现较为明显，肝内血管因肿瘤挤压，推移其正常走行方向。

第五，晕征，位于肿瘤周围的低回声环带，多见于转移性肝癌。

第六，彩色镶嵌征，彩色多普勒显像，血管狭窄区高速血流形成的色彩混叠伪差。

第七，提篮征，肝肿瘤彩色多普勒显像，肿瘤周围血管血流彩图形似花篮，对诊断肝癌有价值。

第八，双层回声，又称为双边影，是指胆囊壁内出现低回声带，为胆囊壁水肿所形成，常发生在急性胆囊炎、肝硬化腹水的胆囊壁。

第九，壁—强回声—声影征，指萎缩、增厚的胆囊壁内包裹着结石的强回声以及后方有声影的征象，是诊断慢性胆囊炎伴结石的诊断依据。

第十，彗星尾征，声束遇到薄层强回声界面时产生的多重反射即混响声影，其特征是自强回声界面开始的逐渐内收并减弱的多条平行强回声线，酷似彗星的拖尾，见于体内气体、金属或胆囊胆固醇沉积症。

第十一，超声墨菲征，急性胆囊炎患者在做超声检查时，用探头压迫胆囊区，引起患者剧烈疼痛，意义与体检出现墨菲征相同。

第十二，米老鼠征，在肝门区横断扫查时获得“米老鼠”声像图，即下腔静脉为“米老鼠”身体、门脉构成“米老鼠”的头、肝动脉为其左耳、肝外胆管为右耳。米老鼠征可以帮助确认肝门区复杂结果，尤其有助于胆外胆管和肝动脉的鉴别。

第十三，重力转移征，液体中固体物随体位改变而移动的征象，如胆结石等。

第十四，平行管征，又称为双筒枪管征，扩张的胆管与伴行门脉形成两个直径相似的平行管状回声，为梗阻性黄疸的征象。

第十五，通心面征，胆道蛔虫、虫体介面线状回声和体腔无回声带形成的图像，类似通心面状。

第十六，假肾征，是指较后的低回声环包绕强回声，类似肾的图像，多见于胃肠道肿瘤。

第十七，肝肾分离征，正常人肝和右肾紧邻，当出现腹水时，可出现肝肾分离征象。

第十八，脂液分层征，肿物内含有液态脂质和积液，油脂在上、液体在下，构成油液平面，图像有水平间隔反射征象。多见于囊性畸胎瘤等。

五、超声显像诊断图像表现

超声显像诊断图像表现多种多样，但有其规律性的基本表现。不同部位的各种超声显像图像表现便是这些基本表现不同程度的组合。在超声显像诊断过程中，超声医师需精通声像图的各种基本表现，同时，还需结合解剖、病理及临床实际，针对具体问题进行深入细致的分析。

（一）实质性组织的超声显像

通常将肝作为实质器官超声显像检查图像模式，其基本特征是有明亮的线状被膜回声，肝实质回声（背景回声）为中低回声。并且各级管道结构（门静脉及分支、肝静脉及分支和各级肝内胆管）均清晰可见。提高或降低总增益可使整个肝回声水平增高或降低。良性肿瘤包膜光滑完整，内部回声较为均匀，一般为中高回声。后方回声衰减不明显。恶性肿瘤的边界大多模糊不清或包膜不完整，其内部回声多呈现为不均匀的低回声，且边界常常表现出浸润性特征。瘤体常有球形立体感。体积较大的肿瘤内部回声强弱不等，表现复杂，有液化坏死，可有不规则无回声区，肿瘤后方回声常有衰减。炎性包块边界不清，可见厚壁包膜回声。内部回声依病变程度不同各异，演变过程一般由不均匀低回声（炎性反应）—不均匀高回声（组织变性坏死）—不规则无回声（组织液化）。由于病变过程不一致，炎性组织中常伴有高回声和无回声区同时存在。一般炎性包块后方出现增强效应。

（二）人体管道结构超声显像

人体管道结构必须有液体对比，才能显示管道结构。血管、胆囊、胆管、输尿管和膀胱因有天然的液体对比（血液、胆汁和尿液），因此，超声显像能清楚地显示其二维管道结构，利用多普勒技术还能检查多种血流参数。当胆道系统和泌尿系统有梗阻时则更易显示其管道结构。消化道充盈液体时（饮水、灌肠或有梗阻病变时）超声也可显示其腔内形态。但在无液体对比时，其声像图为薄壁的杂乱回声团，其内存有气体时则为强回声，无法观察其内部形态，后方结构也被掩盖。

（三）液体的超声显像

在人体超声显像诊断中，含液（体）性病变的诊断是最为直接而准确的，经过观察，发现液体与周围结构之间存在清晰的分界线，液体区域呈现出无回声的特性，并且在其后方出现了显著的回声增强效应。尽管提高了仪器的灵敏度，但是液体的无回声特性依然保持不变。

1. 囊肿

囊肿壁薄而光滑，其内为无回声，后方回声增强，提高仪器灵敏度，囊肿内仍为无回

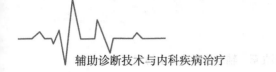

声。当囊肿有出血或感染时，囊内无回声可出现点状、斑块状中强回声。囊肿恶性变者，内壁可见乳头状回声，囊肿内可有分隔光带。

2. 血肿

血肿可显示其边界，多不规则，其内为无回声，并可见点状、斑块状低回声（血肿内部回声信号多于单纯囊肿、少于脓肿），新鲜的出血可为高回声，机化后也为高回声。血肿形成后期其内可见纤维条索状回声。

3. 脓肿

脓肿依病变过程不同超声显像图像差别很大。早期囊肿并不见液性无回声区，只是边缘不规则、不均匀低回声区。随病变进程，典型脓肿为不规则，但有完整的厚壁囊性无回声，其内可有点状、斑块状低回声，为组织碎屑，脓肿后方回声增强。

4. 腹水

腹水是腹膜腔内积液，少量时仅在肝肾间隙、盆腔底部显示，大量积液可充满腹腔。腹水的图像表现为片状无回声区，但病种不同又有各自区别和表现。肝硬化腹水，即干净无回声区。针对存在感染或化脓性腹膜炎的病例，超声检查可能会在无回声区域观察到点状、斑块状的无回声表现。当炎症与网膜、系膜发生粘连时，超声检查将呈现出强回声特征，或可能形成包裹性积液。癌性腹水介于漏出液与渗出液之间，即无回声区内可见低回声影像。

（四）气体回声表现与骨骼的回声表现

1. 气体回声表现

位于消化管腔中的气体，呈团块状强回声，其后常伴有不纯净的声影；位于胆管中的气体呈线状或条索状强回声，其后方常有“混响”伪差，呈“彗星尾”征。

2. 骨骼的回声表现

胎儿骨骼和成年人软骨透声较好，超声检查可显示其内部形态结构，成年人骨骼表现为条状强回声伴有完全的声影。

（五）结石与钙化灶的回声表现

结石常发生在胆囊和肾，其声像图表现为斑块状强回声伴声影。但结石较小或在聚焦区外可不发生声影。钙化灶在多种疾病中均有所发现，包括但不限于慢性胰腺炎、前列腺炎、结核及部分肿瘤。通过超声显像，钙化灶通常呈现为不规则形状的斑块状强回声，且可能伴随有声影，但也可能不伴有声影。

六、超声伪像

伪像的产生是由超声仪器的特点决定的，伪像是不可避免的，识别伪像是减少误诊、漏诊不可忽略的一个方面，因为伪像直接影响到诊断的准确性。伪像包括二维超声伪像和彩色多普勒超声伪像。

（一）二维超声伪像

1. 伪像的产生

二维超声图形的伪像，指的是在超声成像过程中，所获取的图像与实际组织解剖断面之间存在的不一致性，这种不一致性可能表现为图像的缺损、增添及失真等现象。伪像的产生，主要源于阻抗的不连续性、组织声速的差异及超声的旁瓣效应等因素的影响，这些因素在超声成像过程中可能导致声波的反射、折射和散射，进而产生伪像。

（1）阻抗的不连续性造成的伪像：二维超声成像是利用不同声阻抗介质界面的超声反射，主要反映形态学信息，缺少组织学信息，脏器的前后壁均为不同阻抗的界面，声束可以在前后壁之间产生多重反射，因而在脏器后面形成伪像。

（2）超声旁瓣效应引起的伪像：声速具有波动性，可以在空间形成主瓣和旁瓣，主瓣和旁瓣可以分别成像，旁瓣所形成的像即伪像。另外，声束受扫描形状的约束，与组织界面不垂直也将引起回声的失落从而造成图像的缺损。

（3）组织声速的差异造成的伪像：①人体各种组织的声速存在着差异，因此，声速的传播呈折线传播；②纵向的电子扫描是线性的，组织声速的不均匀性将造成成像位置的纵向偏移。

2. 伪像的识别

（1）混响伪像：超声垂直照射到平整的界面而形成声束，声束在探头和界面之间来回反射，出现等距离的多条回声，其回声强度渐次减少，称为多次反射。由多次反射和（或）散射而使回声延续出现的现象称为混响伪像。

（2）旁瓣伪像：探头的声束剖面中，主瓣外的声束围绕着主瓣呈放射状分布，对声像图的影响大，是产生伪像的重要原因之一。探头内每个晶片都有旁瓣，旁瓣在人体介质中传播时具有与主瓣完全相同的声学特性，尽管其强度小，但是能够干扰甚至掩盖主瓣形成的正常回声，使图像出现复杂的伪像。常见的类型包括位置显示假象、回声强度假象和距离测量失真，在使用相控阵探头时较为突出。

（3）多次内部混响：超声在目标内来回反射，形成彗尾征。利用彗尾征可以识别一些特殊目标。

（4）声影：在单次成像扫查成像中，由于前方有强反射或声衰减很大的组织或器官存在，以致在其后方出现超声不能达到的区域称为声影区，其后检测不到回声，强回声的后方出现纵向条状无回声区，称为声影。利用声影可识别钙化灶和骨骼的存在。

（5）后方回声增强：在单次扫查成像中，当前方的病灶或器官的声衰减甚小时，其后方回声强于同深度的周围组织，称为后方回声增强。囊肿等液性结构在超声检查中，其后方回声会出现增强现象，并且呈现出内收的特点，形成类似蝌蚪尾部的征象，可以通过后方回声的增强程度来区分液性病灶与实质性病灶。

（6）镜面伪像：在超声束投射到表面平滑的人体强回声界面时，犹如投射到平面镜上一样，声波产生反射，形成虚像，在介质的两侧出现两个相似的回声，前方的一个是直接回声，后方的回声由光滑介质把超声反射到前方，回声沿原路再次反射回探头，再由探头接收到。虚像在时间上落后于实像，因此，声像图上出现两个两侧对称的回声，横膈界面可能会出现这种现象，但通过调整探头的投射角度，虚像便会消失，这一特点使其易于识别。另外，多普勒信号的镜像伪差是指在多普勒基线两侧同时出现对称的频谱假象，使方向判断困难或误认为双向，影响计算血流速度和血流量的精确度。镜像伪差产生的原因主要包括：①多普勒声束血流方向的夹角过大，近于90°，导致频移过小；②多普勒增益过高引起弱信号放大、噪声增大。

（7）折射声影：在单次扫查成像中，超声从低声速介质进入高声速介质，在入射角超过临界角时，产生全反射，以致其后方出现声影，见于球形结构的两侧后方或器官的两侧边缘，呈细窄纵向条状无回声区。应与小结石声影区别，结石声影紧随强光点的后方，折射声影出现在球形结构或器官的两侧。

（8）棱镜伪像：上腹部横切面声像图皮下脂肪和腹膜外脂肪呈菱形，在超声传播中，有可能产生棱镜效应，使肠系膜上动脉、腹主动脉出现重复图像。

（9）声速失真：通过低声速结构的回声探头接收到时间晚；而通过高声速结构的回声探头接收到时间早，使平整的图像变成不平整，甚或使小的结构不能显示。

（二）彩色多普勒超声伪像

彩色多普勒超声的伪像有很多种，大致分为：①有血流的部位无彩色或少彩色信号，这一点与仪器的性能有关。②有血流部位出现过多的血流信号。③无血流的部位出现彩色信号。④彩色信号的色彩或亮度改变，因而引起对血流方向和速度的误解。彩色多普勒超声伪像的主要来源及其表现主要包括以下方面。

第一，频率滤波调节。滤波频率过高容易将低速血流信号滤掉；反之，过分降低滤波频率，则噪声干扰图像信号。

第二，穿透力——频率与距离。多普勒频移来自红细胞的背向散射。多普勒频率越高，它通过组织衰减越多。因此，表浅的器官组织血流易于显示，较深部位的器官、组织内的血流信号较少甚至无法显示，这就容易产生浅部多血管、深部少血管或无血管的多普勒伪像。为减少此类伪像的产生，可以采用低频探头，并适度降低彩色多普勒超声的频率。同时，需检查聚焦设置是否恰当，并通过声学造影技术来鉴别真假血管，这些措施将有助于提升诊断的准确性和可靠性。

第三，脉冲重复频率的调节与混迭。采用脉冲彩色多普勒超声测量血流速度，受脉冲重复频率（PRF）的限制，为了准确显示频移（fs）的大小和方向，PRF 必须大于 fa 的 2 倍，即 fa < 1/2PRF。1/2PRF 也称为尼奎斯特极限，超过此极限，就会出现血流方向倒错—混迭现象。过分降低脉冲重复频率或用高频探头探测快速血流都容易产生混迭现象。

第四，人为因素。如过多加大仪器增益或改变灰阶动态范围、取样容积过大、取样容积太靠近血管壁，可使频谱增宽。

第五，多普勒取样角度。即声束与血流方向的角度。当声束与血流方向呈 90° 时，频谱与彩色多普勒血流显像均无血流信号，即使是主动脉也不例外，故常规应将角度调至 60° 以下。例如，角度为 0° 时，则测得的频移最大；角度为 60° 时，频移下降一半。频移值被角度的余弦值相除后方显示真实流速。但角度在 60° 以上时测量值误差为 18% 左右，60° 以上则误差速度增大。可见，利用多普勒测量流速，取样线与取样角度非常重要，角度在 30° 以下，才可以保证较小的误差。能量多普勒基本上不受角度的影响。

第六，取样容积大小与取样框设置。若取样容积过大，则可能引发管壁噪声干扰；而若取样容积过小，则所测血流的代表性将受到一定影响，具体表现为近管壁的流速偏低，而中心位置的流速偏高。彩色取样框的设置以血管壁的 1/2 比较适合。

第七，彩色血流信号的“外溢”伪像。是由于多普勒增益过高或脉冲重复频率过低，经常引起彩色血流信号从血管腔内“外溢”的伪像。故适当调节多普勒增益和脉冲重复频率可以减少这种伪像。

第八，多普勒的闪烁伪像。大血管、心脏的机械搏动和呼吸运动造成邻近器官出现搏动性彩色干扰信号，使肝脏、肾脏等的血流显示困难，出现闪烁信号，并且能量多普勒较彩色多普勒血流显像更明显。利用组织谐波成像功能可减少闪烁伪像，其机制是谐波成像的组织特异性超过机械运动。

第九，多普勒镜面伪像。多普勒镜面伪像的产生与声像图产生镜面伪像的原理一样，即高反射界面的存在。频谱多普勒基线上方出现正向血流频谱，基线下方呈现其“倒影”

图形，这是一种典型的镜面伪像现象，其主要原因在于散射信号过强或增益调整过度。在此情况下，正负两个方向的放大器会同时接收到散射信号，进而产生此种伪像。

第三节 现代超声新技术的具体认知

一、现代超声组织谐波成像

（一）现代超声组织谐波成像原理

1. 谐波的传播与形成

（1）超声波的非线性传播：超声波在组织中传播的过程中，对组织产生正负压交替的机械作用。在声波正压区，组织密度增加，声波传播速度加快；而在声波负压区，组织密度减小，声波传播速度减慢。因此，随超声波传播距离的延长，声波峰值正压区逐渐接近峰值负压区，声波波形出现畸变。当超声波能量较低时，这种畸变尚可忽略。在超声波能量较高的情境下，会出现显著的波形畸变现象，这一现象被科学界定义为超声波的非线性传播。

（2）谐波的形成：非线性传播引起的波形畸变，通过傅里叶转换就会发现波形的畸变使超声波的频率发生改变。在原有频率 f 的基础上出现 2f、3f、4f 等频率的超声波，这里 f 为基波，2f、3f、4f 等相应称为二倍（二次）谐波、三倍谐波、四倍谐波，其中二次谐波的能量相对较高，频率处于探头频段内，可用于成像。同样，在超声波发生界面反射时也包括非线性因素，特别在非线性比较强的场合，如使用造影剂时，反射波的波形和入射波的波形不同，从而出现较强的谐波。此外，在超声成像的实施过程中，探头所发射的并非单一频率的正弦波，而是含有特定频段的脉冲波。脉冲的中心频率即为该波形的核心频率。此外，各脉冲间的声波幅度与持续时间亦存在差异性，并非完全一致。频谱分析显示除中心频率为广的频段外，尚含有以 2f、3f 等为中心频率的不同频段，这些不同倍频声波的线性反射也参与谐波的组成。

2. 组织谐波成像的优势

组织谐波成像（THI）是用一定频率的探头向组织发射单一频率为 fo 的超声波，组织界面回声中有谐波成分，其中二次谐波的强度相对较大，接收时通过窄带滤波器滤除基波信号。提取二次谐波（2f）成分。由于发射频率与接收频率之间存在 2 倍差异，故通常须运用宽频探头与宽频信号处理技术。组织谐波成像在接收回声信号时滤过了基波信号，因此显著提高了成像的信噪比，明显降低了噪声，减少了斑点等伪像及旁瓣干扰，增强了组织对比度，提高了空间分辨力。但是，近场的谐波信号很弱，远场信号距探头距离远，频率相对较高的谐波信号衰减较大，原本较弱的谐波信号回到探头时，其强度更弱，以致THI声像图的近场和远场的分辨力下降。降低基波信号，可以改善远场的分辨力。

（二）组织谐波成像的临床运用

第一，提升病变或含液空腔的边缘分辨力。使用THI可以明显增加病变与周围组织分界的对比度，有利于发现病变并确定其范围THI使胆囊和膀胱黏膜、心内膜边缘更为清晰，减少含液腔内的伪像。对提高黏膜病变和腔内异常回声的鉴别能力、提高心脏功能评价的诊断准确性有很大帮助。此外，THI对提高左心房血栓、瓣膜损害的诊断敏感性也有明显的作用。

第二，消除超声伪像。THI对基波形成的多重反射、旁瓣伪像、斑点噪声有很好的滤除效果，对提高图像的清晰度、改善分辨力有重要价值。

第三，提升实质脏器病灶的检出率。在实质器官内部，部分病灶与周边组织的回声差异细微，对比度不足，如肝硬化背景下的初期肝癌和胰腺内的小型肿瘤，这些病灶因其在常规声像图上的隐匿性，难以被准确识别。THI可以明显增加病变与周围组织的对比度，提高诊断的敏感性。

二、超声造影

（一）超声造影的物理基础与成像原理

超声造影是指已在我国上市使用的微泡超声造影剂（UCA）和低机械指数（MI）的超声造影成像技术。超声造影技术的物理基础是利用血液中超声造影剂气体微泡在声场中的非线性效应和所产生的强烈背向散射来获得对比增强图像。超声造影剂的气体微泡在不同强度（MI）的声场中会呈现不同的反应和变化。当MI较小时，会产生非线性谐波信号。利用微泡在低MI声场中的这一特性，采用不同的脉冲编码技术（同向、反向、列脉冲编码等），通过精确筛选微泡造影剂激发的非线性谐波信号，同时有效滤除组织产生的线性基波信号，得以实现对器官和组织血流灌注的实时、精准成像。当MI较高时，微泡会发生瞬间爆破，同时释放短暂而强烈的非线性谐波信号。通过发射高MI声脉冲瞬间击碎声场中的微泡，再转换至低MI条件，就能动态观察微泡造影剂的再灌注过程，定量评估器官、组织及病灶局部血流注情况。

超声造影显像技术与CT和MRI增强显像的最大区别是超声造影是纯血池造影显像。目前，临床应用的超声造影剂为微气泡，粒径通常为2～5μm，经外周静脉注入后，超声造影剂能够顺利通过肺循环进入体循环，精确地抵达预定的靶器官或组织。然而，它并不能穿越血管内皮，进入组织间隙。

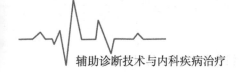

（二）设备要求与检查条件的设定

在应用时，必须使用具备 CEUS 功能的超声检查仪及与其匹配的探头，各造影成像软件的名称虽有不同，但技术原理都是在尽可能获取超声场内微泡非线性谐频（谐波）信号成像的同时，尽量减少来自组织的信号，从而获得高信噪比的成像。目前，CEUS 检查主要采用低 MI 实时成像的方法，高 MI 间歇成像很少单独使用，多与低 MI 成像配合使用。为确保仪器的高效运行，其必须拥有卓越的图像资料动态存储能力。在实际操作中，为规避伪影的产生，精准地设定超声显像与扫描方式至关重要。其中，不适宜的 MI 与增益设置是导致组织显影效果不佳的两大核心因素。检查条件的具体设定主要包括以下方面。

1. 调节 MI

（1）根据不同造影软件的成像效果调整 MI，直至获得最佳的微泡—组织信噪比。根据目标病灶的回声、位置、深度等条件，适当调整 MI 以获得最佳对比增强成像。例如，病灶位置较深，适当调高 MI 有助于观察病灶的对比增强情况，但会增加微泡破坏和缩短成像时间。

（2）低 MI 与高 MI 成像配合的方法是在造影剂尚未过峰值前先自动或手动将仪器的发射功率或 MI 调节至较大值，把探测范围内的微泡击破，然后恢复到原来的低 MI 实时造影模式，揭示病变区域的血流再灌注情况，同时，借助其独特的肿瘤微血管成像模式，还能够清晰地展现病灶的血管结构。

2. 深度与聚焦点

检查时应尽量将病灶置于扫查区域的中部，深度调节至能包括完整的目标病灶和适量的邻近组织。聚焦点常规置于目标病灶的底部水平，为了得到均匀性更好的图像，可以增加聚焦点的数量，但一般不宜超过 2 个。

3. 调节帧频

一般设定为 8 ~ 20 帧 /s，帧过低将降低时间分辨率，不利于实时显示：帧频过高则因单位时间内发射的超声波脉冲数增加而造成不必要的微泡破坏，影响微泡在靶目标持续时间，同时使造影成像时间缩短。

4. 调节增益

注射造影剂前，使用增益自动优化功能或手动调节图像的增益及均匀性。以肝脏检查为例，调节后的图像以肝组织为无回声，仅膈肌、胆囊壁等显示为线状回声为准。

5. 选择探头频率

根据检查部位深浅，可在中心频率 2 ～ 7MHz 范围内选择不同频率的探头，浅表部位一般选择频率相对较高的探头；反之，选择频率较低的探头。以肝脏检查为例，使用中心频率为 3.5MHz 左右的探头能获得良好的造影增强图像。

6. 图像显示方式

对常规超声上容易捕捉的病灶造影时可采用单幅显示，必要时可在低 MI 的常规超声图像和造影图像之间切换，进一步确认病灶位置。对于不易显示的病灶，可以用双幅显示的方式，实时对比和确认扫查目标无误。

7. 动态范围的调节

适当的动态范围有助于真实地显示组织增强的差异。范围过低虽使对比度增加，但由明到暗之间的细节丢失过多导致图像粗糙；范围过高可获得细腻的图像，但明暗之间的对比度欠佳，不利于显示增强的差异。

8. 造影中超声仪的调节

为获得最佳的图像，可随时调节增益或 MI。如果要兼做定量分析，每例检查的成像条件则应保持一致。

9. 计时器与图像存储

预先打开时钟菜单，注射造影剂的同时启动计时器。先确认仪器存储空间是否充足，然后设置适当的存储条件和方案，造影检查开始的同时立即动态存储图像资料。为避免仪器内存不足而导致存图障碍、资料丢失或仪器数据处理缓慢等，在对图像进行分析并出具报告后，应及时拷贝出仪器中存储的图像资料。

（三）操作人员的技术要求

从事超声造影检查的医师须具备执业医师资格，应熟悉超声造影技术的物理基础、成像原理，能熟练掌握仪器设备的操作和调节，能鉴别伪像，熟悉超声造影诊断的优势和局限性。在从事超声造影检查前，应先通过观摩本领域的专家进行的超声造影检查来获得相关经验，从而掌握超声造影术语及正确的图像判读方法。此外，操作人员需深入了解并熟练掌握造影检查的禁忌事项，同时需具备妥善处理各类不良事件的能力。

（四）超声造影检查准备与要求

1. 患者准备与医师准备

（1）患者准备。患者进行腹部脏器超声造影检查时，应当空腹，避免胃肠道气体对图像干扰而产生漏诊及误诊。此外，胆囊在充盈良好的情况下，有利于诊断胆囊疾病。浅表器官如甲状腺、乳腺等超声造影检查，患者一般无须做特殊准备。

（2）医师准备。了解患者的临床资料（病史、实验室和其他影像学检查）和检查目的，与患者本人和（或）家属说明情况，并让其签署知情同意书。

2. 造影剂的制备与使用要求

不同种类造影剂的分类、保存、制备方式不尽相同，各脏器造影剂的应用方法存在差异，故在操作前务必详尽阅读产品说明书，并严格遵循说明书所提供的配制与使用指南。

（五）超声造影的禁忌证

目前，低MI造影检查相对而言是安全的，但上述生物学效应的临床意义尚不十分明确，因此，如果需要用到较高的MI（＞0.4），造影剂用量最好减少、辐照时间尽可能缩短。超声造影剂的禁忌证主要包括以下方面。

第一，已知对六氟化硫或造影剂其他成分有过敏史的患者。

第二，妊娠期和哺乳期患者。

第三，近期急性冠脉综合征或临床不稳定性缺血性心脏病患者，包括正渐变为或进行性心肌梗死的患者：过去7天内，安静状态下出现典型心绞痛；过去7天内，心脏症状出现明显恶化；急性心力衰竭，心功能衰竭Ⅲ/Ⅳ级及严重心律失常的患者；刚行冠脉介入手术或其他提示临床不稳定的因素（如最近心电图、实验室或临床所见提示的恶化）。

第四，重度肺动脉高压患者（肺动脉压＞90mmHg）未控制的系统高血压患者和急性呼吸窘迫综合征患者。

（六）图像采集要求

在医学影像技术中，图像采集是一项至关重要的环节，其对于后续的疾病诊断、治疗方案制订及疗效评估具有决定性的意义。因此，对于图像采集的要求必须严格而细致。具体而言，图像采集要求应涵盖多个方面，包括但不限于灰阶超声图像、彩色多普勒图像以及超声造影各个时相的图像。对于灰阶超声图像，它作为基础的超声诊断手段，能够提供组织结构的详细信息。在采集过程中，应特别注意注明体表标志，以便准确定位病变部位；同时，对于病变的测量也是不可或缺的一部分，包括大小、形态等特征的详细描述，有助于医生对病变进行准确判断。彩色多普勒图像能够反映血流情况，对于血管病变、肿瘤血流等的诊断具有重要意义。在采集时，应确保图像的清晰度和稳定性，以准确反映血流的动力学特征。超声造影应通过注射造影剂来增强图像的对比度，从而更清晰地显示病变部位。在采集超声造影图像时，应特别注意各个时相的图像采集，至少每个造影时相应采集 2 ~ 3 张典型图像，以充分反映病变在不同时相的变化情况。

三、组织多普勒成像

（一）组织多普勒成像的原理

组织多普勒成像（TDI）是以多普勒原理为基础，通过特殊方法直接提取心肌运动产生的多普勒频移信号进行分析、处理和成像，对心肌运动进行定性和定量分析的一项超声显像新技术。根据多普勒效应原理，组织运动也会产生多普勒频移。来自活体心脏的多普勒信息除了心腔内血液流动产生的高频低振幅信号外，还包括心肌组织运动产生的低频（低速）、高振幅信号。传统彩色多普勒血流成像技术（CDFI）通过设置高通滤波器，将反映心肌运动的低频信号滤除，从而只显示血流信息。而 TDI 是通过增益控制器和低通滤波器，将高频血流信号有效滤除，随后运用自相关信号处理等先进技术，对心肌运动产生的多普勒信号进行深入分析、细致处理，并通过彩色编码技术，以多元化的显示方式将其可视化呈现。

（二）组织多普勒成像的临床应用

1. 评价心脏收缩功能

在常规超声心动图中，左心室射血分数（LVEF）作为评价左心室收缩功能的客观指标，其准确性受到左心室腔几何形状估计、内膜线清晰度及操作者经验等多种因素的影响。TDI 受胸壁和肺组织衰减的影响较小，在常规超声心动图显示不佳时，TDI 可较好地测量心肌运动速度，客观评价心脏收缩功能。

2. 评价心脏舒张功能

TDI 可敏感地反映左心室局部和整体的舒张功能，它是通过 PW-TDI 测量左室后壁或二尖瓣环的舒张早期峰值速度（Em）、舒张晚期峰值速度（Am）及 Em/Am 实现的。在常规超声心动图检查中，通过测量二尖瓣口血流舒张早期与心房收缩期峰值速度比（E/A）可反映心脏整体舒张功能，但它受前负荷、心率、心房颤动等因素影响。

3. 评价心肌血流灌注

利用 TDI 可评估心肌血流灌注，研究显示，因缺血而运动减弱或消失的心肌组织在

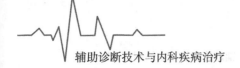

TDI图像上表现为色彩黯淡或紫黑色区域，与正常心肌组织的金黄色分界明显，TD和超声造影心肌灌注显像（MCE）显示的平均左心室心肌缺血区面积无显著差异，虽都大于病理梗死心肌内膜面积，但均与高度相关。三种方法显示的内膜总面积无显著差异，表明TDI可作为定量心肌缺血范围的可靠方法。将TDI技术与MCE技术相结合，由于TDI不受心肌运动速度高低和角度的影响，静脉注射造影剂后，根据心肌组织能量信号的强弱可了解造影剂在心肌组织内的分布，从而评价心肌组织的血流灌注情况。

4. 评价室壁运动

TDI通过多普勒原理来反映室壁运动速度和方向，因而会受到室壁运动方向和声束夹角的影响。不能排除呼吸和心脏转位的影响。TDI可直接从心肌组织中提取频移信号，定量测量室壁运动速度，因而可以更精确、更直观地分析室壁运动。

5. 评价肥厚型心肌病

HCM早期舒张功能可用左心室局部松弛异常和非同步运动的增强来评价。研究显示，心肌运动速度阶差是一个研究局部心肌功能的新指标，由TDI测量心内膜和心外膜的速度获得，该指标具备区分生理性左心室肥厚与病理性左心室肥厚的能力，并可作为评估代偿性左心室肥厚向心力衰竭早期阶段转变的重要依据。同时，TDI评价压力负荷增大左心室肥厚的左心室收缩舒张功能障碍比其他超声检查更为敏感，并可以预示压力情况正常化后心肌功能的早期恢复情况。

四、三维超声诊断

早期的三维超声是先将二维超声连续按一定角度和速度扫描所获得的图像传送入计算机内，计算机再将其以一定的顺序叠加起来，然后呈现在荧光屏上，常用于心脏疾病的诊断和研究。20世纪90年代，由于计算机技术高速发展和超声探头制作技术大幅度提高，真正的三维超声才得以问世。三维超声不仅可以用于心脏疾病的诊断，而且可以进行腹腔脏器病变的诊断，尤其是胎儿畸形的诊断。

近年来，由于计算机技术的发展，三维超声显像技术有了新的进步，引起众多研究者的关注。三维超声显像技术中，三维重建系统能提供人体组织、器官的立体影像，有助于空间立体定位，提高空间分辨力，并可使定量分析更精确（如对容积的测量等）。动态三维显像能从各种角度观察心脏立体动态的变化，现已成功地运用于先天性心脏病的诊断。静态三维超声显像已在胎儿、血管、肿瘤、乳腺及前列腺等器官中开展了临床应用研究。经过腔内超声的三维显像不仅应用在血管系统方面，而且可以通过腔内导管式探头获得输尿管的三维超声图像。因为腔内超声能产生360°横断面图像，并可在一定距离内移动，将众多断面图像进行数字化存储，而后通过计算机重建构成三维图像，这样便能更好地显示血管、输尿管及周围的结构。

在三维超声显像扫描方式方面，二维矩阵探头的应用及自由臂扫查技术，即在信号的采集过程中探头的频移、扇形扫描及旋转移动，借助于一个空间位置感应系统，能够自动地组合起来，构成三维图像，这一新的改进使三维超声显像技术更为方便、快捷。但三维超声显像的图像质量受到的影响因素比二维超声显像要多，三维超声显像因需要进行扇形或旋转扫查，骨骼、肺及其他含气脏器会对三维超声显像构成干扰。三维超声显像的操作比较复杂、耗时多，且价格昂贵，因此，目前尚不能作为常规检查技术来应用。

五、超声弹性成像

生物组织的弹性或硬度的变化与异常的病理状态相关，不同的组织及同一组织的不同病理状态之间的弹性或硬度存在差异。传统的触诊是判断组织硬度直接简易的方法，其原理就是对目标施加压力，用手指感受来自组织的响应，以此主观粗略地判断组织的弹性。超声弹性成像技术现已步入临床应用阶段，且已成为近年来医学超声成像领域的热门研究方向，其在乳腺、甲状腺、前列腺、肝脏、血管、心脏等多种疾病的诊断中均取得了显著进展。

（一）超声弹性成像技术

弹性成像技术是探测组织内部弹性模量等力学属性的重要方法，超声弹性成像的基本原理是对组织施加一个外部的或内部（包括自身生理活动）的动态或静态激励，使组织产生位移（应变）或速度方面的响应。弹性模量大，即硬度大的组织响应幅度小；反之亦然。通过超声成像方法，捕获组织响应的信息进行计算机处理，并以数字图像对这种响应信息进行直观显示和量化表达，从而直接或间接地估计不同组织的弹性模量及其分布差异。经过仔细分析和分类，超声弹性成像主要可划分为两大类，这两类成像方式的主要区别在于其组织激励方式和提取信号的不同。一类是基于组织应变的静态（或准静态）弹性成像，另一类则是基于声辐射剪切波传导速度的剪切波弹性成像。这两种成像方式各自具有独特的特点和应用范围。

1. 静态（或准静态）弹性成像

弹性成像一词最初出自采用静态压缩的超声弹性成像，是应用压力使组织产生应变来计算其硬度。因此，也有人称其为压迫弹性成像、应变图像或弹性图像。不同厂家采用的方法不尽相同，可采用轻度加压或不加压。前者需要操作者通过探头反复手动压迫和释放或通过加压装置连续施压；后者借助生理活动（呼吸、心脏的收缩或血管搏动）对组织的推压。分别采集组织在压缩后与压缩前，沿探头纵向的组织边界位移信号及超声散射信号（射频信号），利用多普勒速度检测或复合互相关分析等先进技术，精确估算组织内部各点的应变情况。通过数值微分运算，详细描绘出组织内部应变分布的具体情况，并以灰度图或者伪彩图的形式显示，弹性系数小的组织受激励后位移变化幅度大，显示为红色；弹性系数大的组织受激励后位移变化幅度小，显示为蓝色；弹性系数中等的组织显示为绿色。以色彩对不同组织的弹性编码，借其间接显示组织内部的弹性模量分布，反映病变与周围组织相比较的硬度相对值。

心肌弹性成像的原理与采用静态压缩的弹性成像类似，但利用的是心脏自身的收缩和舒张时心肌沿探头径向的位移信息，从而得到心肌的应变、应变率和速度等参数的空间分布随时间的变化。心肌弹性成像能够较准确客观地对局部心肌功能进行定量评价，可应用于心肌梗死和心肌缺血的定位。

不同厂家采用的激励技术不尽相同，对于信号的处理方法和图像的彩色编码表示方法也有差别。尽管静态超声弹性成像被视为基础方法，但在实际应用中，众多其他超声弹性成像技术同样采用此方法或类似手段来进行位移或应变估计。

静态超声弹性成像需要在同一位置获得稳定的多帧图像供应变信息的捕获和相关比对分析。因此，对操作者的技术要求很高，施压力度的大小、方向、频率、稳定性，甚至与患者自身呼吸运动的非同步性等都会对图像产生不同程度的影响，以致严重影响结果的重复性。为了克服这一缺陷，最近的仪器均在屏幕上有操作者施压强度是否适当的标记，用于指导操作，但是，严格的操作训练仍然非常必要。

2. 剪切波弹性成像

对组织压迫或施加低频振动时，组织内部剪切波将发生衍射现象，从而影响成像效果。为了避免衍射的影响，采用声脉冲激励、利用脉冲声能加压，使组织内产生瞬时剪切波，使用超高频（10000 帧 /s）的超快速超声成像系统采集射频数据，通过运用互相关方法，能够精确地评估组织位移，进而确定剪切波在组织中的传播速度。值得注意的是，这种速度与组织的弹性模量之间存在直接关联，这种方法在医学领域也被称为瞬时弹性成像或脉冲弹性成像，其原理是利用短周期脉冲声压（小于 1ms）在组织内部产生局部位移，这种位移可通过基于超声相关性的方法进行追踪。在 ARFI 为基础的成像技术中，探头既发射射频压力同时又接收射频回波帧数据，实现了利用压力产生组织位移，利用局部组织自然属性进行成像是可行的，并很快应用于临床。该技术可在获得感兴趣区肝组织弹性模量的同时，实时、直观地显示弹性模量的二维分布，因此可以在选择探测区时尽可能地避开血管和胆囊等可能影响弹性结果的区域。射频超声容积捕获技术可以获得高质量的三维弹性图。剪切波弹性成像技术，能够精确测定组织硬度的具体数值，为定量分析提供了有力支持。此外，该技术无须施加外部压迫，降低了对操作者的依赖程度，从而简化了操作流程，使其实际应用更为便捷。

（二）超声弹性成像的临床应用与局限性

1. 超声弹性成像的临床应用

目前，超声弹性成像主要应用于乳腺、前列腺、甲状腺等表浅小器官，尤其在乳腺肿瘤方面研究较多，技术相对成熟。此外，组织弹性成像还可应用于肝纤维化的诊断、局部心肌功能评价以及肿瘤消融的检测与评估。

（1）甲状腺：参照乳腺的弹性评分方法对甲状腺单发结节患者行超声弹性成像评估，并与外科手术切除或针吸细胞学检查对照，结果显示，甲状腺囊性病灶具有特征性的表现"RGB"征象，即"红—绿—蓝"分层征；腺瘤或增生结节的弹性分级大多为 1 ~ 2 级，而甲状腺癌的分级大多为 3 ~ 4 级。但良性肿块发生纤维化、钙化等或者恶性肿瘤病灶很小及发生液化坏死，也会导致误诊及漏诊，尚需积累更多经验。

（2）乳腺：超声弹性成像主要用于乳腺肿瘤良恶性的鉴别。目前常用的方法是将可疑肿瘤的弹性图进行硬度评分。若仪器编码红色为软、蓝色为硬（目前不统一），其标准为：红色为 1 分，肿瘤整体发生较大的变形；红和蓝镶嵌的"马赛克"状为 2 分，表示肿瘤大部分发生变形，但仍有小部分未变形；中心蓝色，周边红色为 3 分，表示肿瘤边界发生变形，中心部分未变形；仅肿瘤整体蓝色为 4 分，肿瘤整体无变形；肿瘤和周边组织均为蓝色为 5 分，表示肿瘤整体及周边组织均无变形。弹性评分 1 ~ 5 分代表组织的弹性从小到大，即其硬度由软到硬。良性病变的组织弹性评分通常以 1 ~ 3 分多见，而恶性病变以 4 ~ 5 分多见。有研究对弹性成像和传统超声检查进行非劣性或等效性试验后发现，两者准确性相近，前者的特异度并不低于传统超声检查，这表明弹性成像分级在鉴别诊断良、恶性乳腺病变方面有一定价值。

（3）前列腺：前列腺的癌组织较正常组织硬，实时弹性成像可有效地显示硬度较大的前列腺癌，用弹性成像引导前列腺穿刺活检，可降低前列腺组织活检的假阴性，不仅可以明显提高活检的敏感性，而且可以减少活检穿刺次数。

（4）心脏：通过分析心肌组织在收缩和舒张期沿探头径向的应变、应变率等信息的空间分布以及随时间的变化，能够准确客观地对局部心肌功能进行定量评价，对心肌梗死和心肌缺血的定位有较大价值。

（5）肝：弹性成像在肝的应用主要是评估肝纤维化的程度。大多数临床资料均认为超声弹性成像是超声无创评价肝纤维化的有效手段，但仍需进一步验证其应用价值。

（6）血管：利用血压变化或者外部挤压得到血管的应变分布，对血管壁和动脉硬化斑局部力学特性进行弹性成像表征，用于估计粥样斑块的组成成分，评价粥样斑块的易损性、估计血栓的硬度，具有潜在的临床价值。

2. 超声弹性成像的局限性

超声弹性成像是一种全新的成像技术，它提供了生物力学信息，成为二维灰阶超声和超声对比造影之外的另一个独立诊断参数，在临床实践中逐步体现出独特的应用价值。但是，目前弹性成像的局限性也非常明显。

（1）信号提取的困难：由于超声在组织中传播的复杂性，超声成像本身固有的来自多方面的噪声影响，使原本微弱的组织内部位移信号的识别和提取相当困难。特别是位置较深时，更为不易。

（2）深度影响：无论是静态应变弹性成像还是剪切波弹性成像，施加的压力分布都会随着传播距离的增加而扩散，当达到一定深度时，组织内部的应力显著减小，应变也会变得非常微弱，使获取的信号信噪比很小，特别是边界位移信号小而模糊，以致图像杂乱、重复性极差，无法判定组织的弹性分布差异。因此，目前弹性成像仅在表浅组织的应用中效果较好，对深部组织的检查效果差。

（3）生理活动影响（呼吸、心跳、动脉搏动）：被检查者本身无法避免的生理活动对组织产生的推移、振动在组织中的传导，可能会与外部施加压力的效应互相干扰。

（4）操作者的技术因素：如前所述，使用静态弹性成像时对操作者的技术要求很高，施压力度的大小、方向、频率、稳定性都会对反应应变的回声信号造成影响和干扰。

（5）患者条件：肥胖、过度消瘦的患者都会影响弹性成像的效果。

（6）重复性差：上述影响因素的综合影响，致使弹性成像的重复性至今难如人意，也直接影响了对其临床应用价值的客观评价和相关研究的可比性，是目前超声弹性成像的障碍。

总之，超声弹性成像是一种对组织生物力学特征评价的新技术。作为一种全新的成像技术，在理论上开拓了超声成像的新领域、扩展了超声医学的范围、弥补了常规超声的某些不足，是继A型、B型、C型、D型、M型超声成像模式之后的又一大进展。随着弹性成像设备的不断完善、信号处理技术的不断进步及临床应用经验的不断积累，超声弹性成像必将像CDFI和超声造影一样，成为超声诊断重要的组成部分和辅助手段。

六、现代超声的其他新技术

（一）解剖M型成像

解剖M型成像法能够看到运动状态的反射源随时间的变化。解剖M型不是在单一的声束线上获得的，而是利用数字扫描转换器（DSC）中的计算机技术，在帧频存储器中每一帧都取一个地址的信号，形成一条特定形状的取样线，最终读取显示出来，地址是扫查深度，信号是灰度信号，形成纵轴；每一帧都有一个时间差，形成横轴，通过采用相应技术，能够获得任意形状的 M 型图像。然而，需要注意的是，若超声设备性能不足，特别是帧存储器所存储的数据密度不足，将可能导致在临床上无法获得连续的 M 型图像。因此，在实际应用中，须确保超声设备性能达标，从而保证获得准确且连续的 M 型图像。

（二）心肌应变与应变率成像

MRI 测量心肌应变和应变率的优点在于在可取的空间分辨率的情况下，提供三维的速度信息，但其帧频低于 30 帧 /s，不能提供足够的随时间变化信息。而 TDI 能够在高帧频的情况下提供实时的局部速度信息，同时在二维模式下具有高的轴向和足够的侧向分辨率，可以实时测量心肌各点的运动速度，根据两点间的运动速度变化和距离变化得到心肌的应变率，但目前此种方法还仅限于显示纵行心肌的运动。众所周知，心肌的机械运动是一种螺旋扭转运动，这与心肌纤维独特的螺旋状排列结构有关，而这种心肌纤维结构在心室扭转运动中起到关键作用，它使心脏在心动周期中发生纵向、环向和径向三个方向的运动，每种运动对心脏功能都有很大的影响。因此，测定心肌环向和径向的运动对观测心脏运动和功能具有重要意义。测得了心肌即时的组织速度，就可以求得心肌应变率，以二维动态图像为基础（而不是使用 TDI 的方法），利用专利的室壁追踪技术来测定组织运动速度，从而建立心肌矢量应变和应变率成像方法。

（三）超声组织定征成像

超声组织定征是探讨组织声学特性与超声表现之间相互关系的基础与临床研究方法，是近年发展起来的一种无创性超声检测新技术，可对超声图像进行量化检测，以期达到区别不同组织、正常及异常情况，以及辨别病变性质、程度的目的，具有较高的临床应用价值。但由于超声通过组织的传输和反射特性的复杂性，超声和组织相互作用的机制尚未十分明了，只能从声速、声衰减、散射、组织硬度、回声强度、声学参数测量与组织成分的对照以及超声显微镜等不同方面对超声组织定征进行探讨。研究较多且较有发展前途和实用价值的方法是，射频法的超声背向散射积分和视频法的回声强度。背向散射参数测定技术在超声组织定征研究领域中已相对成熟，对于心脏疾病、肝病变等多种疾病的诊断具有广阔的应用前景。探头频率、增益、扫描深度及个体差异等因素的影响，使在不同研究对象间、不同的研究中甚至同一研究对象在不同时间的研究不具有可比性，难以标准化，另外，目前所用分析软件的误差较大，组织的声学特性的角度依赖性等问题亟待解决，从而使研究结果的客观性、准确性等都存在问题，使其难以在临床上广泛应用。

常规二维超声成像是对超声探头发出的超声波经人体内组织各不同界面反射回来的信号进行处理，以回波幅度量化为显示灰阶（如256），在显示器上获得解剖结构的显示。但这个回波幅度是原始射频信号的外包络，经过原始射频信号检波后得到的信号，实质上蕴含了众多组织特性的信息。通过对同一方向连续接收并分析这些信号，可以发现，经过频谱分析后，来自不同深度的信号呈现出显著差异，这些差异正是不同组织特性的体现。超声信号在人体组织内传播，与组织发生了各种交互作用，但回波信号只有原始射频信号才保留了组织所有特性的信息。回波射频信号是组织对超声波各种交互作用的结果，其中的作用主要包括以下三方面。

第一，线性作用：相长干涉和相消干涉，组织和（或）病理结构的衰减特征。

第二，非线性作用：在软组织或体液传播中波形畸变产生的谐波信息以及由超声造影剂气泡产生的谐波及次谐波等信息。

第三，组织在外力作用下产生特性变化致使局部传播速度变化等。原始射频信号在全波段内所携带的信息，涵盖了超声波在人体组织中所产生的线性与非线性效应。通过深入解析这些信号的频谱分量和频率成分，可以有效获取关于人体组织的详细信息，并进一步区分不同组织间的特性。

第十章

临床内科疾病的具体治疗

在临床内科疾病的治疗领域，针对不同系统的疾病，医生必须采取多样化、精准化的治疗方案。每一种系统疾病都有其独特的病理生理机制和临床表现，这就要求治疗策略既要遵循一般原则，又要针对具体情况进行个体化调整。本章将详细论述神经系统、循环系统、消化系统、泌尿系统、血液系统以及呼吸系统疾病的具体治疗方法，旨在为临床医生提供全面的理论指导和实践参考。

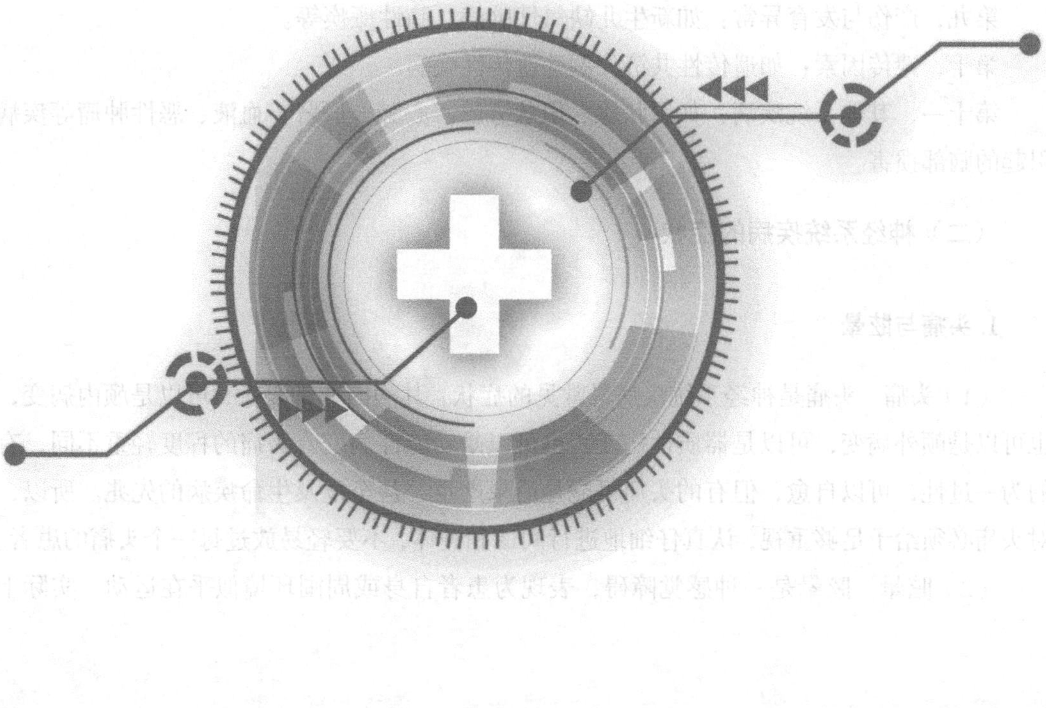

第一节　神经系统疾病的具体治疗

一、神经系统疾病的概述

（一）神经系统疾病的病因

神经系统疾病的病因繁多，大致可以归结为以下主要方面：

第一，感染因素：包括病毒（如单纯疱疹病毒、流感病毒等）、细菌（如脑膜炎双球菌、结核分枝杆菌等）、寄生虫（如脑囊虫、疟原虫等）及螺旋体（如梅毒螺旋体）等引起的感染，可导致如病毒性脑炎、结核性脑膜炎等疾病。

第二，血管性疾病：涉及动脉瘤、动－静脉畸形、动脉炎、血管破裂或梗死等，可能引起短暂性脑缺血发作、脑出血、脑梗死等。

第三，外伤：包括头部受伤，可能导致慢性硬膜下血肿、外伤性癫痫等。

第四，肿瘤：原发性脑肿瘤以及从其他部位转移至脑的肿瘤。

第五，代谢和营养障碍：如营养不良、乙醇中毒、糖代谢紊乱、肝性脑病等。

第六，中毒与环境因素：包括农药、药物、重金属、一氧化碳、放射治疗或化疗引起的脑病。

第七，脱髓鞘疾病：如多发性硬化等。

第八，神经退行性疾病：如肌萎缩性侧索硬化症（ALS）、阿尔茨海默病、皮克病等。

第九，产伤与发育异常：如新生儿缺氧性脑病、脑性瘫痪等。

第十，遗传因素：如遗传性共济失调等遗传性疾病。

第十一，其他系统疾病：如甲状腺、甲状旁腺、心肺、肝肾、血液、恶性肿瘤等疾病引起的脑部损害。

（二）神经系统疾病的症状

1. 头痛与眩晕

（1）头痛。头痛是神经系统疾病最常见的症状，其病因非常复杂，可以是颅内病变，也可以是颅外病变；可以是器质性病变，也可以是功能性病变。头痛的程度轻重不同，有的为一过性，可以自愈，但有的头痛可能是后果严重，甚至危及生命疾病的先兆。所以，对头痛必须给予足够重视，认真仔细地进行问诊和查体，不要轻易放过每一个头痛的患者。

（2）眩晕。眩晕是一种感觉障碍，表现为患者自身或周围环境似乎在运动，实际上并没有运动发生。这种错觉通常伴随着平衡感失调，但一般不会导致意识障碍，是神经系统疾病中常见的症状之一，仅次于头痛。眩晕可以根据其病理机制分为两大类：假性眩晕（中枢性眩晕）和真性眩晕（周围性眩晕）。

第一，假性眩晕是由于中枢神经系统的问题引起的，患者在发作时不会感觉到自己或周围物体有转动的情况。这种类型的眩晕常见于神经官能症、高血压、贫血、发热等疾病，通常持续时间较长，且症状较轻。

第二，真性眩晕则是因为周围神经系统的问题引起的，患者在发作时会感受到明显的平衡障碍和自主神经症状，如恶心、呕吐等。最常见的病因是前庭神经系统的病变，如梅尼埃病、前庭神经炎等。其次是脑血管病，如椎－基底动脉供血不足，以及颅内肿瘤等。

治疗眩晕需要针对具体病因进行，可能包括药物治疗、物理治疗、手术治疗等。如果出现眩晕症状，应及时就医，以确定病因并接受适当的治疗。

2. 意识障碍

意识障碍是高级神经活动受到抑制，导致意识水平下降或意识内容改变的一种状态，表现为人体对外界环境的反应减弱或消失。意识障碍的病因多样，包括中枢神经系统疾病（如感染、血管病、肿瘤、外伤）和全身性疾病（如各种中毒）。为了临床观察和治疗的需要，意识障碍被分为不同类型：

（1）按意识水平下降的程度可分为以下方面：

第一，嗜睡：意识障碍的早期表现，患者处于持续的睡眠状态，但可被刺激唤醒，并能回答问题，唤醒后不久又入睡。若未及时治疗，可能导致进一步的昏迷。

第二，昏睡：比嗜睡更深度的睡眠状态，需要较重的刺激才能唤醒，唤醒后回答可能不清，很快又进入睡眠状态。

第三，昏迷：最严重的意识障碍，患者对任何刺激均无反应。

（2）按意识内容的改变可分为以下方面：

第一，意识模糊：较轻的意识障碍，表现为对周围事物的反应迟钝，常有定向力障碍，可伴有嗜睡或躁动，能简单回答问题。

第二，谵妄状态：意识障碍同时伴有明显的激动或烦躁不安，定向力障碍，语无伦次，幻觉明显。

（3）特殊类型意识障碍（醒状昏迷）：

第一，去皮质综合征：由于大脑皮质广泛性病变引起的意识丧失，表现为无意识地睁眼闭眼和眼球活动，有光反射、角膜反射，无自发性语言和有目的的动作，有吞咽动作但无情感反应，可保持觉醒—睡眠周期，呈现特定姿势，双侧病理征阳性。

第二，无动性缄默症：由于上行网状激活系统部分损害引起的意识障碍，表现为不言不语，眼球可活动但无表情，四肢瘫痪，肌肉松弛，无锥体束征，可有觉醒－睡眠周期。

3. 语言障碍

语言障碍是指由于大脑高级神经中枢的功能损伤导致的一系列障碍，包括失语症、失用症和失认症。

（1）失语症：是由后天性脑损伤引起的语言交流能力障碍，通常病变位于大脑皮质的语言中枢。失语症患者在意识清晰、发音器官无病变的情况下，仍无法理解自己和别人的讲话，或者知道想要表达的内容，但无法用语言表达。根据受损部位和症状特点，失语症可分为多种类型，其中最常见的是布洛卡失语（Broca′s aphasia）和韦尼克失语（Wernicke′s aphasia）。布洛卡失语以前也被称为运动性失语，主要特征是口语表达障碍，患者理解能力相对较好，能听懂别人的语言，但自己无法说话；而韦尼克失语则被称为感觉性失语，主要特征是患者听力正常，能说话，但无法理解自己和别人的语言，即口语理解障碍，常回答不恰当，言语混乱，缺乏实质内容。

（2）失用症：是指当颅脑发生病变时，患者在没有运动麻痹、共济失调、感觉障碍和肌张力障碍的情况下，能够理解检查者的命令，但无法准确地执行这些命令来完成自己熟悉的动作。然而，在不刻意尝试的情况下，患者可以自发地完成这些动作，如洗脸、刷牙、穿衣、吞咽、拼图等。

（3）失认症：是指在脑损伤的情况下，患者虽然没有视觉、听觉、触觉以及意识和智能等障碍，但无法通过某一感觉来识别以前熟悉的客观事物，而需要通过其他感觉来辨认。例如，患者可能无法通过视觉来识别钢笔，但通过触摸就能识别。失认症可以表现为视觉失认、听觉失认、触觉失认和体象障碍等。

4. 感觉障碍

感觉是外界各种刺激和信号作用于感受器后在人脑中的直接反映，是神经系统的基本功能，分为一般感觉、特殊感觉。前者包括浅感觉（如痛觉、温度觉、触觉）和深感觉（如运动觉、位置觉、振动觉）；后者包括视觉、听觉、嗅觉、味觉。

感觉通路的任何部位发生病变均可引起感觉障碍（sensory disorder）。临床上常见的感觉障碍有感觉减退或缺失、感觉异常、感觉过敏、感觉过度、感觉倒错和疼痛等。因病变部位不同其临床表现多种多样，可有末梢型、神经干型、神经根型、传导束型、交叉型、偏身型、单肢型等（详见感觉障碍的定位诊断）。

5. 共济失调

共济失调是指因小脑、本体感觉和前庭功能障碍所引起的随意运动笨拙和不协调。

按病变发生的部位分为小脑性共济失调、大脑性共济失调、感觉性共济失调和前庭性共济失调。

（1）小脑性共济失调。小脑性共济失调是一种由于小脑功能受损引起的运动协调障碍。小脑是大脑的一部分，主要负责协调身体的运动和维持平衡。

（2）大脑性共济失调。症状轻，眼震少见。额叶性病变时，可见对侧肢体共济失调，常伴精神症状、强握反射、肌张力增高和病理征（+）等。

（3）感觉性共济失调。脊髓后索损害引起震动觉、关节位置觉缺失，不能辨别肢体位置及运动方向，闭目难立征（Romberg 征）（+）。

（4）前庭性共济失调。前庭病变以空间定向障碍和平衡障碍为主，患者站立不稳，行走时向病侧倾倒，改变头位，症状加重，四肢共济运动多正常，常伴眩晕、呕吐和眼震等。

二、神经系统疾病的基本治疗

（一）神经系统疾病的治疗原则

根据神经系统疾病对治疗的反应，可将其归纳为以下情况：

第一，能治愈或基本治愈，如面神经炎、脑炎等。

第二，能控制或缓解，如重症肌无力、帕金森病等。

第三，无有效治疗方法，如运动神经元病、肿瘤、遗传病等。对能治愈的疾病，在治疗上要达到最满意的疗效，对不能治愈的疾病，要早发现、早诊断、早治疗，在最大限度上改善预后。因此，在治疗过程中，应将各种基础治疗、心理治疗和康复治疗等结合起来，及时、合理地应用各种方法，进行综合治疗，使患者得到最大限度的康复，同时要注意个体化治疗。

（二）神经系统疾病的治疗方法

神经系统疾病的治疗方法多样，旨在减轻症状、改善功能和提高生活质量。以下探讨常见的治疗方法：

第一，基础治疗：包括维生素补充、抗生素使用、激素治疗和液体疗法。这些治疗措施旨在纠正营养缺乏、控制感染、调节内分泌状态和维持水电解质平衡。

第二，高压氧治疗：通过在高于正常大气压的环境中给予氧气，以提高血液中的氧含量和氧气的弥散能力，从而迅速改善组织缺氧状况，适用于急性或慢性缺氧性疾病的治疗。

第三，血液疗法：包括血浆交换疗法、血液稀释疗法、紫外线照射充氧自血回输疗法和免疫球蛋白静脉注射等。这些疗法主要用于与自身免疫反应相关的疾病以及缺血性脑血管病的治疗。

第四，物理治疗：利用电、磁、光、声、热等物理因子进行疾病治疗的一种方法。物理治疗是综合治疗的重要组成部分，旨在促进组织修复、减轻疼痛和改善功能。

第五，康复治疗：随着社会的发展和医学的进步，康复治疗在神经系统疾病治疗中的作用越来越重要。康复治疗旨在全面恢复患者的功能障碍，帮助他们重新融入社会，提高生活质量。康复治疗应尽早开始，并贯穿于整个治疗过程。

此外，针对不同类型的神经系统疾病，可能还需要特定的治疗方法，如药物治疗（如抗癫痫药、抗抑郁药等）、手术治疗、干细胞疗法、基因治疗等。治疗方案通常需要根据患者的具体情况由医生量身定制。

三、常见消化系统疾病的治疗

（一）面神经炎的治疗

面神经炎的治疗方法多样，旨在缓解症状、促进神经康复和预防并发症。以下探讨常见的治疗方式：

第一，药物治疗：包括抗病毒药物（如阿昔洛韦）、糖皮质激素（如泼尼松）和 B 族维生素（如维生素 B_1 和 B_{12}）。这些药物的使用旨在减少神经炎症、缓解症状和促进神经修复。

第二，物理治疗：包括按摩、热敷、超声波治疗和电刺激等。这些物理疗法有助于促进面部肌肉血液循环、缓解肌肉紧张和促进神经恢复。

第三，康复训练：包括面肌运动、表情训练和语言疗法等。这些训练有助于提高面部肌肉的功能、改善表情和语言能力。

第四，手术治疗：在少数严重或长期不恢复的患者中，可能需要考虑手术治疗，如面神经减压术或神经移植术。

第五，支持性治疗：包括保持适当的休息、保持良好的营养状态和避免过度用脸等。

需要注意的是，面神经炎的治疗方案应由专业医生根据患者的具体病情制定，患者应遵循医生的建议，积极进行治疗和康复训练。大多数患者在发病后几周到几个月内可以逐渐康复，但个别患者可能留下永久性面瘫。

（二）急性感染性多发性神经根神经炎的治疗

急性感染性多发性神经根神经炎（吉兰－巴雷综合征，GBS）是一种严重的神经系统疾病，其治疗需要综合性的方法，以支持患者度过疾病急性期，预防并发症，并促进神经功能的恢复。以下是主要的治疗措施：

第一，辅助呼吸：对于严重的呼吸困难或呼吸衰竭的患者，可能需要机械通气支持。在疾病高峰期，部分患者可能需要长时间的无创或有创机械通气。

第二，支持和对症治疗：包括维持水电解质平衡、营养支持、控制疼痛和发热等。患者可能需要接受静脉营养和补充电解质，以及使用抗生素控制感染。

第三，预防并发症：包括预防肺部感染、尿路感染和深静脉血栓形成等。患者通常需要准备床旁尿便器，并进行必要的卫生护理。

第四，病因治疗：虽然目前还没有针对 GBS 的确切病因治疗方法，但有一些研究在探索使用免疫调节疗法（如血浆置换或 IVIG）来抑制自身免疫反应。

第五，康复治疗：在疾病稳定后，康复治疗（包括物理疗法、职业疗法和言语疗法）对于帮助患者恢复功能至关重要。

第六，长期随访：即使症状得到控制，患者也需要进行长期的随访，以监测疾病复发或后期并发症。

GBS 的治疗需要多学科团队的合作，包括神经科医生、康复医生、呼吸科医生、营养师和护理人员等。治疗方案应根据患者的具体病情和需求个性化制定。

（三）短暂性脑缺血发作的治疗

短暂性脑缺血发作（TIA）是颈动脉系统或椎－基底动脉系统的短暂性血液供应不足，临床表现为突然发病、持续几分钟至几小时的局灶性神经功能缺失，24h 以内症状、体征完全缓解，但可有反复发作。

大多数 TIA 仅持续 5 ~ 15min，因此只导致轻微的脑部损伤，而不留神经功能缺损后遗。但当持续时间较长（＞ 1h）时，尽管在 24h 之内可以完全缓解，但在影像学上仍可出现梗死灶。即所谓伴有一过性症状的脑梗死。

1. 短暂性脑缺血发作的病因治疗

短暂性脑缺血发作的治疗包括急性期处理和预防再次发作的措施。病因治疗是预防 TIA 再次发作的关键环节，具体措施如下：

（1）血压调整：高血压是 TIA 发作的重要危险因素之一，因此，合理调整血压水平是治疗的关键。通常，目标血压应低于 140/90（mmHg），但具体数值可能需要根据患者的具体情况调整。

（2）治疗心律失常：心律失常，如房颤，是 TIA 的常见原因之一。针对心律失常的治疗，包括抗凝血药物、抗心律失常药物或电生理治疗等。

（3）治疗心肌病变：心肌病变，如心肌梗死后，可能导致心脏功能受损，增加 TIA 的风险。治疗心肌病变可能包括药物治疗、介入手术或心脏起搏器植入等。

（4）纠正血液异常：包括抗血小板治疗和抗凝治疗。抗血小板药物如阿司匹林和非甾体抗炎药（NSAIDs）可用于预防血栓形成。抗凝药物如华法林可用于预防心源性栓塞性 TIA。

（5）避免诱因：颈部活动过度、头部受伤、吸烟、饮酒和糖尿病管理等都是 TIA 的潜在诱因，应尽量避免。

（6）康复治疗：在 TIA 急性期过后，康复治疗对于促进患者恢复和预防再次发作非常重要。包括物理疗法、认知疗法和职业疗法等。

2. 短暂性脑缺血发作的药物治疗

（1）抗血小板治疗：抗血小板治疗是预防短暂性脑缺血发作和心肌梗死等心脑血管事件的重要手段，通过减少血小板聚集和血栓形成来降低血管事件的风险。

（2）抗凝治疗：对频繁发作的 TIA 疗效较好，尤其是颈内动脉系统的 TIA 发作。常用药物有肝素 50 ~ 100mg 加入 5% 葡萄糖液或生理盐水 500mL 中，以每分钟 10 ~ 20 滴的速度静脉点滴，连用 7 天。必要时可先用肝素 50mg 静脉推注，然后用 50mg 静脉维持。肝素易引起出血，所以，在应用过程中要注意监测出凝血时间等指标。目前临床已广泛应用低分子肝素，较肝素安全，用法为 4000U，2 次 /d，腹壁皮下注射。也可用华法林 2 ~ 4mg/d，口服。

（3）扩张脑血管治疗：目前主张早期应用钙离子拮抗剂，如尼莫地平 20 ~ 40mg，3 次 /d，氟桂利嗪 5 ~ 10mg/d，晚上服用，脑益嗪 25 ~ 50mg，3 次 /d，口服。

（4）脑保护剂：参见脑梗死的治疗。

（5）其他：如中药活血化瘀、扩容治疗等（参见脑梗死的治疗）。

（四）脑出血的治疗

脑出血（cerebral hemorrhage）是指非外伤性脑实质内血管破裂引起的出血，占全部脑卒中的 20% ~ 30%，急性期病死率为 30% ~ 40%。发生的原因主要与脑血管的病变有关，即与高血脂、糖尿病、高血压、血管的老化、吸烟等密切相关。脑出血的患者往往由于情绪激动、费劲用力时突然发病，早期死亡率很高，幸存者中多数留有不同程度的运动障碍、认知障碍、言语障碍和吞咽障碍等后遗症。

1. 脑出血的急性期治疗

急性期治疗原则为适当调整血压、防止进一步出血、降低颅内压、控制脑水肿、预防脑疝发生和防治并发症。

（1）内科保守治疗。

第一，就地组织抢救，不宜长途运送及过多搬动，以免加重出血。

第二，减少探视，保持环境安静，卧床休息，并将头位抬高 30°，随时清除口腔内分泌物或呕吐物，保持呼吸道通畅，吸氧。严密监测体温、血压、脉搏、呼吸、神志、瞳孔等变化。加强压疮护理，保持肢体功能位。对发病后 24 ~ 48h 神志不清、不能进食者，如无呕吐及消化道出血，及时给予鼻饲，保证营养供给。

第三，维持水电解质平衡：在发病的最初 1 ~ 2 天，补液量一定要严格控制，一般每日不超过 1500mL，以后每日输液量控制在 1600 ~ 2200mL，如有高热、多汗、呕吐、消化道出血等并发症，可适当调整入液量。补液以 5% 葡萄糖盐水、林格氏液加等量的 10% 葡萄糖液或生理盐水为宜。并记录 24h 出入量，以维持水电解质平衡。

第四，血压调整：脑出血后出现的高血压通常与颅内压升高有关，这是脑血管自动调节机制的反应。随着颅内压的降低，血压也逐渐恢复正常，通常在发病后一周内逐渐降至正常水平。因此，在急性期通常不立即使用降压药物。然而，如果收缩压超过 200mmHg 或舒张压超过 120mmHg，应进行适当调整，以防止进一步出血。但不应使血压过低，以免引起脑供血不足，加重病情。常用的降压药物包括利舍平（0.5 ~ 1mg，肌内注射）、25% 硫酸镁（10mL，深部肌内注射）或卡托普利（口服）。如果急性期血压过低，应将血压调至正常，必要时给予升压药物，以维持正常的脑灌注压。

第五，降低颅内压、控制脑水肿、防止脑疝形成：这是急性期处理的一个重要环节，应立即使用脱水剂。常用的脱水剂包括 20% 甘露醇（250mL，快速静脉滴注，每 6 ~ 8 小时一次）、10% 甘油（500mL，静脉滴注，每 1 ~ 2 天一次）或地塞米松（10mg，加入脱水剂内静脉滴注）。此外，呋塞米（20 ~ 40mg）和 50% 葡萄糖（40 ~ 60mL，静脉注射，每 6 ~ 8 小时重复一次）也可使用。在应用脱水剂时，必须注意水、电解质和酸碱平衡，尤其是补钾和监测心肾功能变化。

第六，止血药物：对于高血压引起的脑出血，止血药物无效，但如合并消化道出血或有凝血障碍，建议使用。常用的止血药物包括 6- 氨基己酸、对羧基苄胺（抗血纤溶酸）、氨甲环酸、卡巴克洛、酚磺乙胺等。

第七，防治并发症及对症处理：重症患者应特别注意加强基础护理，定时翻身，保持皮肤干燥清洁，预防压疮和肺部感染。对放置导尿管的患者，每 3 ~ 4 小时开放一次，并定期用 1 ∶ 5000 高锰酸钾或 1 ∶ 2000 呋喃西林液冲洗膀胱。如果患者昏迷时间较长或已发生肺部或泌尿系感染等，应给予有效的抗生素治疗，必要时进行细菌学培养。对于中枢性高热，需进行物理降温或局部使用冰帽。并发消化道出血时，可给予西咪替丁及止血药物，同时经胃管鼻饲云南白药、三七粉、氢氧化铝凝胶、冰盐水等局部治疗。如果发生下肢静脉血栓，除抬高患肢、适当运动外，可酌情给予抗凝剂。

（2）手术治疗：目的在于清除血肿，解除脑疝，挽救生命和争取神经功能的恢复。凡一般情况尚好，生命体征稳定、心肾功能无明显障碍者，可考虑手术治疗。

2. 脑出血的恢复期的治疗

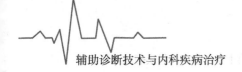

脑出血的恢复期的治疗主要是加强瘫痪肢体的被动与主动运动，配合针灸和物理治疗，以促进神经功能的全面恢复，对失语者积极进行言语训练，调整和稳定血压，给予适当的改善脑循环及代谢的药物等。

（五）癫痫的治疗

癫痫是一组因反复发作的神经元异常放电所致的，以短暂性中枢神经系统功能失常为特征的慢性脑部疾病。其具有突然发生、反复发作的特点。因病变累及神经元的部位和放电扩散范围不同，其临床表现多种多样，可为运动、感觉、意识、行为、自主神经等不同功能障碍，或几种同时存在，每次发作或每种发作称为痫性发作。据统计，我国约有癫痫患者 600 万，发病率为 50 ~ 70/10 万，年患病率为 5‰，每年新增 65 万 ~ 70 万。其中约有 75% 的患者通过合理的抗癫痫药物治疗，获得满意疗效。

癫痫是一组疾病或综合征，其病因非常复杂，一般可分为原发性（特发性）和继发性（症状性）两大类。原发性癫痫可能与遗传因素有关，其脑部并无结构变化或代谢异常；继发性癫痫病因复杂，与脑外伤和代谢障碍等因素有关，遗传也起一定的作用。

1. 抗癫痫药治疗

对于癫痫患者的治疗，70% ~ 80% 疗效满意，25% 的患者为难治性癫痫。

（1）药物应用原则。药物应用原则的详细说明如下：

第一，早期治疗：癫痫一旦确诊，应立即开始抗癫痫药物治疗，以便尽早防止脑组织损伤的进一步加重。然而，在以下情况下可以暂时推迟给药：①首次发作，且由明显的环境因素引起；②一年或数年发作一次。

第二，药物选择：药物的选择应基于癫痫发作的类型，优先考虑疗效高、毒性小、成本低的药物。例如，失神小发作首选乙琥胺，其次是丙戊酸钠；肌阵挛发作首选丙戊酸钠，必要时可联合使用乙琥胺或氯硝西泮；大发作可选用卡马西平、苯妥英钠、丙戊酸钠、苯巴比妥；单纯或复杂部分性发作继发大发作首选苯妥英钠、卡马西平、苯巴比妥；复杂部分性发作首选卡马西平。

第三，药物剂量：口服药物应从较小剂量开始，若服用 1 ~ 2 周后未能控制发作，可逐渐加量，直至完全控制发作或出现不良反应。如果疗效不佳，需要添加第二种药物或更换药物。更换药物时应在 1 周内逐渐减量，同时逐渐增加第二种药物的剂量，切忌突然停药，以免病情反弹。在有影响发作的因素存在时，如发热、疲劳、睡眠不足和女性月经期等，可以暂时适当加量。

第四，服用方法：大多数抗癫痫药物会有胃肠道不良反应，因此每日剂量通常分为 3

次服用。苯妥英钠属于碱性药物，应在饭后服用。苯巴比妥半衰期较长，可以每日一次服用。对于夜间或清晨易发作的患者，可以在下午和入睡前集中用药。

第五，合并用药问题：大多数患者只需应用一种药物治疗即可取得满意疗效。如果单药治疗效果不佳，或为难治性癫痫和混合性发作的患者，可能需要联合使用第二种药物，但一般不超过 3 种。联合用药时应注意避免药理作用相同的药物，如扑痫酮和苯巴比妥，以及不良反应相似的药物如氯硝西泮和苯巴比妥等。

第六，坚持长期服用：癫痫治疗是一个长期过程，患者应遵循医嘱用药，定时定量，定期随访，不可自行调换或停药。

第七，停药注意事项：停药时间应根据患者病情的控制情况来决定。①大发作和单纯部分性发作，在完全控制 3 ~ 5 年后，小发作在完全控制 1 年后，可以考虑终止治疗。但复杂部分性发作很少能完全控制，需要长期治疗。②停药时必须缓慢减量，病程越长，剂量越大，用药越多，停药越需缓慢。③在停药过程中要注意脑电图的变化，如果脑电图的异常无改善或异常波增加，一般不主张停药。④整个停药过程一般在 1 年左右，若有复发，则需重新治疗。

（2）常用的抗癫痫药及用法：

第一，苯妥英钠：是一种抗癫痫药物，能够选择性地抑制大脑皮质运动区的异常病灶，阻止神经元异常放电的扩散，从而控制抽搐发作。它具有较强的作用，主要用于治疗癫痫大发作，也可用于精神运动性发作。用法：每日剂量为 3 ~ 8mg/kg，分 3 次口服。约 1 ~ 2 周后达到稳定血药浓度。成人通常给予 0.1g，3 次 /d，每日总剂量不超过 600mg。不良反应包括胃肠道症状、精神症状、复视、齿龈增生、毛发增多、共济失调等，这些反应与用药剂量有关，减量或停药后逐渐消失。严重的不良反应有皮疹、白细胞减少、肝脏损害等，与药物剂量无关。由于苯妥英钠的治疗剂量与中毒剂量很接近，因此在应用过程中应密切观察。

第二，卡马西平：口服吸收慢，1 ~ 4 天达有效血药浓度，主要在肝脏内代谢。它是精神运动性发作的首选药物，对大发作和局限性小发作均有效。用法：从小剂量开始，逐渐加量至 600 ~ 1200mg/d，分 3 次口服。不良反应包括眩晕、嗜睡、胃肠道症状、共济失调、皮疹、白细胞减少、肝脏损害等。

（3）癫痫持续状态的治疗：癫痫持续状态是一种紧急情况，需要立即选用强有力的足量抗癫痫药物来控制发作。同时，需要密切监护，防治并发症，如高热、脑水肿、酸中毒、电解质紊乱、呼吸循环衰竭等。病因治疗和长期抗癫痫治疗也是必要的。

第一，一般治疗：在癫痫发作时，首先做好患者防护，防止跌伤，解开衣领和腰带，保持呼吸道通畅，同时吸氧，必要时做气管切开。使用压舌板塞入齿间，以防舌咬伤。在患者抽搐时不可按压患者的肢体，以免发生骨折或关节脱位。可以在背后垫一软物，防止脊椎损伤。密切监护生命体征的变化，同时进行血糖、血钙、尿素氮及电解质、血气分析等检查。

第二，控制发作。①地西泮：是治疗癫痫持续状态的首选药物。成人剂量为10 ~ 20mg，缓慢静脉注射，速度不超过每分钟2mg，以免出现呼吸抑制。半小时后可重复使用，24小时内用量不超过100mg。儿童一次剂量为0.2 ~ 0.5mg/kg，速度为1mg/min。出现呼吸抑制时，应停止注射。②苯妥英钠：无呼吸抑制作用，可迅速通过血脑屏障，但疗效慢，一般在用药20 ~ 30min后才能控制发作。临床上为迅速控制发作，常和地西泮同时应用。成人剂量为15 ~ 18mg/kg，儿童剂量为18mg/kg，溶于5%葡萄糖液或生理盐水500mL中缓慢静脉滴注，速度每分钟不超过1mL。可引起心律失常和血压降低，对于有冠心病、心功能不全、心律失常及高龄患者应慎用或不用。

第三，其他治疗：包括防治脑水肿、控制感染、处理高热、纠正酸中毒及电解质紊乱、加强支持疗法等。

第四，抽搐：控制后，给予患者长期的抗癫痫治疗。

2. 癫痫的病因治疗

癫痫的病因治疗涉及针对癫痫发作的根本原因进行治疗，以期达到根治或显著改善癫痫症状的目的。病因治疗可能包括以下方面：

（1）改善脑缺血：通过药物治疗、改变生活方式、控制慢性疾病（如高血压、糖尿病）等方法来改善脑部血液供应，减少缺氧引起的癫痫发作。

（2）治疗脑外伤和颅内感染：对于由脑外伤或颅内感染（如细菌性脑膜炎、病毒性脑炎）引起的癫痫，应积极治疗原发病，控制感染，减轻脑部损伤。

（3）纠正中毒和代谢紊乱：中毒（如药物中毒、酒精中毒）和代谢紊乱（如电解质失衡、甲状腺功能异常）均可诱发癫痫发作，应及时纠正。

（4）手术切除脑肿瘤：脑肿瘤可能导致癫痫发作，对于确诊为脑肿瘤的患者，手术切除肿瘤是治疗癫痫的重要手段之一。

3. 癫痫的手术治疗

对于长期接受正规抗癫痫药物治疗无效的患者，或者存在严重药物不良反应的患者，手术治疗可能是一个选择。手术治疗的目的在于切除癫痫发作的起始部位（致痫灶），以消除或减少癫痫发作。手术治疗包括以下方面：

（1）病灶切除术：对于局灶性癫痫，可以通过手术切除引起癫痫的特定脑区域。

（2）功能性神经外科手术：如迷走神经刺激术（VNS）、脑起搏器植入等，通过改变大脑的电活动来控制癫痫发作。

（3）癫痫灶与脑组织的分离手术：如前颞叶切除术（FTM）、海马切除术等，用于治疗难治性癫痫。

（六）帕金森病的治疗

帕金森病（Parkinson's disease，PD）是一种常见的神经系统变性疾病，老年人多见，平均发病年龄为60岁，40岁以下起病的青年帕金森病较少见。我国65岁以上人群PD的患病率大约是1.7%。大部分帕金森病患者为散发病例，仅有不到10%的患者有家族史。帕金森病最主要的病理改变是中脑黑质多巴胺（dopamine，DA）能神经元的变性死亡，由此而引起纹状体DA含量显著性减少而致病。导致这一病理改变的确切病因目前仍不清楚，遗传因素、环境因素、年龄老化、氧化应激等均可能参与PD多巴胺能神经元的变性死亡过程。帕金森病的治疗主要从以下方面探讨：

1. 帕金森病的治疗原则

帕金森病的病程长，常需终身服药。一般从小剂量开始，缓慢加量，以最合适剂量，达到最佳疗效，并注意治疗方案的个体化。"对于症状轻微的早期PD患者，如果没有影响到功能，可以先不服用药物，以加强功能锻炼为主，必要时服用一些神经保护剂，如维生素E、辅酶Q_{10}、单胺氧化酶抑制剂等"①。

2. 帕金森病的手术治疗

帕金森病是一种慢性神经系统疾病，主要影响运动功能。对于那些药物治疗失败或无法耐受药物不良反应的患者，立体定向手术治疗可以作为一种选择。这种手术通常涉及植入脑起搏器（DBS），它通过电刺激特定的脑部区域来帮助控制帕金森病的症状。

脑起搏器植入术：这是一种通过微创手术将电极植入大脑深部区域，并通过导线连接到植入胸部的起搏器来提供电刺激的方法。DBS可以显著改善帕金森病的运动症状，如震颤、僵硬和运动迟缓。

手术治疗的优势在于它能够直接针对帕金森病症状的生理基础进行干预，但在某些情况下，手术可能会复发，需要再次进行干预。此外，手术并不能治愈帕金森病，而是一种症状缓解手段。因此，手术治疗通常与药物治疗结合使用，以达到最佳的症状管理。

3. 帕金森病的康复治疗

康复治疗是帕金森病综合管理的重要组成部分，它包括一系列旨在改善患者的身体功能、增强力量和灵活性，以及提高生活质量的措施。康复治疗对于缓解帕金森病的肌肉僵

① 杨志宏．临床内科疾病诊断与治疗[M]．长春：吉林科学技术出版社，2019：143.

直和运动障碍尤其重要。以下探讨常见的康复治疗方法：

（1）按摩：可以帮助放松肌肉，缓解僵硬和疼痛。

（2）理疗：包括热疗、电疗等，可以帮助减轻肌肉僵硬和疼痛。

（3）肢体功能锻炼：通过特定的运动训练，可以提高肢体的协调性和力量。

（4）平衡训练：帮助患者提高平衡能力，减少跌倒的风险。

（5）语言和认知训练：对于那些出现认知障碍的患者进行特定的训练以改善记忆和认知功能。

康复治疗应该在专业医师的指导下进行，以确保患者的安全和治疗效果。此外，康复治疗应该是一个长期的过程，患者需要持续地进行训练，以维持和改善治疗效果。

第二节　循环系统疾病的具体治疗

循环系统疾病包括心脏和血管疾病，是现代社会中威胁人类健康的主要疾病之一。治疗循环系统疾病通常采取综合治疗措施，包括药物治疗、生活方式的改变、介入治疗和外科手术等。以下从心力衰竭、心律失常、原发性高血压等方面探讨循环系统疾病的具体治疗。

一、心力衰竭的治疗

心力衰竭（heart failure）简称心衰，是指在各种致病因素的作用下，心脏的舒缩功能异常，心输出量绝对或相对下降，以致不能满足机体代谢需要，组织、器官血液灌注不足，同时出现肺循环和（或）体循环淤血表现的病理生理过程。“心功能不全或心功能障碍理论上是一个更广泛的概念，伴有临床症状的心功能不全称之为心力衰竭，而有心功能不全者，不一定全是心力衰竭”[①]。

心力衰竭按发生的速度分为慢性心力衰竭和急性心力衰竭；按发生的部位可分为左心衰竭、右心衰竭和全心衰竭；按收缩和舒张功能可分为收缩性心力衰竭、舒张性心力衰竭和混合性心力衰竭；按心排血量绝对下降或相对下降，可分为低排血量型心力衰竭和高排血量型心力衰竭。

（一）慢性心力衰竭

慢性心力衰竭（chronic heart failure，CHF）是大多数心血管疾病的最终归宿，也是其最主要的死亡原因。此外，几乎所有类型的心脏、大血管疾病均可引起心力衰竭。心力衰竭反映心脏的泵血功能障碍，也就是心肌的舒缩功能不全。从病理生理的角度来看，心肌舒缩功能障碍大致上可分为由原发性心肌损害及由于心脏长期容量及（或）压力负荷过重，导致心肌功能由代偿最终发展为失代偿两大类。

① 翟爱东．临床内科疾病诊治 [M]．天津：天津科学技术出版社，2018：69.

心力衰竭的治疗目标包括：①缓解症状，提高生活质量；②着重针对心室重构的机制采取措施，阻止或延缓心肌损害进一步加重，提高运动耐量；③降低住院率和病死率。

1. 去除病因与消除诱因

积极应对所有可能导致心脏功能受损的常见疾病，如控制高血压、糖尿病，采用药物、介入及手术治疗改善冠心病心肌缺血，慢性心瓣膜病以及先天畸形的介入治疗或换瓣、纠治手术等。消除常见的诱因如避免劳累和情绪波动，预防和控制呼吸道感染，治疗心律失常特别是心房颤动伴快速心室率，纠正贫血、电解质紊乱等。

2. 慢性心力衰竭的一般治疗

慢性心力衰竭的一般治疗主要包括以下方面：

（1）休息：心力衰竭患者需要控制体力活动，避免精神刺激，以降低心脏的负荷，有利于心功能的恢复。然而，长期卧床可能导致静脉血栓形成甚至肺栓塞，同时也可能影响消化功能和导致肌肉萎缩。因此，应鼓励患者根据病情轻重，从床边小坐开始逐步增加症状限制性有氧运动，如散步等，以促进血液循环和保持肌肉活力。

（2）控制钠盐摄入：心力衰竭患者常常伴有血容量增加和体内水、钠潴留，因此减少钠盐的摄入有助于减轻水肿等症状。但是，在应用强效排钠利尿剂时，过分严格限盐可能导致低钠血症。因此，患者应在医生指导下适当控制钠盐摄入。

（3）其他治疗措施：对于情绪易激动的患者，必要时可适量使用镇静药，以消除紧张情绪并有利于睡眠。同时，慢性心力衰竭患者应避免使用非甾体类抗炎药物（如吲哚美辛）、I 类抗心律失常药及大多数钙拮抗剂，因为这些药物可能加重病情。

3. 慢性心力衰竭的药物治疗

（1）利尿剂的应用。利尿剂是心力衰竭治疗中最常用的药物，通过排钠、排水减轻心脏的容量负荷，对缓解淤血症状、减轻水肿有十分显著的效果。所有心力衰竭患者，有液体潴留的证据或原先有过液体潴留者，均应给予利尿剂。对慢性心力衰竭患者原则上利尿剂应长期维持，水肿消失后，应以最小剂量长期使用，但是不能将利尿剂为作单一的治疗方案。常用的利尿剂如下：

第一，噻嗪类利尿剂。以氢氯噻嗪（双氢克尿塞）为代表，作用于肾远曲小管，抑制钠的再吸收。由于钠—钾交换机制也使钾的吸收降低。噻嗪类为中效利尿剂，轻度心力衰竭可首选此药，开始 25mg，1 次 /d，逐渐加量。对较重的患者用量可增至每日 75 ~ 100mg，分 2 ~ 3 次服用，同时补充钾盐，否则可因低血钾导致各种心律失常。噻嗪类利尿剂可抑制尿酸的排泄，引起高尿酸血症，长期大剂量应用还可干扰糖及胆固醇代谢，应注意监测。

第二，袢利尿剂：以呋塞米（速尿）为代表，这类药物作用于肾小管的 Henle 袢升支，通过排钠的同时也排钾，是强效利尿剂。口服用量通常为 20mg，每 2 ~ 4 小时可达高峰效果。对于重度慢性心力衰竭患者，剂量可增至 100mg，每日 2 次。如果效果仍不佳，可以考虑静脉注射，每次 100mg，每日 2 次。然而，更大剂量并不会带来更好的利尿效果。低血钾是这类利尿剂的主要不良反应，因此在使用过程中必须注意补充钾盐。

第三，保钾利尿剂：常用的保钾利尿剂包括：①螺内酯（安体舒通）：作用于肾远曲小管，干扰醛固酮的作用，使钾离子吸收增加，同时排钠利尿，但利尿效果不强。与噻嗪类或袢利尿剂合用时能加强利尿并减少钾的丢失，一般用量为 20mg，每日 3 次。②氨苯蝶啶：直接作用于肾远曲小管，排钠保钾，利尿作用不强。常与排钾利尿剂合用，起到保钾作用，一般剂量为 50 ~ 100mg，每日 2 次。③阿米洛利：作用机制与氨苯蝶啶相似，利尿作用较强而保钾作用较弱，可单独用于轻型心力衰竭的患者，剂量为 5 ~ 10mg，每日 2 次。保钾利尿剂可能会导致高钾血症。一般与排钾利尿剂联合应用时，发生高血钾的可能性较小。

（2）肾素 – 血管紧张素 – 醛固酮系统抑制剂。

第一，血管紧张素转换酶抑制剂（ACEI）：用于心力衰竭时，其主要作用机制为：①抑制肾素血管紧张素系统（RAAS），除对循环 RAAS 的抑制可达到扩张血管，抑制交感神经兴奋性的作用，更重要的是对心脏组织中的 RAAS 的抑制，在改善和延缓心室重塑中起关键的作用。②抑制缓激肽的降解，可使具有血管扩张作用的前列腺素生成增多，同时亦有抗组织增生的作用。总之，通过 ACEI 除了发挥扩管作用改善心衰时的血流动力学、减轻淤血症状外，更重要的是降低心力衰竭患者代偿性神经体液的不利影响，限制心肌、小血管的重塑，以达到维护心肌的功能、推迟充血性心力衰竭的进展、降低远期死亡率的目的。

第二，血管紧张素受体阻滞剂（ARB）：其阻断 RAS 的效应与 ACEI 相同甚至更完全，但缺少抑制缓激肽降解作用，当心力衰竭患者因 ACEI 引起的干咳不能耐受者可改用 ARB，代表药物有：氯沙坦（somg/d）、缬沙坦（80mg/d）等。其不良反应除干咳外与 ACEI 基本相同，用药的注意事项也类同。

第三，醛固酮受体拮抗剂的应用：螺内酯等抗醛固酮制剂作为保钾利尿药，在心力衰竭治疗中的应用已有较长的历史。近年来的大样本临床研究证明小剂量（20mg，1 ~ 2 次 /d）的螺内酯阻断醛固酮效应，对抑制心血管的重构、改善慢性心力衰竭的远期预后有很好的作用。对中重度心衰患者可加用小剂量醛固酮受体拮抗剂，但必须注意血钾的监测。对近期有肾功能不全、血肌酐升高或高钾血症以及正在使用胰岛素治疗的糖尿病患者不宜使用。

（3）β 受体阻滞剂的应用。心力衰竭治疗中的常规药物。其主要作用机制是：抑制交感神经活性；使心肌 β 受体密度上调；通过减慢心室率提高心肌收缩力；改善心肌松弛，增加心室充盈量；提高心肌电稳定性，防止心律失常发生。

由于 β 受体阻滞剂确实具有负性肌力作用，临床应用应十分慎重。应待心衰情况稳定已无体液潴留后，首先从小剂量开始，如美托洛尔 12.5mg/d、比索洛尔 1.25mg/d、卡维地洛 6.25mg/d，逐渐增加剂量，适量长期维持。临床疗效常在用药后 2 ~ 3 个月才出现。β 受体阻滞剂的禁忌证为支气管痉挛性疾病、心动过缓、二度及二度以上房室传导阻滞。

4. 舒张性心力衰竭的治疗

舒张性心力衰竭是由于心室舒张不良使左室舒张末压（LVEDP）升高，而致肺淤血，多见于高血压和冠心病，最典型的舒张性心力衰竭见于肥厚型心肌病变。治疗的原则与收缩性心力衰竭有所差别，主要措施如下。① β 受体阻滞剂：改善心肌顺应性使心室的容量-压力曲线下移，表明舒张功能改善。②钙通道阻滞剂：降低心肌细胞内钙浓度，改善心肌主动舒张功能，主要用于肥厚型心肌病。③ ACEI：有效控制高血压，从长远来看改善心肌及小血管重构，有利于改善舒张功能，最适用于高血压心脏病及冠心病。④尽量维持窦性心律，保持房室顺序传导，保证心室舒张期充分的容量。⑤对肺淤血症状较明显者，可适量应用静脉扩张剂（硝酸盐制剂）或利尿剂降低前负荷，但不宜过度，因为过分地减少前负荷可使心排血量下降。⑥在无收缩功能障碍的情况下，禁用正性肌力药物。

5. 顽固性心力衰竭及不可逆慢性心力衰竭的治疗

顽固性心力衰竭又称为难治性心力衰竭，是指经各种治疗，心力衰竭不见好转，甚至还有进展者，但并非指心脏情况已至终末期不可逆转者。对这类患者应努力寻找潜在的原因，并设法纠正，如风湿活动、感染性心内膜炎、贫血、甲状腺功能亢进、电解质紊乱、洋地黄类药物过量、反复发生的小面积的肺栓塞等，或者患者是否有与心脏无关的其他疾病如肿瘤等。同时调整用药，强效利尿剂、血管扩张制剂及正性肌力药物联合应用等。对高度顽固性水肿也可使用血液滤过或超滤，对适应证掌握恰当，超滤速度及有关参数调节适当时，常可明显改善症状。扩张型心肌病伴有 QRS 波增宽＞ 0.12s 的慢性心力衰竭患者可实施心脏再同步化治疗，安置三腔心脏起搏器，使左、右心室恢复同步收缩，可在短期内改善症状。

对不可逆慢性心力衰竭患者大多是病因无法纠正的，如扩张型心肌病、晚期缺血性心肌病患者，心肌情况已至终末状态不可逆转，其唯一的出路是心脏移植。从技术上看心脏移植成功率已很高，5 年存活率已在 75% 以上，但限于我国目前的条件，尚无法普遍开展。有心脏移植指征在等待手术期间，应用体外机械辅助泵可维持心脏功能，优先延长患者寿命。

（二）急性心力衰竭

急性心力衰竭（acute heart failure，AHF）是指由于急性心脏病变引起心排血量显著、急骤降低，导致组织器官灌注不足和急性淤血综合征。急性右心衰竭即急性肺源性心脏病，主要因大块肺梗死引起。临床上急性左心衰竭较为常见，以肺水肿或心源性休克为主要表现，是严重的急危重症，抢救是否及时合理与预后密切相关。以下主要探讨急性左心衰竭。

急性左心衰竭时的缺氧和高度呼吸困难是致命的威胁，必须尽快使之缓解。治疗目标：①控制基础病因和矫治引起心力衰竭的诱因；②缓解各种严重症状；③稳定血流动力学状态，维持收缩压 90mmHg；④纠正水、电解质紊乱和维持酸碱平衡；⑤保护重要脏器如肺、肾、肝和大脑，防止功能损害；⑥降低死亡危险，改善近期和远期预后。

第一，体位：患者取坐位，双腿下垂，以减少静脉回流，减轻心脏前负荷。

第二，四肢交换加压：通过轮流绑定止血带或血压计袖带在四肢上，减少静脉血回流，从而减轻心脏前负荷，缓解肺淤血和肺水肿。

第三，给氧：高流量鼻管给氧或面罩呼吸机持续加压，增加肺泡内压，加强气体交换，并防止组织液向肺泡内渗透。

第四，镇静：吗啡静脉注射，镇静患者，减少躁动，同时具有小血管舒张功能，减轻心脏负荷。

第五，快速利尿：呋塞米静脉注射，快速利尿，同时具有静脉扩张作用，有利于肺水肿缓解。

第六，血管扩张剂：①硝酸甘油：扩张小静脉，降低回心血量，降低 LVEDP 和肺血管压。②硝普钠：动、静脉血管扩张剂，降低血压，减轻心脏负荷。③重组人脑钠肽：扩管、利尿、抑制 RAAS 和交感活性。

第七，洋地黄类药物：毛花苷 C 静脉给药，适用于心房颤动伴有快速心室率并已知有心室扩大伴左心室收缩功能不全者。

第八，其他：①静脉注射氨茶碱：解除支气管痉挛，减轻呼吸困难，扩张周围血管，降低肺动脉和左房压。②多巴胺：小剂量降低外周阻力，扩张肾、冠脉和脑血管；大剂量增加心肌收缩力和心输出量。③机械辅助治疗：主动脉内球囊反搏和临时心肺辅助系统，适用于极危重患者。④静脉穿刺放血：用于治疗无效的肺水肿，尤其是由大量快速输液或输血引起的肺水肿。⑤透析疗法：在急性症状缓解后，对诱因及基本病因进行治疗。

二、心律失常的治疗

正常心律起源于窦房结，频率为 60 ~ 100 次 / 分（成人），较规则，经心脏传导系统以正常路径和速度下传，引起心房和心室节律性收缩和舒张，以正常的心输出量供应全身各个器官组织，维持机体生命活动。心律失常是指心律起源部位、心搏频率与节律及冲动传导等的任一异常。

心律失常可见于各种器质性心脏病，其中以冠状动脉粥样硬化性心脏病、心肌病、心肌炎和风湿性心脏病为多见，尤其在发生心力衰竭或心肌梗死时多见。发生在基本健康者或自主神经功能失调者中的心律失常也不少见。其他病因尚有电解质或内分泌失调、麻醉、低温、胸腔或心脏手术、药物作用和中枢神经系统疾病等。部分病因不明。

（一）窦性心律失常的治疗

正常窦性心律起源于窦房结，安静时其频率随年龄增长而减慢，正常成人为 60 ~ 100 次 / 分，基本规则。心电图显示窦性心律的 P 波在 Ⅰ、Ⅱ、aVF 导联直立，在 aVR 导联倒置。P–R 间期为 0.12 ~ 0.20s，由于窦房结冲动形成过快、过慢或不规则或窦房结冲动传导障碍所致心律失常称为窦性心律失常。

1. 窦性心动过速与过缓

（1）窦性心动过速。成人窦性心律的频率超过 100 次 / 分，称为窦性心动过速。窦性心动过速见于健康人吸烟、饮浓茶或咖啡、饮酒、体力活动及情绪激动时。某些病理状态，如发热、甲状腺功能亢进症、贫血、休克、心肌缺血、充血性心力衰竭及应用肾上腺素、阿托品等药物也可引起窦性心动过速。

窦性心动过速的治疗应针对病因和去除诱发因素，如治疗心力衰竭、纠正贫血、控制甲状腺功能亢进等。必要时可使用 β 受体阻滞剂减慢心率，如美托洛尔 12.5mg，1 ~ 2 次 /d。

（2）窦性心动过缓。成人窦性心律的频率低于 60 次 / 分，称为窦性心动过缓。窦性心动过缓常见于健康的青年人、运动员与睡眠状态。其原因包括颅内疾病、严重缺氧、低温、甲状腺功能减退症、阻塞性黄疸，以及应用拟胆碱药物、胺碘酮、口受体阻滞剂、非二氢吡啶类的钙通道阻滞剂或洋地黄等药物。窦房结病变、急性下壁心肌梗死亦常发生窦性心动过缓。此外，无症状的窦性心动过缓通常无须治疗。如因心率过慢，出现心排血量不足症状，可应用阿托品、麻黄碱或异丙肾上腺素等药物，但长期应用往往效果不确定，易发生严重不良反应，故应考虑心脏起搏治疗。

2. 窦性停搏

窦性停搏又称为窦性静止，因窦房结冲动形成暂停或中断，窦性活动及其所致的心房和心室活动相应暂停。

窦性停搏常见于迷走神经张力增高或颈动脉窦过敏患者。此外，急性心肌梗死、窦房结变性与纤维化、脑血管意外等病变，及应用洋地黄类药物、乙酰胆碱等药物亦可引起窦性停搏。此外，频发的窦性停搏是一种严重的心律失常，是窦房结功能衰竭的表现，必须查清病因给予治疗，常需及时安装人工心脏起搏器。

3. 病态窦房结综合征

病态窦房结综合征简称病窦综合征，是由窦房结及其邻近组织病变，引起窦房结起搏功能和(或)窦房结传导障碍,从而产生以心动过缓为主要特征的多种心律失常和临床症状。

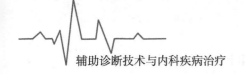

病态窦房结综合征常见病因为心肌病、冠心病、心肌炎，亦见于结缔组织病、代谢或浸润性疾病，不少病例病因不明。窦房结及其邻近组织发生炎症、缺血、纤维化和退行性变，进而引起窦房结起搏与窦房结传导功能障碍。此外，若患者无心动过缓的有关症状，不必针对心动过缓进行治疗，仅需治疗原发病，但禁用具有减慢心率作用的药物。对于有症状的病窦综合征，则需安装永久性心脏起搏器。由急性心肌炎、急性心肌梗死引起的急性病窦综合征，可置入临时起搏器直至窦性心律恢复正常。

（二）房性心律失常的治疗

1. 房性期前收缩

房性期前收缩是激动起源于窦房结以外心房任何部位的期前收缩。可见于正常人，发生率随年龄增长而增加，正常成人进行 24h 心电监测，大约 60% 有房性期前收缩发生。各种器质性心脏病患者均可发生房性期前收缩，并可能是快速性房性心律失常的先兆。

房性期前收缩通常无须治疗。因吸烟、饮酒或咖啡诱发者，劝导患者戒除或减量症状即可消除。如患者有明显症状或发作频繁甚至触发室上性心动过速时，应给予治疗。治疗药物可选普罗帕酮、莫雷西嗪或 β 受体阻滞剂等。

2. 房性心动过速

房性心动过速简称房速，是激动起源点在心房的异位快速心律失常。根据发生机制与心电图表现的不同，可分为自律性房速、折返性房速与紊乱性房速三种。自律性与折返性房速常可伴有房室传导阻滞，被称为伴有房室阻滞的阵发性房性心动过速。

（1）治疗原发病。积极治疗引起房速的器质性心脏病，去除感染、电解质紊乱等诱因。

（2）发作时治疗。

第一，洋地黄引起者：①立即停用洋地黄；②如血清钾不高，首选氯化钾口服（半小时内服用完 5g，如仍未恢复窦性心律，2h 后再口服 2.5g）或静脉滴注氯化钾（10 ~ 20mmol/h，总量不超过 40mmol，同时进行心电图监测，以避免出现高血钾（T 波高尖）；③已有高血钾或不能应用氯化钾者，可选用利多卡因、β 受体阻滞剂。心室率不快者，仅需停用洋地黄。

第二，非洋地黄引起者：①积极寻找病因，针对病因治疗；②洋地黄、β 受体阻滞剂、非二氢吡啶类钙通道阻滞剂可用于减慢心室率；③如未能转复窦性心律，可加用 IA、IC 或Ⅲ类抗心律失常药；④少数持续快速自律性房速药物治疗无效时，亦可考虑作射频消融。

第三，折返性房速的处理可参照阵发性室上性心动过速。

3. 心房扑动与颤动

（1）心房扑动。心房扑动（atrial flutter）简称房扑，发生机制为心房内大折返环路激动，多为短阵发作。

心房扑动可见于无器质性心脏病者，也可见风湿性心脏病、冠心病、高血压心脏病、心肌病等器质性心脏病患者。此外，肺栓塞、慢性充血性心力衰竭、二尖瓣和三尖瓣狭窄与反流导致心房扩大，亦可出现房扑。其他病因有甲状腺功能亢进症、酒精中毒、心包炎及心脏术后等。

心房扑动的治疗，应针对原发疾病进行治疗。最有效的终止房扑的方法是直流电复律。通常应用很低的电能（低于 50J），便可迅速将房扑转复为窦性心律。如电复律无效，或已应用大剂量洋地黄不适宜电复律者，可采用食管心房刺激超速抑制的方法，此法能使大多数典型房扑转复为窦性心律或心室率较慢的心房颤动。

钙通道阻滞剂、β 受体阻滞剂可减慢房扑时的心室率。IA、IC 及Ⅲ类抗心律失常药能有效转复房扑并预防复发。但房扑患者合并冠心病、充血性心力衰竭等时，应用 IA、IC 类药物容易导致严重室性心律失常。此时，应选用胺碘酮，胺碘酮 200mg，3 次 /d，用 1 周；减为 200mg，2 次 /d，用 1 周；再减为 200mg，1 次 /d；维持量可减至 200mg/d，用 5 ~ 7 天，对预防房扑复发有效。射频消融术是根治典型房扑的有效方法。

（2）心房颤动。心房颤动（atrial fibrillation）简称房颤，是指心房发生的极其快速而不规则的冲动，引起心房肌颤动。这是一种十分常见的心律失常，在 60 岁以上人群中，房颤发生率约为 1%，并随年龄增长而增加。

房颤的发作呈阵发性或持续性。房颤可见于正常人，可在情绪激动、手术后、运动或大量饮酒时发生。心脏与肺部疾病患者发生急性缺氧、高碳酸血症、代谢或血流动力学紊乱时亦可出现房颤。房颤常发生于原有心血管疾病者，常见于风湿性心脏病、冠心病、高血压心脏病、甲状腺功能亢进症、缩窄性心包炎、心肌病、感染性心内膜炎以及慢性肺源性心脏病。房颤发生在无心脏病变的中青年，称为孤立性房颤。老年房颤患者中部分是心动过缓 – 心动过速综合征的心动过速期表现。

（三）心脏传导阻滞的治疗

冲动在心脏传导系统的任何部位的传导均可能发生减慢或阻滞。如阻滞发生在窦房结与心房之间者称为窦房结传导阻滞；在心房与心室之间者称为房室传导阻滞；位于心房内者称为房内传导阻滞；位于心室内者称为室内传导阻滞。以下主要探讨房室传导阻滞和室内传导阻滞。

1. 房室传导阻滞

房室传导阻滞（atrioventricularbLock，AVB）又称为房室阻滞，是指房室交界区脱离了生理不应期后，心房冲动传导延迟或不能传导至心室。房室阻滞可以发生在房室结、希氏束以及束支等不同的部位。根据阻滞程度的不同，可分为一度、二度和三度房室传导阻滞。三种类型的房室传导阻滞可以随着病情的进展发生转化。

房室传导阻滞应针对不同的病因进行治疗，一度与二度Ⅰ型房室传导阻滞心室率不太慢者，无须特殊治疗。二度Ⅱ型与三度房室传导阻滞如心室率显著缓慢，伴有明显症状或血流动力学障碍，甚至阿－斯综合征发作者，应给予起搏治疗。

阿托品（0.5 ~ 2.0mg，静脉注射）可提高房室传导阻滞的心率，适用于阻滞位于房室结的患者。异丙肾上腺素（1 ~ 4μg/min，静脉滴注）适用于任何部位的房室传导阻滞，但应用于急性心肌梗死时应十分慎重，因可能导致严重室性心律失常。以上药物使用超过数天，往往效果不佳且易发生严重的不良反应，仅适用于无心脏起搏条件的应急情况。因此，对于症状明显、心室率缓慢者，应及早给予临时性或永久性心脏起搏治疗。

2. 室内传导阻滞

室内传导阻滞（intraventricular block）又称为室内阻滞，是指希氏束分叉以下部位的传导阻滞，其共同特征是 QRS 时限延长。室内传导系统由三个部分组成：右束支、左前分支和左后分支。室内传导系统的病变可波及单支、双支或三支。

室内传导阻滞以病因治疗为主。束支阻滞不影响房室传导功能时，本身无须特殊治疗。双分支与不完全性三支阻滞有可能进展为完全性房室传导阻滞，但是否一定发生以及何时发生均难以预料，不必行常规预防性起搏器治疗，三支阻滞导致完全性房室传导阻滞时，应置入起搏器治疗。

（四）室性心律失常的治疗

1. 室性期前收缩

室性期前收缩是起源于心室的异位搏动，为最常见的心律失常。

室性期前收缩的治疗，首先应对患者室性期前收缩的类型、症状及其原有心脏病变作全面了解；然后，根据不同的临床状况决定是否给予治疗和采取何种方法治疗。

（1）无器质性心脏病。室性期前收缩不会增加此类患者发生心脏性死亡的危险性，如无明显症状，不必使用药物治疗。如患者症状明显，治疗以消除症状为目的。应特别注意对患者作好耐心解释，说明这种情况的良性预后，减轻患者焦虑与不安。避免诱发因素，如吸烟、饮咖啡、应激等。药物宜选用 β 受体阻滞剂、美西律、普罗帕酮、莫雷西嗪等。二尖瓣脱垂患者发生室性期前收缩，仍遵循上述原则，可首先给予 β 受体阻滞剂。

（2）急性心肌缺血。近年实验与临床研究发现，急性心肌梗死合并原发性心室颤动与室性期前收缩的发生并无必然联系，采用溶栓或直接经皮介入疗法早期开通梗死相关血管，使原发性心室颤动发生率逐渐下降。因此，急性心肌梗死出现室性期前收缩，目前不主张预防性应用抗心律失常药物，早期应用 β 受体阻滞剂可能减少心室颤动的危险。

急性肺水肿或严重心力衰竭并发室性期前收缩，治疗应针对改善血流动力学障碍，同时注意有无洋地黄中毒或电解质紊乱（低钾、低镁）。

（3）慢性心脏病变。心肌梗死后室性期前收缩应避免使用Ⅰ类抗心律失常药物治疗，胺碘酮疗效较好，且致心律失常的危险较低。β 受体阻滞剂对室性期前收缩的疗效不显著，但能降低心肌梗死后猝死发生率、再梗死率和总病死率，可列为首选。

2. 室性心动过速

室性心动过速是指连续 3 次或 3 次以上、频率大于 100 次 / 分的室性期前搏动组成的心律，简称室速。

室性心动过速绝大多数发生于器质性心脏病，最常见为冠心病心肌梗死的患者，其次为心肌病、心瓣膜病、二尖瓣脱垂等；其他原因包括洋地黄中毒、长 Q–T 综合征、电解质紊乱等；偶尔室速发生在无器质性心脏病者，称为特发性室速。

目前室速治疗的一般原则如下：有器质性心脏病或有明确诱因应首先给予针对性治疗；无器质性心脏病患者发生非持续性短暂室速，如无症状或血流动力学影响，处理的原则与室性期前收缩相同；持续性室速发作，无论有无器质性心脏病都应积极处理；有器质性心脏病的非持续性室速亦应治疗。

（1）终止发作。对于持续性室速的治疗，视其对血流动力学影响程度而有不同。例如，患者神志不清，立即予以同步电复律；如有血压下降、神志模糊、休克表现者，可在麻醉下行同步电复律，复律的能量以 100 ~ 250J 为宜，同时应寻找诱发的因素，纠正水、电解质及酸碱平衡紊乱，停用诱发室速的药物等。如患者无明显血流动力学障碍，可首选利多卡因，首次 50 ~ 100mg 静脉注射，继而持续静脉滴注，稳定后改用口服。普罗帕酮静脉注射亦十分有效，但不宜用于心肌梗死和心力衰竭的患者。

（2）预防复发。

第一，治疗原发病。应努力寻找和治疗诱发致使室速持续的可逆性病变，如缺血、低血压及低血钾等。治疗充血性心力衰竭有助于减少室速发作。

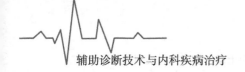

第二，药物预防。预防复发的药物：①利多卡因静脉滴注，用于利多卡因治疗有效的室速；②美西律 150 ~ 200mg 口服，3 ~ 4 次 /d，尤其 Q–T 间期延长者预防室速可优先选用；③普罗帕酮 150mg 口服，3 ~ 4 次 /d；④胺碘酮 200mg 口服，3 次 /d，1 周后改为 2 次 /d，2 周后改为 1 次 /d 维持。心肌梗死的患者可选用 β 受体阻滞剂。在药物预防效果大致相同的情况下，应选择其潜在毒副反应较少者。单一药物治疗无效时，可联合应用作用机制不同的药物，各自药量均可减少。不应使用单一药物大剂量治疗，以免增加药物的不良反应。

第三，外科手术。药物难以控制的、威胁生命的顽固性室速可考虑手术治疗。

第四，电学治疗。如心内膜病灶局部射频消融术、置入埋藏式自动复律器或除颤器。对于无器质性心脏病的特发性单源性室速，经导管射频消融术根除发作疗效甚佳。

（五）房室交界区性心律失常的治疗

1. 房室交界区性期前收缩

房室交界区性期前收缩，简称交界区性期前收缩。冲动起源于房室交界区，可前向和逆向传导，临床上较少见，可发生于器质性心脏病及洋地黄中毒者，偶可见于正常人。此外，房室交界区性期前收缩通常无须治疗。

2. 非阵发性房室交界区性心动过速

非阵发性房室交界区性心动过速最常见于洋地黄中毒患者。其发生机制与房室交界区组织自律性增高或触发活动有关。其他病因有下壁心肌梗死、心肌炎、急性风湿热或心瓣膜手术后，亦偶见于正常人。其心动过速发作起始与终止时心率逐渐变化，有别于阵发性心动过速，故称为“非阵发性”。心电图表现为心率 70 ~ 150 次 / 分或更快，QRS 波群正常，心律通常规则。

非阵发性房室交界区性心动过速通常能自行消失，假如患者耐受性良好，仅需密切观察和治疗原发疾病。已用洋地黄者应立即停药，亦不应施行电复律。洋地黄中毒引起者，可给予钾盐、利多卡因或 β 受体阻滞剂治疗。其他患者可选用 IA、IC 与Ⅲ类（胺碘酮）药物。

3. 阵发性室上性心动过速

阵发性室上性心动过速传统概念是起源于希氏束分叉以上的心动过速，简称室上速。它是短暂或持续发作的快速而基本规则的异位心律。其大多数心电图表现为 QRS 波群形态正常、R–R 间期规则的快速心律。但随着现代电生理的研究进展，越来越多的证据表明许多形态基本正常的 QRS 波群的心动过速是由折返电活动引起，其折返环涉及心房、房室交界处、希氏束、心室。因此有学者提出用“与房室交界区相关的折返性心动过速”替代“阵发性室上性心动过速”一词，以突出此类型心律失常的发生的起源和传导途径而不局限于心室内的心动过速这一机制。同时，房室结内折返性心动过速与利用隐匿性房室旁路的房室折返性心动过速约占90%以上。本节内容主要论述房室结内折返性心动过速（AVNRT）。

（1）阵发性室上性心动过速的发作期处理。

第一，刺激迷走神经：如患者心功能与血压正常，可先尝试刺激迷走神经的方法。刺激咽喉部诱发恶心反射；Valsalva 动作（深吸气后屏气，再用力作呼气动作）、颈动脉窦按摩（患者取仰卧位，用拇指在颈动脉搏动最明显处向颈椎按摩，先行右侧，每次5 ~ 10s，切忌双侧同时按摩），如效果不佳，可应用药物终止。

第二，药物治疗：①三磷酸腺苷（ATP）：作为首选治疗药物，ATP在心电监护下，以6 ~ 12mg快速静脉注射，起效迅速。常见不良反应包括胸部压迫感、呼吸困难、面部潮红、窦性心动过缓、房室传导阻滞等。由于ATP的半衰期非常短（小于6秒），即使出现不良反应也很快消失，通常不需要特殊处理。如果ATP无效，可以改用静脉注射维拉帕米。②维拉帕米：首次5mg缓慢静脉注射，如果无效，可以在10min后重复1次。维拉帕米是钙拮抗剂，不适用于伴有心力衰竭、低血压或宽QRS性心动过速的患者，以及在室上性心动过速诊断未明确时。这些情况下，应选择ATP静脉注射。③洋地黄：毛花苷C 0.4 ~ 0.8mg静脉注射，之后每2 ~ 4小时给予0.2 ~ 0.4mg，24小时总量不超过1.6mg。洋地黄可以终止心动过速发作，对于伴有心功能不全的患者，可以作为首选药物。④ β 受体阻滞剂：β 受体阻滞剂可以有效终止心动过速，但应避免用于心力衰竭和支气管哮喘患者。短效 β 受体阻滞剂如艾司洛尔（Esmeralda）以50 ~ 200μg/（kg·min）的剂量静脉滴注，是一种较为合适的选择。⑤普罗帕酮：以1 ~ 2mg/kg的剂量静脉注射，普罗帕酮是一种抗心律失常药物，可以用于治疗室上性心动过速。

第三，电学治疗。

一是，直流电复律：当患者出现严重心绞痛、低血压、充血性心力衰竭表现，应立即行电复律。急性发作以上治疗无效亦应施行电复律。但应注意，已应用洋地黄者不应接受电复律治疗，以免诱发严重心律失常发生。

二是，食管心房刺激超速抑制：常能有效中止发作。

三是，射频消融术：此为根治室上性心动过速的治疗手段，对反复发作的患者可考虑施行。

（2）阵发性室上性心动过速的预防复发。是否需要给予患者长期药物预防，取决于发作频繁程度以及发作的严重性。药物的选择可依据临床经验或心内电生理试验结果。洋地黄、长效钙通道阻滞剂或 β 受体阻滞剂可首选。洋地黄制剂（地高辛0.125 ~ 0.25mg/d）；

长效钙通道阻滞剂（缓释维拉帕米 240mg/d，长效地尔硫卓 60 ~ 120mg，2 次 /d）；长效 β 受体阻滞剂，单独或联合应用；普罗帕酮（100 ~ 200mg，3 次 /d）。

4. 预激综合征

预激综合征（preexcitationsyndrome）又称为 Wolf-Parkinson-White 综合征（WPW 综合征），是指心电图呈预激表现，临床上有心动过速发作。

预激综合征患者若无心动过速发作，或偶有发作但症状轻微，不需治疗。如发生心动过速发作频繁并伴明显症状，应给予治疗。治疗方法包括药物和导管消融术。

（1）预激综合征的药物治疗。预激综合征患者发作正向房室折返性心动过速，可参照房室结内折返性心动过速处理。如自主神经刺激无效，首选药物为腺苷或维拉帕米静脉注射，也可选普罗帕酮。预激综合征伴心房扑动或颤动时伴有晕厥或低血压，应立即施行电复律。治疗药物可选择延长房室旁路不应期的药物，如普鲁卡因胺或普罗帕酮。禁用洋地黄制剂、维拉帕米及利多卡因，因其会加速预激综合征合并心房颤动患者的心室率，甚至会诱发室颤。

（2）预激综合征的经导管消融术。经导管消融术应作为根治预激综合征室上性心动过速发作的首选，其适应证：①心动过速发作频繁者；②心房颤动或扑动经旁路快速前向传导，心室率极快者；③药物治疗未能显著减慢心动过速时的心室率者。

三、原发性高血压的治疗

高血压是以体循环动脉血压增高为主要表现的临床综合征。长期高血压可影响机体重要脏器如心、脑、肾的结构与功能，最终导致这些器官的功能衰竭，迄今仍是心血管疾病死亡的主要原因之一。

高血压可分为原发性及继发性两大类。在绝大多数患者中，高血压的病因不明，称之为原发性高血压，又称为高血压病，约占高血压患者总数的 95%；继发性高血压是指由某些确定的疾病或病因引起的血压升高，约占所有高血压人群的 5%。

高血压患病率和发病率在不同国家、地区或种族之间有差别，工业化国家较发展中国家高，同一国家不同种族之间也有差异，如美国黑人的高血压患病率和发病率约为白人的两倍。高血压患病率、发病率及血压水平随年龄增加而升高。高血压在老年人较为常见，尤以单纯收缩期高血压为多。

（一）原发性高血压的治疗目标

原发性高血压的治疗目标是降低血压，使血压降至正常范围；防止或减少心脑血管及肾脏等并发症，降低病残率和病死率。目前一般主张血压控制目标值至少＜ 140/90mmHg；

糖尿病或慢性肾脏病合并高血压患者，血压控制目标值＜130/80mmHg；老年收缩期高血压的降压目标水平为收缩压（SBP）140 ~ 150mmHg，舒张压（DBP）＜90mmHg，但不低于65 ~ 70mmHg，舒张压降得过低可能抵消收缩压下降得到的益处。

（二）原发性高血压的治疗目标

原发性高血压的治疗原则是在帮助患者保持平静、愉悦的心情、纠正心血管危险因素的基础上，低危组首先改善生活方式，如6个月无效时再服药；中危组在改善生活方式的同时可服用药物；高危组在改善生活方式的同时必须服用药物；极高危组必须尽快给予强化治疗。

（三）原发性高血压的治疗方法

1. 改善生活方式

生活方式的改善是高血压患者健康管理的关键，这对于使用降压药物的患者同样重要。

（1）钠盐摄入的限制是降低血压的重要措施。过量钠盐摄入会导致体内水分潴留，增加血容量，从而引起血压升高。因此，减少烹调用盐，每人每日食盐量以不超过6g为宜，这有助于控制血压。

（2）减少脂肪摄入，补充钙和钾盐也是重要的。膳食中脂肪量应控制在总热量的25%以下，这样可以降低血脂水平，减少心血管疾病的风险。同时，每人每日摄入400 ~ 500g新鲜蔬菜和500mL牛奶，可以补充足够的钾和钙，有助于维持电解质平衡和骨骼健康。

（3）戒烟和限制饮酒对于高血压患者至关重要。吸烟会导致血管收缩，增加血压；饮酒过量也会引起血压升高。因此，戒烟和限制饮酒对于控制血压非常重要。

（4）减轻体重对于改善胰岛素抵抗、糖尿病、高脂血症和左心室肥厚都有益。通过控制饮食和增加运动，尽量将体重指数（BMI）控制在25以下，有助于降低血压。

（5）运动是改善生活方式的重要方面。运动可以减轻体重，改善胰岛素抵抗，提高心血管适应调节能力，稳定血压水平。根据年龄和身体状况，选择合适的运动方式，如慢跑或步行，每周进行3 ~ 5次，每次20 ~ 60min。

（6）心理调节也是非常重要的。减少精神压力，保持心理平衡，有助于降低血压。通过冥想、深呼吸、瑜伽等方式，可以帮助患者缓解压力，保持情绪稳定。

2. 降压药物治疗

目前常用降压药物可归纳为五大类，即利尿剂、β受体阻滞剂、钙通道阻滞剂（CCB）、血管紧张素转换酶抑制剂（ACEI）和血管紧张素Ⅱ受体阻滞剂（ARB）。

（1）利尿剂。利尿剂主要通过排钠，减少细胞外液容量，降低外周血管阻力从而使血压降低。降压作用缓和持久，服药 2 ~ 3 周后作用达高峰。适用于轻、中度高血压，尤其适宜于老年人收缩期高血压及心力衰竭伴高血压的治疗。可单独用，也适宜与其他类降压药合用。有噻嗪类、袢利尿剂和保钾利尿剂三类。噻嗪类长期应用可引起低血钾症并影响血脂、血糖、血尿酸代谢，糖尿病及高脂血症患者宜慎用，痛风患者禁用；保钾利尿剂可引起高血钾，不宜与 ACEI、ARB 合用，肾功能不全者禁用；袢利尿剂利尿迅速，主要用于肾功能不全时，但过度作用可致低血钾、低血压。

（2）β 受体阻滞剂。有选择性（β）、非选择性（$β_1$与$β_2$）和兼有 α 受体阻滞三类。β 受体阻滞后可使心排血量降低、抑制肾素释放，并通过交感神经突触前膜阻滞使神经递质释放减少，从而使血压降低。β 受体阻滞剂降压作用缓慢，1 ~ 2 周内起作用，适用于轻、中度高血压，尤其是心率较快的中青年患者或合并心绞痛、心肌梗死后的高血压患者。对老年人高血压疗效相对较差。临床上治疗高血压宜使用选择性 β 受体阻滞剂或者兼有 α 受体阻滞作用的 β 受体阻滞剂。β 受体阻滞剂对心肌收缩力、房室传导及窦性心律均有抑制，可引起血脂升高、末梢循环障碍、乏力及增加气道阻力，因此急性心力衰竭、支气管哮喘、病态窦房结综合征、房室传导阻滞、外周血管疾病者禁用。

（3）钙通道阻滞剂（CCB）。CCB 又称为钙拮抗剂，通过阻滞 L 型钙离子通道，抑制血管平滑肌及心肌的钙离子内流，从而使血管平滑肌松弛、心肌收缩力降低，使血压下降。钙拮抗剂降压迅速、稳定，降压疗效相对较强，对血脂、血糖等代谢无明显影响，与其他类型降压药物联合治疗能明显增强降压作用。可用于中、重度高血压的治疗，尤其适用于老年人收缩期高血压。钙拮抗剂分为二氢吡啶类和非二氢吡啶类，二氢毗啶类以硝苯地平为代表，非二氢吡啶类有维拉帕米和地尔硫卓。二氢吡啶类以阻滞血管平滑肌钙通道为主，因此对心肌收缩性、自律性及传导性的抑制少，但其短效制剂由于血管扩张，易引起反射性交感活性增强，导致心率增快、面色潮红、头痛、下肢水肿等，近年来二氢吡啶类长效制剂不断问世，使上述不良反应显著减少，可用于长期治疗。非二氢吡啶类除抑制血管平滑肌外，还抑制心肌收缩力、自律性和传导性，不宜在心力衰竭、窦房结功能低下或心脏传导阻滞患者中应用。

（4）血管紧张素转换酶抑制剂（ACEI）。ACEI 通过抑制血管紧张素转换酶使血管紧张素Ⅱ生成减少，同时抑制激肽酶使缓激肽降解减少，两者均有利于血管扩张，使血压降低。降压起效缓慢，逐渐增强，在 3~4 周时达最大作用，ACEI 对各种程度高血压均有一定降压作用。ACEI 具有改善胰岛素抵抗和减少尿蛋白的作用，并能逆转左心室肥厚，对肥胖、糖尿病以及心脏、肾脏靶器官受损的高血压患者具有相对较好的疗效，特别适用于伴有心力衰竭、左心室肥大、心肌梗死、糖耐量减退或糖尿病肾病的高血压患者。高钾血症、妊娠和双侧肾动脉狭窄患者禁用。

（5）血管紧张素Ⅱ受体阻滞剂（ARB）。ARB降压作用主要通过阻滞血管紧张素Ⅱ受体，更充分、有效地阻断血管紧张素Ⅱ的水、钠潴留，血管收缩与重构作用。降压作用起效缓慢，但持久而平稳，一般在 6 ~ 8 周时才达最大作用，作用持续时间能在 24h 以上，可与大多数降压药物合用。治疗对象和禁忌证与 ACEI 相同，但不良反应很少，不引起刺激性干咳。

（6）其他。除了上述五大类主要的降压药物外，还有一些药物曾多年用于临床并有一定的降压疗效，包括：中枢交感神经抑制剂如可乐定、甲基多巴；周围交感神经抑制剂如利血平；直接血管扩张剂如肼屈嗪等。上述药物不良反应较多，因此不适宜长期单独服用。

第三节　消化系统疾病的具体治疗

一、消化系统疾病的概述

（一）消化系统的结构

消化系统由一系列脏器组成，包括口腔、食管、胃、十二指肠、空肠、回肠、结直肠、肛门、肝脏、胆囊、胆道以及胰腺，它是人体中包含器官最多的系统之一。这些脏器的疾病普遍存在且往往相互关联，临床表现多样，有时在早期难以明确诊断。在诊治过程中，医生需从表面现象深入病理本质，通过细致的观察和分析，逐步排除不相关的因素，揭示疾病的真实面目。为了有效诊治消化系统疾病，医生需要具备扎实的消化生理、生化、病理生理、药理学知识，以及内镜和血管介入技术，同时还需具备强大的逻辑思维能力、丰富的社会人文知识，以及卓越的患者服务技能。消化系统疾病的治疗中，危急重症较为常见，对于这些情况，医生的高度责任感、健康的体魄、稳定的心理素质以及精湛的医疗技术至关重要。在紧急关头，医生的这些品质和技能能够化险为夷，为患者提供最佳的救治。

（二）消化系统疾病的消化生理与生化功能

1. 生理性食管抗反流防御机制

生理状况下，吞咽时，食管下括约肌（LES）松弛，食物得以进入胃内；非吞咽情况下，也可发生一过性 LES 松弛，出现少量、短暂的胃食管反流，由于下述抗反流机制的存在，避免了胃食管反流的发生。

（1）抗反流屏障：其是食管和胃交接的解剖结构，包括 LES、膈肌脚、膈食管韧带、食管与胃底间的锐角等。LES 是食管末端 3 ~ 4cm 长的形肌束，其收缩产生的食管胃连接处的高压带，可防止胃内容物反流入食管。

（2）食管清除作用：正常情况下，一旦发生胃食管反流，大部分反流物通过 1 ~ 2 次食管自发和继发的蠕动性收缩将反流物排入胃内，即食管廓清。剩余反流物则由唾液冲洗及中和。

（3）食管黏膜屏障：反流物进入食管后，食管黏膜屏障凭其上皮前黏液及 HCO、复层鳞状上皮以及黏膜下丰富的血液供应，抵抗反流物对食管黏膜的损伤。

2. 胃黏膜的屏障

胃黏膜上皮层的内陷形成了胃腺，这些腺体在胃液的分泌与胃黏膜屏障的维持中扮演着关键角色。幽门腺主要分布在胃窦及幽门部，其分支丰富且呈弯曲的管状黏液腺结构，含有较多的内分泌细胞，是黏液和促胃液素分泌的主要场所。胃底腺则位于胃底和胃体部，其分支较少，由主细胞、壁细胞、颈黏液细胞及内分泌细胞构成，负责分泌胃酸、胃蛋白酶及内因子，是泌酸腺的主要形态结构。贲门腺分布于胃贲门附近，主要分泌黏液。

胃液的 pH 介于 0.9 和 1.5 之间，正常成年人的日分泌量为 1.5 ~ 2.5L。在这一酸性环境下，胃蛋白酶原被激活，参与食物的消化过程。胃黏膜经常暴露于各种病原微生物、刺激性或损伤性物质之中，然而胃黏膜能够保持其完整性，使得胃腔与胃黏膜内的氢离子浓度维持高达 1000 倍的梯度差异，这一现象与胃黏膜屏障的三个层面密切相关，具体如下：

（1）上皮层: 胃黏膜上皮细胞表面覆盖着一层约 0.5mm 厚的黏液凝胶层和碳酸氢盐层，这两层结构共同构成了胃黏膜的第一道防线，有效防止胃酸、胃蛋白酶、病原微生物以及其他有害物质对胃上皮细胞的损害，维持了酸性胃液与中性黏膜之间的高 pH 梯度。

（2）上皮细胞：胃黏膜上皮细胞的顶面膜和细胞间的紧密连接构成了第二道防线，对酸的反向扩散及胃腔内的有害因素起到了屏障作用。这些细胞具有快速的再生能力，每 2 ~ 3 天更新一次，能够在受损后迅速修复。此外，上皮细胞能够产生炎症介质，并含有上皮间淋巴细胞，是黏膜免疫系统的重要组成部分。

（3）上皮下层：胃黏膜下层的胃黏膜细胞内含有较少的糖原储备，在缺氧状态下产生能量的能力较低。因此，为了维持胃黏膜的完整性，必须保证充足的氧气和营养物质供应。胃黏膜丰富的毛细血管网为上皮细胞的分泌功能和自我更新提供了必要的营养，同时也及时清除了局部代谢产物和反渗回黏膜的盐酸。胃黏膜的健康血液循环对于维持黏膜的完整性至关重要。此外，间质中的炎症细胞在损伤愈合过程中也发挥着积极作用。

3. 胃酸分泌与调节

胃窦从食物感受到的信息促使幽门腺的 G 细胞分泌促胃液素，大部分促胃液素经循环以内分泌的方式作用于胃体的肠嗜铬细胞，刺激其分泌组胺，组胺及少量促胃液素通过组胺 H_2 或缩胆囊素。β 受体共同促进胃体壁细胞合成及分泌盐酸。胃窦 D 细胞分泌的生长抑素对上述过程中涉及的三种细胞均有负性调控作用。

4. 肝脏代谢与解毒功能

肝脏是体内以代谢与解毒功能为主的一个重要器官，主要涉及四种形式的生物化学反应：①氧化，如乙醇在肝内氧化为乙醚、乙酸、二氧化碳和水，又称为氧化解毒；②还原，如三氯乙醛通过还原作用转化为三氯乙醇，失去催眠作用；③水解，水解酶将多种药物或毒物水解；④结合，是肝脏生物转化的最重要方式，使药物或毒物与葡萄糖醛酸、乙酰辅酶 A、甘氨酸、3'– 磷酸腺苷 5'– 磷酸硫酸、谷胱甘肽等结合，便于从胆汁和尿中排出。由于肝内的一切生物化学反应，都需要肝细胞内各种酶系统参加。因此，在严重肝病或有门静脉高压、门 – 体静脉分流时，应特别注意药物选择，掌握剂量，避免增加肝脏负担及药物的不良反应。

5. 胆道的协调运动

肝细胞分泌的胆汁进入微胆管后，依次流经 Hering 管、小叶间胆管、左右肝管、肝总管，肝总管与胆囊管汇合后形成胆总管，进入十二指肠。上述管道与胆囊共同构成了胆汁的收集、贮存和输送系统。Oddi 括约肌位于胆、胰管末端和十二指肠乳头之间，具有调节胆囊充盈，控制胆汁、胰液流入十二指肠，阻止十二指肠液反流及维持胆胰系统正常压力等功能。

肝脏连续不断地分泌胆汁，但是只有在消化食物时，胆汁才直接排入十二指肠。在消化间期（空腹状态），Oddi 括约肌收缩，胆总管末端闭合，管腔内压力升高，胆囊壁舒张，胆汁被动流入并充盈胆囊，胆汁中的大部分水分和电解质被胆囊吸收，胆汁浓缩，容积减少，一般胆囊可容纳 20 ~ 50mL 胆汁。进食后，小肠分泌的缩胆囊素在促进胆囊收缩的同时，又使 Oddi 括约肌松弛，胆汁便被排入十二指肠。胆石随胆汁在胆道中流动时，可出现变化多端的临床表现，因此，在临床处理胆道疾病时，需要灵活的思维才能遵循疾病的规律。由于胆总管的不可替代性，胆总管的疾病应尽可能采用微创的治疗方式。

二、消化系统重要的诊疗技术

（一）内镜诊断技术

内镜技术作为消化道疾病诊断的金标准，已经得到了广泛的应用和发展。以下探讨几种主要内镜诊断技术。

第一，胃肠镜检查的精确性与舒适性提升。胃肠镜检查是诊断食管、胃和十二指肠疾病的关键方法。结肠镜则为结直肠病变的观察提供了直接的视角。随着内镜技术的不断进步，色素对照、放大内镜、窄带光成像和激光共聚焦内镜等技术的应用，显著提高了早期肿瘤的检出率。在检查过程中，适当的镇静和麻醉措施能够减轻患者的不适感、提高检查的准确性和耐受性。

第二，胶囊内镜在小肠疾病诊断中的突破。胶囊内镜技术通过患者吞咽含有微型摄像头的胶囊，实现了对小肠腔内病变的动态、清晰观察。该技术突破了传统小肠检查的盲区，以其无创、安全的特点，成为小肠疾病诊断的首选方法。

第三，推进式小肠镜的病变观察与治疗。推进式小肠镜相较于胶囊内镜，提供了更清晰的病变观察和活检能力。尽管其在小肠全段观察和阳性检出率方面存在局限，但在胶囊内镜初筛后，对于需要进一步活检或治疗的小肠病变，推进式小肠镜发挥着重要作用。

第四，经内镜逆行胰胆管造影（ERCP）的诊断与治疗结合。ERCP 技术通过在十二指肠镜辅助下，逆行性地对胆胰管进行造影，不仅为胆胰管疾病提供了精确的诊断，还通过内镜下的治疗手段，如乳头肌切开、取石、狭窄扩张和支架置入等，显著减少了传统外科手术的需求。

第五，超声内镜（EUS）的高分辨率成像与介入治疗。超声内镜技术将高频超声探头与内镜相结合，提供了更接近病变的高分辨率成像。EUS 能够精确地确定病变的层次和周围脏器的关系，引导穿刺活检和介入治疗，如肿瘤治疗、囊肿引流和神经阻断术等。

（二）影像诊断技术

第一，超声（US）。US 可探查消化系统实质性脏器、胆道及腹腔内的病变，其无创、无射线、经济、方便、快速、可检测血流动力参数等优点使其在临床上广泛使用。但 US 对被气体或骨骼遮盖的组织或器官探查受限，图像较局限且不直观，非专业人员难以辨认，而且受操作者的技能或经验影响较大。

第二，计算机断层扫描（CT）。CT 增强技术在消化道系统疾病的诊断中扮演着不可或缺的角色。该技术特别适用于检测消化系统脏器中的小病灶、等密度病灶、需要精确定位与性质判定的病变，以及血管相关的病变。随着 CT 扫描技术的不断进步，扫描速度的提升、分辨率的增加、后处理软件功能的增强、阅片方式的优化以及检查费用的降低，CT 增强扫描在腹部疾病诊断中的应用越来越广泛，对于提高诊断的准确性和治疗的针对性起到了关键作用。然而，CT 增强扫描在某些特定情况下存在局限性。对于肝肾功能不全的患者，该检查方法需要谨慎使用或避免使用。这是因为增强 CT 扫描通常需要使用含碘的对比剂，而这些对比剂的排泄主要依赖于肾脏功能。在肾功能不全的患者中，对比剂的排泄受阻，可能导致对比剂在体内积累，增加肾脏损伤的风险。

第三，磁共振（MRI）。能显示消化系统脏器病变的血供状态，适用于微小病变的观察以及病变定性诊断，特别是对鉴别肝内肝门部病变组织学来源和诊断胆道、胰腺病变具有很大价值。磁共振胆胰管成像（MRCP）是一种利用水成像原理的无创性检查技术，在不需注射对比剂的情况下可清楚显示含有液体的胆管和胰管管腔全貌，是胆胰疾病的重要检查方法。

（三）实验室检测技术

1. 乙型肝炎病毒（HBV）感染的诊断

乙型肝炎病毒感染的诊断包括 HBV 的 5 项血清免疫标志（HBsAg、Hbsag、HBeAg、Hbeag、Hbcag）检测、血清病毒检测（HBV-DNA 定量检测、HBV 基因分型、HBV 耐药突变株检测）和组织病毒学检测（肝组织 HBsAg、HBcAg、HBV-DNA）。

常用 HBV 的 5 项血清免疫标志可以了解患者是否感染了 HBV 及复制状态，HBV-DNA 定量检测反映病毒复制水平，这两项检测常用于决定是否抗病毒治疗及疗效评价。

2. 幽门螺杆菌检测

幽门螺杆菌（HP）检测对于胃癌前疾病及病变、消化性溃疡、胃肠黏膜相关淋巴瘤等疾病的诊疗具有重要作用。

（1）非侵入性方法：常用 ^{13}C- 或 ^{14}C- 尿素呼气试验（HP-urea breath test，HP-UBT），该检查不依赖内镜，患者依从性好、准确性较高，为 HP 检测的"金标准"方法之一，目前被广泛用于各医院。

（2）侵入性方法：主要包括呋塞米素酶试验、胃黏膜组织切片染色镜检（如银染、改良 Giemsa 染色、甲苯胺蓝染色、免疫组化染色）及细菌培养等。其中胃黏膜组织切片染色镜检也是 HP 检测的"金标准"方法之一；细菌培养则多用于科研。

三、常见消化系统疾病的治疗

（一）急性与慢性胃炎的治疗

1. 急性胃炎

急性胃炎也称为糜烂性胃炎、出血性胃炎、急性胃黏膜病变，在胃镜下见胃黏膜糜烂和出血。组织学上，通常可见胃黏膜急性炎症；但也有些急性胃炎仅伴很轻，甚至不伴有炎症细胞浸润，而以上皮和微血管的异常改变为主，被称为胃病。

（1）病因和发病机制。

第一，急性应激导致的胃黏膜损伤。在面对严重的身体创伤、广泛的烧伤、重大手术、休克状态、脑血管意外或脏器功能衰竭等情况时，胃黏膜可能会发生糜烂和出血。这种由急性应激引起的胃黏膜损伤，通常与机体对应激状态的生理反应有关，如儿茶酚胺的大量释放，导致胃黏膜血流减少和黏膜屏障功能下降。

第二，理化因素对胃黏膜的影响。物理因素，如过冷或过热的食物，以及粗糙的食物，都可能直接损伤胃黏膜。化学因素方面，非甾体消炎药（NSAIDs）如阿司匹林和吲哚美辛，因其抑制前列腺素的合成，减少胃黏膜的保护作用，从而增加胃黏膜损伤的风险。乙醇作为脂溶性物质，能够干扰黏膜屏障的完整性。此外，铁剂和某些抗肿瘤药物也可能对胃黏膜造成损害。

第三，细菌感染在急性胃炎中的作用。细菌感染，尤其是幽门螺杆菌（Helicobacter pylori）的感染，是引起急性胃炎的常见原因。幽门螺杆菌能够产生毒素，直接破坏胃黏膜细胞，引发炎症反应。此外，通过食物或水源传播的细菌及其毒素，也可能导致急性胃炎或急性肠炎的发生。

（2）临床表现和诊断。急性胃炎有应激史、服用非甾体消炎药、大量饮酒或不洁饮食史。急性起病，主要表现为腹痛、腹胀、恶心、呕吐、食欲缺乏，也可出现呕血和（或）便血。确诊有赖于急诊纤维胃镜检查，一般应在大出血 24 ~ 48h 内进行，可见到多发糜烂、出血和黏膜水肿为特征的急性胃黏膜病损。一般症状较轻或症状被原发病所掩盖。

（3）治疗和预防。一般对原发病和病因采取防治措施，疑有胃黏膜病损可能者，应激状态可提前给 H_2 受体拮抗剂或质子泵抑制剂，或同时服用具有胃黏膜保护作用的硫糖铝，对于恶心、呕吐、上腹痛为主要表现者，可给予甲氧氯普胺，东莨菪碱对症处理；细菌感染者可选用抗生素治疗；脱水者及时给予补液和补充电解质。对于已发生的消化道大出血者，按上消化道出血治疗原则，采取综合救治的办法。

2. 慢性胃炎

胃黏膜呈非糜烂的炎性改变，如黏膜色泽不均、颗粒状增生及黏膜皱襞异常等；组织学以显著炎症细胞浸润、上皮增生异常、胃腺萎缩及瘢痕形成等为特点。病变轻者不需治疗，当有上皮增生异常、胃腺萎缩时应积极治疗。幽门螺杆菌（HP）感染是最常见的病因。

（1）病因和发病机制。

第一，幽门螺杆菌感染。HP 是慢性浅表性胃炎最主要的病因，这种细菌能够在胃黏膜内生存并繁殖，引起局部的炎症反应。HP 产生的尿素酶等毒素能够破坏胃黏膜屏障，导致胃黏膜的持续炎症和损伤。

第二，自身免疫。在以胃体萎缩为主要特征的慢性胃炎患者中，自身免疫反应起着关键作用。患者的血清和胃液中可以检测到壁细胞抗体（Parietal Cell Antibodies，PCA）和内因子抗体（Intrinsic Factor Antibodies，IFA）。PCA 的存在导致壁细胞数量减少，进而影响胃酸的分泌，可能出现胃酸分泌减少甚至丧失的情况。IFA 则影响内因子的分泌，进而干扰维生素 B_{12} 的吸收，可能导致恶性贫血的发生。此外，这类患者可能伴有其他自身免疫性疾病，例如桥本甲状腺炎。

第三，其他因素。十二指肠液反流、胰液和肠液反流入胃，削弱胃黏膜屏障；吸烟可以影响幽门括约肌功能；长期摄取粗糙食物、酗酒、长期服用非甾体药物造成炎症不愈；慢性右心衰竭、肝硬化门静脉高压可导致黏膜瘀血、缺氧，影响黏膜更新。

（2）临床表现。本病进展缓慢，常反复发作，可无任何症状，或有不同程度的消化不良，如进食后无规律的上腹隐痛、嗳气、反酸、烧灼或食欲缺乏、恶心、呕吐等。胃黏膜有糜烂者，可有上消化道出血，长期少量出血可引起缺铁性贫血，也可以出现恶性贫血。体检时有不同程度的上腹部压痛。

慢性胃炎按解剖部位分为慢性胃窦胃炎（B 型）和慢性胃体胃炎（A 型）。前者十分常见，绝大多数由 HP 感染所致；后者少见，主要由自身免疫反应引起。

（3）胃镜及活组织检查。胃镜及活组织检查是诊断慢性胃炎最可靠的方法。浅表性表现：黏膜充血、水肿、黏液分泌增多，呈花斑状改变；萎缩性表现：黏膜皱襞变细、平坦，甚至消失，黏膜变薄，其下血管可见，病变呈灰白色或苍白色。

（4）诊断。确诊主要依据是胃镜检查和胃黏膜活组织学检查，HP 检查可确定病因。A 型萎缩性胃炎，血清胃泌素水平增高和相关的自身抗体阳性有助于诊断。

（5）治疗。

第一，对消化不良症状的治疗。多吃易消化食物，避免粗糙、辛辣刺激性食物，戒除烟酒，可用功能性消化不良的治疗方法，亦可以试用中医中药有关治疗。

第二，针对 HP 的治疗。采用三联治疗。枸橼酸铋钾（BPC）110 ~ 120mg，口服，4 次 /d；阿莫西林 500mg，口服，4 次 /d（或四环素）及甲硝唑 250mg，口服，3 次 /d，共两周。亦可用半量三联治疗法。

第三，对自身免疫性治疗。现在还无特异性治疗，有恶性贫血时用维生素 B_2 注射治疗。

第四，对异型增生的治疗。关键在于定期随诊，对肯定的重度异型增生则宜预防性手术，多采用内镜下胃黏膜切除术。

（二）消化性溃疡的治疗

消化性溃疡的病因和发病机制较为复杂，至今尚未完全阐明，概括起来是胃、十二指肠局部黏膜损害因素和黏膜的保护因素失衡所致。当损害因素增强和（或）保护因素削弱时就会出现溃疡，这是溃疡发生的基本原理。GU 和 DU 发病机制不完全相同，前者主要是防御作用减弱，DU 主要是侵袭因素增强所致。主要的侵袭因素是胃酸和胃蛋白酶的消化作用，特别是胃酸，其次是迷走神经兴奋及幽门螺杆菌感染、非甾体抗感染药。保护因素如黏液使黏膜免受机械性和胃酸、胃蛋白酶损伤，重碳酸氢盐可以和黏膜共同构成黏液-重碳酸氢盐屏障，保持黏膜 pH 在 7.0 左右；黏膜屏障、黏膜上皮间紧密连接形成了一道防线，加之黏膜有良好血液循环，它可以清除代谢产物和提供必要的营养物质，保证上皮细胞的更新和修复。前列腺素促进上皮分泌黏液及碳酸氢盐，加强黏膜血液循环及蛋白合成。若胃、十二指肠的侵袭因素与黏膜自身的防御因素失去平衡便产生溃疡。

1. 消化性溃疡的治疗

（1）一般性治疗。注意劳逸结合，减少精神刺激，增强体质，不提倡少量多餐。患者可每日 3 餐，避免过硬、辛辣以及促发症状的饮食，如含咖啡饮料、浓茶、可乐。尽可能避免睡前进餐的习惯。戒除烟酒是溃疡病治疗中不可缺少的一部分。

（2）抑制胃酸的治疗。

第一，制酸药：中和胃酸，降低酸度，缓解疼痛，促进愈合。碱性抗酸药，碳酸氢钠、碳酸钙、氢氧化铝凝胶、氧化镁对缓解疼痛症状有较好的效果。长期服用带来的不良反应限制了其应用，目前已很少用。

第二，抗胆碱药：能抑制迷走神经，减少胃酸，解除血管痉挛。主要用于十二指肠溃疡患者。代表药阿托品、普鲁苯辛，分别为 0.3mg，15 ~ 30mg 餐前 1 小时或睡前一次服用。自从 H_2 受体拮抗剂问世后，由于此类药物副作用大，疗效有限，已较少应用。哌仑西平（pirenzepine）相对选择性 M 受体拮抗，能抑制胃酸分泌。用于治疗十二指肠球部的溃疡，疗效不如 H_2 受体拮抗剂。常用法为 100 ~ 150mg/d 分次服，也可 100mg 睡前一次口服。

（3）质子泵抑制剂（PPT）：胃酸分泌最后步骤是壁细胞分泌膜内质子泵驱动细胞内 H^+ 与小管内 K^+ 交换，质子泵抑制剂可明显减少任何刺激激发的酸分泌。作用：泌酸步骤中关键酶 H^+-K^+-ATP 酶使其失活，使 H^+ 不能排入胃腔中，此酶一般在 4 ~ 8 小时后重新合成分泌酸，是至今已知最强的抑制胃酸分泌的药物。目前应用的有：奥美拉唑 20mg，1 次 /d；兰索拉唑 30mg，1 次 /d；洋托拉唑 40mg，1 次 /d；雷贝拉唑 10mg，1 次 /d。如每日清晨服用奥美拉唑 20 ~ 40mg，十二指肠溃疡六周愈合率为 86%。

2. 强化黏膜防御能力的治疗

胃黏膜保护药物有三种：硫糖铝、胶体次枸橼酸铋（CBS）和前列腺素药物米索前列醇。

（1）硫糖铝（Sucmlfata）：该药物是硫酸化二糖和氢氧化铝的复合物。能形成一保护膜，覆盖于溃疡面，隔离胃酸，促进溃疡愈合。刺激内源性前列腺素合成、刺激表皮生长因子分泌。主要不良反应是便秘。该药物对十二指肠溃疡的疗效相当于西咪替丁，对胃溃疡也有良好的疗效。常用 1g，4 次 /d，也可用 2g，2 次 /d。液态制剂优于片剂，其优点是安全，可作为孕妇消化性溃疡的首选治疗。

（2）胶体次枸橼酸铋（Colloidal bismuthsuitcase，CBS）商品名为 De-Nol 得乐。其作用：①溃疡隔离作用；②刺激胃黏膜分泌前列腺素 E_2；③对幽门螺杆菌有杀伤作用。用法：120mg，4 次 /d，于饭前半小时及睡前服用，4 周为一疗程。用药期间牙齿、舌苔变黑。为了避免在体内积蓄，不宜长期服用。

（3）前列腺素类药物：代表药米索前列醇（米索前列醇）能使胃酸分泌减少，增加十二指肠黏液和碳酸氢盐的分泌，并能增加黏膜血运。不良反应可有腹泻，能引起子宫收缩，发生流产，孕妇禁用。可用 200μg，4 次 /d。

（三）胃食管反流病的治疗

胃食管反流病是指胃十二指肠内容物反流入食管而产生胃灼热、反酸等症状并可引起反流性食管炎，可并发食管消化性溃疡或狭窄。

1. 胃食管反流病的一般性治疗

避免餐后平卧和睡前 2 小时内进食，睡时抬高床头 10 ~ 20cm；忌烟酒，减轻体重；少用抗胆碱药物、钙离子通道阻滞剂防止 LSE 压降低；不要穿紧身内衣和束紧腰带以免增加腹内压。

2. 胃食管反流病的药物治疗

（1）促胃动力药：可增加 LES 压，改善食管蠕动功能，促进胃排空，减少反流。多用西沙比利 5 ~ 10mg，口服，3 次 /d，连用 8 ~ 12 周。

（2）抑酸药：抑制胃酸，降低胃蛋白酶活性，减少酸性反流物对食管黏膜的损害。可选用 H_2 受体拮抗剂如雷尼替丁 150mg，口服，2 次 /d；质子泵抑制剂奥美拉唑 20mg，口服，1 次 /d，一般用 8 ~ 12 周。对个别疗效不佳者可与促胃肠动力药合用。

（3）抗酸药：仅用于症状较轻，间歇发作的患者。可用氢氧化铝、氢氧化镁。

（4）抗反流手术：一般采用胃折叠术。如同时合并食管裂孔疝，可先行裂孔修补，后行抗反流术。

（5）并发症的治疗：一是，食管狭窄内镜直视下食管扩张治疗，术后仍需药物治疗或抗反流术；二是，Barrett 食管应采取积极有效的方法治疗胃食管反流病，预防 Barrett 食管的发生。加强随访是目前预防 Barrett 食管癌变的重要方法。早期发现异型增生，特别是重度异型增生、早期食管癌，应及时手术切除。

（四）胃癌的治疗

胃癌系指源于胃黏膜上皮细胞的恶性肿瘤，主要是胃腺癌。早期胃癌无明显体征，进展期在上腹部可扪及肿块，有压痛。肿块多位于上腹偏右相当于胃窦处。如肿瘤转移至肝脏可致肝大及黄疸，甚至出现腹水。腹膜有转移时也可发生腹水，移动性浊音阳性。侵犯门静脉或脾静脉时有脾脏增大。有远处淋巴结转移时或可扪及Virchow淋巴结，质硬不活动。肛门指检在直肠膀胱凹陷可扪及肿块。

第一，胃癌的手术治疗。胃癌的手术治疗是目前治疗胃癌的首选方法，对部分胃癌可发生根除的效果。早期胃癌可以做胃部分切除；对进展期如无远处转移应做扩大根治手术；对远处已有转移者一般不做胃切除，仅做胃造瘘术、胃空肠吻合术，以提供营养。

第二，胃癌的内镜下治疗。早期胃癌可做内镜下黏膜切除，用激光或微波治疗。对贲门或幽门梗阻的患者，可放置内支架，以暂时提高生活质量。

第三，胃癌的化学治疗。可用在术前、术中及术后，抑制癌细胞扩散和杀灭残存的癌细胞，防止复发和转移。早期无转移者，术后一般无须化疗；进展期术后必须化疗；晚期化疗主要是缓解症状。

胃癌的常用化疗药物有5-氟尿嘧啶（5-FU）、丝裂霉素（MMC）、阿霉素（ADM）、亚硝脲类（CCNU、MeCCNU）、顺铂（Cis-DDP）和依托泊苷（VP16）等。

（五）肝硬化的治疗

肝硬化是由一种或多种原因引起的、以肝组织弥散性纤维化、假小叶和再生结节为组织学特征的进行性慢性肝病。早期无明显症状，后期因肝脏变形硬化、肝小叶结构和血液循环途径显著改变，临床以门静脉高压和肝功能减退为特征，常并发上消化道出血、肝性脑病、继发感染等而死亡。

肝硬化通常比较隐匿，可隐伏3 ~ 5年甚至10年以上。早期可无特异性体征。根据是否出现腹水、食管静脉出血、肝性脑病等并发症可分为代偿期和失代偿期。两期之间缺乏明显界限。

1.肝硬化的一般治疗

代偿期可参加轻工作，但避免疲劳，失代偿期以卧床休息为主，适当活动。营养疗法对于肝硬化，特别营养不良者降低病残率及死亡率有很大作用。在没有并发症的患者，以高热量、高蛋白质、富含维生素及易消化的食物为宜。有肝性脑病先兆时，应限制或禁食蛋白质。有腹水者应限盐或无盐饮食，严禁饮酒。食管静脉曲张者，应禁食坚硬及粗糙食物。对于食欲缺乏、恶心、呕吐、进食量少的患者，宜静脉给予高渗葡萄糖并加入维生素C、胰岛素、氯化钾。病情较重者应给予清蛋白、复方氨基酸或鲜血，同时注意保持水、电解质、酸碱平衡。

2. 肝硬化的药物治疗

肝硬化尚无特效治疗。应重视早期诊断，不要滥用药，尽量少用药，只用必要药。水飞蓟素有保护肝细胞膜的作用，每次 2 片，口服，3 次 /d，每周用 5 次。秋水仙碱有抗感染抗纤维化作用，长期服用须注意胃肠道反应和粒细胞减少等不良反应。另外，有活血化瘀软坚作用的中药，如丹参、虫草菌丝、黄芪可以用，复方鳖甲软肝片也可应用。

3. 肝硬化并发症的治疗

（1）上消化道出血：见“上消化道出血”章节。

（2）自发性胸膜炎：应积极加强抗菌治疗和支持治疗。应早期、足量、联合选用抗生素，一经诊断立即根据经验方治疗，选用对革兰氏阴性杆菌并兼顾革兰氏阳性球菌的抗菌药，不等培养结果。以后根据治疗效果及培养结果调整用药。

（3）肝肾综合征：在积极改善肝功能前提下，可以采取以下措施：①早期预防和消除诱发肝肾衰竭的因素；②避免使用损害肾功能的药物；③输注右旋糖酐、血浆、清蛋白等提高血容量，改善肾血流量。在扩容基础上，应用利尿剂；④腹水浓缩静脉回输；⑤血管活性药物，如八肽加压素、多巴胺等，可改善肾血流量，增加肾小球滤过率。

（六）原发性肝癌

原发性肝癌简称肝癌，是指由肝细胞或肝内胆管上皮细胞发生的恶性肿瘤，是我国常见恶性肿瘤之一，其死亡率在恶性肿瘤中居第二位。

原发性肝癌的早期治疗是改善肝癌预后的最主要因素。随着早期肝癌的检出率和手术根治切除率逐年增加，加上手术方法的改进和综合治疗的运用，疗效明显提高。

1. 原发性肝癌手术治疗

手术切除仍是目前根治原发性肝癌的首选方法，凡有手术指征者均应不失时机争取手术切除。手术适应证如下：

（1）诊断明确，估计病变局限于一叶或半肝者。

（2）肝功能代偿良好，凝血酶原时间不低于正常的 50% 者。

（3）无明显黄疸、腹水或远处转移者。

（4）心、肺和肾功能良好，能耐受手术者。肝切除量在肝功能正常的患者中不超过 70%，中度肝硬化者不超过 50%，或仅能做右半肝切除，严重肝硬化者不能做肝叶切除。肝癌根治术后 5 年复发率高，术后要加强综合治疗与随访。

2. 原发性肝癌的放射治疗

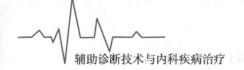

适于肿瘤仍局限而不能切除者。原发性肝癌对放射治疗不甚敏感，近年由于放射源、放射设备和技术的进步，定位方法的改进，疗效有所改善。常用放射源为 WCO 和直线加速器，患者如能耐受 40Gy（4000rad）以上的放射剂量，疗效可显著提高。目前倾向于手术、介入治疗、放疗、生物免疫、中药治疗等综合治疗。

3. 原发性肝癌的肝动脉栓塞化疗（TACE）

对肝癌疗效好，已成为肝癌非手术疗法中的首选方法。TACE 的步骤为经皮穿刺股动脉，在 X 线透视下将导管插至肝固有动脉或其分支注射抗肿瘤药物和栓塞剂，碘化油和颗粒吸收性明胶海绵为常用栓塞剂。抗肿瘤药物和碘化油混合后注入肝动脉，能发挥持久的抗肿瘤作用，每 6 ~ 8 周重复一次，可使肝癌肿瘤明显缩小。

4. 原发性肝癌的全身化疗

对肝癌有效的药物有顺铂（DDP）、阿霉素（ADM）、5-FU 及其衍生物、丝裂霉素（MMC）、VP16 等。多药联合静脉给药化疗优于单药化疗，但效果不甚理想，肝动脉插管化疗疗效则显著提高。

5. 原发性肝癌的局部治疗

多在超声引导下进行。常用经皮穿刺乙醇注射疗法（PEL）是用无水乙醇直接注射到肿瘤内，使癌细胞脱水、变性，肿瘤血管凝固栓塞达到治疗效果，主要适用于肿瘤直径为 3cm、结节数在 3 个以内且不能手术者。其他还有射频消融（RFA）、微波凝固、氩氦刀、激光、高功率超声聚焦（PMCT）、电化学疗法（ECT）等通过局部高温或低温冷冻使肿瘤组织凝固坏死达到治疗目的。

6. 原发性肝癌的生物和免疫治疗

配合其他治疗可起巩固和增强疗效的作用。现多用基因重组细胞因子和细胞因子激活的细胞进行过继免疫治疗，如干扰素、肿瘤坏死因子（TNF）、白细胞介素 -2（IL-2）、肿瘤浸润淋巴细胞（TIL）等，通过激活体内杀伤细胞起到攻击肿瘤细胞的作用。

（七）急性胰腺炎的治疗

急性胰腺炎是多种病因导致胰腺组织自身消化所致的胰腺水肿、出血及坏死等炎性损伤。临床以急性上腹痛及血淀粉酶或脂肪酶升高为特点。多数患者病情轻，预后好；少数患者可伴发多器官功能障碍及胰腺局部并发症，死亡率高。

1. 急性胰腺炎的内科治疗

（1）监护：严密观察病情变化，注意监测体温、脉搏、血压、呼吸和尿量，注意血尿淀粉酶、电解质、血白细胞和血气的变化，如合并器官衰竭及代谢紊乱等，及时采取相应措施。

（2）解痉止痛：可给阿托品或654–2肌内注射以解痉止痛，腹痛剧烈时合用哌替啶。不宜单独使用吗啡止痛，因其易导致Addis括约肌痉挛，合用阿托品可对抗其所引起的痉挛。还可配合针刺止痛。

（3）抗休克、维持水电解质酸碱平衡：病情重者常早期即出现低血容量休克，是早期死亡的原因。故应依据中心静脉压、血压、尿量、红细胞比容和电解质的监测，补平衡盐液、血浆、新鲜全血、人血清蛋白、右旋糖酐及电解质，以恢复有效循环血量和电解质平衡，同时应维持酸碱平衡。慎用升压药。

（4）营养支持：水肿型一般病情较轻，不必应用营养支持治疗。出血坏死性胰腺炎患者早期一般即采用全胃肠外营养（TPN），按一定比例给脂肪乳、氨基酸和葡萄糖液。营养支持可增强肠道黏膜的免疫屏障，防止肠内细菌扩散引起胰腺坏死合并感染。

（5）防治感染：对非胆源性水肿型胰腺炎，抗生素并非必要。出血坏死性胰腺炎应常规使用抗生素，有预防胰腺坏死合并感染的作用。一般常用喹诺酮类、头孢类或氨基糖苷类抗生素，并联合应用对厌氧菌有效的药物（如甲硝唑）。

（6）抑制胰酶活性：仅用于出血坏死性胰腺炎的早期，但疗效不确定。

第一，抑肽酶（aprotinin）具有抗蛋白酶及胰血管舒缓素的作用。10万～25万U/次，2次/d，溶于葡萄糖液静脉滴注。

第二，加贝酯（FOR，gabexate）可抑制蛋白酶、血管舒缓素、凝血酶原、弹力纤维酶等，根据病情，开始每日100～300mg溶于500～1500mL葡萄糖盐水，以2.5mg/（kg*h）速度静脉滴注。2～3日病情好转后，可逐渐减量。

第三，乌司他丁（Ulinastain）是从人尿液中提取的一种蛋白酶抑制剂，对多种蛋白酶有抑制作用，近年来对急性胰腺炎的治疗备受重视。用法10万U/次，溶于5%葡萄糖液或生理盐水中静脉滴注，2～3次/d。

第四，氟尿嘧啶（5–FU）可抑制DNA和RNA的合成，减少胰液分泌，对磷脂酶A_2和胰蛋白酶有抑制作用，每日500mg，加入5%葡萄糖液500mL中静脉滴注。

2. 急性胰腺炎的腹腔灌洗

急性胰腺炎的腹腔灌洗是救治急性出血坏死性胰腺炎的措施之一。通过腹腔灌洗可清除腹腔内细菌、内毒素、胰酶、炎性因子等，减少这些物质进入血液循环后对全身脏器的损害。应在确诊后48h以内进行。

3. 急性胰腺炎的中医中药

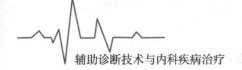

对急性胰腺炎有一定疗效。主要有柴胡、黄连、黄芩、枳实、厚朴、木香、白芍、芒硝、大黄（后下），由蛔虫引起者加乌梅、槟榔、使君子等，宜辨证论治，随证加、减。

4. 急性胰腺炎的手术治疗

手术适应证有以下方面：

（1）重症胰腺炎经内科治疗无效者。

（2）诊断未明确，与其他急腹症如胃肠穿孔难以鉴别时。

（3）胰腺炎并发脓肿、假性囊肿、弥散性腹膜炎、肠麻痹坏死者。

（4）胆源性胰腺炎处于急性梗阻状态，需外科手术解除者。

对出血坏死性胰腺炎应注意：①不宜过早拨出胃肠减压管及进食和饮水。保留胃肠减压管能促进恢复、缩短病程，禁食、禁水时间的长短应据具体病情而定。②恢复饮食后，应先给面汤、米汤等流食，若患者无不适再缓慢增加进食量，避免吃甜食和油腻饮食及暴饮暴食。③出院后定期复查，以便及时发现慢性胰腺炎或糖尿病等并发症。

第四节　泌尿系统疾病的具体治疗

一、泌尿系统疾病的概述

泌尿系统由肾脏、输尿管、膀胱、尿道及有关的血管、神经等组成。主要功能是生成和排泄尿液，并以此排泄人体代谢废物，对维持机体内环境的稳定起重要作用。肾脏也是一个内分泌器官，主要作用是调节血压、红细胞生成和骨骼生长等。以下探讨内科范畴内的常见肾脏疾病。

（一）肾脏的结构分析

肾脏位于腹膜后脊柱两旁，左、右各一个。左肾上腺平第十一胸椎，下极与第二腰椎下缘齐平。右肾上方与肝脏相邻，位置比左肾低半个到一个锥体，右肾上腺平第十二胸椎，下极平第三腰椎。中国成人肾脏的长、宽和厚度分别为 10.5 ~ 11.5cm、5 ~ 7.2cm 和 2 ~ 3cm。其中男性的一个肾脏重量为 100 ~ 140g，女性略轻。

肾脏由肾单位、肾小球旁器、肾间质、血管和神经组成。肾单位是肾脏的结构和功能单位，每个肾脏约由 100 万个（80 万 ~ 110 万）肾单位组成。连接小管将肾单位与集合管连接起来。肾单位包括肾小体和肾小管两部分，肾小体由肾小球和肾小囊两部分组成。肾小球毛细血管壁由内皮细胞、基底膜和脏层上皮细胞（足细胞）构成，形成具有半透膜性质的滤过膜。内皮细胞呈扁平状覆盖于毛细血管壁腔侧，胞体布满小孔（窗孔）。内皮细胞具有抗凝、抗血栓，合成基底膜及血管活性物质等作用。肾小球基底膜（glomerular basement membrane，GBM）厚度为 310 ~ 373nm，基底膜中层为致密层，富有带负电荷的涎酸蛋白，基底膜内外两层密度较稀，称为疏松层，富含阴离子硫酸肝素。IN 型胶原形成基底膜基本构架，其间充填着各种物质包括层粘连蛋白、纤连蛋白、巢蛋白、硫酸类肝素蛋白聚糖等。基底膜对维持正常肾小球结构、固定邻近细胞及构成滤过屏障起着重要作用。足细胞是终末分化细胞，通过稀疏的足突附着于基底膜上，而足突间裂隙孔由一层裂隙膜所封闭。研究显示足细胞有多种裂隙膜蛋白，包括 Nephron、podocin 等，这些蛋白质分子相互插入构成了肾小球滤过屏障的分子筛，是防止中、大分子量蛋白质漏出的重要分子屏障。这些裂隙膜蛋白的缺乏或改变可引起大量蛋白尿。肾小球毛细血管间有系膜组织，包括系膜细胞和基质，起支撑肾小球毛细血管丛、调节肾小球滤过率、修补基底膜、清除异物和基底膜代谢产物等作用。

（二）肾脏的生理功能

肾脏的生理功能主要是排泄代谢产物及调节水、电解质和酸碱平衡，维持机体内环境稳定。

1. 肾小球滤过功能

肾小球滤过功能是代谢产物排泄的主要方式，其中含氮类废物如尿素、肌酐等由肾小球滤过，一些有机酸如马尿酸、苯甲酸，各种胺类及尿酸等部分经肾小球滤过。

肾小球滤过率（glomerular filtration rate，GFR）主要取决于肾小球内毛细血管和肾小囊内的静水压、胶体渗透压、滤过膜面积以及滤过膜通透性等因素。

当平均动脉压在 80 ~ 160mmHg 范围内波动时，由于肾血流量的自身调节机制，肾小球毛细血管压和 GFR 可保持相对恒定。这种自身调节具有重要的生理意义：一方面保证了机体在血流动力学变化时肾小球滤过仍能稳定地进行，体内代谢废物得以继续排出；另一方面保证了体液的平衡。

2. 肾脏的内分泌功能

肾脏具有重要的内分泌功能，能够合成、调节和分泌多种激素，参与血流动力学调节、红细胞生成及骨代谢等。肾脏分泌的激素包括血管活性肽和非血管活性激素。前者作用于肾脏本身，参与肾脏的生理功能，主要调节肾的血流动力学和水盐代谢，包括肾素、血管紧张素、前列腺素、激肽释放酶，激肽系统、内皮素、利钠肽以及类花生酸类物质；后者包括 1,25-$(OH)_2D_3$ 和促红细胞生成素等。

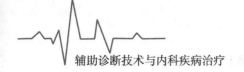

二、常见泌尿系统疾病的治疗

（一）急性肾小球肾炎的治疗

急性肾小球肾炎简称急性肾炎（AGN），是以急性肾炎综合征为主要临床表现的一组疾病。其特点为急性起病，患者出现血尿、蛋白尿、水肿和高血压，并可伴有一过性肾功能不全。多见于链球菌感染后，而其他细菌、病毒及寄生虫感染亦可引起。以下主要探讨链球菌感染后急性肾小球肾炎。

急性肾小球肾炎有一定的自限性，治疗以休息和对症治疗为主。少数并发急性肾衰竭者可用透析疗法协助治疗。急性肾小球肾炎不宜用激素及细胞毒性药物。

1. 急性肾小球肾炎的一般治疗

急性期应卧床休息，待肉眼血尿消失、水肿消退及血压恢复正常后逐步增加活动量。饮食应富含维生素，水肿或高血压者应限制钠盐（＜3g/d），肾功能正常者蛋白摄入量为1g/（kg*d），氮质血症时限制蛋白质摄入 0.5g/（kg*d），并以优质动物蛋白为主。明显少尿的急性肾衰竭者需限制液体摄入量。

2. 急性肾小球肾炎的治疗感染灶

反复发作的慢性扁桃体炎，待病情稳定后（尿蛋白少于 1+，尿沉渣红细胞少于 10 个 /HP）应考虑做扁桃体摘除，术前术后两周需注射青霉素。

3. 急性肾小球肾炎对症治疗

（1）利尿：经水、盐限制水肿仍明显者，可给氢氯噻嗪 25mg，3 次 /d，口服，疗效差时可用袢利尿剂，如呋塞米 20 ~ 100mg/d，分次口服或静脉注射。

（2）降低血压：经利尿后血压仍高，可用 β 受体阻滞剂阿替洛尔 12.5 ~ 25mg，口服，2 ~ 3 次 /d，可配合钙离子拮抗剂如硝苯地平 5 ~ 10mg，口服，1 次 /d。无少尿和血钾不高者可使用血管紧张素转换酶抑制剂，如卡托普利 12.5 ~ 25mg，口服，2 ~ 3 次 /d。

（3）控制心力衰竭和急性肾衰竭：利尿和降压对心力衰竭有治疗作用，心力衰竭严重者可用毛花苷 C、硝普钠或酚妥拉明。合并急性肾衰竭者可进行血液透析治疗。由于本病有自愈倾向，肾功能大多可逐渐恢复，一般不需要长期维持透析。

（二）急进性肾小球肾炎的治疗

急进性肾小球肾炎是临床以急性肾炎综合征、肾功能急剧恶化、早期出现少尿性急性肾衰竭为特征，病理呈新月体肾小球肾炎的一组疾病。本病也称为新月体肾炎。

急进性肾小球肾炎包括针对急性免疫介导性炎症病变的强化治疗和针对肾脏病变后果（如水钠潴留、高血压、尿毒症及感染等）的对症治疗两方面。治疗方案的选择应根据免疫病理分型：Ⅰ型（抗肾基膜型）以血浆置换为宜，Ⅱ型（免疫复合物型）及Ⅲ型（非免疫介导型）首选甲泼尼龙冲击疗法。

1. 急进性肾小球肾炎的强化疗法

（1）强化血浆置换疗法：应用血浆置换机分离患者的血浆和血细胞，弃去血浆，以等量正常人的血浆（或血浆清蛋白）和患者血细胞重新输入体内。一般每天或隔天 1 次，每次置换血浆 2 ~ 4L，直至血清抗体或免疫复合物转阴，病情好转。一般需置换 10 次左右。该疗法需配合糖皮质激素（如泼尼松）及细胞毒药物（如环磷酰胺）。该疗法适用于各型急进性肾炎，但主要适用于Ⅰ型。

（2）甲泼尼龙冲击伴环磷酰胺治疗：为强化治疗方法之一。甲泼尼龙 0.5 ~ 1.0g 溶于 5% 葡萄糖中静脉点滴，每日或隔日 1 次，3 次为一疗程。必要时可间隔 3 ~ 5 天进行下一疗程。一般不超过 3 个疗程。甲泼尼龙冲击也需辅以泼尼松及环磷酰胺常规口服治疗。该疗法主要适用于Ⅱ型及Ⅲ型。用甲泼尼龙冲击治疗时应注意继发感染和水钠潴留等不良反应。

2. 急进性肾小球肾炎的替代治疗

凡急性肾衰竭已达透析指征者，应及时透析。对强化治疗的晚期病例或肾功能已无法逆转者，需要长期维持透析。肾移植应在病情静止半年至一年（Ⅰ型患者需血中抗肾小球基底膜抗体转阴）后进行。

（三）慢性肾小球肾炎的治疗

慢性肾小球肾炎简称慢性肾炎，系指蛋白尿、血尿、高血压、水肿为基本临床表现，起病方式各有不同，病情迁延，病变进展缓慢，可有不同程度的肾功能减退，最终将发展为慢性肾衰竭的一组肾小球病。由于本组疾病的病理类型及病期不同，主要临床表现各不相同，疾病表现呈多样化。

慢性肾炎的治疗应以延缓肾功能进行性恶化、改善临床症状及防治严重并发症为主要目的，而不以消除尿蛋白及尿红细胞为目标，因此一般不宜给糖皮质激素及细胞毒药物。可采用下列综合治疗措施：

1. 慢性肾小球肾炎的一般治疗

凡有水肿、高血压、肾功能不全或血尿、蛋白尿严重者，应卧床休息，病情稳定后可从事较轻工作，并避免受寒与感冒，不使用对肾有毒性的药物。水肿与高血压时应限制盐摄入（1 ~ 3g/d），限量优质蛋白饮食 [0.5 ~ 0.8g/（kg*d）]。

2. 慢性肾小球肾炎的积极控制高血压

高血压是加速肾小球硬化、促进肾功能恶化的重要因素，有效控制血压可延缓肾衰竭进展。

（1）降压标准：若尿蛋白＞ 1g/d，血压应控制在 125/75mmHg 以下；若尿蛋白＜ 1g/d，血压控制可放宽到 130/80mmHg 以下。

（2）高血压患者应限盐（＜ 3g/d）。

（3）选择能延缓肾功能恶化、具有肾脏保护作用的降压药物。

常用的降压药物可选用：①噻嗪类利尿剂，如氢氯噻嗪 12.5 ~ 50mg/d，1 次或分次口服；②血管紧张素转换酶（ACE）抑制剂，如依那普利 5 ~ 10mg，2 次 /d，贝那普利 5 ~ 20mg，1 次 /d；③血管紧张素Ⅱ受体拮抗剂（ARB），如氯沙坦，50 ~ 100mg，1 次 /d；④ β 受体阻滞剂，如阿替洛尔 12.5 ~ 25mg，2 次 /d；⑤钙通道阻滞剂（CCB），如氨氯地平 5mg，1 次 /d；⑥血管扩张剂，肼屈嗪 10 ~ 25mg，3 次 /d。顽固性高血压可选用不同类型降压药联合应用。

3. 慢性肾小球肾炎的对症治疗

对血液处于高凝状态的人，可用抗凝、抗血小板聚集药，如低分子肝素、双嘧达莫及小剂量阿司匹林等。高血脂者应用降脂药。

（四）肾盂肾炎的治疗

肾盂肾炎是指肾盂、肾盏和肾实质因受病原体的直接侵袭而引起的非特异性炎症病变。肾盂肾炎的临床特点主要有发热、腰痛、膀胱刺激征、菌尿等，根据病程分为急性和慢性。

1. 急性肾盂肾炎的治疗

（1）一般治疗：发热及全身中毒症状明显，或有明显血尿及尿路刺激症状者，应卧床休息，进食富含热量和维生素的饮食，高热脱水时应静脉补液、多饮水、勤排尿，以保证尿路冲洗的作用。

（2）抗菌药的应用：为主要治疗手段，在留取尿菌培养标本后，首先选用对革兰氏阴性杆菌有效、在血中浓度高或在尿中浓度亦高的杀菌药治疗。轻症患者尽可能单一给药，口服有效抗生素 2 周；严重感染宜采用肌内注射或静脉给予抗生素，可两种抗生素联合应用；已有肾功能不全，则避免应用肾毒性抗生素。

抗菌药用至症状消失，尿常规阴转和尿培养连续 3 次阴性后 3 ~ 5d 为止。急性肾盂肾炎一般疗程为 10 ~ 14d，疗程结束后 5 ~ 7d 查尿细菌，如仍为阳性，应换药再治疗 2 周，如连续 2 周，每周 2 次尿细菌检查为阴性，6 周后再复查 1 次仍为阴性，则为临床治愈。

2. 慢性肾盂肾炎的治疗

抗菌药的应用与急性肾盂肾炎基本相同，但疗程应延长，选择抗菌药最好根据尿培养和药敏试验结果，两种药物联合应用，2 ~ 3 周为一疗程，结束后一周查尿，若尿细菌仍阳性，另选一组抗菌药应用，疗程相同。也可两种抗菌药轮流使用，直至尿细菌阴性，总疗程为 2 ~ 4 个月。若第一疗程结束尿细菌已阴性可停药定期复查。经治疗后症状消失，尿细菌转阴后在 6 周内症状再现，尿检查为真性细菌尿，且与上次同属于一菌种则为复发，频繁复发用长程抑菌疗法，即于每晚睡前排尿后口服一种较大剂量的抗菌药（如诺氟沙星），坚持用药半年至一年。为防止细菌产生耐药性可定期交替使用抗菌药。

第五节　血液系统疾病的具体治疗

一、血液系统疾病的概述

“血液病学（hematology）是以血液和造血组织为主要研究对象的医学科学的一个独立分支学科。血液系统主要由造血组织和血液组成”①。

（一）血液系统的结构

1. 造血组织与造血功能分析

造血组织是指生成血细胞的组织，包括骨髓、胸腺、淋巴结、肝脏、脾脏、胚胎及胎儿的造血组织。

不同时期的造血部位不同，可分为胚胎期、胎儿期及出生后三个阶段的造血期，即中胚叶造血期、肝脾造血期及骨髓造血期。卵黄囊是胚胎期最早出现的造血场所。卵黄囊退化后，由肝、脾代替其造血功能。胎儿自第 4 ~ 5 个月起，肝、脾造血功能逐渐减退，骨髓、胸腺及淋巴结开始出现造血活动，出生后仍保持此功能。此后，血细胞几乎都在骨髓内形成。青春期后胸腺逐渐萎缩，淋巴结生成淋巴细胞和浆细胞。骨髓成为出生后造血的主要器官，当骨髓没有储备力量时，一旦有需要额外造血，即由骨髓以外的器官（如肝、脾）来参与造血，发生所谓髓外造血。

---

① 杨志宏. 临床内科疾病诊断与治疗 [M]. 长春：吉林科学技术出版社出版，2019：194.

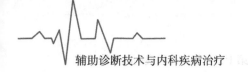

2. 造血细胞生成与造血调节

现已公认，各种血液细胞与免疫细胞均起源于共同的骨髓造血干细胞（hemopoietic stem cell，HSC），自我更新与多向分化是 HSC 的两大特征。

血细胞生成除需要 HSC 外，尚需正常造血微环境及正、负造血调控因子的存在。造血组织中的非造血细胞成分，包括微血管系统、神经成分、网状细胞、基质及其他结缔组织，统称为造血微环境。造血微环境可直接与造血细胞接触或释放某些因子，影响或诱导造血细胞的生成。

调控造血功能的体液因子，包括刺激各种祖细胞增生的正调控因子，如促红细胞生成素（erythropoietin，EPO）、集落刺激因子（colony-stimulating factor，CSF）及白细胞介素 3（IL-3）等，同时亦有各系的负调控因子，两者互相制约，维持体内造血功能的恒定。

（二）血液系统疾病的分类

血液系统疾病是一组涉及血液成分和造血器官功能障碍的复杂病理状态，这些疾病可能由遗传因素、环境因素、免疫反应或其他未知因素引起，且临床表现多样，从无症状到严重威胁生命。血液系统疾病的分类如下：

第一，红细胞疾病。红细胞疾病主要影响红细胞的数量、形态或功能。这类疾病包括各种类型的贫血，如缺铁性贫血、溶血性贫血、再生障碍性贫血等，以及红细胞增多症。贫血是由于红细胞数量减少或功能异常导致的氧输送不足，而红细胞增多症则是红细胞数量异常增多。

第二，粒细胞疾病。粒细胞疾病涉及中性粒细胞、嗜酸粒细胞和嗜碱粒细胞等白细胞的异常。这类疾病包括粒细胞缺乏症、中性粒细胞分叶功能不全（Pelger-Hurt 畸形）、惰性白细胞综合征以及类白血病反应等。这些疾病可能导致感染风险增加或其他免疫相关并发症。

第三，单核细胞和巨噬细胞疾病。单核细胞和巨噬细胞疾病影响这些细胞的发育、功能和分布。炎症性组织细胞增多症和恶性组织细胞病是这类疾病的代表，它们可能与免疫系统异常活化或肿瘤性增生有关。

第四，淋巴细胞和浆细胞疾病。淋巴细胞和浆细胞疾病主要涉及 B 细胞和 T 细胞的异常，这类疾病包括各类淋巴瘤、急性和慢性淋巴细胞白血病、多发性骨髓瘤等，这些疾病通常与免疫细胞的异常增殖和肿瘤形成有关。

第五，造血干细胞疾病。造血干细胞疾病影响造血系统的起源细胞。再生障碍性贫血、阵发性睡眠性血红蛋白尿、骨髓增生异常综合征、骨髓增生性肿瘤以及急性非淋巴细胞白血病都属于这一类，这些疾病可能导致骨髓功能衰竭或造血异常。

第六，脾功能亢进。脾功能亢进是指脾脏对血细胞的清除能力增强，导致红细胞、白细胞或血小板的减少，这种情况可能由多种原因引起，包括感染、肝硬化、自身免疫疾病等。

第七，出血性及血栓性疾病。出血性和血栓性疾病涉及血液凝固和止血机制的异常。血管性紫癜、血小板减少性紫癜、凝血障碍性疾病、弥散性血管内凝血以及血栓性疾病都属于这一类。这些疾病可能导致出血倾向或血栓形成风险增加。

二、血液系统疾病的治疗方法

血液系统疾病的治疗策略是多样化的，涉及一系列复杂的生物学和药理学原理。治疗方法的选择依赖于疾病的类型、病程、患者的一般状况以及预期的治疗效果。

第一，一般治疗。一般治疗是血液系统疾病管理的基础，包括饮食与营养调整以及精神与心理支持。营养治疗旨在通过补充缺乏的营养素，如叶酸和维生素 B_{12}，来改善红细胞生成；精神与心理治疗则关注患者的心理健康，帮助他们应对疾病带来的压力和情绪困扰。

第二，去除病因。针对已知的致病因素，如化学物质、药物、感染等，采取有效措施使患者脱离这些因素的不良影响，这一策略对于预防疾病进展和复发至关重要。

第三，保持正常血液成分及其功能。①补充造血所需营养素：在巨幼细胞性贫血中，补充叶酸和（或）维生素 B_{12} 以促进红细胞的成熟和分裂；在缺铁性贫血中，补充铁剂以提高血红蛋白的合成。②刺激造血：在慢性再生障碍性贫血中，应用雄激素等药物刺激骨髓造血功能。③脾切除：通过手术去除脾脏，减少血细胞的破坏和潴留，延长血细胞寿命，尤其对遗传性球形红细胞增多症等溶血性贫血有显著疗效。④过继免疫：如在异基因造血干细胞移植后，通过输注供者淋巴细胞（DLI）来增强患者的免疫力。⑤成分输血及抗生素的使用：在严重贫血或失血时输注红细胞，在血小板减少有出血危险时补充血小板，白细胞减少有感染时予以有效的抗感染药物治疗。

第四，去除异常血液成分和抑制异常功能。①化疗：联合使用作用于不同细胞周期的化疗药物，以杀灭病变细胞，常用于治疗白血病和淋巴瘤。②放疗：利用电离辐射如 γ 射线、X 射线杀灭白血病或淋巴瘤细胞。③诱导分化：使用全反式维 A 酸（ATRA）和三氧化二砷等药物诱导异常细胞分化，加速凋亡或转变为正常成熟的细胞。④治疗性血液成分单采：通过血细胞分离器选择性地去除血液中的异常成分，如白血病细胞，或通过血浆置换术治疗某些自身免疫病。⑤免疫抑制：使用糖皮质激素、环孢素等药物抑制异常的免疫反应，治疗自身免疫性溶血性贫血等疾病。⑥抗凝及溶栓治疗：在弥散性血管内凝血等情况下，使用肝素等抗凝药物防止凝血因子进一步消耗，或使用尿激酶等溶栓药物恢复血流通畅。

第五，靶向治疗。靶向治疗是近年来血液系统疾病治疗的重要进展，如使用酪氨酸激酶抑制剂治疗慢性粒细胞白血病（CML），通过特异性抑制病变细胞的信号传导通路，达到治疗目的。

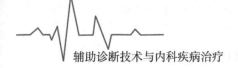

第六，造血干细胞移植（HSCT）。造血干细胞移植是一种潜在的根治性治疗方法，通过预处理去除异常的骨髓造血组织，而后植入健康的造血干细胞（HSC），重建正常的造血与免疫系统，这种方法适用于血液系统恶性肿瘤、遗传性疾病以及某些难治性血液病。

三、常见血液系统疾病的治疗

（一）缺铁性贫血

当机体对铁的需求与供给失衡，导致体内贮存铁耗尽（iron depletion，ID），继之红细胞内铁缺乏（iron deficient erythropoiesis，IDE），最终引起缺铁性贫血（iron deficiency anemia，IDA）。IDA 是铁缺乏症（包括 ID、IDE 和 IDA）的最终阶段，表现为缺铁引起的小细胞低色素性贫血及其他异常。缺铁和铁利用障碍影响血红素合成，故有学者称该类贫血为血红素合成异常性贫血。

根据病因可将其分为铁摄入不足（食物缺铁）、供不应求（孕妇）、吸收不良（胃肠道疾病）、转运障碍（无转铁蛋白血症、肝病、慢性炎症）、丢失过多（各种失血）及利用障碍（铁粒幼细胞性贫血、铅中毒、慢性病性贫血）等类型。缺铁性贫血主要有以下治疗方式：

第一，病因治疗。缺铁性贫血只有去除病因才能达到治愈的目的。如对婴幼儿、青少年和妊娠妇女应改善饮食结构；月经过多引起的 IDA 应治妇科疾病；寄生虫感染者应驱虫治疗；恶性肿瘤者应手术或放、化疗；消化性溃疡引起者应抑酸治疗等。

第二，补铁治疗。补铁治疗是治疗缺铁性贫血的有效措施。铁剂有无机铁和有机铁两类。无机铁以硫酸亚铁为代表，有机铁则包括右旋糖酐铁、葡萄糖酸亚铁、山梨醇铁、富马酸亚铁和琥珀酸亚铁等。无机铁剂的不良反应较有机铁剂明显。首选口服铁剂，安全而且疗效可靠。例如，硫酸亚铁 0.3g，3 次 /d，或右旋糖酐铁 50mg，2 ~ 3 次 /d，饭后服用可减轻胃肠道刺激症状。应注意，乳类、茶水等会影响铁剂的吸收，故不应同时服用。维生素 C 可促进铁剂的吸收，可配伍应用。口服铁剂有效的表现先是外周血网织红细胞增多，高峰在开始服药后 5 ~ 10d，2 周后血红蛋白浓度上升，一般 2 个月左右恢复正常。血红蛋白恢复正常后至少持续用药 4 ~ 6 个月，以补足体内铁的储备，预防复发。

（二）再生障碍性贫血

再生障碍性贫血（简称再障）是一种获得性骨髓造血功能衰竭症，主要表现为骨髓造血功能较低、全血细胞减少的一种疾病。临床上以红细胞、粒细胞和血小板减少所致的贫血、感染和出血为特征。此外，再生障碍性贫血治疗如下：

1. 再生障碍性贫血支持及对症治疗

（1）支持治疗。

第一，注意个人卫生：特别是皮肤、口腔、外阴及肛门部清洁卫生，定时用消毒液漱口。

第二，血常规过低（中性粒细胞＜ 0.4×10^9/L）时，应采取保护隔离措施。

第三，加强营养。

第四，避免出血：如防止外伤和剧烈活动。

第五，避免接触各种危险因素：如对骨髓有损伤作用的药物及射线等。

（2）对症治疗。

第一，纠正贫血：患者血红蛋白＜60g/L，可输血，一般输浓缩红细胞，应防止过多输血，以减少同种免疫输血反应和血色病。

第二，控制出血：给予止血药，如酚磺乙胺、巴曲酶等。鼻出血时可行鼻腔填塞压迫止血，血小板＜ 20×10^9/L 时，输注血小板悬液。

第三，控制感染：患者一旦发热，立即采取可疑感染部位分泌物或血、尿、便、痰等做细菌培养和药敏试验，并用广谱抗生素治疗；待细菌培养和药敏有结果后改换敏感窄谱的抗生素。

2. 再生障碍性贫血的免疫治疗

（1）免疫抑制剂能抑制 T 淋巴细胞，使其产生造血负调控因子减少，解除对造血细胞的抑制和破坏，进而改善造血功能。常用药物如下：

第一，抗淋巴细胞球蛋白（ALG）或抗胸腺细胞球蛋白（ATG），该类药物有马、兔、猪等不同来源，临床应用剂量不同，马的为 ALG10 ～ 15mg/（kg · d）连用 5d；兔的为 ATG3 ～ 5mg/（kg*d）连用 5d；用药前应做过敏试验；用药的同时加糖皮质激素防治过敏反应；静脉滴注 ATG 不易过快，每日剂量应维持点滴 12 ～ 16h；可与环孢素（CsA）组成强化免疫抑制方案。

第二，环孢素（CsA）：通过抑制 T 辅助细胞中的 TH，亚群，减少白细胞介素 –2（IL–2）的产生，阻断抑制 T 细胞的激活，一般剂量为 3 ～ 5mg/kg，2 ～ 3 次 /d，口服。

第三，大剂量丙种球蛋白静脉滴注：400mg/kg，1 次 /d，连用 5d。

（2）免疫调节剂。能增强体液免疫、调整细胞免疫及提高非特异性免疫功能。①胸腺素 20 ～ 40mg/d，静脉滴注；②左旋咪唑 150mg/d，分 3 次口服。

3. 再生障碍性贫血的促造血治疗

（1）雄激素大剂量雄激素可以刺激骨髓造血，对慢性再障疗效较好，其发生时间往往在用药后 2 ～ 3 个月，故对重型再障无效。目前常用药物有四种：①司坦唑醇 2mg，口服，

3 次 /d；②十一酸睾酮 60mg，口服，3 次 /d；③达那唑 0.2g，口服，3 次 /d；④丙酸睾酮 100mg/d，肌内注射。疗程与剂量应根据药物的作用疗效和不良反应调整。

（2）造血生长因子：主要用于急性型，常用制剂有粒系集落刺激因子（G-CSF）或粒－单集落刺激因子（GM-CSF），150 ~ 300μg/d 皮下注射；红细胞生成素（EPO），开始剂量为 50U/kg，皮下注射，每周 3 次，后根据血红蛋白的检查结果调整剂量。

4. 再生障碍性贫血的造血干细胞移植

造血干细胞移植包括同基因骨髓移植、异基因骨髓移植、外周血干细胞移植、脐血移植。对于重型再障药物不能控制、年龄在 40 岁以下、无感染及并发症，有适当供髓者，可施行移植治疗。

（三）特发性血小板减少性紫癜

特发性血小板减少性紫癜（Immune Thrombocytopenic Purpura，ITP）是一种自身免疫性疾病，其特征是患者体内产生针对自身血小板抗原的抗体，导致血小板过度破坏和 / 或生成受抑，从而引起血小板减少，可能伴随皮肤黏膜出血等临床表现。以下探讨特发性血小板减少性紫癜治疗方法：

第一，一般治疗。对于出血倾向明显的 ITP 患者，建议充分休息，避免剧烈运动和外伤。当血小板计数低于 20×10^9/L 时，应严格卧床休息，以降低出血风险。止血药物的使用和血小板悬液的输注可作为首选治疗措施，以迅速提升血小板计数并控制出血。

第二，糖皮质激素治疗。糖皮质激素是 ITP 治疗的首选药物，近期有效率在 80% 以上。其作用机制包括减少血小板特异性抗原（Psig）的生成、减轻抗原－抗体反应、抑制单核－吞噬细胞系统对血小板的破坏、降低毛细血管通透性、改善出血症状，以及刺激骨髓造血和血小板向外周血的释放。常用药物为泼尼松，剂量为 30 ~ 60mg/d，分次或顿服。对于病情严重的患者，可使用等效量的地塞米松静脉滴注。血小板计数回升至正常或接近正常水平后，应逐步减量，并以 5 ~ 10mg/d 的维持剂量持续治疗 3 ~ 6 个月。对于停药后复发的病例，再次使用糖皮质激素仍然有效。

第三，脾切除。脾切除是 ITP 的二线治疗选择，适用于以下情况：①对糖皮质激素治疗 3 ~ 6 个月无效的患者；②糖皮质激素治疗有效，但减量或停药后复发，或需要较大剂量维持的患者；③对糖皮质激素存在使用禁忌的患者；④脾区放射指数增高，提示脾功能亢进的患者。

脾切除的有效率约为 70% ~ 90%，对于无效的患者，糖皮质激素的需要量也可减少。近年来，脾动脉栓塞作为一种非手术的替代疗法，通过在 X 线透视指导下注入人工栓子至脾动脉分支，造成部分脾梗死，取得了良好的治疗效果。

第四，免疫抑制剂。免疫抑制剂不作为ITP的首选治疗，但在以下情况下可考虑使用：①糖皮质激素或脾切除疗效不佳的患者；②存在使用糖皮质激素或脾切除的禁忌证；③与糖皮质激素合用，以提高疗效并减少糖皮质激素的用量。此外，常用的免疫抑制剂包括长春新碱、环磷酰胺和环孢素等。

第五，急症处理。急症处理适用于血小板计数极低、出血严重或疑有颅内出血的患者，以及需要紧急手术或分娩的患者。治疗措施包括血小板输注、大剂量丙种球蛋白静脉滴注、血浆置换和大量甲泼尼龙静脉注射等。

第六，其他治疗。其他治疗措施包括达那唑、氨肽素以及中医中药治疗。达那唑作为雄性激素衍生物，具有免疫调节和抗雌激素作用，但可能引起肝脏损害。氨肽素具有一定疗效，中医中药治疗则侧重于活血化瘀和凉血止血。

（四）过敏性紫癜

过敏性紫癜（allergic purpura），也称为Schönlein-Henoch综合征，是一种以小血管炎为特征的免疫介导的疾病。该病通常与机体对某些致敏物质的变态反应有关，导致毛细血管脆性增加和通透性增强，进而引起血液外渗，形成紫癜，并可能伴有黏膜及其他器官出血。过敏性紫癜可伴发血管神经性水肿、荨麻疹等其他过敏症状。该病症多见于青少年，男性略多于女性，春秋季为高发季节。以下是对过敏性紫癜治疗方法的分析：

第一，去除致病因素。治疗过敏性紫癜的首要步骤是识别并去除可能的致病因素，包括预防和治疗感染，清除局部感染灶（如扁桃体炎），驱除肠道寄生虫，以及避免可能导致过敏反应的药物和食物。

第二，一般治疗。①抗组胺药物：可使用异丙嗪25mg，每日三次口服；氯苯那敏4mg，每日三次口服；或敏敌60mg，每日两次口服。此外，静脉注射钙剂也可能有助于缓解症状。②改善血管通透性的药物：维生素C，200mg，每日三次口服。对于病情较重的患者，可采用大剂量维生素C（5～10g/d）静脉注射，疗效更佳，连续使用5～7天。

第三，糖皮质激素治疗。糖皮质激素能够抑制抗原－抗体反应，减轻炎性渗出，改善血管通透性。常用剂量为泼尼松30mg/d，顿服或分次口服。对于重症患者，可使用氢化可的松100～200mg/d或地塞米松5～15mg/d，静脉滴注。症状缓解后，可转为口服给药。糖皮质激素的疗程通常不超过30天，但对于肾型紫癜患者，治疗期限可适当延长。

第四，对症治疗。对于腹痛较为严重的患者，可使用解痉药物，如口服或皮下注射阿托品或山莨菪碱。关节痛患者可酌情使用止痛药。对于呕吐严重者，可使用止吐药。若伴有呕血、血便等症状，可采用止血药物和抑制胃酸分泌的药物进行治疗。

第五，其他治疗。对于上述治疗效果不佳或近期内反复发作的患者，可考虑使用免疫抑制剂（如硫唑嘌呤、环孢素、环磷酰胺等），抗凝疗法（适用于肾型紫癜患者），以及中医中药治疗，后者主要采用凉血止血、清热解毒、活血化瘀等方法，特别适用于慢性反复发作或肾型紫癜患者。

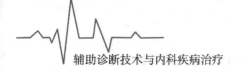

（五）急性白血病

急性白血病是一组以白血病细胞在骨髓和其他造血组织中迅速增生和积累为特征的恶性肿瘤。这些白血病细胞由于缺乏正常的成熟和分化，导致正常的血细胞生成受阻，影响正常的血液功能。急性白血病可分为急性淋巴细胞白血病（ALL）和急性髓细胞白血病（AML）两大类，根据患者的年龄、白血病细胞的类型、遗传学特征以及临床表现的不同，治疗方法和预后可能有很大差异。急性白血病的治疗包括化学治疗、支持治疗、造血干细胞移植和中医中药等综合治疗。

1. 急性白血病的化学治疗

急性白血病的化学治疗是一种旨在实现疾病完全缓解并延长患者生存期的治疗方式。一旦确诊急性白血病，应根据早期介入、充足剂量、联合用药和个体化治疗的原则，积极实施联合化疗。目标是迅速消除白血病细胞，诱导完全缓解，随后进入缓解后治疗阶段或进行造血干细胞移植，以根除残留的白血病细胞，预防复发，延长无病生存期，并力争实现治愈。

（1）化疗药物的分类。化疗药物通常分为以下两大类：

第一，细胞周期非特异性药物：包括环磷酰胺、柔红霉素、阿霉素、米托蒽醌等，这些药物对细胞周期内外的细胞均有杀伤作用，特点是起效快、杀伤力强，且杀伤效应与剂量成正比。

第二，细胞周期特异性药物：包括阿糖胞苷、甲氨蝶呤、羟基脲、6-巯基嘌呤、高三尖杉酯碱、长春新碱、足叶乙苷、肾上腺皮质激素等。这些药物主要杀伤细胞周期某一特定时相的细胞，具有高度选择性和特异性。由于仅对处于增殖期的细胞有效，因此作用发挥较慢，属于时间依赖性药物，疗效随给药时间延长而增强。临床上通常采用联合用药。

（2）急性淋巴细胞白血病（ALL）的化疗。

第一，诱导缓解治疗：目标是迅速实现完全缓解（CR）。常用的VP方案包括长春新碱1～2mg，每周第一天静脉注射，以及泼尼松40～60mg/d口服。

第二，缓解后治疗：目的是实现长期无病生存和痊愈。完全缓解后1～2周，应立即进行巩固强化治疗，可使用原诱导方案2～4个疗程，或更强的化疗方案，如加用阿糖胞苷、依托泊苷、甲氨蝶呤的方案，交替应用。巩固强化期应积极进行中枢神经系统白血病的预防性治疗，如甲氨蝶呤鞘内注射或20mg/m^{2}口服，每周1次。治疗通常维持3～5年。

（3）急性髓细胞白血病（AML）的化疗。

第一，诱导缓解治疗：包括 DA 方案（柔红霉素 45mg/m^2，第 1 ~ 3 天静脉注射，阿糖胞苷 100mg/m^2，第 1 ~ 7 天静脉滴注），HA 方案（高三尖杉酯碱 2 ~ 4mg/m^2，5 ~ 7 天静脉滴注，阿糖胞苷 100mg/m^2，连用 7 天），HOAP 方案（长春新碱 2mg，每周第 1 天静脉注射，高三尖杉酯碱和阿糖胞苷用法同 HA 方案，泼尼松口服连用 7 天）。为提高完全缓解率，可采用三药联合，如 HAD 方案（在 HA 基础上加柔红霉素 3 天）或 HAE 方案（在 HA 基础上加依托泊苷 7 天）。对 M_3 型白血病，可使用全反式维 A 酸 45 ~ 90mg/d 口服，缓解率可达 85%，缓解后应与标准化疗联合或交替巩固治疗。维 A 酸的不良反应为维 A 酸综合征，表现为发热、胸腔或心包积液、白细胞增高和心肺功能障碍，可使用大量肾上腺糖皮质激素预防。对维 A 酸无效或难治性 M_3 型患者，可试用亚砷酸（AS203）10mg/d 静脉滴注。化疗所致的骨髓抑制可通过使用造血细胞因子 G-CSF 或 GM-CSF 皮下注射来减轻，以减少感染和提高完全缓解率。多药耐药是白血病治疗失败的重要原因之一，某些药物如钙拮抗剂、环孢素、双嘧达莫和中药川芎嗪、参麦注射液等可能具有逆转耐药作用。

第二，缓解后治疗：缓解是 AML 长期缓解的第一步，应早期采用巩固强化治疗，以缩短治疗时间。方法包括使用原诱导方案巩固 4 ~ 6 个疗程，或以中等量阿糖胞苷为主的强化治疗，或新药组成的联合方案。过多的疗程并不能显著延长无病存活期，反而增加毒性反应，因此不主张长期维持治疗。

（4）特殊病例的化疗。

第一，难治、复发性白血病：难治性白血病包括经标准化疗方案 2 个疗程未获完全缓解的初治病例、第一次完全缓解后 6 个月内复发者、6 个月以上复发对标准化疗无效者、两次以上复发者。复发包括完全缓解后骨髓中原始细胞＞5% 但＜20%，经有效化疗一疗程仍未缓解者，骨髓中原始细胞＞20%，或髓外出现白血病细胞浸润者。治疗可用中剂量阿糖胞苷配合二线药物一种，如依托泊苷、米托蒽醌、阿克拉霉素等，5 ~ 7 天为一疗程。取得完全缓解后争取尽早进行骨髓移植。

第二，老年白血病：以急性髓细胞白血病为多见。由于老年人组织器官衰退，对化疗耐受性差，常规化疗方案的剂量应减少。HA 方案均为国产药物，剂量应采取个体化，不良反应较少，适合于老年人。

第三，白细胞过高白血病：病情危重，预后恶劣，可先服羟基脲 4 ~ 6g/d，连续 3 天，使白细胞迅速减少。服药第二天开始化疗，同时加强对尿酸性肾病的防治。有条件时立即用血细胞分离机清除过多的白细胞，之后再进行化疗。

2. 急性白血病的造血干细胞移植

急性白血病的造血干细胞移植是一种潜在的根治性治疗方法，它涉及将健康的造血干细胞（HSCs）移植到患者体内，以替换患者受损的骨髓并重建正常的造血功能。以下对急性白血病的造血干细胞移植方法进行分析：

（1）骨髓移植（Bone Marrow Transplantation，BMT）。骨髓移植可以分为自体骨髓移植（Autologous Bone Marrow Transplantation，ABMT）和异基因骨髓移植（Allogeneic Bone Marrow Transplantation，AlloBMT）。在 ABMT 中，患者自己的骨髓在高剂量化疗或放疗前被采集并储存，之后重新输回患者体内。这种方法相对安全、操作简便，但存在较高的复发风险。而在 AlloBMT 中，健康的骨髓来自兼容的供体，可以提供抗白血病效应，但可能伴随较高的移植物抗宿主病（Graft-Versus-Host Disease，GVHD）风险。

（2）外周血干细胞移植（Peripheral Blood Stem Cell Transplantation，PBSCT）。外周血干细胞移植是从患者或供体的外周血中采集富含干细胞的血液成分。成功的关键在于采集足够数量的干细胞，并进行严格的体外净化处理，以减少移植后的并发症。与 BMT 相比，PBSCT 具有更快的恢复时间和较低的感染风险。

（3）脐带血干细胞移植（Umbilical Cord Blood Transplantation，UCBT）。脐带血是新生儿脐带和胎盘中的血液，含有丰富的造血干细胞。CBT 的优点包括较低的排斥反应风险和较高的移植成功率，尤其适用于难以找到合适骨髓供体的患者。

（4）胎肝干细胞移植。胎肝干细胞移植是一种实验性治疗方法，涉及使用胎儿肝脏中的干细胞。尽管这种方法在某些研究中显示出较高的无病生存率，但它仍然存在伦理和安全性问题，且长期效果和潜在风险尚不完全清楚。

在进行造血干细胞移植时，必须综合考虑患者的年龄、疾病状态、供体的匹配程度、患者的整体健康状况以及潜在的并发症。移植前的详细评估和准备，以及移植后的密切监测和管理，对于确保移植成功和改善患者预后至关重要。随着移植技术的不断进步和改进，急性白血病患者的治疗选择和生存机会正在不断增加。

3. 急性白血病的支持治疗

急性白血病的支持治疗是多方面的，旨在缓解症状、预防和治疗并发症，以及提高患者的生活质量和治疗效果。以下对急性白血病支持治疗进行探讨：

（1）防治感染。感染是急性白血病患者的主要并发症，尤其在化疗和放疗后，由于粒细胞缺乏，感染风险显著增加。因此，患者应安置在适当的无菌环境中，如无菌层流病房或经过严格消毒的单人病房。使用粒细胞集落刺激因子（G-CSF）或单核细胞集落刺激因子（GM-CSF）可以缩短粒细胞减少期，对于急性淋巴细胞白血病（ALL）和急性髓细胞白血病（AML）患者均适用。此外，应加强无菌护理措施，特别是口腔、皮肤和肛门周围的清洁卫生。

当患者出现感染迹象时，应立即进行详细的临床检查和微生物学检测，包括细菌培养和药敏试验。应尽早开始经验性抗生素治疗，并根据培养结果调整抗生素方案。经验治疗通常包括联合使用广谱抗生素，首选抗革兰氏阴性杆菌药物，如 β-内酰胺类联合氨基糖苷类或氟喹诺酮类。对于病情危重的患者，可使用头孢菌素或强效广谱青霉素。如果三天后症状无明显改善，应考虑更换为万古霉素。对于真菌感染，可使用三唑类抗真菌药或两性霉素 B。病毒感染，如带状疱疹，可使用阿昔洛韦和 α-干扰素进行治疗。

（2）控制出血。血小板减少可能导致出血，包括皮肤瘀点、鼻出血和牙龈出血。在这些情况下，可输注浓集血小板悬液以提高血小板计数。对于由弥散性血管内凝血（DIC）引起的出血，应立即给予适当的抗凝治疗。局部出血，如鼻出血和牙龈出血，可通过填塞或使用吸收性明胶海绵进行局部止血。对于严重出血，应适当选用有效的止血药物。

（3）纠正贫血。急性白血病患者常伴有贫血，最有效的纠正方法是通过诱导白血病细胞缓解。对于贫血严重的患者，可输注浓集红细胞成分以提高血红蛋白水平。

（4）防治尿酸性肾病。化疗期间，由于大量白血病细胞的破坏，血清和尿中尿酸浓度可能增高，导致尿酸肾病，引起少尿或急性肾衰竭。为预防这一并发症，应鼓励患者多饮水、多食新鲜水果，以促进尿酸排泄。必要时，可进行静脉补液和碱化尿液治疗，以降低尿酸水平和减少肾脏损害。

总而言之，急性白血病的支持治疗需要综合管理，包括感染控制、出血管理、贫血纠正和尿酸性肾病的预防与治疗。这些措施对于提高患者的生存质量和治疗成功率至关重要。

第六节 呼吸系统疾病的具体治疗

呼吸系统疾病，作为一类影响人们日常生活质量的常见病，其治疗方法的选择至关重要。治疗的成功与否，不仅取决于疾病本身的特点，还与患者的个体差异、治疗的及时性及治疗手段的适宜性密切相关。以下是对常见呼吸系统疾病治疗方法的深入探讨。

一、哮喘的综合治疗

哮喘是一种常见的慢性炎症性疾病，其主要特点是气道炎症和气道高反应性，导致气道狭窄和阻塞，从而引发呼吸困难、喘息、咳嗽等症状。哮喘的治疗目标在于控制症状、减少发作频率和强度，以提高患者的生活质量。

药物治疗是哮喘管理的核心，包括长期控制药物和急性缓解药物。长期控制药物主要用于减轻气道炎症，预防哮喘发作，包括吸入性糖皮质激素（ICS）和长效 β_2 受体激动剂（LABA）。ICS 能有效减轻气道炎症，降低气道敏感性，减少气道狭窄程度，而 LABA 则通过激活 β_2 受体，扩张气道，维持气道的通畅。

急性缓解药物主要用于缓解哮喘发作时的症状，包括短效 β_2 受体激动剂（SABA）

和短效抗胆碱能药物。SABA 能迅速缓解症状，通过激活 β_2 受体，扩张气道，减轻气道狭窄，而短效抗胆碱能药物则通过抑制乙酰胆碱受体，减少气道分泌物，缓解气道阻塞。

在哮喘急性发作时，患者可能需要口服或静脉注射糖皮质激素，以迅速减轻炎症反应，缓解症状。然而，长期使用糖皮质激素可能会引起一系列不良反应，如骨质疏松、免疫力下降等。因此，在治疗过程中，医生会根据患者的病情和需要，调整药物剂量和种类，以实现最佳的治疗效果。

除了药物治疗，哮喘的综合治疗还包括非药物治疗，如吸入技术培训、健康教育、戒烟等。吸入技术培训能帮助患者正确使用吸入器，提高药物吸入效果，减少不良反应。健康教育则有助于患者了解哮喘的病因、发病机制和治疗方法，提高自我管理能力。戒烟有助于减少气道炎症和气道高反应性，改善哮喘症状。

总之，哮喘的综合治疗旨在通过药物治疗和非药物治疗相结合，有效控制症状，减少发作频率和强度，提高患者的生活质量。在治疗过程中，医生和患者需要密切合作，根据病情变化调整治疗方案，实现最佳的治疗效果。

二、慢性阻塞性肺疾病的多维度治疗

慢性阻塞性肺疾病（Chronic Obstructive Pulmonary Disease，COPD）是一种以气流受限为特征的进行性炎症性疾病，其治疗策略需要多维度、多学科的综合管理。药物治疗是 COPD 管理的核心，主要包括吸入性糖皮质激素（Inhaled Corticosteroids，ICS）和长效支气管扩张剂（Long-Acting Bronchodilators，LABs）。ICS 通过减少气道炎症和改善气道反应性，有助于减轻呼吸困难等症状；而 LABs 则通过扩张气道，增加气流量，改善肺功能。

除了药物治疗，肺康复成为 COPD 管理的重要组成部分。肺康复是一种结合了运动训练、呼吸训练、营养支持和心理支持的综合性康复方案。通过有氧运动和力量训练，可以提高患者的心肺功能和肌肉力量，提高生活质量。同时，营养指导有助于患者维持适宜的体重，减少呼吸困难。

对于 COPD 患者中存在低氧血症的患者，长期氧疗（Long-Term Oxygen Therapy，LTOT）是重要的治疗手段。LTOT 能够提高患者的动脉血氧分压和动脉血氧饱和度，减少组织的缺氧，从而提高生活质量，延长生存时间。

除了上述治疗措施，COPD 的管理还包括疾病监测和急性加重的预防。定期的肺功能测试和监测有助于评估疾病的进展和治疗效果。此外，戒烟是 COPD 治疗的关键，因为吸烟是 COPD 的主要诱因，所以戒烟能够减缓疾病进展、改善症状。

在治疗 COPD 的过程中，医生、护士、呼吸治疗师、营养师和心理医生等多学科团队成员需要密切合作，为患者提供个性化的治疗计划。患者教育也是治疗的重要组成部分，通过提高患者对疾病的认识，增强自我管理能力，有助于提高治疗依从性和生活质量。

三、肺炎的精准治疗

肺炎是一种常见的感染性疾病，其治疗策略的制定需要基于对病原体的精准识别和药敏测试的结果。及时准确的抗菌药物治疗是肺炎治疗的关键，因为不恰当的抗生素使用可能导致治疗失败、病情恶化或抗生素耐药性的产生。

治疗肺炎的第一步是确定病原体的类型，这可以通过临床症状、体征、影像学检查和实验室检测来初步判断，并通过细菌培养、病毒检测或真菌检测等实验室手段来确认。根据病原体的不同，选择有针对性的抗生素或抗真菌药物。对于细菌性肺炎，抗生素的选择应基于当地的细菌耐药谱和患者的具体情况；对于病毒性肺炎，抗病毒药物如奥司他韦或抗流感病毒药物可能被使用；而对于真菌性肺炎，抗真菌药物如氟康唑或伏立康唑等应根据真菌种类和患者的耐受性来选择。

除了抗菌药物治疗，肺炎的支持治疗同样重要。患者需要充分休息，以促进身体的恢复。补充液体和营养支持可以纠正脱水和营养不良，增强机体的抵抗力。在严重病例中，可能需要提供氧疗，以纠正低氧血症和高碳酸血症，维持组织的氧合和功能。

精准治疗还意味着对患者进行全面的评估，包括评估感染的程度、患者的整体健康状况和可能的并发症。这有助于医生制订最佳的治疗方案，并监测治疗过程中的效果和不良反应。

四、支气管炎的对症治疗

支气管炎是一种常见的呼吸道疾病，其治疗策略主要侧重于缓解患者的症状和消除感染。治疗方案的选择取决于支气管炎的病因，即细菌感染、病毒感染或真菌感染等。

对于细菌性支气管炎，医生通常会开具抗生素来抑制细菌的生长和繁殖。抗生素的选择应根据当地流行病学和病原体的耐药性进行，以确保治疗的有效性。

对于病毒性支气管炎，由于抗生素对病毒无效，治疗主要是对症处理。止咳药物可以减轻咳嗽症状，帮助患者获得更好的休息。支气管扩张剂则可以放松支气管平滑肌，缓解气道痉挛，改善呼吸困难。

此外，物理治疗，如胸部理疗，也是一种有效的辅助治疗方法。胸部理疗可以帮助患者更好地排出痰液，减轻呼吸困难。在治疗期间，患者应保持充足的休息，增加液体摄入，以促进身体恢复。

五、肺癌的个体化治疗

肺癌的治疗是一个复杂的过程，需要根据肿瘤的类型（如腺癌、鳞癌等）、分期（早期、局部晚期或转移性）以及患者的整体健康状况（包括年龄、健康状况、合并症等）来制订治疗计划。以下是一些常见的肺癌治疗方法：

第一，手术治疗：对于早期肺癌，手术切除是首选的治疗方法。手术可以完全移除肿瘤，并辅以病理检查以确定肿瘤的类型和分期。手术后，患者可能需要接受辅助化疗或放疗来消灭潜在的微小残留病灶。

第二，放射治疗：放疗使用高能射线或其他形式的辐射来杀死癌细胞。它可以作为手术的辅助治疗，也可以用于不能手术的患者，如局部晚期肺癌。放疗还可以用来缓解症状，如呼吸困难。

第三，化学治疗：化疗使用药物来破坏癌细胞的生长和分裂。它通常用于晚期肺癌，也可以与放疗结合使用。化疗可以缓解症状、延长生存期，有时甚至能够提高治愈率。

第四，靶向治疗：一种相对较新的治疗方法，它针对癌细胞的特定分子和信号通路，如 EGFR 突变或 ALK 重排。靶向药物可以阻断癌细胞的生长和扩散，对特定的患者群体治疗效果显著。

第五，免疫治疗：一种激活或增强患者自身免疫系统来攻击癌细胞的治疗方法。它适用于某些类型的肺癌，特别是那些对传统治疗方法无效的患者。免疫治疗包括免疫检查点抑制剂和 CAR–T 细胞治疗等。

第六，综合治疗：对于某些患者，可能需要联合使用多种治疗方法，如手术、化疗、放疗和靶向治疗等，以达到最佳的治疗效果。

肺癌的个体化治疗意味着医生会根据患者的具体情况来选择最合适的治疗方案。这不仅提高了治疗的效果，而且最大限度地减少了治疗的不良反应和提高了患者的生活质量。

六、呼吸道感染的综合治疗

呼吸道感染是由病毒、细菌或其他微生物引起的呼吸道疾病，包括感冒、肺炎、支气管炎等。治疗呼吸道感染时，通常会采取综合治疗策略，以缓解症状和消除感染。

第一，对症治疗：呼吸道感染治疗的重要组成部分，旨在缓解患者的症状，提高舒适度。

第二，抗菌药物治疗：抗菌药物主要用于治疗由细菌引起的呼吸道感染，如细菌性肺炎或支气管炎。医生会根据细菌的耐药性和患者的具体情况选择合适的抗生素。

第三，抗病毒药物治疗：对于病毒性呼吸道感染，如流感或普通感冒，抗病毒药物可能被使用。这些药物如奥司他韦或扎那米韦可以抑制病毒的复制，缩短病程。

第四，支持治疗：保持充足的水分摄入，适当休息，以及营养丰富的饮食，这些都是支持治疗的重要部分。支持治疗有助于患者的身体抵抗感染，加速康复。

第五，监测和评估：在治疗过程中，医生会密切监测患者的症状变化和治疗效果，以便及时调整治疗方案。这可能包括复查、实验室检测或影像学检查。

第十一章

临床神经内科疾病的诊疗

临床神经内科是医学的一个重要分支，它专注于诊断和治疗影响神经系统的各种疾病，神经内科医生不仅需要对疾病有深入的了解，还需要掌握各种诊疗技术，如脑电图、磁共振成像等，以确保患者得到最准确的诊断和最有效的治疗。此外，随着医学研究的不断深入，新的治疗方法和药物也在不断出现，为神经内科疾病的治疗带来了新的希望。

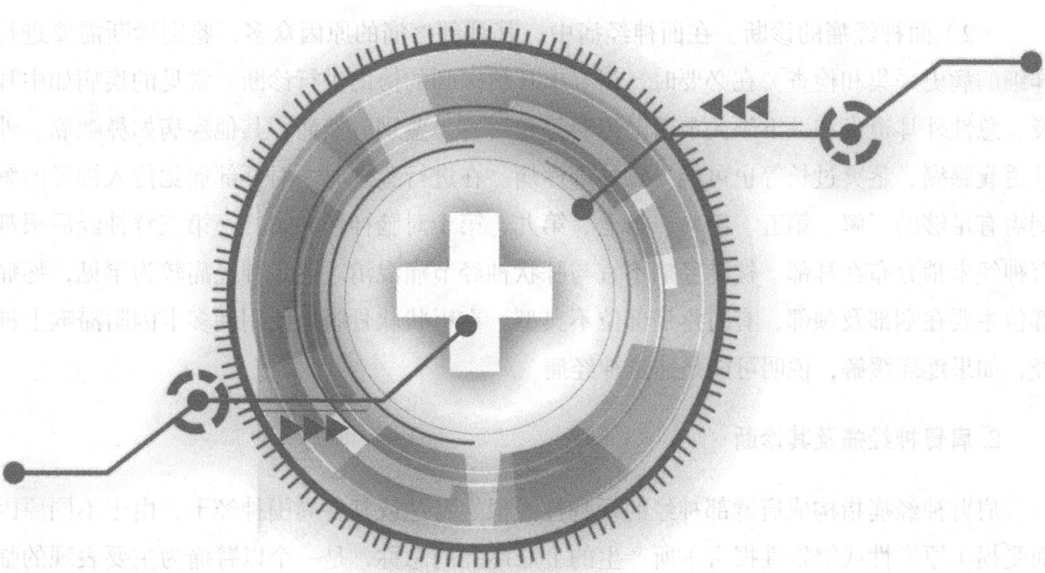

第一节　神经痛与头痛的诊疗

一、神经痛的诊疗

（一）神经痛的诊断

1. 面神经痛及其诊断

临床所见的面神经痛表现为两组异质性症状：其一，为短暂的、发作性的剧痛，疼痛多局限于受累神经的分布区内，又称为典型面神经痛；其二，表现为疼痛部位较为广泛，并非局限于受累神经的分布区，且疼痛持续时间长，呈灼烧样痛或不适感，并常伴有自主神经症状，如膝状神经节痛、鼻睫神经痛、疱疹后神经痛、颈交感神经节损害所致面痛及血管神经节面痛等，其产生原因主要为自主神经受损，又称为非典型面神经痛，现将膝状神经节痛介绍如下：

（1）面神经痛的临床表现。膝状神经节痛是一种发作性撕裂样疼痛。疼痛位于耳的深部，向耳郭放射。偶尔疼痛呈慢性且逐渐起病，持续性钝痛，其中伴短暂锐痛。膝状神经节痛可伴随同侧眶部、鼻腔及面部弥散性疼痛。触摸外耳道前壁或鼓膜可以激发疼痛。如伴随带状疱疹感染，可以在外耳道、耳郭及口腔发现疱疹。疱疹在 4 日内消退。另外还可合并面瘫、听力下降、耳鸣或者眩晕。

（2）面神经痛的诊断。在面神经痛中，其耳部疼痛的原因众多，鉴别诊断需要进行详细的病史采集和检查。在必要时，请寻求耳科医师的协助进行诊断。常见的疾病如中耳炎、急性外耳道炎和颞下颌关节活动障碍等相对容易鉴别。然而，其他疾病如鼻咽癌、外耳道囊腺癌、茎突过长等也可能导致耳部疼痛。在进行鉴别时，对耳部痛觉传入神经的解剖需有足够的了解。第五、第六、第七、第九、第十对脑神经和第二、第三脊神经后根都有神经末梢分布在耳部。枕神经痛不宜与膝状神经节痛混淆。迷走神经痛较为罕见，疼痛部位主要在咽部及颈部，有时疼痛部位不典型。在甲状软骨膜处使用利多卡因阻滞喉上神经，如果疼痛缓解，说明可能是迷走神经痛。

2. 肩臂神经痛及其诊断

肩臂神经痛指构成肩臂部神经的颈胸神经根、臂丛或其各周围神经干，由于不同原因而受损（原发性或继发性损害）所产生的上肢疼痛的总称，是一个以臂痛为主要表现的临床综合征。本综合征比较常见，在各脊神经痛当中，其发生率仅次于坐骨神经痛，居第二位。

（1）肩臂神经痛的病因。

第一，根性肩臂神经痛：指组成臂丛的 C_5 ~ T_1 神经根由于原发性或继发性损害所产生的疼痛综合征。其中绝大多数系由这些神经根的继发性病变而致，并且常为 C_5 ~ T_8，尤其是 C_6、C_7，神经根受累，而 T_1 神经根损害则少见。常见病因包括：①颈椎病变。颈椎病变最常见于颈椎病，如颈椎间盘突出、颈椎骨关节韧带退行性变、钩椎关节骨刺形成，是引起根性肩臂神经痛的最常见原因。其他如各种感染性脊椎炎、颈椎损伤、颈椎肿瘤及颈椎畸形等，亦可导致神经根的继发性损害。②颈脊髓脊膜病变。颈脊髓脊膜病变如颈髓肿瘤、脊髓空洞症、脊髓蛛网膜炎、硬脊膜周围炎等，在病程发展阶段可产生根性肩臂神经痛。③颈胸神经根炎症。颈胸神经根炎症如感染性多发性神经根神经炎、血清性多发性神经根神经炎、中毒或变态反应性炎症，可累及胸神经根而致痛。

第二，丛性肩臂神经痛。由多种原因导致的臂神经丛损伤可能引起疼痛综合征。在临床上，这种病症很容易与颈胸神经根病混淆。然而，尽管这两种症状看似相似，它们的发病原因却存在显著差异。例如，颈胸神经根病通常由颈椎和椎管内的病变引起，而臂神经丛病则主要由锁骨上、下区域的病变导致。因此，为了更准确地进行病因诊断和治疗，有必要区分这两种疼痛综合征。

引起丛性肩臂神经痛的常见病因有：①臂丛损伤。臂丛损伤为较为常见的病因，如刺伤、肋骨颈部骨折、肩关节脱位、锁骨骨折以及新生儿产伤、剧烈牵拉手臂、头固定时臂部过度运动或臂固定时头部过度运动等，均可引起臂丛损伤。②胸廓出口异常。胸廓出口异常如颈肋、第 1 肋骨畸形、前斜角肌异常、锁骨下动脉病变等，可致臂丛受压而致痛。③肿瘤与淋巴结病变。肿瘤与淋巴结病变如肺上沟肿瘤可侵犯臂丛，颈根部及锁骨上、下窝的淋巴结肿大可刺激或压迫臂丛。④肩关节炎与肩关节周围炎。偶尔可侵犯部分的臂丛而产生肩臂神经痛。⑤感染、中毒与变态反应性臂丛神经炎症，单独侵犯臂丛的原发性臂神经丛炎极为少见，多因臂丛周围组织的炎症扩散受累。

第三，干性肩臂神经痛。干性肩臂神经痛是一种疼痛综合征，需要注意的是，虽然上肢的桡神经、正中神经和尺神经较易受到损伤，但它们引起神经痛的情况并不常见。通常情况下，这些神经受损主要表现为运动功能障碍，而显著的神经痛症状则主要出现在正中神经受损时。干性肩臂神经痛常见病因包括：①周围神经损伤。周围神经损伤如刺伤及神经干附近的骨折或脱位等。正中神经损伤可发生于肱骨髁上骨折、前臂骨折、腕关节骨折或脱位。②局部受压。局部受压如正中神经在腕横韧带下的腕管内受压，即可产生腕管综合征。③周围神经肿瘤。围神经肿瘤如神经鞘瘤、神经纤维瘤等。④周围神经炎症。感染、中毒或变态反应性单神经炎。

（2）肩臂神经痛的临床表现。

第一，根性肩臂神经痛。根性肩臂神经痛通常表现为单侧的单个或少数神经根受损的症状，这种病症经常在颈部扭伤、剧烈劳动或受到寒冷影响后，以急性或亚急性的形式发作。其病程较长，可能会反复发作。疼痛是最主要的症状，最初可能表现为间歇性的短期发作，但随后可能逐渐加重，转变为持续性疼痛。患者通常在颈根部某一侧感到疼痛，严重时，疼痛可向肩部、臂部以及手指放射。疼痛的性质可能是钝痛、刺痛或灼痛，尤其在夜间更为明显。头颈部活动、咳嗽或用力时，疼痛可能加剧，常伴有颈部僵硬及局部的麻木、寒冷等感觉异常。下颈椎的棘突、横突、锁骨上窝可能有压痛点，且疼痛可能沿着臂部放射至手指。臂丛神经牵拉试验常呈阳性，压头试验、屈颈试验及增加腹压试验等也可能呈阳性。感觉、运动及反射障碍通常不明显，但少数患者可能出现根性分布的痛觉过敏或减退区，肩臂部肌肉松弛、萎缩及相应的腱反射减弱等症状。此外，部分患者可能出现 Horner 综合征（Horner 综合征是以患侧眼球内陷、瞳孔缩小、上睑下垂、血管扩张及面颈部无汗为特征的一组交感神经麻痹综合征），椎动脉供血不足及脊髓受压的症状。

第二，丛性肩臂神经痛。疼痛是患者的主要症状，发病初期疼痛多呈间歇性，继而可能转为持续性并阵发性加重。疼痛部位开始主要位于锁骨上下窝的臂丛解剖区域，不久即可扩展至肩后部，并向上臂、前臂及手部放射。性质可呈钝痛、刺痛或灼痛，并可伴有较弥散的酸、沉、麻、冷等异常感觉。上肢外展、上举等牵拉臂丛的动作往往可诱发或加剧疼痛。锁骨上下窝、肩胛冈上方、上肢各周围神经干等处常有明显压痛。臂丛神经牵拉试验常呈阳性。神经功能障碍程度不一，多数较轻，严重者可出现臂丛麻痹。上臂丛麻痹表现为臂丛上干损害症状，如上肢外侧痛，感觉过敏、减退或缺失，三角肌、肱二头肌、肱桡肌、胸大肌、胸小肌等麻痹甚至萎缩，肩臂下垂，上臂外展、外旋及前臂屈曲旋后等运动障碍。下臂丛麻痹表现为臂丛下干受累症状，如前臂内侧及手部尺侧疼痛及感觉障碍，手部无力及手内肌萎缩，可见“爪形手”，常伴有上肢供血不足症状，如手部皮肤发凉、苍白或发绀，桡动脉搏动减弱等。

第三，干性肩臂神经痛。干性肩臂神经痛是一种常见的神经病变，它涉及的大多数周围神经都是混合性神经，这意味着它们包含感觉、运动和自主神经三种纤维。当这些神经受损时，可能会导致相应部位的周围性运动麻痹、感觉障碍以及自主神经功能紊乱等一系列症状。在上肢的众多神经中，正中神经包含的自主神经纤维尤为丰富。因此，当正中神经受损时，患者往往会经历剧烈的疼痛，并伴有显著的神经血管和营养障碍。正中神经损害的临床表现因其病因和损害程度的不同而有所差异。例如，当正中神经部分损伤时，患者常会出现剧烈的上肢灼性神经痛。如果神经在腕管内受到压迫，则主要症状包括第 2、第 3、第 4 手指的麻木、刺痛等异常感觉，以及鱼际肌群的萎缩。而在正中神经完全麻痹的情况下，典型症状包括前臂无法旋前、手部屈腕和握举运动无力、拇指和食指既不能屈曲也无法过伸、拇指无法对掌或外展、鱼际肌群萎缩，导致拇指呈内收及伸展状态，形似“猿手”。这种情况下，患者还常伴有桡侧手掌及三个半手指的感觉障碍。

（3）肩臂神经痛的诊断。肩臂神经痛的诊断步骤包括三步，即是否是肩臂神经痛（定向），是根性、丛性还是干性肩臂神经痛（定位），是由哪些原因引起的（定性）。诊断需根据病史、临床表现及辅助检查结果做出。

第一，病史：需要详细询问疼痛的部位、范围、程度、性质、持续时间、诱发及缓解因素、伴随症状等。

第二，体格检查：需注意观察患者是否有 Horner 征，颈部肌肉有无紧张或萎缩，双臂及双手肌肉有无萎缩或其他营养障碍，辅以臂丛神经牵拉试验、压颈试验等。椎动脉点、枕神经、颈椎间盘等处压痛点检查阳性较具诊断意义。感觉、运动、反射及自主神经检查对于病因鉴别较具价值。

第三，辅助检查：颈椎 X 线摄片、脊髓造影等对于病因诊断具有价值。

（二）神经痛的治疗

1. 神经痛的药物治疗

（1）药物治疗的原则：①低剂量开始，每 3 ~ 7 天增量 1 次，直至疼痛缓解 50% 以上或出现不可耐受的不良反应；②尽可能以单一药物治疗，如疗效不佳或不良反应太大，则可联合另一种药物（如抗抑郁药联合阿片类药物）；③如疼痛缓解 50% 以上且不良反应可耐受，则推荐长期治疗。对于长期治疗，每 6 个月尝试逐步减药 1 次，并评价其疼痛状态和是否需继续用药。约 1/3 患者无须继续用药，1/3 须低剂量用药，另 1/3 需按原剂量维持用药。

（2）药物的种类。近年来，基于临床随机试验（RCT）的结果，可以根据药物的疗效和安全性，将神经痛药物分为一线、二线和三线推荐。以下是各种类神经痛药物的详细介绍：

一线推荐药物：包括某些种类的抗抑郁药，如三环类抗抑郁药（TCAs）、5- 羟色胺（5-HT）及去甲肾上腺素双重再摄取抑制剂。此外，钙通道 α_2- δ 配体（如加巴喷丁、普瑞巴林）及利多卡因贴剂也属于一线推荐药物。这些药物在治疗神经痛时具有较好的疗效和较低的不良反应风险。

二线推荐药物：在某些特殊情况下，可以考虑使用阿片类药物，这些药物在治疗神经痛时可能具有较强的疗效，但同时也伴随着较高的不良反应风险。因此，在使用这些药物时需要谨慎评估患者的病情和经济状况。

三线推荐药物：包括某些抗癫痫药及抗抑郁药、美西律、N- 甲基天门冬氨酸受体拮抗剂及辣椒碱贴剂，这些药物在治疗神经痛时的疗效可能较弱，但在特定情况下仍具有一定的应用价值。在使用这些药物时，需要充分权衡其可能的效果、不良反应及患者的病情、经济状况等因素，从而制订个体化的治疗方案。

总而言之，在选择神经痛药物时，需要根据患者的具体情况，综合考虑药物的疗效、安全性及经济因素，制订合适的治疗方案。同时，密切关注患者的症状变化和药物反应，及时调整治疗方案，以达到最佳的治疗效果。

2. 神经痛的物理疗法

“物理疗法简称理疗，通常是指应用自然界和人工的各种物理因素作用于机体，以达到治疗和预防疾病的方法”[①]。常用的自然理疗法有日光疗法、海水浴疗法、矿泉疗法等。常用的人工理疗法有电疗法、磁疗法、水疗法、超声疗法以及光疗法等。

（1）神经痛物理疗法的作用机制。理疗是利用各种物理能量，包括光能、电能、热能及机械能等作用于机体，首先最容易接受刺激的是兴奋阈值最低的组织，同时也可作用于某些致痛物质。所以，理疗的作用机制至少包括两个方面：一是针对机体组织器官和（或）致病因子的直接作用；二是神经体液的反射作用，即当外界刺激（理疗）作用于机体时，可引起各种感受器兴奋，这些兴奋又立即传入神经系统。首先兴奋沿着传入神经纤维传到相应的脊髓节段，再由脊髓向上传到脑干和大脑皮质下中枢，最后到达大脑半球的皮质。在这里进行综合分析，再发出冲动，沿着传出神经至面部、躯干、四肢、内脏和各种腺体等组织，产生各种反应。同时，在理疗的直接作用下，也引起血液、淋巴和激素等的改变。如温热疗法可引起血管扩张和增加局部血液循环，从而可以使致痛的化学介质迅速排出，起到减轻和（或）消除疼痛的作用。

（2）神经痛物理疗法的选择。物理治疗已经成为现代医疗手段中的重要方法之一。市场上提供了各式各样的物理治疗仪器，但需要注意的是，尽管物理治疗有许多可取之处，它并非适用于所有情况。不同的物理治疗方法既有其共性，也有其独特性。虽然多种疗法可能用于治疗同一种疾病，某些疗法却拥有无法被其他方法替代的独特效能。因此，在选择物理治疗方法时，患者和医生应充分了解所选物理疗法中的物理因素及其作用机制。只有这样，才能充分发挥出该物理因素的特殊性和普遍性。目前，常用于缓解神经痛的物理治疗方法包括电疗法、光疗法、超声波疗法、针灸、拔罐、运动疗法以及温热疗法等。

（3）神经痛物理疗法的注意事项。在进行理疗时，操作人员要具备触电后的急救知识，应该备有橡皮手套、绝缘钳等用品。另外，某些物理因素可以加重病情，应注意适应证和禁忌证。对高热、恶性肿瘤和有出血倾向的疾病，一般不宜使用；对处于妊娠、月经期以及空腹、过度疲劳时和饭后 30min 内，一般也不宜使用。此外，理疗一般有疗程，一个疗程结束后需要一定的休息时间，以利于物理因素作用的充分发挥。

---

① 王璇，胡兰，陈峰．神经内科诊断与治疗学 [M]. 西安：西安交通大学出版社，2018：73.

（4）神经痛物理疗法的常用方法。

第一，红外线疗法。红外线疗法就是用红外线照射局部痛处，将红外线释放出来的热能在短时间内传到痛处，从而使照射处温度提高、血管扩张、血液循环加快，同时缓和交感神经的兴奋性，使疼痛得到缓解。一般每日照射 1 次，每次 10 ～ 20min。

第二，短波疗法。短波疗法是通过超短波治疗机和电波治疗机输送高频电流通过人体组织时，所产生的热量及特殊的生物学作用治疗神经痛的。一般每日 1 次，每次 15 ～ 20min，一般 15 ～ 20 次为 1 个疗程。

第三，电疗法。先将正、负两个电极放在患处周围，然后接通电流。电压从 20V 起逐渐升高，直到患者可忍耐的最高限度。这种疗法以电流刺激机体组织，产生兴奋而起到镇痛效果。

第四，X 线疗法。在神经痛的物理治疗中，X 线疗法扮演着重要的角色。当以大剂量进行 X 线照射时，可能会导致一系列不良反应，如白细胞数量减少、骨髓功能抑制以及机体免疫力的降低。然而，采用小剂量的 X 线照射则产生相反的效果，它能促进白细胞的增多，进而提高机体对外界侵袭的防御能力。此外，小剂量 X 线的治疗还有助于局部血管的扩张，改善局部血液流通，从而有效缓解疼痛并提升组织的活力。

3. 神经痛的封闭疗法

神经痛在常用药物治疗等方法治疗后，仍疼痛难忍时，常采取封闭方法进行治疗。一般将封闭治疗分成三大类，即压痛点封闭、神经阻滞封闭、蛛网膜下腔和硬膜外阻滞封闭。

（1）压痛点封闭。压痛点封闭疗法是针对颈部、肩部、背部、腰部及腿部疼痛患者的一种常见治疗手段。这些患者往往在受影响区域体验到压痛现象，其原因主要是局部病变组织对感觉神经末梢的刺激。对于长期受疼痛困扰的患者，常规药物治疗效果可能不尽如人意，因此经常需辅以压痛点封闭疗法。在此治疗中，常用的药物包括普鲁卡因、利多卡因等。

接受激素封闭治疗后，多数患者会在 24h 内明显感受到病情改善。然而，不同个体的治疗反应和疼痛减轻的时间长度可能会有所差异。值得注意的是，有些患者在经历封闭治疗后，可能会感到治疗区域的疼痛暂时加剧。这种现象通常仅持续数小时，极少数情况下可能延续数天，并且可能在任意一次封闭治疗中发生。不过，在一个特定的治疗区域，这样的加剧通常仅出现一次。在治疗期间，建议患者充分休息，并在必要时采取局部冷敷等缓解措施。

（2）神经阻滞封闭。神经阻滞封闭也是治疗神经痛的一种常用封闭法。其疗效显著，但由于药物的作用时间有限，止痛效果常不能持久。有些患者需要经过 2 ～ 3 个疗程才能达到满意的治疗效果。目前临床常用的神经阻滞封闭有三叉神经阻滞、肋间神经阻滞、椎旁神经节阻滞以及坐骨神经和闭孔神经阻滞等。

（3）蛛网膜下腔和硬膜外阻滞封闭。对于恶性肿瘤引起的神经痛或非恶性肿瘤但伴有持续性节段性疼痛的患者，可采用该法：进行阻滞封闭治疗。于蛛网膜下腔或硬膜外腔注入神经破坏性化学物质，致使神经脱髓鞘，从而使神经在后根神经节等部位发生退行性改变，经过相当长时间再逐渐自行恢复，以希望镇痛时间能够延续到 3 ~ 6 个月。但这种方法必须严格控制适应证，对于操作者的要求也比较高。否则，可造成严重的不良反应。

4. 神经痛的手术治疗

对于患有顽固性疼痛或对其他治疗方法无反应的患者，疼痛可能成为他们主要或唯一急需解决的问题。为了阻断异常痛觉冲动的产生、传导或感知，手术治疗成为一种选择。目前，常用的手术方法包括感觉神经根切断术、经皮脊髓束切断术和丘脑破坏术等。理想的止痛手术有以下特点：①止痛效果显著且不易复发；②手术创伤小，适合年老体弱的患者承受；③对正常组织和功能（尤其是功能）的破坏最小；④术后不产生异常感觉或中枢性疼痛。然而，至今很少有止痛手术能够完全满足上述所有特点。因此，在其他治疗手段均未能取得满意效果的情况下，才应考虑对神经痛患者实施手术治疗。

5. 神经痛的心理疗法

心理和精神状态对患者至关重要，因此心理治疗在神经痛治疗中占据了重要的位置。心理治疗旨在减少交感神经的过度兴奋，促进身体活动，改善体姿和人体力学，恢复正常睡眠，稳定情绪，并预防医源性伤害。治疗方法包括患者教育、放松技巧、催眠疗法、压力管理以及家庭和职业生活中的应对策略咨询等。

二、头痛的诊疗

头痛是一种常见的症状，其特征是位于眉毛、耳郭上方以及发际线以上的头部区域出现疼痛，这种疼痛通常是由颅内或颅外的痛觉敏感结构的激活所引起的。

（一）偏头痛及其诊疗

偏头痛是一种反复发作的血管性头痛，呈一侧或两侧搏动性头痛为主要特点，常伴恶心和呕吐。少数典型者发作前有视觉感觉和运动等先兆，可有家族史。

1. 偏头痛的临床表现

偏头痛的临床表现有很多，下面以有先兆的偏头痛、无先兆的偏头痛、特殊类型的偏头痛、儿童期周期性综合征为例进行阐述。

（1）有先兆的偏头痛。有先兆的偏头痛，也被称作典型偏头痛，通常占所有偏头痛病例的 15% ~ 18%。这种偏头痛在青年女性中较为常见，约有 20% 的病例发生在 10 岁之前，而 90% 以上的病例是在 40 岁之前出现的。有先兆偏头痛的主要特征是头痛发作前会有以视觉症状为主的先兆现象，这些视觉症状可能包括闪光、暗点、视物模糊、异彩或更复杂的视幻觉。这些症状通常从中央视野开始，逐渐向周围扩散，偶尔会导致单眼完全失明。先兆现象持续大约 10 ~ 40min，而后迅速消失。在下一次发作时，症状可能出现在同一侧或对侧。

除了视觉症状外，先兆还可能表现为咽喉、舌头、唇部或肢体的感觉异常，偶尔会出现偏瘫和失语，这些非视觉症状可以与视觉先兆同时发生，也可以单独出现。在先兆之后，头痛随之而来，通常起始于眼眶深部或额颞部，逐渐加剧，最终波及一侧头部，少数情况下会影响到双侧。头痛的典型表现是搏动性痛感，但也可能有钻痛、胀痛等其他表现形式。头痛剧烈，常常会影响患者的日常活动，如上下楼梯或其他类似活动都可能使头痛加剧。大多数患者在偏头痛发作时会伴有恶心、呕吐、流泪、畏光和对声音恐惧等症状。多数患者的头痛持续时间为 4 ~ 72h，睡眠可以帮助缓解症状。

偏头痛的发作频率因人而异，超过 50% 的患者每周发作少于一次。值得注意的是，妊娠后期的 6 ~ 9 个月以及绝经后，头痛可能会自发性缓解。

（2）无先兆的偏头痛。无先兆的偏头痛，亦称为普通型偏头痛，是一种常见的头痛形式。与典型偏头痛相比，它更为常见，且多数情况下并不伴随任何前驱症状或警告信号，即所谓的“无先兆”。尽管没有这些预兆，无先兆的偏头痛在头痛的性质和部位上却与典型偏头痛相似，患者通常感受到的是一侧的搏动性痛感，有时伴随着对光线、声音或气味的敏感度增加。需要注意的是，无先兆的偏头痛发作时，头痛的持续时间往往较典型偏头痛略长，可能持续数小时甚至更久，这给患者的日常生活带来了显著影响。

（3）特殊类型的偏头痛。除了头痛，少数偏头痛患者可能会经历局限性神经系统损伤，常见的特殊类型包括：①眼肌麻痹型偏头痛，通常在典型或普通型偏头痛发作后出现，表现为头痛侧的眼肌麻痹，主要影响动眼神经或展神经，症状可持续数日至数周，并有可能在多次发作后变得长期不愈；②偏瘫型偏头痛，患者初始可能出现偏瘫或身体一侧感觉障碍，少数情况下伴有失语，之后会发生对侧或同侧的头痛；③基底动脉型偏头痛，其先兆可能包括视觉症状如闪光、暗点、视物模糊或全盲，以及眩晕、言语障碍、双侧耳鸣和共济失调，部分患者还可能出现意识模糊和跌倒，这些先兆之后会出现头痛，通常集中在枕部，并伴有恶心和呕吐；④等位发作，在有偏头痛病史的患者中，可能会出现头痛不明显或完全没有头痛的情况，而先兆症状特别显著，这种情况被称为偏头痛的等位发作，主要出现在老年人中。儿童患者可能表现为反复发作的腹痛、恶心、呕吐和腹泻，每次发作通常持续数小时。

（4）儿童期周期性综合征。儿童期周期性综合征通常是偏头痛的先兆。可分为三类：①周期性呕吐，反复阵发性的呕吐及严重恶心发作，于个别患者常有固定模式的发作，发作时常脸色苍白及嗜睡，于两次发作间症状完全消失；②腹痛型偏头痛，发作性腹痛，持续 1 ~ 72h，发作间隙期正常，发作时可伴有恶心、呕吐和面色苍白；③良性儿童期发作性眩晕，可能为异质性疾患，特征是在健康儿童反复发作无预警的短暂、阵发性眩晕，并会自行缓解。

2. 偏头痛的诊断

反复发作的单侧或双侧头痛，具有搏动性，伴有恶心、呕吐、怕光、怕声，痛时日常活动受限，要考虑偏头痛的存在，如有家族史更支持诊断。2004 年国际头痛学会编制了各种头痛的诊断标准。

（1）无先兆偏头痛的诊断标准。

第一，符合下述标准中的 2 ~ 4 项，且发作 5 次以上。

第二，头痛发作（未经治疗或治疗无效），每次发作持续 4 ~ 72h。

第三，具有以下特征至少 2 项：①单侧性。②搏动性。③程度中度到重度。④日常活动（如行走、爬楼梯等）后头痛加重或不敢活动。

第四，发作期间有下列之一：①恶心和呕吐；②畏光和畏声。

第五，排除其他疾病引起，以下至少一项：①病史和体格检查提示，无器质性和其他系统代谢性疾病证据。②或经相关检查已排除。③或虽有某种器质性疾病，但偏头痛初次发作与该病无密切关系。

（2）有先兆偏头痛的诊断标准。

第一，诊断标准应满足以下第二至四项中的至少两项，且发作次数不少于两次。

第二，先兆症状至少包括下列一项，但不伴随运动功能障碍：①视觉症状完全可逆，包括阳性症状（例如闪光、暗点或视觉扭曲）和 / 或阴性症状（例如视野缺损）；②感觉症状完全可逆，包括阳性症状（如刺痛感）和 / 或阴性症状（如感觉丧失）；③言语障碍完全可逆。

第三，包括下列至少两项：①同侧的视觉症状和 / 或单侧感觉症状；②至少一种先兆持续 ≥ 5min 和 / 或不同的先兆连续出现，间隔 ≥ 5min；③每种先兆症状持续 ≥ 5min，≤ 60min。

第四，先兆症状后 60min 内出现符合无先兆偏头痛标准中的 2 ~ 4 项的头痛症状（头痛也可与先兆症状同时发生）。

第五，排除其他疾病引起，以下至少一项：①病史和体格检查不提示有器质性疾病的证据；②病史和体格检查提示有某种器质性疾病的可能性，但经相关的实验室检查已排除；③虽然有某种器质性疾病，但偏头痛的初次发作与该病无密切联系。

（3）基底动脉型偏头痛的诊断标准。

第一，至少 2 次发作符合下述标准中的② ~ ④项。

第二，有完全可逆性的下列先兆症状至少2个（非运动障碍）：①构音困难；②眩晕；③耳鸣；④听力下降；⑤复视；⑥两眼颞侧和鼻侧的视觉症状；⑦共济失调；⑧意识水平降低；⑨双侧感觉异常。

第三，至少有下列一项：①至少一种先兆持续≥5min和/或不同的先兆连续出现，间隔≥5min；②每种先兆症状持续≥5min，≤60min。

第四，先兆症状后60min内出现符合无先兆偏头痛标准的②~④项的头痛症状（头痛也可与先兆症状同时发生）。

第五，排除其他疾病引起。

（4）偏瘫型偏头痛诊断。偏瘫型偏头痛可分为家族性和散发性，两者的诊断标准不同之处在于第四项，具体如下：

第一，至少2次发作符合下述标准中的②~③项。

第二，先兆除包括完全可逆性的运动障碍外，还应该满足下列至少一项条件：①完全可逆性的视觉症状，包括阳性症状（如闪光、暗点或折线）和/或阴性症状（如视野缺损）；②完全可逆性的感觉症状，包括阳性特征（如针刺感）和/或阴性特征（如麻木感）；③完全可逆性的言语困难。

第三，需要满足以下至少两项条件：①至少一种先兆持续≥5min和/或不同的先兆连续出现，间隔≥5min；②每种先兆症状持续≥5min，≤60min；③在先兆症状后的50min内出现符合无先兆偏头痛标准2~4项的头痛症状（头痛也可能与先兆症状同时发生）。

第四，对于家族性偏瘫型偏头痛，最少有一个一级或二级亲属符合上述诊断标准；而对于散发性偏瘫型偏头痛，一级或二级亲属中没有类似的病患者。

第五，排除其他疾病引起。

（5）儿童周期性综合征的诊断标准，具体如下：

第一，周期性呕吐多见于2岁以下儿童，其诊断标准为：①至少5次发作符合下述标准②和③；②周期性发作，个别患儿呈刻板性，严重恶心和呕吐持续1小时~5天；③发作期呕吐至少4次/小时，或至少1h；④发作间期症状完全缓解；⑤排除其他疾病引起。

第二，腹痛型偏头痛的诊断标准：①至少5次发作符合下述标准②~④；②腹痛持续1~72h（未经治疗或治疗无效）；③腹痛具有以下所有特点：位于中线、脐周或难以定位，性质为钝痛或微痛，程度为中度或重度；④腹痛期至少有以下2项：食欲减退，恶心，呕吐，苍白；⑤排除其他疾病引起。

第三，良性儿童期发作性眩晕：①至少5次发作符合标准②；②多数为重度眩晕，发作前没有先兆，数分钟至数小时内自行缓解（常伴有眼球震颤和呕吐；部分发作伴有单侧搏动性头痛）；③发作间期神经系统检查听力测试和前庭功能检查正常；④脑电图正常。

（6）视网膜型偏头痛的诊断标准。

第一，至少2次发作符合下述标准中的第二、第三项。

第二，单眼阳性和/或阴性症状（如闪光，暗点或失明），发作期检查或通过患者自己画单眼视野缺损图（适当指导后）证实该症状为完全可逆性的。

第三，视觉症状后60min内出现符合无先兆偏头痛标准的②～④项的头痛症状（头痛也可与视觉症状同时发生）。

第四，排除其他疾病引起。

（7）偏头痛状态的诊断标准。

第一，无先兆偏头痛患者该次发作的症状除了持续时间不同外，与以往发作性质相同。

第二，头痛具有以下两个特点：①不间断的头痛持续＞72h；②程度为重度。

第三，排除其他疾病引起。

3. 偏头痛的治疗

（1）治疗原则。医生在选择药物的过程中应该与患者及家属共同探讨。对于大多数患者（急性除外）需要行抑制发展性治疗。在考虑预防性治疗之前，应选择抑制发展性治疗。对于预防性治疗仍有偏头痛发作的患者，治疗的重点应放在药物控制发作上。在不同的患者间，发作的严重程度、伴随症状、致残性、对社会活动的影响均不同。偏头痛抑制发展性药物的疗效也各异，因此要根据每个患者的具体情况“量体裁衣”，这个原则也适用于预防性治疗。

（2）治疗计划。以急性偏头痛发作的治疗为例，急性偏头痛发作的治疗要求医师具备准确的诊断能力。在治疗过程中，特异性药物如麦角胺和曲坦类药物仅对偏头痛有效，对紧张性头痛则无效果。因此，医师在诊断时需要明确区分患者的头痛类型，避免误诊导致抗偏头痛药物的过量使用。为了确保准确诊断，医师应鼓励患者进行相关检查和记录头痛日记，以便查阅详细的病史情况。同时，与患者进行充分沟通，了解患者是否能区分偏头痛和其他类型的头痛，有助于制订更合适的治疗方案。另外，患者在治疗过程中也需要注意，仅在确诊为偏头痛发作时，才使用抗偏头痛药物。通过医患共同努力，确保治疗的安全性和有效性。

第一，药物的选择。在处理偏头痛发作时，药物选择应基于发作的严重程度和特点。对于轻度或部分中度发作，可以考虑使用阿司匹林或非甾体类抗炎药物，并可能与促进吸收的药物如甲氧氯普胺联合使用。在更严重的发作情况下，可能需要使用5-羟色胺1B和1D增效剂，如麦角胺、舒马曲坦、佐米曲坦、那拉曲坦和利扎曲坦。如果不确定头痛是否会发展成偏头痛，应采取分阶段治疗，首先使用常规药物，如阿司匹林、对乙酰氨基酚和非甾体类抗炎药。在偏头痛发作非常剧烈时，特异性抗偏头痛药物可能是更好的选择。

如果有短期先兆（不超过 30min）即将到来，应考虑使用针对中枢神经系统的药物，如麦角胺或曲坦类药物。对于有先兆期的患者，也可能需要分阶段治疗，首先使用阿司匹林，直到确定头痛是否为轻微。

第二，伴随症状。偏头痛的伴随症状，如恶心和呕吐，可能与头痛本身一样剧烈。由于胃肠运动减缓，可能导致口服药物的吸收变得缓慢。因此，在治疗初期，应当联用止吐药和胃肠动力药，例如，甲氧氯普胺，以增强胃肠蠕动，促进药物的快速且彻底吸收。多数曲普坦类药物能有效缓解恶心和呕吐症状，而抗偏头痛药物则有助于减轻畏光症状。尽管许多药物提供胃肠外用剂型，但它们的效果可能存在显著差异。

第三，既往用药效果。在考虑既往用药的疗效时，应仔细评估患者以往使用药物的效果和出现的不良反应。若之前使用的药物无效，需更换其他药物。同时，医生应明确了解患者是否曾进行过分期治疗。关于药物的不良反应，例如，服用麦角胺后出现呕吐可能是剂量过高所致，由于所有药物都可能出现不良反应，医师应向患者详细解释这些潜在风险。

第四，禁忌证。存在既往病史或危险因素如缺血性心脏病或心血管疾病的个人、家族史，高血压未控制以及妊娠禁用麦角胺和曲坦类药物。

第五，药物剂量。抗偏头痛药物的吸收程度（尤其是麦角胺）存在个体差异，首次用药应小剂量，之后根据对发作的治疗情况（剧烈程度、发作频率）逐渐加量。最后，安全有效的最大剂量应使用在发作初始。

第六，给药方法。需要根据发作的特点和治疗时的状态，选择合理的用药方法，若呕吐不能口服，可改用皮下注射、栓剂、鼻吸等。若患者情况不好，必须尽快控制发作时，最好选用胃肠道外用药。

（二）紧张性头痛及其诊疗

紧张性头痛（TTH）是指没有明显的病因、缺乏偏头痛或丛集性头痛特征的慢性头痛，在国际分类中紧张性头痛为最常见的头痛之一，曾被称为肌收缩性头痛、原发性头痛、精神性头痛、应激性头痛、精神肌紧张性头痛等。紧张性头痛可能与颅周肌肉特别是颈项枕部肌肉持续性收缩或缺血，细胞内外钾离子转运障碍，中枢神经系统（CNS）内单胺能系统慢性或间断性功能障碍及精神、情绪、应激与心理因素等相关。

1. 紧张性头痛临床表现

紧张性头痛缓慢起病，逐渐加重，头痛的部位以两颞部和（或）额部、后枕部为主，偶尔可为一侧，个别患者表现为全头痛。胀痛、钝痛、非搏动性疼痛为多，持续性。疼痛的程度较轻，一般不影响患者的日常生活。另外，紧张性头痛常伴有失眠、焦虑、抑郁的表现。一般无恶心、呕吐，也无明显的视觉症状，患者就医积极。紧张性头痛临床表现具体如下：

（1）反复性紧张性头痛的临床表现。

第一，疼痛特点：通常为钝痛或非搏动性痛，描述为紧压感、压迫感、紧箍感，也有描述为束带感或头沉。搏动性头痛很少发生，紧张性头痛最常见的头痛性质为非搏动性和压迫感。根据发作的频度其可分为少发反复性和频发反复性两种。

第二，疼痛的严重程度：紧张性头痛的疼痛程度通常是轻至中度，其中轻度至中度疼痛的患者比例为 87% ~ 99%。紧张性头痛的严重程度往往会随着发作频率的增加而加剧。

第三，头痛的部位：典型患者的头痛表现为双侧性，并且疼痛的严重程度会随着疼痛部位的改变而有所不同，紧张型头痛的发生频率因大脑的不同部位而异，通常按照以下顺序出现：枕部、顶部、颞部和额部。在少数情况下，紧张型头痛可能表现为单侧头痛。据严谨统计，单侧头痛的发生率介于 4% 和 12.5% 之间，然而，头痛并不总是出现在相同的一侧。

第四，伴随症状：恶心和呕吐并不包含在国际头痛学会（International Headache Society，IHS）的诊断标准中。因此，如果患者表现出恶心和呕吐的症状，通常可以排除发作性紧张型头痛的可能性。然而，部分发作性紧张型头痛的患者在发作期间可能会经历从轻度到中度的食欲下降。在这种情况下，区分恶心与食欲减退是至关重要的。另外，虽然畏光（对光过敏）和畏声（对声音过敏）可能出现在患者中，但这些症状同样不被包括在 IHS 的诊断准则之中。有时候，患者可能还会感到头部周围区域的触痛。根据是否存在颅周触痛，上述的分类可以进一步细分为两个亚型。伴随症状可以描述为出现或不出现。

第五，反复性紧张性头痛与睡眠的关系：到目前为止发现其与睡眠障碍有一定相关性。

（2）慢性紧张性头痛。除了发作频率外，慢性紧张性头痛与反复性紧张性头痛在临床特征上相似，IHS 分类委员会区分二者的原因是二者在处置上有所不同。慢性紧张性头痛通常是由于药物滥用或过量所致，且疼痛严重，伴随症状较多，而受日常生活琐事及紧张影响较小。

第一，临床特征：慢性紧张性头痛的临床特征如下。典型的慢性紧张性头痛患者通常在中年时开始发病，男、女两性均可罹患。这类患者一般具备 10 至 20 年的头痛病史，并且常常经历持续性的每日头痛。在多数病例中，慢性紧张性头痛与偏头痛并存，且家族聚集现象较为常见。许多患者在青春期初表现为发作性紧张性头痛或无先兆性偏头痛。随着时间推移，发作频率逐渐增加，经过数年后，这些头痛可演变为慢性形态。

第二，疼痛特点：疼痛为压迫性、紧缩性、胀满感，针刺样疼痛不多见。患者经常描述类似戴着帽子有紧箍感，头沉重。最近研究表明，压迫性头痛占 83%，72% ~ 95% 的患者几乎每天都有紧张性头痛发作的情况。

第三，疼痛部位：以双侧头痛为主，不同患者，疼痛部位变化很大，通常颞部、额颞部疼痛占多数。

第四，伴随症状：患者可出现畏光或畏声，发生频率为32%，也可出现恶心，发生率为25%。

2. 紧张性头痛的诊断

紧张性头痛的诊断主要依据患者的临床表现，但需要排除颅内和颈项部器质性病变，如外伤、肿瘤、炎症、退行性病变等。

（1）少发反复性紧张性头痛。

第一，发作频率每月不满1日（每年不满12日），共发作10次以上。

第二，头痛持续30分钟至7天。

第三，至少具有下列特征中的两项：①两侧性；②性质为压迫感或紧缩感（非搏动性）；③强度为轻度至中度；④不因步行、上下楼梯等日常活动而加重。

第四，满足以下两项：①无恶心或呕吐，有时可有食欲不振；②至多有畏光、畏声（光、声音过敏）中的一项。

（2）频发反复性紧张性头痛。

第一，发作频率每月超过1日，不足15日（每年超过12日，但不满180日），共发作10次以上。

第二，头痛持续30分钟至7天。

第三，至少具有下列特征中两项：①两侧性；②性质为压迫感或紧缩感（非搏动性）；③强度为轻度至中度；④不因步行、上下楼梯等日常活动而加重。

第四，满足以下两项中的一项：①无恶心或呕吐，有时可有食欲不振；②至多有畏光、畏声（光、声音过敏）。

（3）慢性紧张性头痛。

第一，发作频率每月超过15日，每年3个月以上发作（每年超过180日）。

第二，头痛持续数小时或长时间持续不间断。

第三，至少具有下列特征中两项：①两侧性；②性质为压迫感或紧缩感（非搏动性）；③强度为轻度至中度；④不因步行、上下楼梯等日常活动而加重。

第四，满足以下两项中的一项：①无呕吐，可有轻度恶心，无中度到重度恶心；②至多有畏光、畏声（光、声音过敏）。

需要注意的是，如果头痛满足“慢性紧张性头痛”的诊断标准，患者能清楚地回忆，首次发作在3天内持续不间断，则应诊断为“新发持续性每日头痛”；如果患者不能回忆起病的方式或不能确定，则诊断为“慢性紧张性头痛”。

（4）伴颅周触压痛的紧张性头痛。

第一，符合上述紧张性头痛的诊断标准。

第二，至少符合下述中一项：①触诊或压痛计检查颅周肌肉有压痛；②肌电图检查发现有颅周肌电活动增高。

（5）不伴颅周触压痛的紧张性头痛。

第一，符合上述紧张性头痛的诊断标准。

第二，至少符合下述中的一项：①触诊或压痛计检查颅周肌肉无压痛；②肌电图检查无异常。

3. 紧张性头痛的治疗

（1）一般疗法。对于由特殊原因引发的 TTH，治疗应以针对其病因为主。例如，药物滥用导致的 TTH，患者应戒除对药物的依赖性；若 TTH 的发作是由身体疾病所引起，应当着重于治疗相关的身体病症；若头痛是由精神因素引起的，患者应向心理医生寻求帮助，以期获得缓解；对于因头颈、肩部姿势不良而引发的头痛，应通过矫正这些不良姿势来减轻症状。

（2）心理疗法。心理疗法适合于药物滥用或过量、合并精神病、儿童和青少年的 TTH 患者。常用的方法有：EMG 生物反馈训练，可以帮助患者学习控制紧张情绪，每日进行 30min；松弛训练法，包括渐进性松弛训练（PRT）和自然训练，被动地对精神和躯体进行调节；此外，还有认知—行为疗法等。

（3）物理疗法。药物滥用或过量所致的头痛，应逐渐停药或立即停药，同时给予物理疗法，包括经皮神经电刺激、按摩、放松等。放松要掌握一定的技巧，首先，在避光的环境里采取舒适的斜躺姿势开始训练；其次，坐在周围环境不太安静的地方进行训练；最后，必须每天坚持练习。

另外，以家庭为基础的训练程序有时甚至超过临床治疗效果。下面这套程序对缓解 TTH 会有很大帮助：①坐在椅子上，背靠紧，双手放在膝盖上，双脚放在地板上；②头靠着墙；③肩放低；④放松下颌、上下齿间留有间隙；⑤闭眼，平静而有节律地呼吸；⑥从头到脚感觉全身在放松；⑦每次吸气时，选择一个线索词，如“放松”；⑧ 30s 后，睁开眼睛，深呼吸，结束。

（5）TTH 的急性期药物治疗。

第一，单纯止痛药：①阿司匹林，是 TTH 急性期的常用药物，临床研究中常用 650mg 作为标准剂量。欧美人推荐剂量为首次 975mg（3 片），1 ~ 2h 后，复给 975mg。②对乙酰氨基酚，其临床效果与阿司匹林相似。单独应用，效果不如非甾体抗炎药物疗效好。推荐剂量为 1000mg，1 ~ 2h 后复给 1000mg。

第二，非备体抗炎药（NSAIDs）：①布洛芬：通常使用的剂量为 400mg 或 800mg。在服用 200mg 时，其疗效已超过阿司匹林 500mg。对于紧张型头痛（TTH）的急性期，首选治疗药物推荐为布洛芬，首次剂量建议为 800mg，服用后 1 ~ 2h，可再次给予 400mg。②萘普生：可以缓解各种头痛，维持时间长，早期应用效果好。推荐首次剂量为 825mg，

1 ~ 2h 后复给 275mg。

第三，肌肉松弛药：周围性肌肉松弛药本身对急性 TTH 无明显疗效，中枢性肌肉松弛药对预防慢性紧张性头痛有一定作用。目前治疗急性期紧张性头痛首选乙哌立松（妙纳），50mg，每日 3 次，疗程 2 ~ 3 周。

第四，5-HT 受体激动药：英明格对慢性紧张性头痛有效，而对发作性紧张性头痛无效，此方面的研究尚不确定，还需要深入研究。

（6）TTH 的预防性药物治疗。

第一，抗抑郁药物：①三环类抗抑郁药物，例如，阿米替林和氯米帕明（也称为氯丙咪嗪）。当与 β－受体阻滞药物联合使用时，它们的疗效可以得到增强。②选择性 5- 羟色胺再摄取抑制剂（SSRI）类药物，包括百忧解、舍曲林和帕罗西汀等。这类药物具有较好的疗效且产生的不良反应较少。

第二，肌肉松弛药：有 50% ~ 60% 的 TTH 患者与颅周肌肉障碍有关，使用肌肉松弛药可以带来缓解。常用的肌肉松弛药包括中枢性肌肉松弛药，如巴氯芬（如氯苯氨丁酸）、地西泮（安定）、替托尼定、盐酸环苯扎林等。此外，周围性肌肉松弛药，如丹曲林等也是常用的选择。

第二节　脊髓疾病与脑血管病的诊疗

一、脊髓疾病的诊疗

（一）急性脊髓炎及其诊疗

急性脊髓炎是由免疫或感染等原因所诱发的脊髓急性炎症，是脊髓的一种非特异性炎性病变，而中毒、血管病、代谢疾病、营养障碍、放射性损害所引发的脊髓损伤，通常被称为脊髓病。炎症常累及几个脊髓节段的灰白质及其周围的脊膜，并以胸髓最易受侵而产生横贯性脊髓损害症状。临床特征为病损平面以下的肢体瘫痪，传导束性感觉缺失和自主神经功能损害，如尿便功能障碍。部分患者起病后，瘫痪和感觉障碍的水平均不断上升，最终甚至波及上颈髓而引起四肢瘫痪和呼吸肌麻痹，并可伴高热，危及患者生命安全，称为上升性脊髓炎。

1. 急性脊髓炎的临床表现

急性脊髓炎一年四季均可发病，以冬春及秋冬相交时为多，各年龄组和职业均可患病，无明显性别差异，散在发病。患者多在脊髓症状出现前数天或 1 ~ 4 周可有发热、全身不适或上呼吸道感染或腹泻等症状，或有疫苗接种史。起病急，常先有背痛或胸腰部束带感，随后出现双下肢麻木、无力等症状，伴有尿便障碍。多数患者在数小时至数天内症状发展至高峰，出现脊髓横贯性损害症状。临床表现多变，取决于受累脊髓节段和病变范围。

（1）运动障碍。胸髓受损是导致截瘫的常见原因，这可能部分是由于胸段脊髓长度较大，因此损伤概率相对较高。另外，T_4节段是血管供应的交界区，容易因缺血而受到炎症性损伤，所以胸髓病变通常以T_4部位最为常见。患者表现为双下肢截瘫，早期主要症状为脊髓休克现象，即呈现弛缓性瘫痪状态。在此状态下，病变水平以下肢体的肌张力降低，腱反射减弱或消失，病理反射通常为阴性，而腹部及提睾反射也会消失。这种现象一般被认为是脊髓失去了高级神经中枢的抑制作用，而在短期内尚未能够建立起独立功能，导致的暂时性功能紊乱。

脊髓休克期的持续时间差异较大，可从数天到数周不等，少数情况下甚至为数月。一般来说，休克期持续 3 ~ 4 周，但其具体时间跨度与脊髓损伤的程度和并发症的存在密切相关。对于脊髓损伤完全的患者，其休克期往往较长。若并发尿路感染、压疮等病症，休克期可能会更长，有些患者需要数月甚至数年的时间才能恢复。

在经过积极的治疗之后，患者的脊髓自主功能有可能逐步得到恢复。这一过程可能会逐渐演变为痉挛性瘫痪，具体表现为瘫痪肢体的肌张力从屈肌向伸肌逐步增强，腱反射也随之加剧。肌肉力量的恢复通常起始于身体远端，例如足趾，然后是膝盖、髋部等近端关节的运动功能逐步复原，患者甚至有可能重获行走的能力。然而，如果脊髓受到完全损害，在休克期过后，患者可能会出现伸性反射和肌张力的增强，但是肌肉力量的恢复将较为有限。尽管此时脊髓本身的神经兴奋性有所恢复，甚至可能超过正常水平，但预后仍不乐观。

对于那些脊髓损伤不完全的患者，他们的下肢可能出现内收和足内旋的现象，而且刺激下肢皮肤可能导致肢体抽搐。对于严重损伤的患者，即便是轻微的刺激，如足底、大腿内侧或腹壁的刺激，也有可能引发剧烈的肢体痉挛，伴随出汗、毛发竖起，甚至出现大小便失禁。这种临床现象被称为“总体反射”，这类患者的预后通常不佳。有些患者的并发症较少，但是如果截瘫症状长期得不到改善，反射消失且病理征象呈阴性，这可能与脊髓的供血障碍或者组织软化有关。

当颈椎脊髓受损时，可能会导致四肢瘫痪，并可能伴有呼吸肌麻痹，从而引发呼吸困难。如果病变部位位于颈膨大处，那么患者可能会出现双上肢的弛缓性瘫痪以及双下肢的中枢性瘫痪。胸部脊髓的病变会导致双下肢中枢性瘫痪，而腰部脊髓炎通常不会影响胸腹部，只会表现为双下肢的弛缓性瘫痪。如果病变发生在骶部，患者通常不会出现明显的肢体运动障碍或锥体束征象。

（2）感觉障碍。损害平面以下肢和躯干的各类感觉均有障碍，重者完全消失，呈传导束型感觉障碍，系双脊髓丘脑束和后索受损所致。有的患者在感觉缺失上缘常有 1 ~ 2 个节段的感觉过敏带，病变节段可有束带样，感觉异常。少数患者表现为脊髓半切综合征样的感觉障碍，出现同侧深感觉和对侧浅感觉缺失，主要是脊髓炎的局灶性损伤所致。骶段脊髓炎患者多出现马鞍区感觉障碍、肛门及提睾反射消失。另外，有一些儿童患者由于脊髓损伤较轻而无明显的感觉平面，恢复也较快。随着病变恢复，感觉障碍平面会逐渐下降，逐渐恢复正常，但恢复速度较运动功能恢复更慢，甚至有些患者终身遗留部分感觉功能障碍。

（3）自主神经障碍。在脊髓休克期，由于骶髓排尿中枢及其反射功能受到抑制，导致排尿功能丧失。此时，膀胱对尿液充盈无感觉，逼尿肌松弛，形成失张力性膀胱，尿容量可能超过1000mL。当膀胱过度充盈，尿液会不自主地外溢，引起尿失禁，这种情况被称为充盈性尿失禁或假性尿失禁，此时需要进行导尿。在这一时期，患者的直肠运动能力也会下降，常出现大便潴留，由于肛门内括约肌松弛，还可能出现大便失禁。脊髓休克期结束后，随着脊髓功能的逐渐恢复，骶髓排尿中枢因失去大脑的抑制性控制，排尿反射变得亢进，膀胱内少量尿液即可触发逼尿肌收缩和不自主排尿，这种情况被称为反射性失禁。如果病变持续好转，患者可以逐步恢复自主排尿能力。

同时，随着脊髓功能的恢复，大便功能也会逐渐恢复正常。如果在脊髓休克期膀胱护理不当，长期引流且不定期地使膀胱充盈，脊髓恢复期可能会出现尿频、尿急、尿量少的症状，这被称为痉挛性小膀胱或急迫性尿失禁。部分患者由于脊髓损伤严重，长期处于弛缓性瘫痪状态，膀胱功能难以完全恢复。痉挛性屈曲性截瘫患者常有便秘，而长期弛缓性瘫痪患者的结肠运动和排便反射均较差。此外，损害平面以下的躯体可能出现无汗或少汗、皮肤干燥、苍白、发凉、立毛肌无法收缩等症状；截瘫肢体可能出现水肿、皮肤变薄、皮纹消失、趾甲变脆和角化过度。脊髓休克期过后，皮肤出汗和皮肤温度都可能得到改善，立毛反射也可能增强。如果颈髓病变影响了睫状内脏髓中枢，可能会出现Horner综合征的症状。

虽然急性上升性脊髓炎少见，但病情凶险，在数小时至数日内脊髓损害即可由较低节段向上发展，累及较高节段，临床表现多从足部向上，经大腿、腹胸、上肢到颈部，出现瘫痪或感觉障碍，严重者可出现四肢完全性瘫痪和呼吸肌麻痹而导致呼吸困难、吞咽困难和言语不能，甚至累及延髓而死亡。当上升性脊髓炎进一步累及脑干时，出现多组脑神经麻痹，累及大脑可出现精神异常或意识障碍，病变超出脊髓范围，被称为弥漫性脑脊髓炎。

2. 急性脊髓炎的诊断

疾病多在青壮年时期发病，病发前两周内可能出现上呼吸道感染、腹泻症状，或者有疫苗接种史。此外，外伤、过度疲劳等也可能成为发病的诱因。急性起病，病情迅速发展，主要表现为肢体麻木、无力，病变相应部位背痛和束带感。一般而言，体检可以发现以下情况：首先，早期因“脊髓休克期”表现为弛缓性瘫痪，休克期后，病变部位以下支配的肢体呈现上运动神经元瘫痪；其次，病损平面以下深浅感觉消失，部分患者可能在病损平面出现感觉过敏带；最后，可能出现自主神经障碍，如尿潴留、充盈性尿失禁、大便失禁。休克期后，可能出现反射性膀胱、大便秘结等症状。辅助检查可能发现：首先，急性期外周血白细胞计数正常或稍高；其次，脑脊液压力正常，部分患者白细胞和蛋白轻度增高，糖、氯化物含量正常；最后，脊髓磁共振成像（MRI）显示病变部位脊髓增粗，长 T_1、长 T_2 异常信号。

根据急性起病、病前的感染史、横贯性脊髓损害症状及脑脊液所见，不难诊断，但需与下列疾病鉴别：

（1）周期性麻痹。多有反复发作病史，但无传导束型感觉障碍及二便障碍，发病时离子检查可见血钾低于正常（＜3.5mmol/L），补钾后症状迅速缓解，恢复正常。

（2）脊髓压迫症。常见的有脊髓硬膜外血肿、脓肿、脊柱转移瘤和脊柱结核。脊髓肿瘤一般发病慢，逐渐发展成横贯性脊髓损害症状，常有神经根性疼痛史，多呈进行性痉挛性瘫痪，感觉障碍呈传导束型，常从远端开始不对称减退，脑脊液细胞多正常，但蛋白增高与椎管梗阻有关，属于髓外压迫。硬膜外脓肿起病急，脓肿所在部位压痛明显，但常有局部化脓性感染灶、全身中毒症状较明显，瘫痪平面常迅速上升，脊髓造影可见椎管有梗阻，属于髓外硬膜外压迫。

（3）吉兰－巴雷综合征。与急性脊髓炎休克期相似，表现为急性起病的四肢弛缓性瘫痪，不同之处在于该综合征感觉障碍应为末梢型而非传导束型，运动障碍远端重，脑脊液可见蛋白—细胞分离现象。

（4）急性脊髓血管病。脊髓前动脉血栓形成通常呈急性发病，患者会突然出现剧烈的根性疼痛。此外，该病症还会导致损害平面以下的肢体出现瘫痪和痛温觉消失，但深感觉保持正常。至于脊髓血管畸形，它可能不会表现出任何症状，或者表现为缓慢进展的脊髓症状。有些患者可能会经历反复发作的肢体瘫痪及根性疼痛，且症状常有波动。在某些情况下，可以在相应节段的皮肤上观察到血管瘤，或者在血管畸形部位所在的脊柱处听到血管杂音，要确诊这些疾病，需要进行脊髓造影和选择性脊髓血管造影。

（5）视神经脊髓炎。急性或亚急性起病，兼有脊髓炎和视神经炎症状，常有复发缓解，如两者同时或先后相隔不久出现，则易于诊断。与急性脊髓炎相比，首次发病后脊髓功能恢复较差，胸脊液白细胞数、蛋白量有轻度增高。常规行视觉诱发电位及 MRI 检查可帮助早期明确诊断。

（6）急性脊髓灰质炎。儿童多见，多有发热、腹泻等前驱症状后，出现不完全、不对称性的软瘫，无传导束性感觉障碍及尿便障碍。

（7）脊髓出血。多急性起病，起病时多诉背部突发剧痛，持续数分钟或数小时后出现瘫痪，可有感觉障碍，大小便无法控制，腰穿脑脊液呈血性。

3. 急性脊髓炎的治疗

针对病因制订治疗方案，有明确病原感染者，需针对病原用药；大多急性脊髓炎以炎性脱髓鞘损害为主要病理改变，因此治疗重点在于早期调节免疫，努力减轻脊髓损害，防止并发症，促进功能恢复。

（1）皮质类固醇疗法。应以激素疗法为主。初始阶段可静脉注射甲泼尼龙，剂量为1g/d，连续使用3 ~ 5天后逐渐减量，或者，可以选择地塞米松，剂量为10 ~ 20mg，或氢化可的松，剂量为100 ~ 300mg进行静脉滴注，以10 ~ 14天作为一个疗程，每日一次。随后，患者可改为口服泼尼松，剂量为30 ~ 60mg/d，或者地塞米松，剂量为4.5mg/d。随着病情缓解，药物剂量应逐步减少，并在5 ~ 6周内停用。治疗期间，需注意补充足够的钾盐和钙剂，强化支持措施，确保充足的液体摄入和营养供应。如有必要，可使用抗生素预防感染。对于患有高血压、糖尿病或消化系统溃疡的患者，在使用激素疗法时应格外谨慎。

（2）脱水。脊髓炎早期会脊髓水肿肿胀，适量应用脱水药，如20%甘露醇250mL静脉滴注，每天2次，或10%葡萄糖甘油500mL静脉滴注，每天1次，可有效减轻脊髓水肿，清除自由基，减轻脊髓损伤。

（3）免疫球蛋白。可调节免疫反应，通过中和血液的抗髓鞘抗体及T细胞受体，促进髓鞘再生及少突胶质细胞增生。一般0.4g/（kg · d），缓慢静脉滴注，连续5天为1个疗程。对急性期的危重症患者尤为适合，不良反应少，偶有高黏血症或过敏反应。

（4）为了改善血液循环并促进神经营养代谢，可以采用一些药物。例如，丹参、烟酸和尼莫地平，这些药物能够改善微循环、降低红细胞聚集以及降低血液的黏稠度。此外，低分子右旋糖酐或706代血浆也是很好的选择。同时，为了帮助神经功能的恢复，也可以使用一些神经营养药物，这包括口服、肌内注射或静脉滴注的方式给予B族维生素、维生素C、胞磷胆碱、三磷腺苷、辅酶A和辅酶Q_{10}等药物。

（5）抗感染治疗。预防和治疗肺部及泌尿系统感染。患者大多有尿便障碍，导尿常会继发泌尿系统感染。危重患者，尤其是上升型脊髓炎患者多有呼吸肌麻痹，肺部感染多见，同时由于激素治疗，进一步影响了患者的抵抗力，容易感染。因此，根据感染部位和细菌培养结果，尽早选择足量敏感抗生素，以便尽快控制感染。部分学者主张常规应用抗病毒药如板蓝根、阿昔洛韦、利巴韦林等。

（6）血液疗法。对于激素治疗收效甚微且病情急进性进展的患者可应用血浆置换疗法，该法可以将患者血液中自身抗体和免疫复合物等有害物质分离出来，再选用正常人的血浆、白蛋白等替换补充，减轻免疫反应，防止损害进一步加重，改善肌力，促进神经肌肉功能恢复，但所需设备及费用比较昂贵，难以普遍使用。相对经济的方法包括新鲜血浆输注疗法，200 ~ 300mL，静脉滴注，2 ~ 3次/周，可提高患者免疫力，也可缓解患者病情、减轻肌肉萎缩，但疗效较血浆置换差。

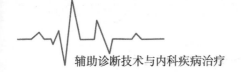

（二）脊髓栓系综合征及其诊疗

脊髓栓系综合征（TCS）是指由于先天或后天的因素使脊髓受牵拉、圆锥低位，造成脊髓出现缺血、缺氧、神经组织变性等病理改变，临床上出现下肢感觉、运动功能障碍或畸形、大小便障碍等神经损害的综合征。TCS 可于任何年龄段发病，由于病理类型及年龄的不同，其临床表现各异。造成脊髓栓系的原因有多种，如先天性脊柱裂，硬脊膜内、外脂肪瘤，脊髓脊膜膨出，腰骶手术后脊髓粘连、脊髓纵裂畸形等原因。

1. 脊髓栓系综合征的临床表现

脊髓栓系综合征（TCS）是一种由于脊髓在脊柱内受到异常牵拉而导致的临床综合征。这种异常牵拉通常由脊髓低位、脂肪瘤、纤维束带或脊髓脊膜膨出等因素引起。TCS 可在任何年龄出现，但多在儿童时期被发现，因为这时候神经组织发育迅速，对异常牵拉的敏感性较高。

临床表现因患者年龄和病因不同而异，但常见的症状包括下肢无力、步态异常、排尿障碍、便秘、感觉减退或丧失以及疼痛。在儿童中，TCS 可能导致腰背部皮肤异常，如皮毛窦、色素沉着、皮肤凹陷或血管瘤。此外，患儿可能出现足部畸形、肌肉萎缩和反射减弱。随着病情进展，可能会出现脊髓空洞症，导致进一步的神经功能损害。

2. 脊髓栓系综合征的诊断

通过临床症状和体征可以对该病进行初步诊断。X 线、CT、脊髓造影、MRI 等影像学检查对成人脊髓栓系综合征诊断有很大的帮助。MRI 是诊断脊髓栓系综合征的有效方法，可以出现以下表现：①终丝粗大（直径＞2mm），蛛网膜下腔阻塞，提示尾部脊髓或神经根粘连；②低位、变细的脊髓圆锥；③脊髓圆锥或终丝移位；④骶管内蛛网膜下腔扩张；⑤造成栓系的因素，如脂肪瘤、皮样囊肿等；⑥脊髓脊膜膨出以及修复术后的改变。

影像学检查在诊断脊髓栓系综合征时也有一定局限性。因此，只有根据患者病史、症状和体征，仔细地观察神经症状，结合影像学检查，才能对成人脊髓栓系综合征做出正确的诊断。

3. 脊髓栓系综合征的治疗

当前，唯一被广泛认可并证明有效的治疗方法是手术松解。手术的主要目标是在尽可能避免造成新伤害的前提下，完全释放受压的脊髓圆锥，从而减轻其受到的牵引和压迫，这样做可以有效地缓解患者的临床症状并防止神经功能的进一步退化。至于手术的最佳时机，不同的专家和机构持有不同的观点。通常，对于小儿患者，更多的声音是建议尽早进行手术，这是因为，尽管神经功能的损害大多是不可逆的，但儿童出现症状的时间较短，其神经功能的损害通常较轻，因此早期积极地进行手术干预往往能够取得显著的疗效。另外，在对脊膜膨出并伴随脊髓栓系的患者进行手术修复时，应同时检查硬膜囊。如果发现脊髓张力增高，也应立即进行松解手术。然而，对于成年患者，是否应该立即接受手术，目前仍然存在较大的争议。

二、脑血管病的诊疗

（一）脑梗死及其诊疗

"脑梗死又称缺血性脑卒中或中风，指因动脉管腔狭窄或者堵塞形成脑血栓，引发局部脑组织血液供应障碍，继而发生缺血缺氧性病变后局部脑组织坏死和脑软化，最终导致相应的神经功能缺失的脑血管疾病"[①]。脑梗死的发病率高、病死率高、致残率高、复发率高。

1. 脑梗死的临床表现

脑梗死根据涉及的血管部位可分为颈内动脉系统（前循环）和椎基底动脉系统（后循环）。颈内动脉系统（前循环）脑梗死可细分为以下几种类型：颈内动脉血栓形成、大脑中动脉血栓形成以及大脑前动脉血栓形成；而椎基底动脉系统（后循环）脑梗死则包括大脑后动脉血栓形成、椎动脉血栓形成和基底动脉血栓形成。具体而言，颈内动脉血栓形成的临床表现是复杂且多样的。在大脑中动脉发生血栓形成时，若主干遭受闭塞，患者可能会出现对侧偏瘫、偏身感觉障碍以及同向性偏盲的症状，同时可能伴有双眼向病灶侧凝视的现象。如果受影响的是优势半球，患者还可能出现失语；而在非优势半球发生病变时，可能导致体像障碍的出现。另外，大脑前动脉血栓形成的情况有所不同。当大脑前动脉阻塞发生时，由于前交通动脉能够提供一定程度的代偿作用，患者有可能完全无症状表现。

大脑后动脉血栓形成所引起的临床症状具有很大的变异性，这些症状的表现形式在很大程度上取决于动脉闭塞的位置和 Willis 环的结构，这两者共同决定了脑梗死的范围和严重程度。在椎动脉血栓形成的情况下，如果两侧椎动脉的大小相差无几，一侧的闭塞可以通过另一侧椎动脉的代偿作用来补偿，可能不会引起明显的症状。然而，在小脑后下动脉或椎动脉供应的外侧分支发生闭塞时，可能会导致延髓背外侧综合征的发生。

在基底动脉血栓形成方面，主干闭塞的表现包括眩晕、恶心、呕吐、眼球震颤、复视、构音障碍、吞咽困难以及共济失调等症状。病情可能会迅速恶化，导致球麻痹、四肢瘫痪、昏迷甚至死亡。而基底动脉的短旋支闭塞则可能导致同侧面神经和外展神经麻痹，对侧身体瘫痪，这种情况被称为脑桥腹外侧综合征。当脑桥基底部出现双侧梗死时，患者可能会出现双侧面瘫、球麻痹、四肢瘫痪并丧失说话能力。但由于脑干网状结构未受损害，患者

---

① 孙洁．神经内科疾病诊疗与康复 [M]. 长春：吉林科学技术出版社，2018：4.

的意识仍然清晰，能够通过有意识地睁闭眼或眼球的垂直运动来表达自己的意愿，这种症状组合称为闭锁综合征。基底动脉尖端分出两对主要动脉——大脑后动脉和小脑上动脉，它们的供血区域涵盖中脑、丘脑、小脑上部、颞叶内侧和枕叶。临床表现可能包括眼球运动障碍、瞳孔异常、觉醒和行为障碍，可能伴有记忆丧失以及对侧偏盲或皮质盲。少数患者可能出现大脑脚幻觉，这是基底动脉尖综合征的特征。

2. 脑梗死的诊断

（1）CT 血管成像。CT 血管成像是通过静脉注射碘化造影剂后，经螺旋 CT 扫描进行血管重建成像，它可检测到颅外颈动脉的狭窄程度及是否形成血液斑块，还可检测到颅内血管狭窄的程度、血栓的大小或有无动脉瘤；可直观地看到脑血液循环情况，非常有利于脑梗死的早期诊断。

（2）CT 灌注成像。CT 灌注成像这项技术是通过注射碘对比剂显示毛细血管的变化动态，从而观察脑组织密度有无改变，该技术可用于发病早期的检测，特别是发病 2 ~ 4h 的超早期，如果发现脑部的低密度病灶，便可判断形成了缺血性脑梗死。

（3）核磁共振检测。核磁共振成像技术是目前最重要的辅助检查之一，特别是超早期检测（如脑梗死数分钟后）发现异常，就可确定病情，对症治疗。该技术主要有以下类型：

第一，磁共振弥散加权成像（DWI）技术：这种检测方法对早期缺血性改变极为敏感。即使在脑血管发生缺血的短短 1 ~ 5min 内，它也能捕捉到高信号，从而反映细胞是否发生了水肿。因此，在脑梗死发生的早期阶段，利用 DWI 检测可以特异地观察到病情的严重程度。

第二，磁共振灌注成像（PWI）技术：利用团注对比剂追踪技术可观察到血流灌注情况，从成像上可直接看到脑部血流的变化，一旦发现脑部缺血，就非常敏感地观察到各种信息。

第三，磁共振血管成像（MRA）技术：这种技术是一种依赖于血流信号的成像技术。由于血流信号消失可能由多种因素引起，并不一定意味着血管完全闭塞，因此，我们必须仔细区分血流缓慢或无血流形成的原因。此外，为了提高诊断的准确性，我们还需要结合其他技术进行联合应用，以避免误诊。

第四，磁共振频谱（MRS）技术：该技术可判断特定脑区的代谢活动是否正常，脑部某些代谢产物的含量是否超标，最大限度地进行早期诊断，对脑梗死的严重程度做出判断。

需要注意的是，在诊断中，中老年患者，有动脉粥样硬化及高血压等脑卒中的危险因素，安静状态下活动起病，病前可有反复的短暂性脑缺血发作，症状常在数小时或数天内达到高峰。出现局灶性神经功能缺损，梗死的范围与某一脑动脉的供应区域相一致。一般意识清楚。头部 CT 在早期多正常，24 ~ 28h 内出现低密度病灶。脑脊液正常，单光子发射计算机断层扫描、磁共振弥散加权成像和磁共振灌注成像有助于早期诊断，血管造影可发现狭窄或闭塞的动脉。

3. 脑梗死的治疗

（1）对症支持治疗。

第一，卧床休息，注意对皮肤、口腔及尿道的护理，按时翻身，避免出现压疮和尿路感染等。

第二，关于调控血压的指导原则，可以将其分为不同的区间：①如果收缩压低于180mmHg或舒张压低于110mmHg，此时通常不需要进行降压治疗，这是因为过度降低血压可能会加剧脑缺血的风险。②当收缩压处于185 ~ 210mmHg，或者舒张压在115 ~ 120mmHg之间时，同样不建议立即进行降压治疗。在这种情况下，应密切监测血压的变化，以便及时了解患者的血压状况。③如果收缩压超过220mmHg，或者舒张压超过120mmHg，那么应当考虑实施缓慢的降压治疗。在治疗过程中，必须严格监控血压的变化，以防止血压下降过快或过低，从而避免可能的并发症。总而言之，在处理高血压患者时，我们应根据患者的具体情况，采取适当的降压策略，并始终注意监测血压的变化，确保治疗的安全性和有效性。

第三，控制血糖：脑卒中急性期血糖增高可以是原有糖尿病的表现或是应激反应。当患者血糖增高超过11.1毫摩/升时，应立即给予胰岛素治疗，将血糖控制在8.3毫摩/升以下。

第四，吞咽困难的处理：30% ~ 65%的急性卒中患者会出现吞咽困难，吞咽困难治疗的目的是预防吸入性肺炎，避免因饮食摄取不足导致体液缺失和营养不良。水、茶等稀薄液体最易导致误吸。

第五，大约5.6%的卒中患者会并发肺炎，误吸是导致卒中合并肺炎的主要原因。肺炎是患者死亡的一个主要原因。此外，急性脑卒中还可能并发急性神经源性肺水肿。治疗主要包括呼吸支持（如氧疗）和抗生素治疗。药敏试验有助于选择合适的抗生素。

第六，上消化道出血的处理是脑卒中患者急性期临床上较常见的严重并发症，病死率较高，是胃和十二指肠黏膜出现出血性糜烂和溃疡所导致，主要采用胃内灌洗和使用制酸止血药物进行治疗。

第七，水电解质紊乱的处理。由于神经内分泌功能的紊乱、意识障碍、进食减少、呕吐、中枢性高热等原因，尤其是脱水治疗时，常并发水电解质紊乱，进一步加重了脑组织的损害，严重时可危及生命。

第八，心脏损伤的处理主要涉及急性心肌缺血、心肌梗死、心律失常以及心力衰竭等病症。在急性期，脑血管病是导致死亡的主要原因之一。因此，必须对心脏进行早期密切观察，并积极采取抗凝治疗。如有必要，应实施动态心电监测和心肌酶谱检测，以便及时发现和处理心脏损伤。

（2）溶栓治疗。溶栓治疗主要是在缺血脑组织出现坏死之前，迅速重建缺血脑组织的血供循环，挽救受损脑细胞，尽可能地缩小因缺血缺氧对脑组织造成的不可逆性损伤，改善脑梗死的预后。溶栓治疗因受梗死脑组织生理特性差异以及脑梗死患者个体差异的限制，具有一定的不确定性，因而临床应用时具有其相应的适应证和禁忌证。一般认为，年龄在 18 ~ 80 岁；脑功能损害的体征比较严重，持续存在超过 1h；颅内无出血，无早期大面积脑梗死影像学改变；红细胞、血红蛋白、血小板、凝血功能正常的患者在 6h 内溶栓是安全有效的。溶栓主要包括静脉溶栓、动脉溶栓和药物溶栓。

（3）静脉溶栓。一般采用静脉滴注或静脉推注的方法，设备简单，操作便捷，创伤较小，耗时较短，费用较低，患者易于接受，但该溶栓方法用药剂量较大，对纤溶系统影响较大，出血较多见，对大血管的血栓再通率较低，因而适于弥散性微血栓的溶栓。

（4）动脉溶栓。动脉溶栓是一种通过介入手术方式治疗血栓的方法。通常，该技术采用 Seldinger 技术，通过穿刺患者的股动脉或颈动脉进入血管系统。在数字减影血管造影（DSA）的引导下，操作者先将微导管精准地送至血栓所在的位置，然后注入溶栓药物，进行超选择性动脉内溶栓治疗。动脉溶栓技术对医疗设备的要求较高，并且操作过程复杂。尽管所需用药量较小且耗时较长，但其溶栓效率相对较高。此外，该方法对纤维蛋白溶解系统的影响较小，因此特别适合于治疗大血管中单一或数量较少的血栓栓塞情况的患者。

（5）药物溶栓。

第一，尿激酶：非选择性的纤维蛋白溶解剂，直接将纤溶酶原激活转化为纤溶酶，裂解血栓表面和游离于血液中的纤维蛋白，在血栓内、外发挥纤溶作用，抗原性小，安全有效，较为常用。

第二，链激酶：非选择性纤维蛋白溶解剂，可经血浆及血清中的蛋白激活，提高体内纤维蛋白溶解系统的活力，将纤溶酶原激活转化为纤溶酶，溶解血栓，有一定抗原性，给药前应静脉推注地塞米松。

第三，重组组织型纤溶酶原激活物：是目前公认的最有效的溶栓药，特异性地降解血栓部位的纤维蛋白原，不产生自身纤溶作用，脑梗死发作 3h 内静脉输入该药有较好的预后。

（6）抗凝药物治疗。抗凝药物治疗是为了防止脑梗死患者因血栓扩展引发再梗死，神经功能缺失加重。适用于心源性脑梗死和进展型脑血栓患者。主要治疗药物有阿司匹林、肝素、低分子肝素钙和奥扎格雷钠等。

第一，阿司匹林。抗血小板聚积，广泛地应用于缺血性脑血管病的治疗，服用后可有效降低脑梗死的复发率和病死率。一般而言，阿司匹林联合氯吡格雷效果可能优于阿司匹林单用。

第二，肝素。通过阻止凝血酶原转变为凝血酶，抑制纤维蛋白原转变为纤维蛋白，阻止血小板的凝聚。

第三，低分子肝素钙。通过结合抗凝血酶Ⅲ及其复合物，本药物能抑制 Xa 因子和凝血酶的活性，同时还能促进血浆中纤溶酶原激活物的释放，进而发挥纤溶作用。在临床应用时，该药物的使用无须监测凝血指标，因此使用起来非常方便。它被认为是治疗急性脑梗死的安全且有效的方法。

第四，奥扎格雷钠。血栓烷（TX）合酶抑制剂，抑制前列腺素 H2（PGH2）生成血栓烷 A2（TXA2），促进血小板所衍生的 PGH2 转向内皮细胞后合成前列腺素（PGI2），改善 TXA2 与 PGI2 的平衡异常，发挥抑制血小板聚集和扩血管的作用，改善缺血区微循环。

（二）脑出血及其诊疗

1. 脑出血的临床表现

脑出血的好发年龄为 50 ~ 70 岁。男性稍多于女性，冬春两季发病率较高，多有病史。多在情绪激动或活动中突然发病。发病后病情常于数分钟至数小时内达到高峰。脑出血患者发病后多有血压明显升高。由于颅内压升高，常行头痛、呕吐和不同程度的意识障碍，如嗜睡或昏迷等，大约 10% 脑出血病例有抽搐发作。

（1）基底节区出血。

第一，壳核出血。壳核出血最常见，系豆纹动脉尤其是其外侧支破裂所致，可分为局限型（血肿仅局限于壳核内）和扩延型。常有病灶对侧偏瘫、偏身感觉缺失和同向性偏盲，还可出现双眼球向病灶对侧同向凝视不能，优势半球受累可有失语。

第二，丘脑出血。丘脑出血通常占所有脑出血病例的 10% ~ 15%，这是由丘脑膝状体动脉和丘脑穿通动脉破裂导致的，它可以分为两种类型：局限型（血肿只限于丘脑内部）和扩延型。常见的症状包括对侧偏瘫、偏身感觉障碍，其中感觉障碍通常比运动障碍更严重。患者的深浅感觉都会受到影响，尤其是深感觉障碍更为显著。此外，患者还可能出现特征性的眼部症状，例如无法向上看或凝视鼻尖、眼球偏斜或出现分离性斜视、眼球汇聚困难以及无反应性小瞳孔等。另外，当丘脑出血量较小，影响到丘脑中间腹侧核时，患者可能会出现运动性震颤和类似帕金森综合征的症状；如果出血累及丘脑底核或纹状体，则可能导致偏身舞蹈样或投掷样运动；若优势侧丘脑发生出血，则可能引发丘脑性失语、精神障碍、认知障碍和人格改变等症状。

第三，尾状核头。尾状核头出血较少见。多由高血压动脉硬化和血管畸形破裂所致，一般出血量不大，多经侧脑室前角破入脑室，常伴有头痛、呕吐、颈强直、精神症状，神经系统功能缺损症状并不多见，故临床酷似蛛网膜下腔出血。

（2）脑叶出血。脑叶出血通常由脑血管畸形、淀粉样血管病变、血液疾病等原因引起。出血最常发生在顶叶，接下来依次是颞叶、枕叶和额叶，也存在多处脑叶同时出血的情况。例如，额叶出血可能导致偏瘫、排尿排便困难、摸索行为和强握反射等症状；颞叶出血可能引发精神症状、对侧同向上象限盲视、癫痫发作；枕叶出血可能造成部分视野缺失；额叶出血可能导致身体一侧感觉障碍、轻度偏瘫、对侧同向下象限盲视，若非优势半球受影响，可能出现构音障碍。

（3）脑干出血。

第一，脑桥出血。脑桥出血多由基底动脉脑桥支破裂所致，出血灶多位于脑桥基底部与被盖部之间。大量出血（血肿 $>$ 5mL）累及双侧被盖部和基底部，常破入第四脑室，患者迅即出现昏迷、双侧针尖样瞳孔、呕吐咖啡样胃内容物、中枢性高热、中枢性呼吸障碍、眼球浮动、四肢瘫痪和去大脑强直发作等。少量出血可无意识障碍，表现为交叉性瘫痪和共济失调性偏瘫，两眼向病灶侧凝视麻痹或核间性眼肌麻痹。

第二，中脑出血。中脑出血虽然较为罕见，但其主要症状包括头痛、呕吐和意识障碍。在轻症患者中，可能出现一侧或双侧动眼神经功能不全、眼球运动不协调以及同侧肢体共济失调。此外，还可能表现为 Weber 综合征或 Benedikt 综合征。而在重症患者中，症状可能表现为深度昏迷和四肢弛缓性瘫痪，且病情可能迅速恶化至死亡。

第三，延髓出血。延髓出血更为少见，临床表现为突然意识障碍，影响生命体征，如呼吸、心律、血压改变，继而死亡。轻症患者可表现不典型的 Wallenberg 综合征。

（4）小脑出血。小脑出血多由小脑上动脉分支破裂所致。常有头痛、呕吐，眩晕和共济失调明显，起病突然，可伴有枕部疼痛。出血量较少者，主要表现为小脑受损症状，如患侧共济失调、眼震和小脑语言等，多无瘫痪；出血量较多者，尤其是小脑蚓部出血，病情迅速进展，发病时或病后 12 ~ 24h 内出现昏迷及脑干受压征象、双侧瞳孔缩小至针尖样、呼吸不规则等。暴发型则常突然昏迷，在数小时内迅速死亡。

（5）脑室出血。脑室出血分为原发性和继发性两种类型。原发性脑室出血通常是由脉络丛血管或室管膜下动脉的破裂导致的出血。而继发性脑室出血则是指脑实质出血后，血液流入脑室的情况。患者常常会出现头痛和呕吐等症状，且在病情严重的情况下可能会表现出意识障碍，如深度昏迷。其他可能出现的临床征象包括脑膜刺激征、针尖样瞳孔、眼球分离、斜视或眼球浮动、四肢弛缓性瘫痪以及去脑强直发作、高热、呼吸不规律、脉搏和血压不稳定等。临床上，由于症状的相似性，脑室出血很容易被误诊为蛛网膜下腔出血。因此，精确的诊断需要依赖影像学检查和其他相关的辅助检查。

2. 脑出血的诊断

（1）CT 检查。颅脑 CT 扫描是诊断脑出血首选的重要方法，可清楚显示出血部位、破入量大小、血肿形态、是否破入脑室以及血肿周围有无低密度水肿带和占位效应等。病灶多呈圆形或卵圆形均匀高密度区，边界清楚，脑室大量积血时多呈高密度铸型，脑室扩大。一周后血肿周围有环形增强，血肿吸收后呈低密度或囊性变。动态 CT 检查还可评价出血的进展情况。

（2）MRI 和 MRA 检查。对发现结构异常，明确脑破入的病因很有帮助。对检出脑干和小脑的出血灶和监测脑出血的演进过程优于 CT 扫描，对急性脑出血诊断不及 CT。

（3）脑脊液检查。脑出血患者一般无须进行腰椎穿刺检查，以免诱发脑疝形成，如需排除颅内感染和蛛网膜下腔出血，可谨慎进行。

（4）DSA。脑出血患者一般不需要进行 DSA 检查，除非疑有血管畸形、血管炎又需外科手术或血管介入治疗时才考虑进行。DSA 可清楚显示出异常血管和造影剂外漏的破裂血管及部位。

（5）其他检查。其他检查包括血常规、血液生化、凝血功能、心电图检查和胸部 X 线摄片检查。外周白细胞可暂时增高，血糖和尿素氮水平也可暂时升高，凝血活酶时间和部分凝血活酶时间异常提示有凝血功能障碍。

3. 脑出血的治疗

（1）止血药和降血压治疗。重组因子Ⅶa是一种维生素 K 依赖性糖蛋白，作为止血过程的启动因子，在急性脑出血的内科治疗中显示出潜力。需要注意的是，在降血压方面，应避免过度积极，一般维持血压不超过 180/105mmHg 为宜。

（2）脑水肿管理。早期脑出血恶化主要由血肿增大引起，而 48h 后主要是由脑水肿所致。当颅内压超过 20mmHg 并持续 5min 时，应采取措施将颅内压降至 20mmHg 以下，同时保持脑灌注压在 70mmHg 以上。对于危重患者或有脑疝风险者，可考虑使用甘露醇等药物。亚低温疗法（32 ~ 35℃）被认为是减轻脑水肿和降低颅内压的有效手段。

（3）防止细胞凋亡治疗。细胞凋亡在脑出血后 24h 内即可发生，并可持续 5 天。水蛭素等药物可能减轻凝血酶诱导的脑水肿和神经细胞凋亡。牛磺酸熊去氧胆酸等物质在理论上可以通过调控细胞凋亡的经典途径减少细胞凋亡，但目前仍在临床试验阶段。

（4）血肿周围缺血半暗带治疗。由于部分患者在 48h 内仍有活动性出血，治疗脑缺血通常在 48h 后开始，以避免风险。尼莫地平等药物可以用于治疗，只要血压稳定且无明显凝血机制障碍，就可以考虑使用活血化瘀的药物。

（5）神经保护剂治疗。一些药物如尼莫地平、硫酸镁、银杏制剂和丹参制剂已被证实具有一定的神经保护作用。突触前谷氨酸释放抑制剂和 γ－氨基酸受体激动剂等正在临床试验中。抗炎治疗和自由基清除剂也在研究中，以减轻继发性脑损伤。

（6）控制癫痫。大多数癫痫发作发生在脑出血后最初 24h 内，首选药物为大伦丁。如果一个月内无再次发作，可逐渐停药。对于出血后两周仍有发作的患者，应长期预防性使用抗癫痫药物。

（7）胰岛素的应用。脑出血急性期常伴有应激性高血糖反应，可使用胰岛素降低血糖，并注意补充钾。胰岛素对出血周围的缺血脑组织具有保护作用，可能通过纠正细胞内酸中毒、清除自由基和调节神经递质释放等机制发挥作用。胰岛素因其确切的疗效和低廉的价格，可在临床上广泛应用。

第三节　周围神经疾病的诊疗

周围神经疾病包括脑神经疾病、吉兰－巴雷综合征、脊神经疾病等方面，下面重点阐述脑神经疾病中的三叉神经痛、特发性面神经麻痹。

一、三叉神经痛及其诊疗

（一）三叉神经痛的临床表现

三叉神经痛是指三叉神经分布区反复发作的短暂性剧痛，其临床表现具体如下：

第一，疼痛部位。疼痛部位限于三叉神经分布区内，以第二、三支受累最为常见，95% 以上的病例为单侧发病。

第二，疼痛性质。疼痛通常表现为电灼样、刀割样、撕裂样或针刺样的剧烈疼痛，严重者可能伴有同侧面肌反射性抽搐，这种情况被称为“痛性抽搐”。在发作时，可能伴有面部潮红、皮温增高、球结膜充血、流泪等症状。由于疼痛剧烈，患者表情痛苦，因此常常用手掌或毛巾紧按、揉搓疼痛部位。

第三，疼痛发作。疼痛发作通常没有先兆，是突然发生的短暂性剧痛，常持续数秒至 2min 后突然终止。间歇期几乎完全正常。发作的频率可能从数天一次到每分钟发作数次不等。随着病程的延长，发作频度有增加的趋势，很少自愈。

第四，扳机点。在疼痛发作的范围内，常有一些特别敏感的区域，稍受触动即引起发作，这些区域被称为“扳机点”，多分布于口角、鼻翼、颊部或舌面，导致患者不敢进食、说话、洗脸、刷牙，因此面部及口腔卫生状况较差，情绪低落，面色憔悴，言谈举止小心翼翼。

第五，神经系统检查。对于原发性三叉神经痛的患者，神经系统检查通常是正常的；而对于继发性三叉神经痛的患者，可能会有分布区内面部感觉减退、角膜反射消失的现象，也可能表现出持续性的疼痛并合并其他脑神经麻痹的症状。

（二）三叉神经痛的诊断

根据疼痛发作的部位、性质、扳机点等即可诊断。但需注意原发性与继发性的鉴别以及与其他面部疼痛的鉴别。

第一，继发性三叉神经痛，应做进一步检查，如脑 CT 或 MRI，必要时进行脑脊液检查，以寻找病因。沿三叉神经走行的 MRI 检查，可发现某些微小病变对三叉神经的压迫等。

第二，与其他面部疼痛相鉴别：①牙痛，通常表现为持续性的钝痛，食用冷热食物可能加剧疼痛。②鼻旁窦炎，此症状也呈现为持续的钝痛，并可能有时间规律性。伴随症状包括脓涕和鼻窦区域的压痛，鼻窦的X线检查有助于诊断。③偏头痛，常见于青年女性，发作可持续数小时到数天。疼痛特征是搏动性或胀痛，常伴有恶心和呕吐。先兆性偏头痛患者可能会在发作前经历视觉异常，如眼前闪光或暗点。④舌咽神经痛，疼痛部位主要集中在舌根、软腭、扁桃体、咽部及外耳道，其疼痛性质与三叉神经痛相似，表现为短暂的剧烈发作。局部麻醉药物喷涂于咽部可提供暂时性的疼痛缓解。⑤蝶腭神经痛（Sluder综合征），鼻和鼻旁窦的疾病可能导致翼腭窝上方的蝶腭神经节及其分支受损而引起疼痛。疼痛部位包括鼻根后方、上颌部、上腭以及牙龈部，并可能向额、颞、枕、耳等部位扩散。疼痛呈烧灼样或刀刺样，较为剧烈，持续时间从数分钟到数小时不等。发作时，患者可能出现患侧鼻黏膜充血、鼻塞和流泪等症状。

（三）三叉神经痛的治疗

原发性三叉神经痛首选药物治疗，无效时可用封闭、神经阻滞或手术治疗。

1. 药物治疗

（1）卡马西平。卡马西平是一种抗惊厥药物，其作用机制涉及抑制网状结构－丘脑系统中的病理性多神经元反射，尤其是在三叉神经系统中。初始剂量通常为0.1g，每日三次，之后可以根据需要每天增加0.1g，分三次服用。最大剂量不应超过每日1.0g。疼痛缓解后，应维持治疗剂量约两周，然后逐渐减少至最小有效维持量。卡马西平的不良反应包括头晕、嗜睡、步态不稳、口干、恶心和皮疹等。罕见但严重的不良反应可能包括造血系统功能障碍，如白细胞减少或再生障碍性贫血。剥脱性皮炎等皮肤反应也罕见。

（2）苯妥英钠：初始剂量为0.1g，每日三次，可以根据疗效每天增加50mg，直至最大剂量每日0.6g。疼痛消失后，应继续服用1周，之后逐渐减少剂量。不良反应可能包括头晕、嗜睡、牙龈增生和共济失调等。

（3）治疗神经病理性疼痛的新型药物包括加巴喷丁、普瑞巴林和奥卡西平等。这些药物具有疗效确切、不良反应较少等优点，可以根据患者的病情、经济状况和个人偏好进行选择。

（4）辅助治疗中，可使用维生素 B_1 和维生素 B_{12}，疗程通常为4～8周，这些维生素有助于支持神经系统的健康和功能。

2. 封闭治疗

将无水乙醇或其他药物如甘油、维生素 B_2、泼尼松龙等注射到三叉神经分支或半月神经节内，可获镇痛效果。适应证为药物疗效不佳或不能耐受不良反应；拒绝手术或不适于手术者，疗效可持续 6 ～ 12 个月。

3. 半月神经节射频热凝治疗

在 X 线或 CT 的辅助导向下，通过经皮途径将射频电极精准地插入半月节区域。之后启动射频电流，将组织加热至 65 ～ 80℃，并保持这个温度持续 1min，这种治疗方法适用于与封闭治疗相同的病症。不过，病人可能会有面部感觉障碍、角膜炎和带状疱疹等不良反应。尽管存在这些反应，治疗效果可以达到 90%，但复发率在 21% ～ 28%。需要强调的是，即使疾病复发，再次使用这种方法仍旧是有效的。

4. 进行手术治疗

用于其他治疗方法无效的原发性三叉神经痛，手术方式有：①三叉神经显微血管减压术；②三叉神经感觉根部分切断术；③三叉神经脊髓束切断术。

5. γ 刀或 X 线刀治疗

药物与封闭治疗效果不佳，不愿或不适于接受手术的，也可以采用 γ 刀或 X 线刀治疗，靶点是三叉神经感觉根。起效一般开始于治疗后 1 周。由于靶点周围重要结构多，毗邻关系复杂，定位需要特别精确。

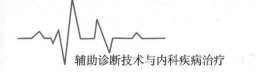

二、特发性面神经麻痹及其诊疗

特发性面神经麻痹又称为 Bell 麻痹或面神经炎，为面神经管中的面神经非特异性炎症引起的周围性面肌瘫痪。

（一）特发性面神经麻痹的临床表现

特发性面神经麻痹，又称为贝尔氏麻痹，是一种常见的神经系统疾病，主要表现为面部肌肉的突发性单侧瘫痪。该病症的发生可能与病毒感染、免疫反应或遗传因素有关。患者通常会出现面部表情不对称，患侧眼睑不能完全闭合，导致眼睛干燥和异物感。同时，口角歪斜，患侧鼻唇沟变浅，口水流漏，且在尝试闭眼、鼓腮时表现出明显无力。此外，患者可能会感受到耳部疼痛或不适，有时伴随着味觉减退或听觉过敏。

（二）特发性面神经麻痹的诊断

根据急性发病、一侧的周围性面瘫，而无其他神经系统阳性体征即可诊断。但需与下列疾病相鉴别：

第一，吉兰 – 巴雷综合征。可有周围性面瘫，但多为双侧性。少数在起病初期也可表现为单侧，随病程逐渐发展为双侧。其他典型表现如对称性四肢弛缓性瘫痪与脑脊液蛋白—

细胞分离等。

第二，面神经附近病变累及面神经急、慢性中耳炎，乳突炎，腮腺炎或肿瘤，可侵犯面神经，邻近组织如腮腺肿瘤、淋巴结转移瘤的放射治疗可损伤面神经。应有相应原发病病史。

第三，颅后窝肿瘤压迫面神经。例如，胆脂瘤、皮样囊肿、颅底的肉芽肿、鼻咽癌侵犯颅底等均可引起面神经损害。但起病较慢，有进行性加重的病程特点，且多伴有其他神经系统受累的症状及体征。

第四，脑桥内的血管病。脑桥内的血管病可致面神经核损害引起面瘫。但应有脑桥受损的其他体征如交叉性瘫痪等。

第五，莱姆病。莱姆病是由蜱传播的螺旋体感染性疾病，可引起脑神经损害，以双侧面神经麻痹常见，常伴皮肤红斑、肌肉疼痛、动脉炎、心肌炎、脾大等多系统损害表现。

（三）特发性面神经麻痹的治疗

第一，急性期治疗。急性期治疗原则是减轻面神经水肿、改善局部血液循环与防治并发症，具体包括：①起病 2 周内多主张用肾上腺皮质激素治疗。地塞米松 10 ~ 15mg/d，静脉滴注，连用 1 周后改为泼尼松 30mg/d，顿服，1 周后逐渐减量。泼尼松 30 ~ 60mg，晨 1 次顿服，连用 7 ~ 10 天，以后逐渐减量。但近来人们对激素治疗有争议，故其有效性尚待循证医学研究的进一步证实。②补充 B 族维生素，如口服维生素，腺苷辅酶 B_{12} 或肌注维生素 B_1、维生素 B_{12} 等。③在茎乳孔附近行超短波透热、红外线照射或局部热敷治疗。注意保护角膜、结膜，预防感染，可采用抗生素眼水、眼膏点眼，戴眼罩等方法。

第二，恢复期治疗。病后第 3 周至 6 个月以促使神经功能尽快恢复为主要原则。可继续给予 B 族维生素治疗，可同时采用针灸、按摩、碘离子透入等方法治疗。

第三，后遗症期治疗少数患者在发病 2 年后仍留有不同程度后遗症，严重者可试用面 – 副神经、面 – 舌下神经吻合术，但疗效不确定。

第四节　神经内科疾病治疗的新技术

一、功能神经外科在神经内科的应用

功能神经外科学是一门专注于通过外科手术技术修正中枢神经系统功能异常的医学分支，该领域早期被称为生理神经外科学或应用神经生理学。功能神经外科的目标是通过刺激、破坏或重建中枢神经系统的特定结构，实现系统间新的平衡，从而缓解症状、恢复神经功能，并改善中枢神经系统的功能失调。

第一，功能神经外科的适应证。功能神经外科手术适用于药物治疗效果不佳的帕金森

病、难治性癫痫、可通过微血管减压术治疗的疾病（如三叉神经痛、面肌痉挛、舌咽神经痛）、癌性疼痛及顽固性疼痛、小儿脑瘫等。

第二，功能神经外科的检测方法。功能神经外科手术的检测方法包括：①电生理技术的临床应用。神经电生理技术（包括肌电图、诱发电位及细胞内外放电记录技术等）使得手术靶点更为精确，并且应用于手术患者的选择和术后疗效的预测与评估，该技术广泛应用于运动障碍病、癫痫、疼痛等疾病的手术靶点选择和确认。微电极技术的应用有助于靶点的最终确认。②实时磁共振成像技术。利用开放式磁共振仪进行磁共振成像（MRI）影像实时引导手术，使得操作台上可以清晰地看到所要定位的手术靶点。三维重建技术为手术提供了良好的角度和方向，提高了手术的疗效。然而，实时磁共振成像技术设备和检查费用较高，限制了其普及和应用；对患者体动敏感，易产生伪影，不适于急诊和危重患者的检查。③功能性磁共振成像技术。功能性磁共振成像技术能够同时获得解剖与功能影像，被广泛应用于人脑正常生理功能、脑肿瘤和癫痫的术前评价，协助制订手术方案并最大限度保留神经功能。但其扫描时间长，空间分辨力不够理想，对体内有磁金属或起搏器的特殊患者不能使用。④正电子发射断层扫描技术。正电子发射断层扫描技术通过扫描颅内各分区的代谢情况，来判定病变的范围和程度。目前已在癫痫手术中广泛应用。然而，其体层面有限，造价高，正电子核素大都由加速器产生，半衰期短，制作和标记条件要求高。

二、神经导航技术

神经导航是指采用各种技术，术前设计手术方案、术中实时指导手术操作的精确定位技术，其意义在于确定病变的位置和边界，以保证手术的微创化及完整切除。神经导航主要有三种：立体定向仪神经导航、磁共振影像神经导航、超声波声像神经导航。常规神经导航技术应用解剖影像，精确定位脑内靶目标，实现颅脑手术微创化。功能神经导航利用多图像融合技术，将靶目标的解剖图像、功能皮质和传导束图像（经功能影像检查获得）三者融合在一起，结合导航定位技术，实现既要全切病灶，又要保留脑功能结构（功能皮质和皮质下传导束）和功能。功能神经导航可保护患者术后肢体活动、语言、视觉等不受影响。神经导航手术临床应用于颅内肿瘤及神经内科某些疾病的治疗，如帕金森病、肌张力障碍、精神方面的疾病等。

三、基因治疗

基因治疗是指通过在特定靶细胞中表达该细胞本来不表达的基因，或采用特定方式关闭、抑制异常表达基因，达到治疗疾病目的的治疗方法。基因治疗中枢神经系统疾病作为一种新的治疗方法，具有广阔的研究、应用和开发前景。然而，血—脑屏障的存在使得许多具有潜在治疗价值的 siRNA（干扰小核糖核酸）或 DNA（脱氧核糖核酸）不能从外周循环顺利转运到脑内。常规的脑部基因治疗手段是将基因载体通过立体定位手术直接注射入脑内。这种方法的弊端是基因扩散范围小且难以控制，不利于基因治疗在人体的应用。非侵入性的方法则是将 siRNA 或 DNA 从外周血管转运入中枢神经系统内。

近年来，随着基因研究的发展，各国对神经系统疾病进行了大量的研究，主要集中在癫痫和帕金森病，人们也对脊髓损伤修复、神经胶质瘤治疗、肌萎缩侧索硬化、亨廷顿病、脊髓小脑性共济失调、家族性阿尔茨海默病等进行了动物实验研究。其中，癫痫发作是基因治疗的重要靶点，病毒载体介导的基因治疗能产生神经元的稳定转导，影响神经元的兴奋性。由于促生长激素神经肽和神经肽 Y 能调节神经元的兴奋性，因此，人们研究两者的基因表达因子对抗癫痫方面的作用。另外，帕金森病病变部位局限，受累神经元较为单一，也被认为适合进行基因治疗。基因治疗帕金森病主要有三条途径：①引入保护基因，使多巴胺能细胞免受损害；②导入神经营养因子基因，维持多巴胺能细胞功能和延长寿命；③导入调控和（或）分泌基因，表达酪氨酸羟化酶分泌多巴胺。同时也可以进行多基因联合转移提高疗效。目前帕金森病基因治疗还处于动物实验阶段，常用转移载体包括病毒载体（腺病毒载体、单纯疱疹病毒载体、腺相关病毒载体以及反转录病毒载体）、质粒载体，转基因路径主要包括直接法和间接法。直接法是直接将目标基因转入动物治疗靶区；间接法则将目标基因先在体外转入适当的靶细胞，再将转基因靶细胞植入动物脑内。常用的是直接法。

需要注意的是，基因治疗应用于临床治疗尚存在许多问题，例如，如何确定治疗时机、如何对目标基因进行调控等。因此，这种新的治疗技术在临床的广泛应用仍需时日。

四、脑深部刺激

神经内科疾病治疗的新技术，如脑深部刺激（DBS），在近年来的发展中显露出巨大的潜力。脑深部刺激是一种新兴的治疗帕金森病的方法，它通过植入电极到大脑特定区域，从而调节异常的神经信号，进而减轻疾病症状。这种技术的出现，为那些对传统药物治疗无效的患者带来了新的希望与选择。

在过去几十年里，神经内科疾病的治疗一直是一个挑战。帕金森病等神经系统疾病对患者的生活质量造成了较大的影响，而现有的治疗方法，尤其是药物治疗，往往只能控制症状的进展，而无法完全治愈疾病。因此，研究人员一直在寻找新的治疗方法，以期能够更有效地缓解症状、提高患者的生活质量。脑深部刺激技术的出现，为这一挑战带来了新的解决途径。通过植入电极到患者大脑的特定区域，医生可以精确地调节神经信号的传递，从而减轻症状的严重程度，这项技术的原理在于通过电刺激调节异常的神经活动，从而平衡神经系统的功能，进而改善症状。

此外，脑深部刺激技术的进步也为神经内科疾病的治疗开辟了新的方向。随着对大脑神经网络的深入理解和技术的不断进步，人们可以预见，未来的神经内科疾病治疗将更加个性化和精准。脑深部刺激技术可能只是一个开始，未来还将有更多新技术的出现，为患者提供更多选择和更好的治疗效果。然而，尽管脑深部刺激技术在神经内科疾病治疗中表现出了巨大的潜力，但它仍然存在一些挑战和限制。首先，这项技术需要复杂的手术过程和高昂的费用，这对一些患者来说可能是一个障碍。其次，由于大脑结构的复杂性和个体差异性，脑深部刺激技术在临床应用中还需要更多的研究和实践，以进一步完善治疗效果。

五、经颅磁刺激

经颅磁刺激（TMS）是一种非侵入性的治疗方法，被广泛应用于治疗抑郁症和其他精神障碍。这种治疗方法通过使用磁场刺激大脑特定区域，以改善神经功能和情绪状态，为患者带来了一种新的选择。

TMS 的原理是利用磁场产生电流，直接作用于大脑皮质，从而改变神经元的活动，这种刺激可以调节大脑中与情绪和认知功能相关的区域的活动，从而改善患者的症状。与传统的药物治疗相比，TMS 具有更少的不良反应，因为它不涉及药物的使用，不会对患者的身体健康产生负面影响。当前，在许多病例中，TMS 已经被证明是一种有效的治疗方法，例如，TMS 可以显著减轻抑郁症状，提高患者的情绪稳定性，并提高他们的生活质量。对于那些对传统药物治疗无效或无法耐受的患者来说，TMS 提供了一种替代选择。此外，TMS 还可以用于治疗其他精神障碍，如焦虑症、强迫症和创伤后应激障碍等。

需要注意的是，尽管 TMS 在许多方面都显示出了良好的效果，但它并非适用于所有患者。在考虑使用 TMS 作为治疗方法时，医生会根据患者的具体情况进行评估，包括病史、症状严重程度和其他相关因素。此外，TMS 可能需要多次疗程才能达到最佳效果，因此患者需要在医生的指导下进行治疗。

总体而言，经颅磁刺激（TMS）作为一种非侵入性的治疗方法，为抑郁症和其他精神障碍的治疗提供了新的希望。它的效果已经在许多病例中得到证实，并且相对于药物治疗，它的不良反应更少。然而，每个患者的情况都是独特的，因此在决定是否使用 TMS 作为治疗方法时，应该咨询专业医生的意见。

第十二章

辅助诊断技术与内科疾病的相互结合

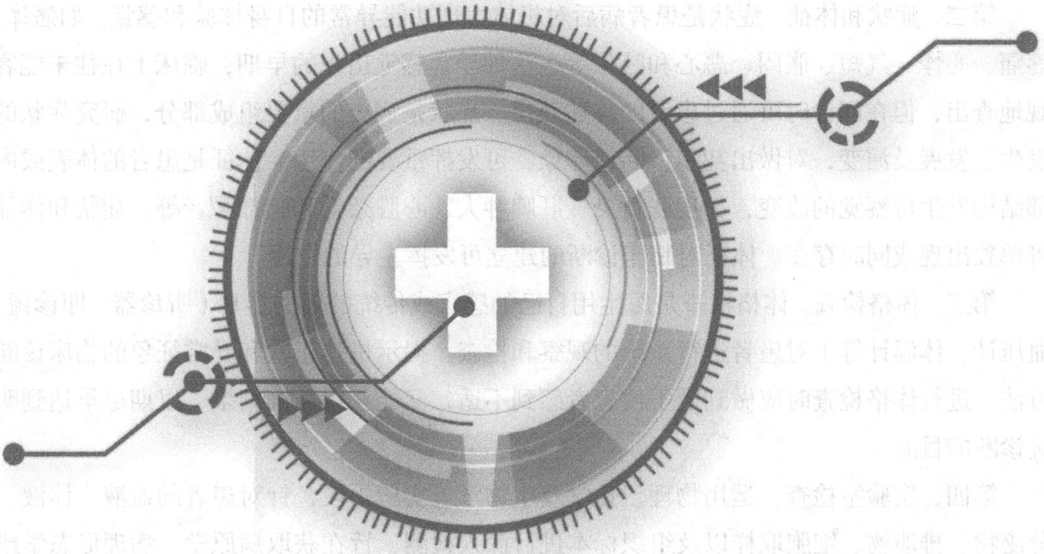

第一节　辅助诊断技术与诊断学的内涵分析

一、诊断学与诊断思维的正确掌握

诊断学是运用医学基础理论、基础知识和基本技能对疾病进行诊断的一门学科。诊断学包括解剖学、生理学、生物化学、微生物学、组织胚胎学、病理生理学及病理学等课程，过渡到学习临床医学各学科而设立的一门必修课，其主要内容包括问诊采集病史、全面系统地掌握患者的症状。为全面探究患者的临床表现，需综合运用视诊、触诊、叩诊和听诊等体格检查手段，以精准把握其体征。同时，为确保诊断的准确性和科学性，还需进行血液学检查、生物化学检查、病原学检查等一系列实验室检查。此外，心电图、X 线、超声等辅助检查亦不可或缺，它们将为揭示患者临床表现提供有力支持。学习获取这些临床征象的方法，掌握收集这些临床资料的基本功。应用基础医学理论，阐明患者临床表现的病理生理学基础，并提出可能性的诊断。为学习临床医学各学科、临床见习与实习奠定基础。因此，诊断学是一座连接基础医学与临床医学的桥梁，也是打开临床医学大门的一把钥匙。

（一）诊断学的主要内容

第一，病史采集。问诊是通过医生与患者进行提问与回答了解疾病发生与发展的过程。只要患者神志清晰，无论在门诊还是在住院的场合下均可进行。许多疾病经过详细的病史采集，配合系统的体格检查，即可得出初步诊断。

第二，症状和体征。症状是患者病后对机体生理功能异常的自身体验和感觉。如瘙痒、疼痛、心悸、气短、胀闷、恶心和眩晕等，这种异常感觉出现的早期，临床上往往未能客观地查出，但在问诊时可通过患者的陈述获得。症状是病史的重要组成部分，研究症状的发生、发展及演变，对做出初步诊断或印象，可发挥重要的作用。体征是患者的体表或内部结构发生可察觉的改变，如皮肤黄染、肝脾肿大、心脏杂音和肺部啰音等。症状和体征可单独出现或同时存在。体征对临床诊断的建立可发挥主导的作用。

第三，体格检查。体格检查是医生用自己的感官或传统的辅助器具（听诊器、叩诊锤、血压计、体温计等）对患者进行系统的观察和检查，揭示机体正常和异常征象的临床诊断方法。进行体格检查时应做到既不使患者感到不适，又能获得准确结果，以期尽早达到明确诊断的目的。

第四，实验室检查。运用物理、化学及生物学等实验手段，针对患者的血液、体液、分泌物、排泄物、细胞取样以及组织标本进行深入检测，旨在获取病原学、病理形态学或器官功能状态等关键信息。同时，结合患者的病史、临床表现和体征，进行全面细致的分析，从而得出准确的诊断结果。当实验室检查结果与临床表现不符时，应结合临床慎重考虑或进行必要的复查。实验室检查偶尔阳性或数次阴性的结果，均不能作为肯定或否定临床诊断的依据。

第五，辅助检查。如心电图、肺功能和各种内镜检查，以及临床上常用的各种诊断操作技术等，这些辅助检查在临床上诊断疾病时，常发挥重要的作用。

（二）诊断学的学习重点

医学生学习诊断学时，临床课程尚未开始讲授，仅在学习病理生理学和病理学时初步地了解到某些疾病发生时的生理功能和病理形态的改变，或仅能应用一些病理生理基础知识对临床上出现的某些症状和体征做出一定的解释。因此，在这个最初阶段不应该也不可能要求医学生在学习诊断学时对临床上各种疾病做出准确而全面的诊断。诊断学的任务更主要的是指导学生如何接触病人，如何通过问诊确切而客观地了解病情，如何正确地运用视诊、触诊、叩诊、听诊和嗅诊等物理检查方法来发现和收集患者的症状和体征，进而了解这些临床表现的病理生理学基础，以阐明哪些征象为正常生理表现，哪些属于异常病态征象。联系这些异常征象的病理生理基础，通过反复推敲和分析思考，便可得到诊断疾病的某些线索，从而提出可能发生的疾病。

临床资料是诊断疾病的基础，病史、体征、化验和辅助检查结果的收集与正确判断至关重要。临床资料的获得重要的是要亲自掌握和全面了解。某些局限于系统器官的疾病可能有全身性的临床表现。而某些全身性的疾病也可反映出某局部器官的临床征象。因此，学习诊断学需掌握全面系统的体格检查，并结合病史分析才可能发现重要的线索。例如，问诊时患者诉头痛，那么必须注意该症状是否由于工作紧张、睡眠不足所致的大脑生理功能紊乱，或是由于各种原因引起的，如颅内炎症或肿瘤等病变导致的颅内压力升高和脑水肿之故。又如，视诊时发现患者皮肤黄染，那么可能会考虑到患者近期是否进食大量胡萝卜素含量较高的食物引起的生理性皮肤黄染，或是由于胆道疾病所致的胆汁淤积性黄疸，或为肝病造成的肝性黄疸，抑或由溶血性疾病发生的溶血性黄疸。如触诊时于右上腹触及包块，那么其病理生理基础可能是肿大的胆囊，也可能是来自肝脏的肿瘤。再如，叩诊时发现患者两侧胸部均为清音，此系正常肺部的叩诊音，然而，如发现患者一侧下胸部叩诊浊音，则必须考虑是否存在肺实变、肺不张、胸腔积液或胸膜增厚的病理生理改变。

经过听诊检查观察到患者双肺均发出清晰的肺泡呼吸音，这是正常生理状态下的呼吸音。然而，如果在某肺野区域出现了支气管呼吸音，应意识到这种声音的出现，除了正常情况下的气管和主支气管区域，还可能提示该区域肺部存在实变的可能性。

总而言之，在问诊和体格检查过程中所发现的每个症状和体征，大多存在着正常生理性、功能性表现或异常病理生理改变的可能性，在综合分析和思考这些临床表现的过程中必然会涉及正常与异常的鉴别，也会涉及异常的临床征象间的初步鉴别诊断，最后提出可能的诊断来。

诊断学课程中所涉及的诊断与临床医学各科对疾病的诊断有着一定的区别。例如，内科学对疾病的诊断主要依据病因、临床表现、实验室检查和其他辅助检查或特殊检查结果的特点，应用正确的临床思维进行综合、整理、分析和鉴别，最后提出比较符合患者客观表现的临床诊断。然而如果要求尚未开始学习临床课程的医学生来掌握如诊断内科疾病一样来学习诊断学，那么，势必会造成脱离实际，不但诊断不了疾病，而且会影响对物理检查和一般实验室检查基本技能和方法的掌握。因此，过多地增加有关临床各学科的内容于诊断学课程中，应予避免。临床医学专业三年级的学生，其实验诊断的教学内容应有别于检验医学专业，主要是实验的临床应用，而不是检验技术方法的研究和改进。实验诊断的教学原则应是让学生掌握概念性、普遍性和实用性的内容。因此，实验诊断教学的重点应使学生掌握实验项目选择的原则、实验结果的分析，以指导学生做出疾病的诊断。至于特殊性、复杂性和高精尖的内容可留待临床各科的教学和继续教育的过程中予以完成。

当前医学科学的飞速发展，突出表现在诊断领域高新技术的应用，如影像诊断方面有计算机体层扫描（CT）、仿真内镜、磁共振肠道造影、计算机放射摄影系统、数字放射摄影系统、三维彩色多普勒超声检查及正电子发射断层摄影术等。分子生物学方面有 DNA 重组技术、荧光定量 PCR 技术、基因诊断及计算机生物芯片技术等。这些新技术无疑会给我们做出诊断带来巨大的帮助，使我们能更及时、更准确地诊断疾病，从而做出正确的治疗方案，极大地提高了临床诊断水平。然而这些检查手段虽能提供更微观、更细致的病理改变或图像，甚至可以做出病因学或病理学的决定性诊断，但基本的物理检查方法，如视诊时检查者视觉所能感受到的直观改变，触诊时检查者经触觉所获得的特殊信息，叩诊时所发现的叩诊音的变化，以及听诊时所闻及的杂音、啰音的真实音响等，尚难从上述的高新技术的检查中被如实地反映出来。

目前大规模应用高、精、尖检查技术诊断疾病，虽能解决不少问题，但尚不能完全取代问诊，一般的物理检查和常规的实验室检查，更不能取代临床医生的诊断思维。因此，如果放弃了最基本的全面系统的体检和规范的思维程序去考虑和分析问题，不进行成本－效益分析，盲目追求高新技术检查，这不仅会扰乱诊断思维、造成医疗资源的极大浪费，还可能使诊断陷入误区。所以，对于医学生而言，学习诊断学既然是为学习临床医学各课程诊断疾病奠定基础，那么强调正确熟练地掌握物理诊断和常用一般化验的基本功是十分必要的。

医学生蜕变为能在临诊时提出初步诊断的临床医生，这一过程离不开丰富的临床实践积累。诊断学的学习固然是这一转变的关键开端，然而，它仅仅是步入临床学科学习之路的起点或序曲。必须明确，临床医学为实践性极强的一门科学，不可能通过一次学习即可立即掌握和应用，需要经过长时间的反复实践和不断训练，必须由学习诊断学开始，直至担任见习医生和实习医生乃至住院医生的整个过程中，自始至终地不断反复和继续巩固。这样才是名副其实地使诊断学不仅成为奠定学习内科学、诊断内科疾病的基础，而且是学习临床医学其他各专业课程的基石。

（三）诊断思维的正确掌握

一个诊断的正确与否，关键还在于是否拥有正确的临床思维。目前，流行病学和循证医学[①]已蓬勃兴起，给传统的诊断学带来了新的变革。在医学迅猛发展，临床实践日新月异的今天，临床医生面临的问题是如何从众多资料中有效地挑选出符合客观实际的证据，以做出合理的诊断。因此，如何掌握正确的诊断思维，并将其运用于临床诊断中，是每位医学生在学习诊断学时必须注意和开始锻炼的问题。

面对大量的临床资料，如何去粗取精、去伪存真地分析和思考问题，是每位临床医师所必须应对的严峻挑战。症状、体征、化验和辅助检查的结果是不可分割的整体。临床医师之所以要以临床为主，主要在于他面临的是病人、环境、社会相互作用和动态变化的有机整体。如仅依据某种局部征象或某一检验或辅助检查的结果贸然做出诊断，往往就会顾此失彼，造成抓不住主要矛盾的局面。目前，一些国家已将系统评价的结果作为临床制定诊治指南的主要依据。即按照某特定病种的诊断、治疗方法，全面收集所有相关、可靠的随机对照试验结果并进行科学的定量合成或荟萃分析，从而得出综合可靠的诊断或治疗结论。

在临床实践中，正确的临床思维并不总是依赖于个体独立思考。实际上，临床会诊、咨询和讨论等交流方式在激发思维、引导思路以及互补优势方面发挥着重要作用。各级医师在临床实践中所掌握的资料深度、知识面广度、分析问题的角度以及实践经验均存在差异。因此，在某些情况下，他人的意见可能正是我们自身容易忽视的关键所在。

医学领域的范围很广，个人的毕生精力毕竟有限，精通只能是相对而言。特别是科技发展迅速、信息数量成倍增长和专业分科越来越细的今天，专科医师的知识更新，更有赖于其他各科和各级医师间的相互渗透和相辅相成。一个完整的诊断除需了解解剖学、功能学和影像学的诊断外，在条件许可的情况下要尽可能做出病理学、细胞学和病原学的诊断，否则将会造成治疗上的盲目性或延误病情。临床医师不能满足于或仅停留于临床诊断，亦不能将功能诊断和影像诊断来取代病理学和病原学诊断。只有紧紧把握住病理学和病原学诊断，才能使临床诊断更完善、更准确、更可靠，才能使病人得到及时而有效的治疗。

总而言之，临床医生在日常医疗实践工作中要不断总结经验和吸取教训，不断纠正错

① 循证医学，意为“遵循证据的医学”，又称为实证医学，是一种医学诊疗方法，强调应用完善设计与执行的研究（证据）将决策最佳化。

误的临床思维，并促进正确临床思维的发展和形成。只有先把在临床实践中的感性认识上升为理性认识，再指导于临床实践，这样周而复始、反复循环，才能使正确的诊断思维不断地建立和完善，才能把诊断的失误减至最低限度。

二、辅助诊断技术与诊断学的联系

辅助诊断技术与诊断学之间的紧密联系在医学领域中扮演着关键角色，它们相互依存、相辅相成，共同推动了疾病诊断和治疗的准确性和有效性。深入探讨这两者之间的联系有助于我们更好地理解医学诊断的全貌及其在医疗实践中的重要性。

第一，诊断学的研究主要集中在方法与原理的探索上。通过对各种疾病的诊断方法和原理进行研究，诊断学为辅助诊断技术的发展提供了理论基础。病理生理学、临床表现、实验室检查等方面的研究为我们提供了对疾病发展机制的深入理解，为新型辅助诊断技术的开发提供了方向和指导。

第二，辅助诊断技术的发展是诊断学理论的实践应用。这些技术利用了各种先进的技术手段和方法，如影像学、实验室检验、生物标志物检测等，为医生提供了更全面、更准确的诊断信息，从而辅助他们制订出更有效的治疗方案。这种技术的应用不仅加快了疾病的诊断速度，而且提高了诊断的准确性和可靠性。

第三，辅助诊断技术产生了大量的数据和信息，而诊断学则致力于从这些数据中提取有用的信息，进行分析和解释。通过整合和分析这些数据，诊断学可以帮助医生更好地理解疾病的特点和发展规律，为他们提供更精准的诊断建议和治疗方案。

第四，诊断学不断吸收新的科学理论和技术进展，推动辅助诊断技术的创新与应用。例如，人工智能技术在医学诊断中的应用就是一个典型的例子。通过利用人工智能技术，医生可以更快速地分析影像学资料、实验室检查结果和病史信息，从而提高了诊断的准确性和效率。

第五，诊断学为临床实践提供了重要的支持和指导。通过对疾病的本质和特点进行深入研究，诊断学可以帮助医生更好地理解疾病的发展过程，从而更好地选择和应用各种辅助诊断技术。这种理论支持为医生提供了更加科学、更加有效的诊断和治疗方案，为患者的康复和治疗提供了有力的支持。

综上所述，辅助诊断技术与诊断学之间存在着密切的联系与相互作用。它们共同促进了医学诊断领域的发展与进步，为提高疾病诊断的准确性和治疗的效果作出了重要贡献。

第二节　辅助诊断技术——体格检查

体格检查是指医师运用自己的感官和借助于传统或简便的检查工具，如体温计、血压计、叩诊锤、听诊器、检眼镜等，客观地了解和评估病人身体状况的一系列最基本的检查方法。许多疾病先通过体格检查再结合病史就可以做出临床诊断。医师进行全面体格检查后对病人健康状况和疾病状态提出的临床判断称为检体诊断。体格检查涵盖五种核心方法：视诊、触诊、叩诊、听诊与嗅诊。要娴熟地进行全面、有序、重点明确、规范且准确的体格检查，不仅仅要求具备坚实的医学理论基础，更需通过大量的临床实践来不断磨炼与丰富临床经验。这一过程不仅是对基本技能的锤炼，而且是临床经验的累积，同时也是与患者建立良好沟通并构建和谐医患关系的关键环节。

体格检查时应注意：①应以病人为中心，要关心、体贴病人，要有高度的责任感和良好的医德修养。②检查过程中，应注意避免交叉感染。③医师应仪表端庄，举止大方，态度诚恳和蔼。④医师应站在病人右侧。检查病人前，应有礼貌地对病人做自我介绍，并说明体格检查的原因、目的和要求，便于更好地取得病人的密切配合。检查结束应对病人的配合与协作表示感谢。⑤检查病人时光线应适当，室内应温暖，环境应安静；检查手法应规范、轻柔；被检查部位暴露应充分。⑥全身体格检查时应全面、有序、重点、规范和正确。⑦体格检查要按一定顺序进行，避免重复和遗漏，避免反复翻动病人，力求建立规范的检查顺序。通常先进行生命征和一般检查，然后按头、颈、胸、腹、脊柱、四肢和神经系统的顺序进行检查，必要时进行生殖器、肛门和直肠检查。根据病情轻重，避免影响检查结果等因素，可调整检查顺序，利于及时抢救和处理病人。⑧在体格检查过程中，应注意左、右及相邻部位等的对照检查。⑨应根据病情变化及时进行复查，这样才能有助于病情观察、有助于补充和修正诊断。

一、体格检查的基本方法

（一）视诊方法

视诊是医师通过目视观察病人全身或局部外在表现的诊断手段。该方法广泛应用于对病人全身一般状况及多种体征的评估，包括但不限于年龄、身体发育状况、营养状况、意识清晰度、面容特征、表情变化、体位选择、姿势保持以及行走步态等方面。局部视诊可了解病人身体各部分的改变，如皮肤、黏膜、眼、耳、鼻、口、舌、头颈、胸廓、腹形、肌肉、骨骼、关节外形等。特殊部位的视诊需借助于某些仪器如耳镜、鼻镜、检眼镜及内镜等进行检查。不同部位的视诊内容和方法不同，但它简便易行、适用范围广，常能提供重要的诊断资料和线索，有时仅用视诊就可明确一些疾病的诊断。但视诊又是一种常被忽略的诊断和检查方法。只有在丰富医学知识和临床经验的基础上才能减少和避免视而不见的现象；只有反复临床实践，才能深入、细致、敏锐地观察；只有将视诊与其他检查方法紧密结合起来，将局部征象与全身表现结合起来，才能发现并确定具有重要诊断意义的临床征象。

（二）触诊方法

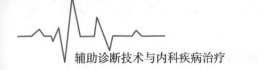

触诊是医师通过手接触被检查部位时的感觉来进行判断的一种方法。它可以进一步检查视诊发现的异常征象，也可以明确视诊所不能明确的体征，如体温、湿度、震颤、波动、压痛、摩擦感以及包块的位置、大小、轮廓、表面性质、硬度、移动度等。触诊的适用范围很广，尤以腹部检查更为重要。由于手指指腹对触觉较为敏感，掌指关节部掌面皮肤对震动较为敏感，手背皮肤对温度较为敏感，因此触诊时多用这些部位。

1. 触诊方法的分类

触诊时，由于目的不同而施加的压力有轻有重，因而可分为浅部触诊法和深部触诊法。

（1）浅部触诊法。浅部触诊法是一种针对体表浅在病变的有效检查和评估手段，适用于检查关节、软组织、浅部动脉、静脉、神经以及精索等部位。在进行腹部浅部触诊时，所能触及的深度大约为1cm。触诊时，将一手放在被检查部位，用掌指关节和腕关节的协同动作以旋转或滑动方式轻压触摸。浅部触诊一般不引起病人痛苦或痛苦较轻，也多不引起肌肉紧张，因此有利于检查腹部有无压痛、抵抗感、搏动、包块和某些肿大脏器等。浅部触诊也常在深部触诊前进行，有利于病人做好接受深部触诊检查的心理准备。

（2）深部触诊法。在进行检查时，可以采用单手或双手重叠的方式，逐步深入并按压，以达到深入触诊的目的。腹部深部触诊法涉及的深度通常超过2cm，有时甚至在4 ~ 5cm，其主要目的是检查和评估腹腔内部病变以及脏器的状况。根据检查目的和手法不同可分为以下类型：

第一，深部滑行触诊法：检查时嘱病人张口平静呼吸或与病人谈话以转移其注意力，尽量使腹肌松弛。医师用右手并拢的二、三、四指平放在腹壁上，以手指末端逐渐触向腹腔的脏器或包块，在被触及的包块上作上下左右滑动触摸，如为肠管或索条状包块，应向与包块长轴相垂直的方向进行滑动触诊。这种触诊方法常用于腹腔深部包块和胃肠病变的检查。

第二，双手触诊法：将左手掌置于被检查脏器或包块的背后部，右手中间三指并拢平置于腹壁被检查部位，左手掌向右手方向托起，使被检查的脏器或包块位于双手之间，并更接近体表，有利于右手触诊检查。这种触诊方法用于肝、脾、肾和腹腔肿物的检查。

第三，深压触诊法：用一个或两个并拢的手指逐渐深压腹壁被检查部位，用于探测腹腔深在病变的部位或确定腹腔压痛点，如阑尾压痛点、胆囊压痛点、输尿管压痛点等。检查反跳痛时，在手指深压的基础上迅速将手抬起，并询问病人是否感觉疼痛加重或察看面部是否出现痛苦表情。

第四，冲击触诊法：又称为浮沉触诊法。检查时，右手并拢的食、中、环三个手指取70° ~ 90° 角，放置于腹壁拟检查的相应部位，作数次急速而较有力的冲击动作，在冲击腹壁时指端会有腹腔脏器或包块浮沉的感觉。这种方法一般只用于大量腹水时肝、脾及腹腔包块难以触及者。手指急速冲击时，腹水在脏器或包块表面暂时移去，故指端易于触及肿大的肝脾或腹腔包块。冲击触诊会使病人感到不适，操作时应避免用力过猛。

2. 触诊的注意事项

（1）检查前医师要向病人讲清触诊的目的，消除病人的紧张情绪，取得病人的密切配合。

（2）医师手应温暖、手法应轻柔，以免引起肌肉紧张，影响检查效果。在检查过程中，应随时观察病人表情。

（3）病人应采取适当体位，才能获得满意检查效果。通常取仰卧位，双手置于体侧，双腿稍曲，腹肌尽可能放松。检查肝、脾、肾时也可嘱病人取侧卧位。

（4）触诊下腹部时，应嘱病人排尿，以免将充盈的膀胱误认为腹腔包块，有时也需排便后检查。

（5）触诊时医师应手脑并用，边检查边思索。应注意病变的部位、特点、毗邻关系，以明确病变的性质和来源。

（三）叩诊方法

叩诊是一种通过用手指叩击身体表面特定部位，使其产生震动并发出声响，进而根据这些震动和声响的特性来判断被检查部位脏器状态是否异常的诊断方法。此方法被广泛应用于医学领域，尤其在确定肺尖宽度、肺下缘位置、胸膜病变、胸膜腔内液体量或气体存在与否、肺部病变的大小与性质、纵隔宽度、心界大小与形态、肝脾边界、腹水存在与否及其量以及子宫、卵巢、膀胱等器官是否胀大等方面具有重要意义。此外，叩诊还包括用手或叩诊锤直接叩击被检查部位，以评估反射状况和疼痛反应。

1. 叩诊方法的分类

根据叩诊的目的和叩诊的手法不同又分为直接叩诊法和间接叩诊法两种。

（1）直接叩诊法。医师右手中间三手指并拢，用其掌面直接拍击被检查部位，借助于拍击的反响和指下的震动感来判断病变情况的方法称为直接叩诊法。适用于胸部和腹部范围较广泛的病变，如胸膜粘连或增厚、大量胸腔积液或腹水及气胸等。

（2）间接叩诊法。此为应用最多的叩诊方法。医师将左手中指第二指节紧贴于叩诊部位，其他手指稍微抬起，勿与体表接触；右手指自然弯曲，用中指指端叩击左手中指末端指关节处或第二节指骨的远端，因为该处易与被检查部位紧密接触，而且对于被检查部位的震动较敏感。叩击方向应与叩诊部位的体表垂直。叩诊时应以腕关节与掌指关节的活动为主，避免肘关节和肩关节参与运动。叩击动作要灵活、短促、富有弹性。叩击后右手中指应立即抬起，以免影响对叩诊音的判断。在同一部位叩诊可连续叩击 2 ~ 3 下，若未获得明确印象，可再连续叩击 2 ~ 3 下。应避免不间断的连续的快速叩击，因为这不利于叩诊音的分辨。

为了检查病人肝区或肾区有无叩击痛，医师可将左手手掌平置于被检查部位，右手握成拳状，并用其尺侧叩击左手手背，询问或观察病人有无疼痛感。

2. 叩诊的注意事项

叩诊的注意事项包括：①环境应安静，以免影响叩诊音的判断。②根据叩诊部位不同，病人应采取适当体位，如叩诊胸部时，可取坐位或卧位；叩诊腹部时常取仰卧位；确定有无少量腹水时，可嘱病人取肘膝位。③叩诊时应注意对称部位的比较与鉴别。④叩诊时不仅要注意叩诊音响的变化，还要注意不同病灶的震动感差异，两者应相互配合。⑤叩诊操作应规范，用力要均匀适当，一般叩诊深度约为 5 ~ 7cm。叩诊力量应视不同的检查部位、病变组织性质、范围大小或位置深浅等情况而定。病灶或检查部位范围小或位置浅，宜采取轻（弱）叩诊，如确定心、肝相对浊音界及叩诊脾界时；当被检查部位范围比较大或位置比较深时，则需要用中度力量叩诊，如确定心、肝绝对浊音界；若病灶位置距体表约达 7cm 时则需用重（强）叩诊。

3. 叩诊音的分类

叩诊时被叩击部位所发出的声音称为叩诊音。叩诊音的特性与被叩击部位的组织或器官的致密度、弹性、含气量以及与体表的间距有着密切关系。基于音响的频率（高音频率高，低音频率低）、振幅（大振幅音响强，小振幅音响弱）以及音律是否和谐，叩诊音在临床上被分为清音、浊音、鼓音、实音和过清音五种。

（1）清音：是正常肺部的叩诊音。它是一种频率约为 100 ~ 128 次 /s，振动持续时间较长，音响不甚一致的非乐性音。提示肺组织的弹性、含气量、致密度正常。

（2）浊音：是一种音调较高，音响较弱，振动持续时间较短的非乐性叩诊音。除音响外，板指所感到的振动也较弱。当叩击被少量含气组织覆盖的实质脏器时产生，如叩击心或肝被肺段边缘所覆盖的部分，或在病理状态下如肺炎（肺组织含气量减少）的叩诊音。

（3）鼓音：如同击鼓声，是一种和谐的乐音，音响比清音更强，振动持续时间也较长，在叩击含有大量气体的空腔脏器时出现。正常情况下可见于胃泡区和腹部，病理情况下可见于肺内空洞、气胸、气腹等。

（4）实音：是一种音调较浊音更高，音响更弱，振动持续时间更短的一种非乐性音，如叩击心和肝等实质脏器所产生的音响。在病理状态下可见于大量胸腔积液或肺实变等。

（5）过清音：介于鼓音与清音之间，是属于鼓音范畴的一种变音，音调较清音低，音响较清音强，为一种类乐性音，正常成人是不会出现的一种病态叩击音。临床上常见于肺组织含气量增多、弹性减弱时，如肺气肿。正常儿童可叩出相对过清音。

（四）听诊方法

听诊是医师根据病人身体各部分活动时发出的声音判断正常与否的一种诊断方法。听诊包括听身体各部分所发出的任何声音，如语声、呼吸声、咳嗽声和呃逆、嗳气、呻吟、啼哭、呼叫发出的声音以及肠鸣音、关节活动音及骨擦音，这些声音有时可对临床诊断提供有用的线索。

1. 听诊方法的分类

听诊可分为直接听诊和间接听诊两种方法。

（1）直接听诊法：医师将耳直接贴附于被检查者的体壁上进行听诊，这种方法所能听到的体内声音很弱。这是听诊器出现之前所采用的听诊方法，目前也只有在某些特殊或紧急情况下才会采用。

（2）间接听诊法：这是用听诊器进行听诊的一种检查方法。此法方便，可以在任何体位听诊时应用，听诊效果好，因听诊器对器官活动的声音有一定的放大作用且能阻断环境中的噪声。应用范围广，除用于心、肺、腹的听诊外，还可以听取身体其他部位发出的声音，如血管音、皮下气肿音、肌束颤动音、关节活动音、骨折面摩擦音等。

2. 听诊的注意事项

（1）听诊环境要安静，避免干扰；要温暖、避风以免病人由于肌束颤动而出现的附加音。

（2）切忌隔着衣服听诊，听诊器体件直接接触皮肤以获取确切的听诊结果。

（3）应根据病情和听诊的需要，嘱病人采取适当的体位。

（4）要正确使用听诊器。听诊器由耳件、体件和软管三部分构成，其长度应与医师手臂长度相匹配。在使用前，必须确保耳件方向正确，并检查硬管和软管内部是否畅通无阻。这样才能保证听诊效果的准确性。体件有钟型和膜型两种类型，钟型体件适用于听取低调声音，如二尖瓣狭窄的隆样舒张期杂音，使用时应轻触体表被检查部位，但应注意避免体件与皮肤摩擦而产生的附加音；膜型体件适用于听取高调声音，如主动脉瓣关闭不全的杂音及呼吸音、肠鸣音等，使用时应紧触体表被检查部位。

（5）听诊时注意力要集中，听肺部时要摒除心音的干扰，听心音时要摒除呼吸音的干扰，必要时嘱病人控制呼吸配合听诊。

用听诊器进行听诊是临床医师的一项基本功，是许多疾病，尤其是心肺疾病诊断的重要手段。听诊是体格检查基本方法中的重点和难点，尤其对肺部和心脏的听诊，必须勤学苦练、仔细体会、反复实践、善于比较，才能达到切实掌握和熟练应用的目的。

（五）嗅诊方法

嗅诊，即运用嗅觉来辨识和分析源自病患的异常气味，以判断其与疾病之间的潜在联系。这种诊断方法涉及对患者身体各部分，包括皮肤、黏膜、呼吸道、胃肠道等所散发出的气味以及呕吐物、排泄物、分泌物、脓液和血液等的气味进行细致分析。不同的疾病会导致患者散发出不同特点和性质的气味，医生可以通过嗅诊来辅助诊断，为患者的治疗提供更为准确的依据。

正常的汗液无特殊强烈刺激气味。酸性汗液见于风湿热和长期服用水杨酸、阿司匹林等解热镇痛药物的患者；特殊的狐臭味见于腋臭等患者。正常痰液无特殊气味，若呈恶臭味，提示厌氧菌感染，见于支气管扩张症或肺脓肿；恶臭的脓液可见于气性坏疽；呕吐物出现粪便味可见于长期剧烈呕吐或肠梗阻患者；呕吐物杂有脓液并有令人恶心的烂苹果味，可见于胃坏疽；粪便具有腐烂性臭味见于消化不良或胰腺功能不良者；腥臭味粪便见于细菌性痢疾；肝腥味粪便见于阿米巴性痢疾；尿呈浓烈氨味见于膀胱炎，由于尿液在膀胱内被细菌发酵所致。呼吸呈刺激性蒜味见于有机磷杀虫药中毒；烂苹果味见于糖尿病酮症酸中毒者；氨味见于尿毒症；肝腥味见于肝性脑病者。临床工作中，嗅诊可迅速提供具有重要意义的诊断线索，但必须结合其他检查才能做出正确的诊断。

二、体格检查中的一般检查

一般检查为整个体格检查过程中的第一步，是对患者全身状态的概括性观察，以视诊为主，配合触诊、听诊和嗅诊进行检查。体格检查中的一般检查包括以下方面。

（一）全身状态检查

1. 判断年龄

随着年龄的增长，机体出现生长发育、成熟、衰老等一系列改变。年龄与疾病的发生及预后有密切的关系，如佝偻病、麻疹、白喉等多发生于幼儿及儿童；结核病、风湿热多发生于少年与青年；动脉硬化性疾病和某些癌肿多发生于老年。年龄大小一般通过问诊即可得知，但在某些情况下，如昏迷、死亡或隐瞒年龄时则需通过观察进行判断，其方法是通过观察皮肤的弹性与光泽、肌肉的状态、毛发的颜色和分布、面与颈部皮肤的皱纹、牙齿的状态等进行大体上的判断。

2. 检查生命征

生命征是评价生命活动存在与否及其质量的指标，包括体温、脉搏、呼吸和血压，为体格检查时必须检查的项目之一。测量之后应及时而准确地记录于病历和体温记录单上。

（1）体温。

第一，体温测量及正常范围：每次体格检查均应记录体温，国内一般按摄氏法进行记录。测量体温的方法通常有以下类型（表 11-1）：

表 11-1 测量体温的方法

类型	内容
口测法	将消毒后的体温计置于患者舌下，让其紧闭口唇，5min 后读数。正常值为 36.3 ~ 37.2℃。使用该法时应嘱患者不用口腔呼吸，以免影响测量结果。该法结果较为准确，但不能用于婴幼儿及神志不清者
肛测法	让患者取侧卧位，将肛门体温计头端涂以润滑剂后，徐徐插入肛门内达体温计长度的一半为止，5min 后读数。正常值为 36.5 ~ 37.7℃。肛测法一般较口测法读数高 0.3 ~ 0.5℃。该法测值稳定，多用于婴幼儿及神志不清者
腋测法	将体温计头端置于患者腋窝深处，嘱患者用上臂将体温计夹紧，10min 后读数。正常值 36 ~ 37℃。使用该法时，注意腋窝处应无致热或降温物品，并应将腋窝汗液擦干，以免影响测定结果。该法简便、安全，且不易发生交叉感染，为最常用的体温测定方法

第二，体温的记录方法：体温测定的结果，应按时记录于体温记录单上，描绘出体温曲线。多数发热性疾病，其体温曲线的变化具有一定的规律性，称为热型。

第三，体温测量误差的常见原因：临床上有时出现体温测量结果与患者的全身状态不一致，应对其原因进行分析，以免导致诊断和处理上的错误。体温测量误差的常见原因包括：①测量前未将体温计的汞柱甩到 35℃以下，致使测量结果高于实际体温；②采用腋测法时，由于患者明显消瘦、病情危重或神志不清而不能将体温计夹紧，致使测量结果低于实际体温；③检测局部存在冷热物品或刺激时，可对测定结果造成影响，如用温水漱口、局部放置冰袋或热水袋等。

（2）呼吸。观察记录患者呼吸的节律性及每分钟次数，常见的呼吸检测包括以下方面：

第一，检测呼吸频率（RR）：呼吸频率是指每分钟呼吸次数。正常成人的呼吸频率通常在 12 ~ 20 次 /min，但这个范围可能受到年龄、健康状况和其他因素的影响。

第二，检测呼吸深度：指每次呼吸的空气量。通常通过观察胸廓的起伏以及听诊肺部来评估呼吸深度是否正常。

第三，检测呼吸节律：正常呼吸应该是有规律的，间隔相等。不规则的呼吸节律可能表明患者存在某种呼吸系统或神经系统的问题。

第四，检测异常呼吸音：医生会使用听诊器检查患者的肺部和气道，以寻找异常的呼吸音，如哮鸣音、湿啰音、摩擦音等。这些异常呼吸音可能暗示着肺部感染、气道阻塞或其他呼吸系统疾病。

第五，观察呼吸模式：观察患者的呼吸模式，包括胸式呼吸和腹式呼吸。正常情况下，成人应该进行膈肌主导的腹式呼吸，但在某些情况下，如焦虑或呼吸肌无力，可能会出现胸式呼吸。

通过对这些呼吸检测项目的评估，医生可以初步了解患者的呼吸功能是否正常，进而做出后续的诊断和治疗方案。

（3）脉搏。观察记录患者脉搏的节律性及每分钟次数，常用的脉搏检测方法如下：

第一，检测动脉位置：首先确定要检测脉搏的动脉位置。常用的动脉包括：颈动脉、锁骨下动脉、肱动脉、桡动脉、腹股沟动脉、膝动脉、胫后动脉和足背动脉等。使用指尖或多指同时触摸动脉。避免用拇指来检测脉搏，因为拇指自身有脉搏，可能会干扰触诊。轻柔地触摸动脉，不要用过大的力量，以免影响脉搏的感知。

第二，检测脉搏频率：通过计数每分钟内脉搏的数量来测量脉搏频率。正常成人的脉搏频率通常在 60 ~ 100 次 /min，但这个范围会受到年龄、健康状况和其他因素的影响。

第三，检测脉搏强度：观察脉搏的强度，通常描述为强、中等或弱。强有力的脉搏可能提示血管张力增加，而弱的脉搏可能暗示循环血量减少或血管张力降低。

第四，检测脉搏节律：观察脉搏的节律，正常情况下应该是有规律的。不规律的脉搏节律可能表明心律失常或其他心血管问题。

第五，特殊检查：在一些情况下，可能需要进行特殊的脉搏检查，如测量血压、检查动脉搏动的对称性等。

通过仔细触诊和评估脉搏，医生可以初步了解患者的心血管功能是否正常，从而做出后续的诊断和治疗方案。

（4）血压。观察动脉血压的高低，血压检测可以从以下方面着手：

第一，准备工作：患者在测量血压前应当休息 5 ~ 10min，避免激动、运动或摄入咖啡因等影响血压的因素。患者应当松开衣袖，让被测手臂暴露出来。

第二，选择合适的袖带：袖带应当选用合适尺寸的袖带，袖带的宽度应当覆盖上臂的大部分皮肤，长度应当足够围绕上臂一周，并且能够完全封闭动脉。袖带的位置应当位于心脏水平。

第三，确定测量位置：通常情况下，被测者的上臂放在心脏水平，手掌朝上，以便于测量。经常用于测量的位置是上臂的肱动脉。

第四，正确测量血压：使用血压计和听诊器（或自动电子血压计）进行血压测量。手动测量血压的步骤包括：①将袖带包裹在上臂上，位于肘关节上方的 2.5cm 处。②用手或气泵先将袖带充气至消失的搏动（动脉闭塞）处，再增加 20 ~ 30mmHg。③缓慢地放气，每秒放气 2 ~ 3mmHg，同时用听诊器在肘部下方的动脉处听到第一个搏动声时记下压力（收缩压）。④继续放气，直到听到最后一个搏动声时，记下压力（舒张压）。⑤最后放气至气袖压小于 30mmHg 时，完全放气。

第五，记录血压：将记录的收缩压和舒张压写下来，以 mmHg 为单位，例如

120/80mmHg。正常血压范围为收缩压在 90 ~ 120mmHg，舒张压在 60 ~ 80mmHg。对于自动电子血压计，患者只需正确佩戴袖带，按下测量按钮即可完成测量，设备会自动显示收缩压和舒张压。

血压测量应当重复进行多次，并且在不同的时间和环境条件下进行，以获取更准确的结果。

3. 检查发育与体型

（1）检查发育。发育应通过患者年龄、智力和体格成长状态（包括身高、体重及第二性征）之间的关系进行综合评价。发育正常者，其年龄、智力与体格的成长状态处于均衡一致。成年以前，随年龄的增长，体格不断成长，在青春期，尚可出现一段生长速度加快的青春期急速成长期，属于正常发育状态。成人发育正常的指标包括：①头部的长度为身高的 1/7 ~ 1/8；②胸围为身高的 1/2；③双上肢展开后，左右指端的距离与身高基本一致；④坐高等于下肢的长度。正常人各年龄组的身高与体重之间存在一定的对应关系。

机体的发育受到多种因素的共同影响，包括种族遗传、内分泌系统、营养代谢、生活条件和体育锻炼等。在临床实践中，我们发现病态发育与内分泌的改变有着密切的联系，特别是在发育成熟之前，如果出现垂体前叶功能亢进，可能会导致体格异常高大，这种情况被称为巨人症。相反，如果发生垂体功能减退，则可能导致体格异常矮小，这种情况被称为垂体性侏儒症。甲状腺对体格发育具有促进作用。发育成熟前，如患甲状腺功能亢进时，可因代谢增强、食欲亢进，导致体格发育有所改变；如发生甲状腺功能减退，可导致体格矮小和智力低下，称为呆小病。

性激素决定第二性征的发育，当性激素分泌受损，可导致第二性征的改变。男性患者表现为上、下肢过长，骨盆宽大，无胡须、毛发稀少，皮下脂肪丰满，发音女声；女性患者出现乳房发育不良、闭经、体格男性化、多毛、皮下脂肪减少、发音男声。性激素对体格亦具有一定的影响，性早熟儿童，患病初期可较同龄儿童体格发育快，但常因骨骺过早闭合限制其后期的体格发育。婴幼儿时期营养不良亦可影响发育，如维生素 D 缺乏时可致佝偻病。

（2）检查体型。体型是身体各部发育的外观表现，包括骨骼、肌肉的生长与脂肪分布的状态等。成年人的体型可分为以下类型：①无力型亦称为瘦长型，表现为体高肌瘦、颈细长、肩窄下垂、胸廓扁平、腹上角小于 90°；②正力型亦称为匀称型，表现为身体各个部分结构匀称适中，腹上角为 90° 左右，见于多数正常成人；③超力型亦称为矮胖型，表现为体格粗壮、颈粗短、面红、肩宽平、胸围大、腹上角大于 90°。

4. 检查营养状态

营养状态与食物的摄入、消化、吸收和代谢等因素密切相关，其好坏可作为鉴定健康和疾病程度的标准之一。尽管营养状态与多种因素有关，但对营养状态的异常通常采用肥胖和消瘦进行描述。

营养状态一般较易评价，通常根据皮肤、毛发、皮下脂肪、肌肉的发育情况进行综合判断。最简便而迅速的方法是观察皮下脂肪充实的程度，尽管脂肪的分布存在个体差异，男女亦各有不同，但前臂曲侧或上臂背侧下 1/3 处脂肪分布的个体差异最小，为判断脂肪充实程度最方便和最适宜的部位。此外，在一定时间内监测体重的变化亦可反映机体的营养状态。

临床上通常用良好、中等、不良三个等级对营养状态进行描述。①良好：黏膜红润、皮肤光泽、弹性良好，皮下脂肪丰满而有弹性，肌肉结实，指甲、毛发润泽，肋间隙及锁骨上窝深浅适中，肩胛部和股部肌肉丰满。②不良：皮肤黏膜干燥、弹性降低，皮下脂肪菲薄，肌肉松弛无力，指甲粗糙无光泽、毛发稀疏，肋间隙、锁骨上窝凹陷，肩胛骨和髂骨嶙峋突出。③中等：介于两者之间。临床上常见的营养状态异常包括营养不良和营养过度两个方面。

（1）营养不良。营养不良是由于食物摄入不足或（和）身体消耗过多能量所致。通常，轻微或短期的疾病不足以引起营养状态的显著变化，因此营养不良更多地出现在长期或严重的疾病中。当个体的体重减轻至低于其正常（标准）体重的 10% 时，这种情况被称为消瘦。当消瘦程度达到极端时，被称为恶病质。引起营养不良的常见原因有以下方面：

第一，摄食障碍：多见于食管、胃肠道疾病，神经系统及肝、肾等内脏疾病引起的严重恶心、呕吐等。

第二，消化障碍：见于胃、肠、胰腺、肝脏及胆道疾病引起消化液或酶的合成和分泌减少，影响消化和吸收。

第三，消耗增多：慢性消耗性疾病和严重神经精神因素的影响，如长期活动性肺结核、恶性肿瘤、代谢性疾病、内分泌疾病，出现糖、脂肪和蛋白质的消耗过多。

（2）营养过度。体内中性脂肪积聚过多，主要表现为体重增加，当超过标准体重的 20% 以上者称为肥胖，亦可计算体重质量指数 [体重（kg）/ 身高的平方（m^2）]，按 WHO① 的标准，男性大于 27，女性大于 25 即为肥胖症。肥胖的最常见原因为热量摄入过多，超过消耗量，常与内分泌、遗传、生活方式、运动和精神因素有关。按其病因可将肥胖分为外源性和内源性两种。

第一，外源性肥胖：为摄入热量过多所致，表现为全身脂肪分布均匀，身体各个部位无异常改变，常有一定的遗传倾向，儿童期患者表现为生长较快。

第二，内源性肥胖：主要为某些内分泌疾病所致。如肥胖性生殖无能综合征（Frohlich 综合征）、肾上腺皮质功能亢进（Cushing 综合征）、甲状腺功能低下等可引起具有一

① WHO，英文全称为 World Health Organization，即世界卫生组织。

定特征的肥胖和性功能障碍。

5. 检查意识状态

意识是大脑在处理外界环境信息时所展现出的综合表现，它反映了大脑对于周围环境的感知状态。在正常情况下，个体的意识应当保持清晰，具备正常的定向力，反应敏锐且精确，思维和情感活动正常，语言表达流畅、准确，具备良好的表达能力。然而，当大脑的功能活动受到任何疾病的影响时，都可能导致不同程度的意识改变，这种现象被称为意识障碍。

患者可出现兴奋不安、思维紊乱、语言表达能力减退或失常、情感活动异常、无意识动作增加等。根据意识障碍的程度可将其分为嗜睡、意识模糊、谵妄、昏睡以及昏迷等。判断患者意识状态多采用问诊，通过交谈了解患者的思维、反应、情感、计算及定向力等方面的情况。对较为严重者，尚应进行痛觉试验、瞳孔反射等检查，以确定患者意识障碍的程度。

6. 检查语调与语态

语调指言语过程中的音调。神经和发音器官的病变可使音调发生改变，如喉部炎症、结核和肿瘤可引起声音嘶哑，脑血管意外可引起音调变浊和发音困难，喉返神经麻痹可引起音调降低和语言共鸣消失。语音障碍可分为失音（不能发音）、失语（不能言语，包括运动性失语和感觉性失语）和口吃。语态指言语过程中的节奏。语态异常指语言节奏紊乱，出现语言不畅、快慢不均、音节不清，见于震颤麻痹、舞蹈症、手足徐动症等。

7. 检查面容与表情

面容系指个体面部所呈现的外观状态，而表情则指的是在面部及体态上反映出的内心情感与思想。通常情况下，健康的人们的表情自然、神态安怡。然而，在患病状态下，由于病痛的困扰，人们往往会展现出痛苦、忧虑或疲惫的面容与表情。当某些疾病发展到一定阶段时，还会出现具有特征性的面容与表情，这些对于疾病的诊断具有重要的参考价值。通过视诊即可确定患者的面容和表情，临床上常见的典型面容改变有以下内容：

（1）急性病容：面色潮红，兴奋不安，鼻翼扇动，口唇疱疹，表情痛苦。多见于急性感染性疾病，如肺炎球菌肺炎、疟疾、流行性脑脊髓膜炎等。

（2）慢性病容：面容憔悴，面色晦暗或苍白无华，目光暗淡。见于慢性消耗性疾病，如恶性肿瘤、肝硬化、严重结核病等。

（3）贫血面容：面色苍白，唇舌色淡，表情疲惫。见于各种原因所致的贫血。

（4）肝病面容：面色晦暗，额部、鼻背、双颊有褐色色素沉着。见于慢性肝脏疾病。

（5）肾病面容：面色苍白，眼睑、颜面水肿，舌色淡、舌缘有齿痕。见于慢性肾脏疾病。

（6）甲状腺功能亢进面容：面容惊愕，眼裂增宽，眼球突出，目光炯炯，兴奋不安，烦躁易怒。见于甲状腺功能亢进症。

（7）黏液性水肿面容：面色苍黄，颜面水肿，睑厚面宽，目光呆滞，反应迟钝，眉毛、头发稀疏，舌色淡、肥大。见于甲状腺功能减退症。

（8）二尖瓣面容：面色晦暗、双颊紫红、口唇轻度发绀。见于风湿性心瓣膜病二尖瓣狭窄。

（9）肢端肥大症面容：头颅增大，面部变长，下颌增大、向前突出，眉弓及两颧隆起，唇舌肥厚，耳鼻增大。见于肢端肥大症。

（10）伤寒面容：表情淡漠，反应迟钝呈无欲状态。见于肠伤寒、脑脊髓膜炎、脑炎等高热衰竭患者。

（11）苦笑面容：牙关紧闭，面肌痉挛，呈苦笑状。见于破伤风。

（12）满月面容：面圆如满月，皮肤发红，常伴痤疮和胡须生长。见于 Cushing 综合征及长期应用糖皮质激素者。

（13）面具面容：面部呆板、无表情，似面具样。见于震颤麻痹、脑炎等。

8. 检查体位

体位指患者身体所处的状态，其变动对于部分疾病的诊断具有关键性意义。目前常见的体位类型包括：①自主体位，此状态下患者身体活动自如，未受任何限制，通常见于健康人群、病情轻微或疾病早期患者；②被动体位，患者无法自主调整或变更身体姿态，该情况多见于身体极度衰弱或意识丧失的个体；③强迫体位，为减轻病痛，患者被迫采取某种特定体位。临床上常见的强迫体位可分为以下类型：

（1）强迫仰卧位：患者仰卧，双腿蜷曲，借以减轻腹部肌肉的紧张程度。见于急性腹膜炎等。

（2）强迫俯卧位：俯卧位可减轻脊背肌肉的紧张程度。见于脊柱疾病。

（3）强迫侧卧位：有胸膜疾病的患者多采取患侧卧位，可限制患侧胸廓活动而减轻疼痛和有利于健侧代偿呼吸。见于一侧胸膜炎和大量胸腔积液的患者。

（4）强迫坐位：亦称为端坐呼吸，患者坐于床沿上，以两手置于膝盖或扶持床边。该体位便于辅助呼吸肌参与呼吸运动，加大膈肌活动度，增加肺通气量，并减少回心血量和减轻心脏负担。见于心、肺功能不全者。

（5）强迫蹲位：患者在活动过程中，因呼吸困难和心悸而停止活动并采用蹲踞位或膝胸位以缓解症状。见于先天性发绀型心脏病。

（6）强迫停立位：在步行时心前区疼痛突然发作，患者常被迫立刻站住，并以右手按抚心前部位，待症状稍缓解后才继续行走。见于心绞痛。

（7）辗转体位：患者辗转反侧，坐立不安。见于胆石症、胆道蛔虫病、肾绞痛等。

（8）角弓反张位：患者颈及脊背肌肉强直，出现头向后仰，胸腹前凸，背过伸，躯干呈弓形。见于破伤风及小儿脑膜炎。

9. 检查姿势

姿势，指的是人体在静态或动态状态下所展现出的身体姿态。一个健康的成年人在保持躯体正直的同时，其四肢活动亦应展现出适度的灵活性。通常情况下，人体姿势的维持主要依赖于骨骼结构的合理安排以及各部分肌肉的适度紧张。然而，个体的姿势也会受到其健康状况和精神状态的影响。例如，当个体感到疲劳或情绪低落时，可能会出现肩部下垂、背部弯曲以及步态蹒跚等不良姿势表现。患者因疾病的影响，可出现姿势的改变。颈部活动受限提示颈椎疾病；充血性心力衰竭患者大多愿采取坐位、当其后仰时可出现呼吸困难；腹部疼痛时可有躯干制动或弯曲，胃、十二指肠溃疡或胃肠痉挛性疼痛发作时，患者常捧腹而行。

10. 检查步态

步态指走动时所表现的姿态。健康人的步态因年龄、机体状态和所受训练的影响而有不同表现，如小儿喜急行或小跑，青壮年矫健快速，老年人则常为小步慢行。当患某些疾病时可导致步态发生显著改变，并具有一定的特征性，有助于疾病的诊断。常见的典型异常步态有以下类型：

（1）蹒跚步态：走路时身体左右摇摆似鸭行。见于佝偻病、大骨节病、进行性肌营养不良或先天性双侧髋关节脱位等。

（2）醉酒步态：行走时躯干重心不稳，步态紊乱不准确如醉酒状。见于小脑疾病、酒精及巴比妥中毒。

（3）共济失调步态：起步时一脚高抬，骤然垂落，且双目向下注视，两脚间距很宽，以防身体倾斜，闭目时则不能保持平衡。见于脊髓痨患者。

（4）慌张步态：起步后小步急速趋行，身体前倾，有难以止步之势。见于震颤麻痹患者。

（5）跨阈步态：由于踝部肌腱、肌肉弛缓，患足下垂，行走时必须抬高下肢才能起步。见于腓总神经麻痹。

（6）剪刀步态：由于双下肢肌张力增高，尤以伸肌和内收肌张力增高明显，移步时下肢内收过度，两腿交叉呈剪刀状。见于脑性瘫痪与截瘫患者。

（7）间歇性跛行：步行中，因下肢突发性酸痛乏力，患者被迫停止行进，需要稍休息后方能继续行进。见于高血压、动脉硬化患者。

（二）皮肤检查

皮肤疾病种类繁多，众多疾病在发展过程中常伴随着多样化的皮肤病变和反应。这些病变和反应可能局限于局部，也可能波及全身。除了颜色的变化，皮肤病变还可能表现为湿度、弹性的改变，以及皮疹、出血点、紫癜、水肿和瘢痕等症状的出现。对皮肤病变的检查一般通过视诊进行，但在某些情况下，还需结合触诊以获取更全面的信息。

1. 检查皮肤颜色

皮肤颜色与毛细血管的分布、血液的充盈度、色素量的多少、皮下脂肪的厚薄有关。

（1）苍白。皮肤苍白可由贫血、末梢毛细血管痉挛或充盈不足所致，如寒冷、惊恐、休克、虚脱以及主动脉瓣关闭不全等。仅见肢端苍白，可能与肢体动脉痉挛或阻塞有关，如雷诺病、血栓闭塞性脉管炎等。

（2）发红。皮肤发红的现象源于毛细血管的扩张与充血、血流速度的加快、血量的增多以及红细胞数量的增加。在生理状态下，这种情况通常发生在运动或饮酒后。然而，在病理状态下，皮肤发红可能是发热性疾病的症状，例如肺炎球菌肺炎、肺结核、猩红热，或者是阿托品及一氧化碳中毒等。此外，皮肤持久性发红还可能与 Cushing 综合征及真性红细胞增多症等疾病有关。

（3）发绀。发绀是皮肤呈青紫色，常出现于口唇、耳郭、面颊及肢端。见于还原血红蛋白增多症或异常血红蛋白血症。

（4）黄染。皮肤黏膜发黄称为黄染，常见的原因如下：

第一，黄疸：由于血清内胆红素浓度增高而使皮肤黏膜乃至体液及其他组织黄染的现象为黄疸。血清总胆红素浓度超过 34μmo1/L 时，可出现黄疸。黄疸引起皮肤黏膜黄染的特点是：①黄疸先出现于巩膜、硬腭后部及软腭黏膜上，随着血中胆红素浓度的继续增高黏膜黄染更明显时，才会出现皮肤黄染；②巩膜黄染是连续的，近角巩膜缘处黄染轻、黄色淡，远角巩膜缘处黄染重、黄色深。

第二，胡萝卜素增高：过多食用胡萝卜、南瓜、橘子、橘子汁等可引起血中胡萝卜素增高，当超过 2.5g/L 时，也可使皮肤黄染，其特点是：①黄染首先出现于手掌、足底、前额及鼻部皮肤；②一般不出现巩膜和口腔黏膜黄染；③血中胆红素不高；④停止食用富含胡萝卜素的蔬菜或果汁后，皮肤黄染逐渐消退。

第三，长期服用含有黄色素的药物，如米帕林、呋喃类等药物也可引起皮肤黄染，其特点是：①黄染首先出现于皮肤，严重者也可出现于巩膜。②巩膜黄染的特点是角巩膜缘处黄染重，黄色深；离角巩膜缘越远，黄染越轻，黄色越淡，这一点是与黄疸的重要区别。

（5）色素沉着。色素沉着是由于表皮基底层的黑色素增多所致的部分或全身皮肤色泽加深。生理情况下，身体的外露部分，以及乳头、腋窝、生殖器官、关节等处皮肤色素较深。如果这些部位的色素明显加深或其他部位出现色素沉着，则提示为病理征象。常见于慢性肾上腺皮质功能减退，其他如肝硬化、晚期肝癌、肢端肥大症、黑热病、疟疾以及使用某些药物如砷剂和抗肿瘤药物等，亦可引起不同程度的皮肤色素沉着。在女性妊娠期间，面部和额部可能会出现棕褐色的对称性色素斑，这种现象被称为妊娠斑。此外，随着年龄的增长，老年人也可能在全身或面部出现散在的色素斑，这被称为老年斑。

（6）色素脱失。人体正常皮肤内均含有一定量的色素。当体内缺乏酪氨酸酶时，会导致酪氨酸无法转化为多巴，进而无法合成黑色素，从而引发色素脱失现象。在临床上，常见的色素脱失病症包括白癜风、白斑病以及白化症。

第一，白癜风：为多形性大小不等的色素脱失斑片，发生后可逐渐扩大，但进展缓慢，无自觉症状亦不引起生理功能改变。白癜风，有时偶见于甲状腺功能亢进、肾上腺皮质功能减退及恶性贫血患者。

第二，白斑病：多为圆形或椭圆形色素脱失斑片，面积一般不大，常发生于口腔黏膜及女性外阴部，部分白斑可发生癌变。

第三，白化症：为全身皮肤和毛发色素脱失，属于遗传性疾病，为先天性酪氨酸酶合成障碍所致。

2. 检查皮肤湿度

皮肤湿度与汗腺分泌功能有关，出汗多者皮肤比较湿润，出汗少者比较干燥。在气温高、湿度大的环境中出汗增多是生理的调节功能。在病理情况下，可发生出汗增多或无汗，具有一定的诊断价值。如风湿病、结核病和布氏杆菌病出汗较多；甲状腺功能亢进、佝偻病、脑炎后遗症亦经常伴有多汗。夜间睡后出汗称为盗汗，多见于结核病。手足皮肤发凉而大汗淋漓称为冷汗，见于休克和虚脱患者。

3. 检查皮肤弹性

皮肤的弹性与年龄、营养状况、皮下脂肪量以及组织间隙中的液体含量紧密相关。在儿童和青年时期，皮肤紧致且富有弹性。然而，随着年龄的增长，特别是进入中年以后，皮肤组织逐渐松弛，弹性开始减弱。到了老年阶段，皮肤组织进一步萎缩，皮下脂肪量减少，导致皮肤弹性进一步减退。检查皮肤弹性时，常选择手背或上臂内侧部位，以拇指和食指将皮肤提起，松手后如皮肤皱褶迅速平复为弹性正常，如皱褶平复缓慢为弹性减弱，后者见于长期消耗性疾病或严重脱水者。发热时血液循环加速，周围血管充盈，可使皮肤弹性增加。

4. 检查是否有皮疹

皮疹作为全身性疾病的常见表现之一，其在临床诊断中扮演着举足轻重的角色。皮疹的形态各异，可能源自多种因素，如传染病、皮肤病，以及药物或其他物质引发的过敏反应等。其出现和消失的规律以及形态特点，均具有一定的特异性。因此，在发现皮疹时，我们应细致观察并记录其出现与消退的时间点、发展的先后顺序、分布的具体部位、形态的大小与特征、颜色的深浅、受压后是否褪色、表面的平整或隆起状态，以及是否伴有瘙痒和脱屑等症状。临床上常见的皮疹有以下类型：

（1）斑疹：表现为局部皮肤发红，一般不突出皮肤表面。见于斑疹伤寒、丹毒、风湿性多形性红斑等。

（2）玫瑰疹：为一种鲜红色圆形斑疹，直径 2 ~ 3mm，为病灶周围血管扩张所致。检查时拉紧附近皮肤或以手指按压可使皮疹消退，松开时又复出现，多出现于胸腹部，为伤寒和副伤寒的特征性皮疹。

（3）丘疹：除局部颜色改变外，病灶突出皮肤表面。见于药物疹、麻疹及湿疹等。

（4）斑丘疹：在丘疹周围有皮肤发红的底盘称为斑丘疹。见于风疹、猩红热和药物疹等。

（5）荨麻疹：为稍隆起皮肤表面的苍白色或红色的局限性水肿，为速发性皮肤变态反应所致，见于各种过敏反应。

5. 检查是否皮肤脱屑

皮肤脱屑常见于正常皮肤表层不断角化和更新，但由于数量很少，一般不易察觉。病理状态下可见大量皮肤脱屑。米糠样脱屑常见于麻疹；片状脱屑常见于猩红热；银白色鳞状脱屑见于银屑病。

6. 检查是否有皮下出血

皮下出血根据其直径大小及伴随情况分为以下类型: 小于 2mm 称为瘀点，小于 3 ~ 5mm 称为紫癜，大于 5mm 称为瘀斑；片状出血并伴有皮肤显著隆起称为血肿。检查时，较大面积的皮下出血易于诊断，对于较小的瘀点应注意与红色的皮疹或小红痣进行鉴别，皮疹受压时，一般可褪色或消失，瘀点和小红痣受压后不褪色，但小红痣于触诊时可感到稍高于皮肤表面，且表面光亮。皮下出血常见于造血系统疾病、重症感染、某些血管损害性疾病以及毒物或药物中毒等。

7. 检查是否有蜘蛛痣与肝掌

蜘蛛痣，一种由皮肤小动脉末端分支性扩张所形成的血管病变，因其形态酷似蜘蛛而得名。此病状多发生于上腔静脉分布的区域内，包括但不限于面部、颈部、手背、上臂、前胸及肩部等部位，且其大小存在差异性。在进行检查时，若使用棉签或火柴杆轻轻压迫蜘蛛痣的中心部位，其周围呈辐射状的小血管网将立即消失，待压力解除后又将重新显现。

一般认为蜘蛛痣的出现与肝脏对雌激素的灭活作用减弱有关，常见于急、慢性肝炎或肝硬化。慢性肝病患者手掌大、小鱼际处常发红，加压后褪色，称为肝掌，发生机制与蜘蛛痣相同。

8. 检查是否有水肿

皮下组织的细胞内及组织间隙内液体积聚过多称为水肿。水肿的检查应以视诊和触诊相结合，仅凭视诊虽可诊断明显水肿，但不易发现轻度水肿。凹陷性水肿局部受压后可出现凹陷，而黏液性水肿及象皮肿（丝虫病）尽管组织肿胀明显，但受压后并无组织凹陷。根据水肿的轻重，可分为轻度、中度、重三度。①轻度：仅见于眼睑、眶下软组织、胫骨前、踝部皮下组织，指压后可见组织轻度下陷，平复较快。②中度：全身组织均见明显水肿，指压后可出现明显的或较深的组织下陷，平复缓慢。③重度：全身组织严重水肿，身体低位皮肤张紧发亮，甚至有液体渗出。此外，胸腔、腹腔等浆膜腔内可见积液，外阴部亦可见严重水肿。

9. 检查是否有皮下结节

在医学检查中，对于较大的皮下结节，通过直接观察即可明确其存在。然而，对于较小的结节，仅凭视觉观察可能难以察觉，此时需要通过触诊来确认。为了确保检查的准确性和完整性，无论结节的大小都应进行触诊检查。在触诊过程中，应仔细评估结节的大小、硬度、位置、活动度以及是否存在压痛等特征，以便为后续的诊断和治疗提供重要依据。位于关节附近，长骨骺端，无压痛，圆形硬质小结节多为风湿小结；位于皮下肌肉表面，豆状硬韧可推动小结，无压痛，多为猪绦虫囊蚴结节；如结节沿末梢动脉分布，可为结节性多动脉炎；如指尖、足趾、大小鱼际肌腱部位存在粉红色有压痛的小结节，称为Osler小结，见于感染性心内膜炎；游走性皮下结节，见于一些寄生虫疾病，如肺吸虫病；无明显局部炎症，生长迅速的皮下结节，见于肿瘤所致皮下转移。

10. 检查是否有瘢痕

瘢痕指皮肤外伤或病变愈合后结缔组织增生形成的斑块。外伤、感染及手术等均可在皮肤上遗留瘢痕，为曾患某些疾病的证据。如癫痫患者摔伤后常出现额部与面部瘢痕；患过皮肤疮疖者在相应部位可遗留瘢痕；患过天花者，在其面部或其他部位有多数大小类似的瘢痕；颈淋巴结结核破溃愈合后的患者常遗留颈部皮肤瘢痕。

11. 检查毛发情况

毛发的颜色、曲直与种族有关，其分布、多少和颜色可因性别与年龄而有不同，亦受遗传、营养和精神状态的影响。正常人毛发的多少存在一定差异，一般男性体毛较多，阴毛呈菱形分布，以耻骨部最宽，上方尖端可达脐部，下方尖端可延至肛门前方；女性体毛较少，阴毛多呈倒三角形分布；中年以后因毛发根部的血运和细胞代谢减退，头发可逐渐减少或色素脱失，形成秃顶或白发。

毛发的多少及分布变化对临床诊断有辅助意义。毛发增多见于一些内分泌疾病，如Cushing综合征及长期使用肾上腺皮质激素及性激素者，女性患者除一般体毛增多外，尚可生长胡须。病理性毛发脱落常见于以下原因：①头部皮肤疾病：如脂溢性皮炎、螨虫寄生等可呈不规则脱发，以顶部为主。②神经营养障碍：如斑秃，脱发多为圆形，范围大小不等，发生突然，可以再生。③某些发热性疾病：如伤寒等。④某些内分泌疾病：如甲状腺功能及垂体功能减退。⑤理化因素性脱发：如过量的放射线影响，某些抗癌药物如环磷酰胺等。

（三）淋巴结检查

淋巴结遍布人体各处，然而，在常规的体格检查中，通常只能触及身体表面的淋巴结。在健康状态下，淋巴结的尺寸相对较小，其直径大多介于0.2和0.5cm之间。淋巴结的质地柔软，表面光滑与邻近的组织无粘连现象，难以通过触摸察觉，亦不会引发压痛感。

1. 表浅淋巴结的主要分布

（1）头颈部。①耳前淋巴结：位于耳屏前方。②耳后淋巴结：位于耳后乳突表面、胸锁乳突肌止点处，亦称为乳突淋巴结。③枕淋巴结：位于枕部皮下，斜方肌起点与胸锁乳突肌止点之间。④颌下淋巴结：位于颌下腺附近，在下颌角与颏部之中间部位。⑤颏下淋巴结：位于颏下三角内，下颌舌骨肌表面，两侧下颌骨前端中点后方。⑥颈前淋巴结：位于胸锁乳突肌表面及下颌角处。⑦颈后淋巴结：位于斜方肌前缘。⑧锁骨上淋巴结：位于锁骨与胸锁乳突肌所形成的夹角处。

（2）上肢。

第一，腋窝淋巴结：是上肢最大的淋巴结组群，可分为5群：①外侧淋巴结群：位于腋窝外侧壁。②胸肌淋巴结群：位于胸大肌下缘深部。③肩胛下淋巴结群：位于腋窝后皱襞深部。④中央淋巴结群：位于腋窝内侧壁近肋骨及前锯肌处。⑤腋尖淋巴结群：位于腋窝顶部。

第二，滑车上淋巴结：位于上臂内侧，内上髁上方3～4cm处，肱二头肌与肱三头肌之间的间沟内。

（3）下肢。

第一，腹股沟淋巴结：位于腹股沟韧带下方股三角内，它又分为上、下两群。①上群：位于腹股沟韧带下方与韧带平行排列，故又称为腹股沟韧带横组或水平组。②下群：位于大隐静脉上端，沿静脉走向排列，故又称为腹股沟淋巴结纵组或垂直组。

第二，腘窝淋巴结：位于小隐静脉和腘静脉的汇合处。

2. 淋巴结肿大病因与表现

淋巴结肿大按其分布可分为局限性和全身性淋巴结肿大。

（1）局限性淋巴结肿大。

第一，非特异性淋巴结炎：由引流区域的急、慢性炎症所引起，如急性化脓性扁桃体炎、齿龈炎可引起颈部淋巴结肿大。急性炎症初始，肿大的淋巴结柔软、有压痛、表面光滑、无粘连，肿大至一定程度即停止。慢性炎症时，淋巴结较硬，最终淋巴结可缩小或消退。

第二，淋巴结结核：肿大的淋巴结常发生于颈部血管周围，多发性，质地稍硬，大小不等，可相互粘连，或与周围组织粘连，如发生干酪性坏死，则可触及波动感。晚期破溃后形成瘘管，愈合后可形成瘢痕。

第三，恶性肿瘤淋巴结转移：恶性肿瘤转移所致肿大的淋巴结，质地坚硬，或有橡皮样感，表面可光滑或突起，与周围组织粘连，不易推动，一般无压痛。胸部肿瘤如肺癌可向右侧锁骨上窝或腋窝淋巴结群转移；胃癌多向左侧锁骨上窝淋巴结群转移，因此处系胸导管进颈静脉的入口，这种肿大的淋巴结称为 Virchow 淋巴结，常为胃癌、食管癌转移的标志。

（2）全身性淋巴结肿大。

第一，感染性疾病：病毒感染见于传染性单核细胞增多症、艾滋病等；细菌感染见于布氏杆菌病、血行弥散型肺结核、麻风等；螺旋体感染见于梅毒、鼠咬热、钩端螺旋体病等；原虫与寄生虫感染见于黑热病、丝虫病等。

第二，非感染性疾病：结缔组织疾病，如系统性红斑狼疮、干燥综合征、结节病等。

3. 淋巴结检查方法及顺序

（1）淋巴结检查方法。检查淋巴结的方法是视诊和触诊。视诊时不仅要注意局部征象（包括皮肤是否隆起，颜色有无变化，有无皮疹、瘢痕、瘘管等），还要注意全身状态。

触诊是检查淋巴结的主要方法，检查者将食、中、环三指并拢，其指腹平放于被检查部位的皮肤上进行滑动触诊，这里所说的滑动是指腹按压的皮肤与皮下组织之间的滑动；滑动的方式应取相互垂直的多个方向或转动式滑动，这有助于淋巴结与肌肉和血管结节的区别。

检查颈部淋巴结时可站在被检查者前面或背后，手指紧贴检查部位，由浅及深进行滑动触诊，嘱被检查者头稍低，或偏向检查侧，以使皮肤或肌肉松弛，有利于触诊。检查锁骨上淋巴结时，让被检查者取坐位或卧位，头部稍向前屈，用双手进行触诊，左手触诊右侧，右手触诊左侧，由浅部逐渐触摸至锁骨后深部。检查腋窝淋巴结时，被检查者前臂稍外展，检查者以右手检查左侧，以左手检查右侧，触诊时由浅及深至腋窝各部。检查滑车上淋巴结时，以左（右）手扶托被检查者左（右）前臂，以右（左）手向滑车上由浅及深进行触摸。

发现淋巴结肿大时，应注意其部位、大小、数目、硬度、压痛、活动度、有无粘连，局部皮肤有无红肿、瘢痕、瘘管等。同时注意寻找引起淋巴结肿大的原发病灶。

（2）淋巴结检查顺序。全身体格检查时，淋巴结的检查应在相应身体部位检查过程中进行。为了避免遗漏应特别注意淋巴结的检查顺序。头颈部淋巴结的检查顺序是：耳前、耳后、枕部、下颌、颏下、颈前、颈后、锁骨上淋巴结。上肢淋巴结的检查顺序是：腋窝淋巴结、滑车上淋巴结。腋窝淋巴结应按尖群、中央群、胸肌群、肩胛下群和外侧群的顺序进行。下肢淋巴结的检查顺序是：腹股沟部（先查上群、后查下群）、腘窝部。

第三节　辅助诊断技术——心血管检查

一、心血管检查中的心脏检查

心血管疾病的诊断过程中，心脏检查是一项至关重要的基本步骤。在全面细致地了解患者的病史后，医生需进一步开展严谨的心脏检查，以便能够尽早地做出精确的诊断，从而确保患者能够得到及时有效的治疗。这一流程体现了医生在医疗实践中的专业性和责任心，是保障患者健康的重要环节。即使在现代医学中心脏检查结果也对进一步正确地选择仪器检查提供了有意义的参考；同时，仪器的检查结果往往需结合病史和体检，进行综合考虑，才能对疾病做出正确的诊断。此外，某些物理检查所见，如心音的改变、心杂音、奔马律、交替脉等重要的体征，是目前常规仪器检查所不能发现的。

要做到正确地进行心脏检查，除需要从书本中认真学习前人从实践中总结出的经验外，更重要的是在带教老师的指导下通过自己反复的临床实践，逐步掌握这一临床技能。另外，在进行心血管检查时，需注意全身性疾病对心血管系统的影响和心血管疾病的全身表现。在进行心脏检查时，需有一个安静、光线充足的环境，患者多取卧位，医生多位于患者右侧，门诊条件下也有取坐位，但必要时仍需取多个体位进行反复检查。心脏检查时，一方面注意采取视诊、触诊、叩诊、听诊依次进行，以全面地了解心脏情况；另一方面在确定某一异常体征时，也可同时交替应用两种以上的检查方法加以判断。

（一）心脏视诊

患者尽可能取卧位，除一般观察胸廓的轮廓外，必要时医生也可将视线与胸廓同高，以便更好地了解心前区有无隆起和异常搏动等。

1. 胸廓畸形的视诊

正常人胸廓前后径、横径左右应基本对称，注意与心脏有关的胸廓畸形情况。

（1）心前区隆起。多为先天性心脏病造成心脏肥大，在儿童生长发育完成前影响胸廓正常发育而形成。常见胸骨下段及胸骨左缘第 3、4、5 肋间的局部隆起，如法洛四联症、肺动脉瓣狭窄等的右心室肥大；少数情况见于儿童期风湿性心瓣膜病的二尖瓣狭窄所致的右心室肥大或伴有大量渗出液的儿童期慢性心包炎。位于胸骨右缘第 2 肋间其附近局部隆起，多为主动脉弓动脉瘤或升主动脉扩张所致，常伴有收缩期搏动。

（2）鸡胸、漏斗胸、脊柱畸形。一方面，若情况严重，可能会对心脏位置产生一定的不良影响；另一方面，这些身体结构的异常也可能预示着某种心脏疾病的存在。例如，脊柱后侧凸有可能导致肺源性心脏病的发生，而鸡胸则可能伴随马方综合征的出现。

2. 心尖搏动的视诊

心尖搏动主要由于心室收缩时心脏摆动，心尖向前冲击前胸壁相应部位而形成。正常成人心尖搏动位于第 5 肋间，左锁骨中线内侧 0.5 ~ 1.0cm，搏动范围以直径计算为 2.0 ~ 2.5cm。

（1）心尖搏动移位。心尖搏动位置的改变可受多种生理性和病理性因素的影响。①生理性因素：正常仰卧时心尖搏动略上移；左侧卧位，心尖搏动向左移 2.0 ~ 3.0cm；右侧卧位可向右移 1.0 ~ 2.5cm。肥胖体型者、小儿及妊娠时，横膈位置较高，使心脏呈横位，心尖搏动向上外移，可在第 4 肋间左锁骨中线外。若体型瘦长（特别是处于站立或坐位）使横膈下移，心脏呈垂位，心尖搏动移向内下，可达第 6 肋间。②病理性因素：有心脏本身因素（如心脏增大）或心脏以外的因素（如纵隔、横膈位置改变）等。

（2）心尖搏动强度与范围的改变。心尖搏动强度与范围的改变也受生理和病理情况的影响。生理情况下，胸壁肥厚、乳房悬垂或肋间隙狭窄时心尖搏动较弱，搏动范围也缩小。胸壁薄或肋间隙增宽时心尖搏动相应增强，范围也较大。另外，剧烈运动与情绪激动时，心尖搏动也随之增强。病理情况下心肌收缩力增加也可使心尖搏动增强，如高热、严重贫血、甲状腺功能亢进或左心室肥厚心功能代偿期。然而，心尖搏动减弱除考虑心肌收缩力下降外，还应考虑其他因素影响。心肌收缩力下降可见于扩张型心肌病和急性心肌梗死等。其他造成心尖搏动减弱的心脏因素有心包积液、缩窄性心包炎，由于心脏与前胸壁距离增加使心尖搏动减弱；心脏以外的病理性影响因素有肺气肿、左侧大量胸腔积液或气胸等。

（3）负性心尖搏动。心脏收缩时，心尖搏动内陷，称为负性心尖搏动。见于粘连性心包炎或心包与周围组织广泛粘连。另外，由于重度右室肥大所致心脏顺钟向转位，而使左心室向后移位也可引起负性心尖搏动。

3. 心前区搏动的视诊

（1）胸骨左缘第 3 和第 4 肋间搏动。当心脏收缩时在此部位出现强有力而较持久的搏动，可持续至第二心音开始，为右心室持久的压力负荷增加所致的右心室肥厚征象，多见于先天性心脏病所致的右心室肥厚，如房间隔缺损等。

（2）剑突下搏动。剑突下搏动可能是右心室收缩期搏动，也可由腹主动脉搏动产生。病理情况下，前者可见于肺源性心脏病右心室肥大者，后者常由腹主动脉瘤引起。鉴别搏动来自右心室或腹主动脉的方法有两种：一是患者深吸气后，搏动增强则为右室搏动，减弱则为腹主动脉搏动；二是手指平放从剑突下向上压入前胸壁后方，右心室搏动冲击手指末端，而腹主动脉搏动则冲击手指掌面。另外，消瘦者的剑突下搏动可能来自正常的腹主动脉搏动或心脏垂位时的右心室搏动。

（3）心底部搏动。胸骨左缘第 2 肋间（肺动脉瓣区）收缩期搏动，多见于肺动脉扩张或肺动脉高压，也可见于少数正常青年人（特别是瘦长体形者）在体力活动或情绪激动时。胸骨右缘第 2 肋间（主动脉瓣区）收缩期搏动，多为主动脉弓动脉瘤或升主动脉扩张。

（二）心脏触诊

通过心脏触诊，不仅能够验证视诊所观察到的心尖搏动位置和心前区异常搏动结果，还能够进一步探测到心脏病特有的震颤以及心包摩擦感。与视诊相互配合，触诊能为我们提供更为全面且准确的诊断信息。在进行触诊时，医生应首先使用整个右手掌面置于患者的心前区，随后逐渐缩小范围，利用手掌的尺侧（小鱼际）或并拢的食指和中指指腹进行细致的检查。在必要情况下，医生还可以使用单指的指腹进行触诊。这种逐步缩小检查范围的方法有助于更精确地定位并感知心脏的异常状况。

1. 心尖搏动及心前区搏动的触诊

触诊除可进一步确定心尖搏动的位置外，尚可判断心尖或心前区的抬举性搏动。心尖区抬举性搏动是指心尖区徐缓、有力的搏动，可使手指尖端抬起且持续至第二心音开始，与此同时心尖搏动范围也增大，为左室肥厚的体征，而胸骨左下缘收缩期抬举性搏动是右心室肥厚的可靠指征。对视诊所发现的心前区其他异常搏动也可运用触诊进一步确定或鉴别。另外，心尖搏动的触诊对于复杂的心律失常患者结合听诊以确定第一、第二心音或收缩期、舒张期也有重要价值。

2. 震颤的触诊

震颤为触诊时手掌感到的一种细小震动感与在猫喉部摸到的呼吸震颤类似，又称为猫喘。震颤的发生机制与杂音相同，系血液经狭窄的口径或循异常的方向流动形成涡流造成瓣膜、血管壁或心腔壁震动传至胸壁所致。发现震颤后应首先确定部位及来源（瓣膜、大血管或间隔缺损）；其次确定其处于心动周期中的时相（收缩期、舒张期或连续性）；最后分析其临床意义。

一般情况下，震颤见于某些先天性心血管病或狭窄性瓣膜病变，而瓣膜关闭不全时，则较少有震颤，仅在房室瓣重度关闭不全时可触及震颤。除右心（三尖瓣及肺动脉瓣）所产生的震颤外，震颤在深呼气后较易触及。临床上凡触及震颤均可认为心脏有器质性病变。触诊有震颤者，多数也可听到响亮的杂音。但是，通常触诊对低频振动较敏感，而听诊对高频振动较敏感，对于某些低音调的舒张期杂音（如二尖瓣狭窄），可能该杂音不响亮或几乎听不到，听诊不够敏感，但触诊时仍可觉察到震颤，需引起注意。

3. 心包摩擦感的触诊

心包摩擦感的触诊可在心前区或胸骨左缘第 3、4 肋间触及，多呈收缩期和舒张期双相的粗糙摩擦感，以收缩期、前倾体位和呼气末（使心脏靠近胸壁）更为明显。心包摩擦感是由于急性心包炎时心包膜纤维素渗出致表面粗糙，心脏收缩时脏层与壁层心包摩擦产生的振动传至胸壁所致。随渗液的增多，使心包脏层与壁层分离，摩擦感则消失。

（三）心脏叩诊

心脏叩诊是一种诊断方法，用以确定心脏边界的大小和形态。心浊音界包括相对浊音界和绝对浊音界两部分。当心脏左右边缘被肺部遮盖时，叩诊呈现相对浊音；而未被肺部遮盖的部分，叩诊则呈现绝对浊音。一般而言，心脏的相对浊音界能够反映出心脏的实际尺寸。但是，在早期右心室肥大时，相对浊音界可能改变不多，而绝对浊音界则增大；心包积液量较多时，绝对与相对浊音界较为接近。因此，注意分辨这两种心浊音界有一定的临床意义。

1. 心脏叩诊的方法

心脏叩诊采用间接叩诊法，受检者一般取平卧位，以左手中指作为叩诊板指，板指与肋间平行放置，如果某种原因受检者取坐位时，板指可与肋间垂直，必要时分别进行坐、卧位叩诊，并注意两种体位时心浊音界的不同改变。叩诊时，板指平置于心前区拟叩诊的部位，以右手中指借右腕关节活动均匀叩击板指，并且由外向内逐渐移动板指，以听到声音由清变浊来确定心浊音界。通常测定左侧的心浊音界用轻叩诊法较为准确，而右侧叩诊宜使用较重的叩诊法，叩诊时也要注意根据患者胖瘦程度等调整力度。另外，必须注意叩诊时板指每次移动距离不宜过大，并在发现声音由清变浊时，须进一步往返叩诊几次，以免得出的心界范围小于实际大小。

2. 心脏叩诊的顺序

在进行心脏叩诊时，应遵循特定的顺序以确保检查的准确性和完整性。通常，先叩诊心脏的左界，再叩诊右界。左侧叩诊的起始点位于心尖搏动外侧 2 ~ 3cm 处，随后由外向内，逐个肋间向上移动，直至第 2 肋间。对于右侧叩诊，首先须确定肝上界的位置，然后在其上一肋间开始，同样由外向内，逐一肋间向上叩诊，直至第 2 肋间。在整个叩诊过程中，应对每个肋间叩得的浊音界进行标记，并精确测量其与胸骨中线之间的垂直距离。这一步骤是心脏叩诊中不可或缺的一部分，有助于医生准确评估心脏的大小和位置，为后续的诊断和治疗提供重要参考。

3. 心浊音界的认知

（1）正常心浊音界。正常心脏左界自第 2 肋间起向外逐渐形成一外凸弧形，直至第 5 肋间。右界各肋间几乎与胸骨右缘一致，仅第 4 肋间稍超过胸骨右缘。以胸骨中线至心浊音界线的垂直距离（cm）表示正常成人心相对浊音界，并标出胸骨中线与左锁骨中线的间距。

（2）心浊音界各部的组成。心脏左界第 2 肋间处相当于肺动脉段，第 3 肋间为左心耳，第 4、5 肋间为左心室，其中血管与心脏左心交接处向内凹陷，被称为心腰。右界第 2 肋间相当于升主动脉和上腔静脉，第 3 肋间以下为右心房。

（3）心浊音界改变及其临床意义。心浊音界改变受心脏本身病变和心脏以外因素的影响。心脏本身病变包括心房、心室增大与心包积液等；心脏以外因素也可以造成心脏移位或心浊音界改变，如一侧大量胸腔积液或气胸第五章胸部检查可使心界移向健侧，一侧胸膜粘连、增厚与肺不张则使心界移向病侧。大量腹水或腹腔巨大肿瘤可使横膈抬高、心脏横位，以致心界向左增大等。肺气肿时心浊音界变小。

（四）心脏听诊

心脏听诊是心脏物理诊断中最重要和较难掌握的方法。听诊须注意心率、心律、心音、心脏杂音和额外心音等特征，进而对心脏的病理生理状况进行分析。听诊时，患者多取卧位或坐位。然而，对疑有二尖瓣狭窄者，宜嘱患者取左侧卧位；对疑有主动脉瓣关闭不全者宜取坐位且上半身前倾。另外，具备一副高质量的听诊器有利于获得更多和更可靠的信息，其中钟型体件轻放在胸前皮肤，适合于听低音调声音，如二尖瓣舒张期隆隆样杂音；膜型体件须紧贴皮肤，能滤过部分低音调声音而适用于听高音调声音，如主动脉瓣舒张期叹气样杂音。注意不能隔着衣服进行心脏听诊。

1. 心脏瓣膜的听诊区

心脏各瓣膜开放与关闭时所产生的声音传导至体表最易听清的部位称为心脏瓣膜听诊区，与其解剖部位不完全一致，通常有五个听诊区，分别为：①二尖瓣区：位于心尖搏动最强点，又称为心尖区；②肺动脉瓣区：在胸骨左缘第 2 肋间；③主动脉瓣区：位于胸骨右缘第 2 肋间；④主动脉瓣第二听诊区：在胸骨左缘第 3 肋间，又称为 Erb 区；⑤三尖瓣区：在胸骨下端左缘，即胸骨左缘第 4、5 肋间。需要指出的是，这些通常的听诊区域是在假定心脏结构和位置正常的情况下设定的，在心脏病的心脏结构和位置发生改变时，须根据心脏结构改变的特点和血流的方向，适当移动听诊部位和扩大听诊范围，对于某些心脏结构异常的心脏病尚可取特定的听诊区域。

2. 心脏听诊的顺序

为确保初学者能够全面、准确地了解心脏状况，避免遗漏重要信息，建议设定一个明确的心脏听诊顺序。一般而言，听诊可自心尖区起始，随后逆时针方向逐一进行：首先是心尖区，接着是肺动脉瓣区，然后为主动脉瓣区、主动脉瓣第二听诊区，最后是三尖瓣区。另外，也有临床医师习惯从心底部开始，依次对各瓣膜区进行听诊。这样的顺序既严谨又稳重，体现了对医学诊断的理性和尊重。

3. 心脏听诊的内容

心脏听诊的内容包括心率、心律、心音、额外心音、心脏杂音和心包摩擦音。

（1）心率。心率指每分钟心搏次数。凡成人心率超过 100 次 /min，婴幼儿心率超过 150 次 /min 称为心动过速。心率低于 60 次 /min 称为心动过缓。心动过速与过缓可有短暂性或持续性，可由多种生理性、病理性或药物性因素引起。

（2）心律。心律指心脏跳动的节律。正常人心律基本规则，部分青年人可出现随呼吸改变的心律，吸气时心率增快，呼气时减慢，称为窦性心律不齐，一般无临床意义。听诊所能发现的心律失常最常见的有期前收缩和心房颤动。期前收缩是指在规则心律基础上，突然提前出现一次心跳，其后有一较长间歇。如果期前收缩规律出现，可形成联律，例如连续每一次窦性搏动后出现一次期前收缩，称为二联律；每两次窦性搏动后出现一次期前收缩则称为三联律，以此类推。心房颤动的听诊特征为心律极度不规则、第一心音强弱差异显著以及脉率低于心率，这种现象被称为脉搏短绌。其产生机制在于过早的心室收缩，导致心室内血液充盈不足，无法将足够的血液推送至周围血管。心房颤动的常见诱因包括二尖瓣狭窄、高血压病、冠心病以及甲状腺功能亢进症等。少数情况下，其具体原因尚未明确，被称为特发性心房颤动。

（3）心音。

第一，心音的类型。按其在心动周期中出现的先后次序，可依次命名为第一心音（S1）、第二心音（S2）、第三心音（S3）和第四心音（S4）。通常情况下，只能听到第一、第二心音。第三心音可在部分青少年中闻及。第四心音一般听不到，如听到第四心音，属病理性。

第一心音：S1 由四种成分组成，第二、第三成分为 S1 的主要成分也是其可听到的成分。S1 的产生机制多认为是由于瓣膜关闭，瓣叶突然紧张产生振动而发出声音，在心室开始收缩时，二尖瓣的关闭产生 S1 的第二成分而三尖瓣的关闭产生 S1 的第三成分。其他如半月瓣的开放等因素也参与S1的形成，通常上述成分不能被人耳分辨，听诊仅为一个音。第一心音的听诊特点为：音调较低钝，强度较响，历时较长（持续约0.1s），与心尖搏动同时，在心尖部最响。

第二心音：S2也由四个成分组成，其中第二成分是S2可听到的成分，S2的产生机制多认为是血流在主动脉与肺动脉内突然减速和半月瓣突然关闭引起瓣膜振动所致，其他如房室瓣的开放等因素也参与S2音的形成，S2第二成分还可分为两个部分：主动脉瓣关闭在前，形成该音的主动脉瓣部分；肺动脉瓣关闭在后，形成该音的肺动脉瓣部分。同样，这些成分不能被人耳所分辨，听诊仅为一个音。第二心音的听诊特点为：音调较高而脆，强度较S1弱，历时较短（约0.08s），不与心尖搏动同步，在心底部最响。

第三心音：S3出现在心室舒张早期，快速充盈期之末，认为是心室快速充盈的血液自心房冲击室壁，使心室壁、腱索和乳头肌突然紧张、振动所致。第三心音的听诊特点为：音调轻而低，持续时间短（约0.04s），局限于心尖部及其内上方，仰卧位、呼气时较清楚。

第四心音：S4出现在心室舒张末期，收缩期前。一般认为S4的产生与心房收缩使房室瓣及其相关结构（瓣膜、瓣环、腱索和乳头肌）突然紧张、振动有关。第四心音的听诊特点为：心尖部及其内侧较明显，低调、沉浊而弱。属病理性。

心脏听诊中，最为基础和重要的技能是准确识别第一心音（S1）和第二心音（S2）。唯有如此，方能进一步判断杂音或其他异常心音在心动周期中的具体位置。一般而言，区分S1和S2并不困难：S1的音调较S2为低，持续时间较长，且在心尖区最为明显；相对而言，S2的持续时间较短，心底部是其最为突出的位置。

在复杂的心律失常时，往往须借助于以下两点进行判别：①心尖或颈动脉的向外搏动与S1同步或几乎同步，其中利用颈动脉搏动判别S1更为方便；②当心尖部听诊难以区分S1和S2时，可先听心底部即肺动脉瓣区和主动脉瓣区，心底部的S1与S2易于区分，再将听诊器体件逐步移向心尖部，边移边默诵S1、S2节律，进而确定心尖部的S1和S2。

第二，心音的改变及其临床意义。

一是，心音强度改变：除肺含气量多少、胸壁或胸腔病变等心外因素和是否心包积液外，影响心音强度的主要因素是心肌收缩力与心室充盈程度（影响心室内压增加的速率），瓣膜位置的高低，瓣膜的结构、活动性等。

首先，第一心音强度的改变：主要决定因素是心室内压增加的速率，心室内压增加的速率越快，S1越强；其次受心室开始收缩时二尖瓣和三尖瓣的位置和上述其他因素影响。①S1增强：常见于二尖瓣狭窄。由于心室充盈减慢减少，以致在心室开始收缩时二尖瓣位置低垂，以及由于心室充盈减少，使心室收缩时左室内压上升加速和收缩时间缩短，造成瓣膜关闭振动幅度大，因而S1亢进。然而，当二尖瓣狭窄并伴有严重的瓣叶病变，如显著的瓣叶纤维化或钙化，导致瓣叶增厚和僵硬，进而明显限制瓣膜活动时，S1 反而可能会减弱。此外，在心肌收缩力增强和心动过速的情况下，如高热、贫血、甲状腺功能亢进等，均可导致 S1 增强。② S1 减弱：常见于二尖瓣关闭不全。由于左心室舒张期过度充盈（包括由肺静脉回流的血液加收缩期反流入左房的血液），使二尖瓣漂浮，以致在心室收缩前二尖瓣位置较高，关闭时振幅小，因而 S1 减弱。其他原因如心电图 P–R 间期延长、主动脉瓣关闭不全等使心室充盈过度和二尖瓣位置较高，以及心肌炎、心肌病、心肌梗死或心力衰竭时，由于心肌收缩力减弱均可致 S1 减弱。③ S1 强弱不等：常见于心房颤动和完全性房室传导阻滞。前者当两次心搏相近时 S1 增强，相距远时则 S1 减弱；后者当心房心室几乎同时收缩时 S1 增强，又称为“大炮音”，其机制是当心室收缩正好即刻出现在心房收缩之后，心室在相对未完全舒张和未被血液充分充盈的情况下，二尖瓣位置较低，急速的心室收缩使二尖瓣迅速而有力地关闭使 S1 增强。

其次，第二心音强度的改变：体或肺循环阻力的大小和半月瓣的病理改变是影响 S2 的主要因素。S2 有两个主要部分即主动脉瓣部分（A2）和肺动脉瓣部分（P2），通常 A2 在主动脉瓣区最清楚，P2 在肺动脉瓣区最清晰。一般情况下，青少年 P2 ＞ A2，成年人 P2=A2，而老年人 P2 ＜ A2。① S2 增强：体循环阻力增高或血流增多时，主动脉压增高，主动脉瓣关闭有力、振动大，以致 S2 的主动脉瓣部分（A2）增强或亢进，可呈高调金属撞击音；亢进的 A2 可向心尖及肺动脉瓣区传导，如高血压、动脉粥样硬化。同样，肺循环阻力增高或血流量增多时，肺动脉压力增高，S2 的肺动脉瓣部分（P2）亢进，可向胸骨左缘第 3 肋间传导，但不向心尖传导，如肺源性心脏病、左向右分流的先天性心脏病（如房间隔缺损、室间隔缺损、动脉导管未闭等）、二尖瓣狭窄伴肺动脉高压等。② S2 减弱：体循环或肺循环阻力降低、血流减少、半月瓣钙化或严重纤维化等因素，均可能引发第二心音中的 A2 或 P2 成分减弱。这些条件可能源于多种疾病状态，包括但不限于低血压、主动脉瓣狭窄或肺动脉瓣狭窄等。

二是，心音性质改变：心肌严重病变时，第一心音失去原有性质且明显减弱，第二心音也弱，S1、S2 极相似，可形成“单音律”。当心率增快，收缩期与舒张期时限几乎相等时，听诊类似钟摆声，又称为“钟摆律”或“胎心律”，提示病情严重，如大面积急性心肌梗死和重症心肌炎等。

三是，心音分裂：在正常生理状态下，心室在收缩与舒张的过程中，两个房室瓣和两个半月瓣的关闭并不完全同步。具体而言，三尖瓣相较于二尖瓣会延迟关闭 0.02 ~ 0.03s，而肺动脉瓣相较于主动脉瓣也会延迟关闭约 0.03s。这些时间差异对于人耳来说是无法分辨的，因此在听诊时仍然表现为一个声音。然而，当 S1 或 S2 的两个主要成分之间的时间间隔延长时，听诊时可以明显听到心音分裂为两个独立的声音，这种情况被称为心音分裂。

首先，S1 分裂：当左、右心室收缩明显不同步时，S1 的两个成分相距 0.03s 以上时，可出现 S1 分裂，在心尖或胸骨左下缘可闻及 S1 分裂。S1 的分裂一般并不因呼吸而有变异，常见于心室电或机械活动延迟，使三尖瓣关闭明显迟于二尖瓣。电活动延迟系完全性右束支传导阻滞之表现，机械活动延迟则常见于肺动脉高压等情形。由于右心室起始收缩时间滞后于左心室，以及三尖瓣关闭延迟，从而导致 S1 分裂现象的产生。

其次，S2 分裂：临床上较常见，以肺动脉瓣区明显。见于下列情况：①生理性分裂：由于深吸气时因胸腔负压增加，右心回心血流增加，右室排血时间延长，使肺动脉瓣关闭延迟，如果肺动脉瓣关闭明显迟于主动脉瓣关闭，则可在深吸气未出现 S2 分裂，无心脏疾病存在，尤其是在青少年中更常见。②通常分裂：是临床上最为常见的 S2 分裂，也受呼吸影响，见于某些使右室排血时间延长的情况，如二尖瓣狭窄伴肺动脉高压、肺动脉瓣狭窄等，也可见于左室射血时间缩短，使主动脉瓣关闭时间提前（如二尖瓣关闭不全、室间隔缺损等）。③固定分裂：指 S2 分裂不受吸气、呼气的影响，S2 分裂的两个成分时距较固定，可见于先天性心脏病房间隔缺损。房间隔缺损时，虽然呼气时右心房回心血量有所减少，但由于存在左房向右房的血液分流，右心血流仍然增加，排血时间延长，肺动脉瓣关闭明显延迟，致 S2 分裂；当吸气时，回心血流增加，但右房压力暂时性增高同时造成左向右分流稍减，抵消了吸气导致的右心血流增加的改变，因此其 S2 分裂的时距较固定。④反常分裂：又称为逆分裂，指主动脉瓣关闭迟于肺动脉瓣，吸气时分裂变窄，呼气时变宽。S2 逆分裂是病理性体征，见于完全性左束支传导阻滞。另外，主动脉瓣狭窄或重度高血压时，左心排血受阻，排血时间延长使主动脉瓣关闭明显延迟，也可出现 S2 反常分裂。

（4）额外心音。额外心音指在正常 S1、动脉瓣部分 S2 之外听到的病理性附加心音，与心脏杂音不同。多数为病理性，大部分出现在 S2 之后即舒张期，与原有的心音 S1、S2 构成三音律，如奔马律、开瓣音和心包叩击音等；也可出现在 S1 之后即收缩期，如收缩期喷射音。少数可出现两个附加心音，则构成四音律。

第一，舒张期额外心音。

首先，奔马律：系一种额外心音发生在舒张期的三音心律，由于同时常存在的心率增快，额外心音与原有的 S1、S2 组成类似马奔跑时的蹄声，故称为奔马律。奔马律是心肌严重损害的体征。按其出现时间的早晚可分为以下类型：

舒张早期奔马律：最为常见，是病理性的 S3。常伴随心率增快的现象，使得 S2 和 S3 之间的时间间隔与 S1 和 S2 之间的时间间隔相近，听诊时呈现音调较低、强度较弱的特征，这种现象被称为第三心音奔马律。与生理性 S3 的主要区别在于，生理性 S3 通常出现在健康人群中，特别是儿童和青少年，且在心率正常时更容易被察觉。在生理性 S3 中，S3 与 S2 之间的时间间隔通常短于 S1 与 S2 之间的时间间隔。此外，左侧卧位及呼气末时，生理性 S3 较为明显；而在坐位或立位时，S3 可能会消失。一般认为舒张早期奔马律是由于心室舒张期负荷过重，心肌张力减低与顺应性减退，以致心室舒张时，血液充盈引起室壁振动。舒张早期奔马律的出现，提示有严重器质性心脏病，常见于心力衰竭、急性心肌梗死、重症心肌炎与扩张性心肌病等。根据舒张早期奔马律不同来源又可分为左室奔马律与右室奔马律，以左室占多数。听诊部位为左室奔马律在心尖区稍内侧，呼气时响亮；右室奔马律则在剑突下或胸骨左缘第5肋间，吸气时响亮。

舒张晚期奔马律：又称为收缩期前奔马律或房性奔马律，发生于S4出现的时间，为增强的S4。该奔马律的发生与心房收缩有关，是由于心室舒张末期压力增高或顺应性减退，以致心房为克服心室的充盈阻力而加强收缩所产生的异常心房音。多见于阻力负荷过重引起心室肥厚的心脏病，如高血压心脏病、肥厚型心肌病、主动脉瓣狭窄等。听诊特点为音调较低，强度较弱，距S2较远，较接近S1（在S1前约0.1s），在心尖部稍内侧听诊最清楚。

重叠型奔马律：为舒张早期和晚期奔马律在快速性心率或房室传导时间延长时在舒张中期重叠出现引起，使此额外音明显增强。当心率较慢时，两种奔马律可没有重叠，则听诊为4个心音，称为舒张期四音律，常见于心肌病或心力衰竭。

其次，开瓣音：又称为二尖瓣开放拍击声，常位于第二心音后0.05 ~ 0.06s，见于二尖瓣狭窄而瓣膜尚柔软时，由于舒张早期血液自高压力的左房迅速流入左室，导致弹性尚好的瓣叶迅速开放后又突然停止，使瓣叶振动引起的拍击样声音。听诊特点为音调高、历时短促而响亮、清脆，呈拍击样，在心尖内侧较清楚。开瓣音的存在可作为二尖瓣瓣叶弹性及活动尚好的间接指标，是二尖瓣分离术适应证的重要参考条件。

再次，心包叩击音：见于缩窄性心包炎，在S2后0.09 ~ 0.12s出现的中频、较响而短促的额外心音。在舒张早期心室快速充盈的过程中，由于心包增厚，对心室舒张造成了阻碍，使得心室在舒张过程中被迫突然停止。这种骤然的停止引起了室壁的振动，进而产生了特定的声音。这种声音在胸骨左缘处最容易被侦测到。

最后，肿瘤扑落音：见于心房黏液瘤患者，在心尖或其内侧胸骨左缘第3、4肋间，在S2后0.08 ~ 0.12s，出现时间较开瓣音晚，声音类似，但音调较低，且随体位改变。为黏液瘤在舒张期随血流进入左室，撞碰房、室壁和瓣膜，瘤蒂柄突然紧张产生振动所致。

第二，收缩期额外心音：心脏在收缩期也可出现额外心音，可分别发生于收缩早期或中期、晚期。

首先，收缩早期喷射音：又称为收缩早期喀喇音，为高频爆裂样声音，高调、短促而清脆，紧接于S1后0.05 ~ 0.07s，在心底部听诊最清楚。其产生机制为扩大的肺动脉或主动脉在心室射血时动脉壁振动，以及在主、肺动脉阻力增高的情况下半月瓣瓣叶用力开启，或狭窄的瓣叶在开启时突然受限产生振动所致。根据发生部位可分为肺动脉收缩期喷射音和主动脉收缩期喷射音。①肺动脉收缩期喷射音：在肺动脉瓣区最响，吸气时减弱，呼气时增强。见于肺动脉高压、原发性肺动脉扩张、轻中度肺动脉瓣狭窄和房间隔缺损、室间隔缺损等疾病。②主动脉收缩期喷射音：在主动脉瓣区听诊最响，可向心尖传导，不受呼吸影响。见于高血压、主动脉瘤、主动脉瓣狭窄、主动脉瓣关闭不全与主动脉缩窄等。当瓣膜钙化和活动减弱时，此喷射音可消失。

其次，收缩中期、晚期喀喇音：高调、短促、清脆，如关门落锁的喀喇样声音，在心尖区及其稍内侧最清楚，改变体位从下蹲到直立可使喀喇音在收缩期的较早阶段发生，而下蹲位或持续紧握指掌可使喀喇音发生时间延迟。喀喇音出现在 S1 后 0.08s 者被称为收缩中期喀喇音，0.08s 以上者称为收缩晚期喀喇音。喀喇音主要由房室瓣（尤其是二尖瓣）在收缩的中晚期阶段脱入左心房，导致瓣叶突然紧张或其腱索突然拉紧而引发震动。这种现象在临床医学中被称为二尖瓣脱垂。由于二尖瓣脱垂可能引起二尖瓣关闭不全，使得血液从左心室逆流至左心房，因此二尖瓣脱垂患者可能同时出现收缩晚期杂音。将收缩中期、晚期的喀喇音与收缩晚期的杂音合并，即称为二尖瓣脱垂综合征。

第三，医源性额外音：由于心血管病治疗技术的发展，人工器材的置入心脏，可导致额外心音。常见的主要有两种：人工瓣膜音和人工起搏音。

首先，人工瓣膜音：在置换人工金属瓣后均可产生瓣膜开关时撞击金属支架所致的金属乐音，音调高、响亮、短促。人工二尖瓣关瓣音在心尖部最响而开瓣音在胸骨左下缘最明显。人工主动脉瓣开瓣音在心底及心尖部均可听到，而关瓣音则仅在心底部闻及。

其次，人工起搏音：安置起搏器后有可能出现两种额外音。①起搏音：发生于 S1 前约 0.08 ~ 0.12s 处，高频、短促、带咔嚓音性质。在心尖内侧或胸骨左下缘最清楚。为起搏电极发放的脉冲电流刺激心内膜或心外膜电极附近的神经组织，引起局部肌肉收缩和起搏电极导管在心腔内摆动引起的振动所致。②膈肌音：发生在 S1 之前，伴上腹部肌肉收缩，为起搏电极发放的脉冲电流刺激膈肌或膈神经引起膈肌收缩所产生。

（5）心脏杂音。心脏杂音，指的是在心音及额外心音之外，于心脏收缩或舒张过程中出现的异常声响。对于心脏病的诊断而言，准确判断杂音的性质具有重要的参考价值。

第一，杂音产生的机制：正常血流呈层流状态。在血流加速、异常血流通道、血管管径异常等情况下，可使层流转变为湍流或旋涡而冲击心壁、大血管壁、瓣膜、腱索等使之振动而在相应部位产生杂音。

一是，血流加速：血流速度越快，就越容易产生旋涡，杂音也越响。例如剧烈运动、严重贫血、高热、甲状腺功能亢进等，使血流速度明显增加时，即使没有瓣膜或血管病变也可产生杂音，或使原有杂音增强。

二是，瓣膜口狭窄：血流通过狭窄处会产生湍流而形成杂音，是形成杂音的常见原因。如二尖瓣狭窄、主动脉瓣狭窄、肺动脉瓣狭窄、先天性主动脉缩窄等。此外，也可由于心腔或大血管扩张导致的瓣口相对狭窄，血流通过时也可产生旋涡，形成湍流而出现杂音。

三是，瓣膜关闭不全：心脏瓣膜由于器质性病变（畸形、粘连或穿孔等）形成的关闭不全或心脏扩大导致的相对性关闭不全，血液反流经过关闭不全的部位会产生旋涡而出现杂音，也是产生杂音的常见原因。如主动脉瓣关闭不全的主动脉瓣区舒张期杂音，高血压心脏病左心室扩大导致的二尖瓣相对关闭不全的心尖区收缩期杂音。

四是，异常血流通道：在心腔内或大血管间存在异常通道，如室间隔缺损、动脉导管未闭等，血流经过这些异常通道时会形成旋涡而产生杂音。

五是，心腔异常结构：心室内乳头肌、腱索断裂的残端漂浮，均可能扰乱血液层流而出现杂音。

六是，大血管瘤样扩张：血液在流经该血管瘤（主要是动脉瘤）时会形成涡流而产生杂音。

第二，杂音的特性与听诊要点：杂音的听诊有一定的难度，应根据以下要点进行仔细分辨并分析：

一是，最响部位和传导方向：杂音最响部位常与病变部位有关，如杂音在心尖部最响，提示二尖瓣病变；杂音在主动脉瓣区或肺动脉瓣区最响，则分别提示为主动脉瓣或肺动脉瓣病变；如在胸骨左缘第3、4肋间闻及响亮而粗糙的收缩期杂音，应考虑室间隔缺损等。杂音传导的方向具有特定的规律性。例如，二尖瓣关闭不全的杂音通常向左腋下区域传导，主动脉瓣狭窄的杂音则倾向于向颈部传导。另外，二尖瓣狭窄所产生的隆隆样杂音主要局限于心尖区。由于许多杂音具有传导性，在心脏任何听诊区听到的杂音除考虑相应的瓣膜病变外，还应考虑是否由其他部位传导所致。一般杂音传导得越远，则其声音将变得越弱，但性质仍保持不变。可将听诊器自某一听诊区逐渐移向另一听诊区，若杂音逐渐减弱，只在某一听诊区杂音最响，则可能仅是这一听诊区相应的瓣膜或部位有病变，其他听诊区的杂音是传导而来的。若移动时，杂音先逐渐减弱，而移近另一听诊区时杂音有增强且性质不相同，应考虑两个瓣膜或部位均有病变。

二是，心动周期中的时期：不同时期的杂音反映不同的病变，可分收缩期杂音、舒张期杂音、连续性杂音和双期杂音（收缩期与舒张期均出现但不连续的杂音）。还可根据杂音在收缩期或舒张期出现的早、晚而进一步分为早期、中期、晚期或全期杂音。一般认为，舒张期杂音和连续性杂音均为器质性杂音，而收缩期杂音则可能系器质性或功能性，应注意鉴别。

三是，性质：指由于杂音的不同频率而表现出音调与音色的不同。临床上常用于形容杂音音调的词为柔和、粗糙。杂音的音色可形容为吹风样、隆隆样（雷鸣样）、机器样、喷射样、叹气样（哈气样）、乐音样和鸟鸣样等。不同音调与音色的杂音，反映不同的病理变化。杂音的频率常与形成杂音的血流速度成正比。临床上可根据杂音的性质，推断不同的病变。如心尖区舒张期隆隆样杂音是二尖瓣狭窄的特征；心尖区粗糙的吹风样全收缩期杂音，常指示二尖瓣关闭不全；心尖区柔和而高调的吹风样杂音常为功能性杂音；主动脉瓣第二听诊区舒张期叹气样杂音为主动脉瓣关闭不全等。

四是，强度与形态：杂音强度即杂音的响度及其在心动周期中的变化。收缩期杂音的强度一般采用 Levine6 级分级法，对舒张期杂音的分级也可参照此标准，但亦有只分为轻度、中度、重度三级。杂音形态是指在心动周期中杂音强度的变化规律，用心音图记录，构成一定的形态。常见的杂音形态有五种：①递增型杂音：杂音由弱逐渐增强，如二尖瓣狭窄的舒张期隆隆样杂音；②递减型杂音：杂音由较强逐渐减弱，如主动脉瓣关闭不全时的舒张期叹气样杂音；③递增递减型杂音：又称为菱形杂音，即杂音先由弱转强，再由强转弱，如主动脉瓣狭窄的收缩期杂音；④连续型杂音：杂音由收缩期开始，逐渐增强，高峰在 S2 处，舒张期开始渐减，直到下一心动的 S1 前消失，如动脉导管未闭的连续性杂音；⑤一贯型杂音：强度大体保持一致，如二尖瓣关闭不全的全收缩期杂音。

五是，体位、呼吸和运动对杂音的影响：采取某一特定的体位或体位改变、运动后、深吸气或呼气、屏气等动作可使某些杂音增强或减弱，有助于杂音的判别。①体位：左侧卧位可使二尖瓣狭窄的舒张期隆隆样杂音更明显；前倾坐位时，易于闻及主动脉瓣关闭不全的叹气样杂音；仰卧位则二尖瓣、三尖瓣与肺动脉瓣关闭不全的杂音更明显。另外，当体位迅速改变时，由于血流分布和回心血量的变化，也会对杂音的强度产生影响。例如，当从卧位或下蹲位迅速站立时，瞬间的回心向量会减少，这会导致二尖瓣、三尖瓣、主动脉瓣关闭不全以及肺动脉瓣狭窄与关闭不全的杂音减轻。相反，肥厚型梗阻性心肌病的杂音则会增强。这种变化在医学诊断中需要特别注意。②呼吸：深吸气时，胸腔负压增加，回心血量增多和右心室排血量增加，从而使与右心相关的杂音增强，如三尖瓣或肺动脉瓣狭窄与关闭不全。如深吸气后紧闭声门并用力作呼气动作（Valsalva 动作）时，胸腔压力增高，回心血量减少，经瓣膜产生的杂音一般都减轻，而肥厚型梗阻性心肌病的杂音则增强。③运动：使心率增快，心搏增强，在一定的心率范围内亦使杂音增强。

第三，杂音的临床意义：杂音的听取对心血管病的诊断与鉴别诊断有重要价值。但是，有杂音不一定有心脏病，有心脏病也可无杂音。根据产生杂音的心脏部位有无器质性病变可区分为器质性杂音与功能性杂音；根据杂音的临床意义又可以分为病理性杂音和生理性杂音（包括无害性杂音）。器质性杂音是指杂音产生部位有器质性病变存在，而功能性杂音包括：①生理性杂音；②全身性疾病造成的血流动力学改变产生的杂音（如甲状腺功能亢进使血流速度明显增加）；③有心脏病理意义的相对性关闭不全或狭窄引起的杂音（也可称为相对性杂音）。后者心脏局部虽无器质性病变，但它与器质性杂音又可合称为病理性杂音。应该注意的是，生理性杂音必须符合以下条件：只限于收缩期、心脏无增大、杂音柔和、吹风样、无震颤。从杂音出现在心动周期中的时期与部位角度出发，杂音的特点和临床意义见表 11–2。

表 11-2 杂音的特点和临床意义

类型	特点和临床意义
收缩期杂音	二尖瓣区：①功能性：常见于运动、发热、贫血、妊娠与甲状腺功能亢进等。杂音性质柔和、吹风样、强度 2/6 级，时限短，较局限。具有心脏病理意义的功能性杂音有左心增大引起的二尖瓣相对性关闭不全，如高血压心脏病、冠心病、贫血性心脏病和扩张型心肌病等，杂音性质较粗糙、吹风样、强度 2/6 ~ 3/6 级，时限较长，可有一定的传导。②器质性：主要见于风湿性心瓣膜病二尖瓣关闭不全等，杂音性质粗糙、吹风样、高调，强度≥ 3/6 级，持续时间长，可占全收缩期，甚至遮盖 S1，并向左腋下传导。 主动脉瓣区：①功能性：见于升主动脉扩张，如高血压和主动脉粥样硬化。杂音柔和，常有 A2 亢进。②器质性：多见于各种病因的主动脉瓣狭窄。杂音为典型的喷射性收缩中期杂音，响亮而粗糙，递增递减型，向颈部传导，常伴有震颤，且 A2 减弱。 肺动脉瓣区：①功能性：其中生理性杂音在青少年及儿童中多见，呈柔和、吹风样，强度在 2/6 级以下，时限较短。心脏病理情况下的功能性杂音，为肺瘀血及肺动脉高压导致肺动脉扩张产生的肺动脉瓣相对性狭窄的杂音，听诊特点与生理性类似，杂音强度较响，P2 亢进，见于二尖瓣狭窄、先天性心脏病的房间隔缺损等。②器质性：见于肺动脉瓣狭窄，杂音呈典型的收缩中期杂音，喷射性、粗糙、强度≥ 3/6 级，常伴有震颤且 P2 减弱。 三尖瓣区：①功能性：多见于右心室扩大的患者，如二尖瓣狭窄、肺心病，因右心室扩大导致三尖瓣相对性关闭不全。杂音为吹风样、柔和，吸气时增强，一般在 3/6 级以下，可随病情好转、心腔缩小而减弱或消失。由于右心室增大，杂音部位可移向左侧近心尖处，须注意与二尖瓣关闭不全的杂音鉴别。②器质性：极少见，听诊特点与器质性二尖瓣关闭不全类似，但不传至腋下，可伴颈静脉和肝脏收缩期搏动。 其他部位：①功能性：在胸骨左缘第 2、3、4 肋间，部分青少年中可闻及生理性（无害性）杂音，可能系左或右心室将血液排入主或肺动脉时产生的紊乱血流所致。杂音 1 ~ 2/6 级、柔和、无传导，平卧位吸气时杂音易闻及，坐位时杂音减轻或消失。②器质性：常见的有胸骨左缘第 3、4 肋间响亮而粗糙的收缩期杂音伴震颤，有时呈喷射性，提示室间隔缺损等

续表

类型	特点和临床意义
舒张期杂音	二尖瓣区：①功能性：主要见于中度、重度主动脉瓣关闭不全，导致左室舒张期容量负荷过高，使二尖瓣基本处于半关闭状态，呈现相对狭窄而产生杂音。②器质性：主要见于风湿性心瓣膜病的二尖瓣狭窄。听诊特点为心尖 S1 亢进，局限于心尖区的舒张中、晚期低调、隆隆样、递增型杂音，平卧或左侧卧位易闻及，常伴震颤。 主动脉瓣区：主要见于各种原因的主动脉瓣关闭不全所致的器质性杂音。杂音呈舒张早期开始的递减型柔和叹气样的特点，常向胸骨左缘及心尖传导，于主动脉瓣第二听诊区、前倾坐位、深呼气后暂停呼吸最清楚。常见原因为风湿性心瓣膜病或先天性心脏病的主动脉瓣关闭不全、特发性主动脉瓣脱垂、梅毒性升主动脉炎和马方综合征所致主动脉瓣关闭不全。 肺动脉瓣区：器质性病变引起者极少，多由于肺动脉扩张导致相对性关闭不全所致的功能性杂音。杂音柔和、较局限、呈舒张期递减型、吹风样，于吸气末增强，常合并 P2 亢进，常见于二尖瓣狭窄伴明显肺动脉高压。 三尖瓣区：局限于胸骨左缘第 4、第 5 肋间，低调隆隆样，深吸气末杂音增强，见于三尖瓣狭窄，极为少见
舒张期杂音	常见于先天性心脏病动脉导管未闭。杂音粗糙、响亮似机器转动样，持续于整个收缩与舒张期，其间不中断，掩盖 S2。在胸骨左缘第 2 肋间稍外侧闻及，常伴有震颤。此外，先天性心脏病主肺动脉间隔缺损也可有类似杂音，但位置偏内而低，约在胸骨左缘第 3 肋间。冠状动静脉瘘、冠状动脉窦瘤破裂也可出现连续性杂音，但前者杂音柔和，后者有冠状动脉窦瘤破裂的急性病史

（6）心包摩擦音。心包摩擦音指脏层与壁层心包由于生物性或理化因素致纤维蛋白沉积而粗糙，以致在心脏搏动时产生摩擦而出现的声音。音质粗糙、高音调、搔抓样、比较表浅，类似纸张摩擦的声音。在心前区或胸骨左缘第 3、第 4 肋间最响亮，坐位前倾及呼气末更明显。典型者摩擦音的声音呈三相：心房收缩—心室收缩—心室舒张期，但多为心室收缩—心室舒张的双期摩擦音，有时也可仅出现在收缩期。心包摩擦音与心搏一致，屏气时摩擦音仍存在，可据此与胸膜摩擦音相鉴别。见于各种感染性心包炎，也可见于急性心肌梗死、尿毒症、心脏损伤后综合征和系统性红斑狼疮等非感染性情况。当心包腔有一定积液量后，摩擦音可消失。

二、心血管检查中的血管检查

血管检查是心血管检查的重要组成部分，下面重点探讨周围血管检查，包括脉搏、血压、血管杂音及周围血管征检查等。

（一）脉搏检查

脉搏检查主要用触诊法，也可通过脉搏计记录波形进行分析。检查过程中，可选用的动脉包括桡动脉、肱动脉、股动脉、颈动脉及足背动脉等。为确保准确，须对两侧脉搏情况进行对比。通常情况下，健康个体的两侧脉搏差异微乎其微，难以察觉。然而，在特定疾病状态下，如缩窄性大动脉炎或无脉症，两侧脉搏的差异可能变得显著。在检查过程中，应全面关注脉搏的脉率、节律、紧张度以及动脉壁的弹性，同时观察脉搏的强弱和波形变化，以获取全面的诊断信息。

1. 脉率检查

脉率影响因素一般类似于心率，正常成人脉率在安静、清醒的情况下为 60 ～ 100 次 /min，老年人偏慢，女性稍快，儿童较快，＜ 3 岁的儿童多在 100 次 /min 以上。各种生理、病理情况或药物影响也可使脉率增快或减慢。此外，除脉率快慢外，还应观察脉率与心率是否一致。某些心律失常如心房颤动或频发期前收缩时，由于部分心脏收缩的搏出量低，不足以引起周围动脉搏动，故脉率可小于心率。

2. 脉律检查

脉搏的节律可反映心脏的节律：正常人脉律规则；有窦性心律不齐者的脉律可随呼吸改变，吸气时增快，呼气时减慢。各种心律失常患者均可影响脉律，如心房颤动者脉律绝对不规则，脉搏强弱不等和脉率小于心率，后者称为脉搏短绌；有期前收缩呈二联律或三联律者可形成二联脉、三联脉；二度房室传导阻滞者可有脉搏脱漏，称为脱落脉等。

3. 脉搏强弱检查

脉搏的强弱与心搏出量、脉压和外周血管阻力相关。脉搏增强且振幅大是由于心搏量大、脉压宽和外周阻力低所致，见于高热、甲状腺功能亢进、主动脉瓣关闭不全等。脉搏减弱而振幅低是由于心搏量少、脉压小和外周阻力增高所致，见于心力衰竭、主动脉瓣狭窄与休克等。

4. 脉波变化检查

了解脉波变化有助于心血管疾病的诊断，通过仔细地触诊动脉（如桡动脉、肱动脉或股动脉）可发现各种脉波异常的脉搏。

（1）正常脉波：由升支（叩击波）、波峰（潮波）和降支（重搏波）三部分构成。升支发生在左室收缩早期，由左室射血冲击主动脉壁所致。波峰又称为潮波，出现在收缩中、晚期，系血液向动脉远端运行的同时，部分血液逆返，冲击动脉壁引起。在心室舒张期，降支发生，其表面存在一个明显的切迹，被称为重搏波。此切迹的形成主要源于主动脉瓣的关闭，此时血液从外周向近端折回后再度向前流动。同时，主动脉壁的弹性回缩也起到了关键作用，确保了血流能够持续流向外周动脉。然而，在主动脉硬化的个体中，重搏波的表现可能会变得不那么明显。

（2）水冲脉：脉搏骤起骤落，是由于周围血管扩张或存在分流、反流所致，前者常见于甲状腺功能亢进、严重贫血、脚气病等，后者常见于主动脉瓣关闭不全、先天性心脏病动脉导管未闭、动静脉瘘等。检查者握紧患者手腕掌面，将其前臂高举过头部，可明显感知桡动脉犹如水冲的、急促而有力的脉搏冲击。

（3）交替脉：系节律规则而强弱交替的脉搏，必要时嘱患者在呼气中期屏住呼吸，以排除呼吸变化所影响的可能性。如测量血压可发现强弱脉搏间有10 ~ 30mmHg的压力差，当气袖慢慢放气至脉搏声刚出现时，即代表强搏的声音，此时的频率是心率的一半。一般认为系左室收缩力强弱交替所致，为左室心力衰竭的重要体征之一。常见于高血压心脏病、急性心肌梗死和主动脉瓣关闭不全等。

（4）奇脉：是指吸气时脉搏明显减弱或消失，系左心室搏血量减少所致。正常人脉搏强弱不受呼吸周期影响。当有心脏压塞或心包缩窄时，吸气时一方面由于右心舒张受限，回心血量减少而影响右心排血量，右心室排入肺循环的血量减少；另一方面肺循环受吸气时胸腔负压的影响，肺血管扩张，致使肺静脉回流入左心房血量减少，因而左室排血也减少。这些因素形成吸气时脉搏减弱，甚至不能触及，故这种现象又被称为“吸停脉”。明显的奇脉触诊时即可按知；不明显的可用血压计检测，吸气时收缩压较呼气时低10mmHg以上。

（5）无脉：也就是脉搏消失，可见于严重休克及多发性大动脉炎，后者系由于某一部位动脉闭塞而致相应部位脉搏消失。

5. 脉搏的紧张度与动脉壁状态检查

脉搏的紧张度与动脉硬化的程度有关，检查时，可将两个手指指腹置于桡动脉上，近心端手指用力按压阻断血流，使远心端手指触不到脉搏，通过施加压力的大小及感觉的血管壁弹性状态判断脉搏紧张度。例如，将桡动脉压紧后，虽远端手指触不到动脉搏动，但可触及条状动脉的存在，并且硬而缺乏弹性似条索状、迂曲或结节状，提示动脉硬化。

（二）血压检查

1. 血压测量的方法

血压通常指体循环动脉血压，是重要的生命体征。血压测定方法包括：①直接测压法，即经皮穿刺将导管由周围动脉送至主动脉，导管末端接监护测压系统，自动显示血压值。本方法虽然精确、实时且不受外周动脉收缩的影响，但为有创方式，仅适用于危重、疑难病例。②间接测量法，即袖带加压法，以血压计测量。血压计有汞柱式、弹簧式和电子血压计，诊所或医院常用汞柱式血压计或经国际标准（BHS 和 AAMI）检验合格的电子血压计进行测量。间接测量法的优点为简便易行，但易受多种因素影响，尤其是周围动脉舒缩变化的影响。

血压测量的操作规程：患者半小时内禁烟、禁咖啡、排空膀胱，安静环境下在有靠背的椅子上安静地休息至少 5min。取坐位或仰卧位测血压，被检查者上肢裸露伸直并轻度外展，肘部置于心脏同一水平，将气袖均匀紧贴皮肤缠于上臂，使其下缘在肘窝以上约 2 ~ 3cm，气袖之中央位于肱动脉表面。检查者触及肱动脉搏动后，将听诊器体件置于搏动上准备听诊，然后向袖带内充气，边充气边听诊，待肱动脉搏动声消失，再升高 30mmHg 后，缓慢放气，双眼随汞柱下降，平视汞柱表面，根据听诊结果读出血压值。

气袖宽度：气袖大小应适合患者的上臂臂围，至少应包裹 80% 上臂。手臂过于粗大或测大腿血压时，用标准气袖测值会过高；反之，手臂太细或儿童测压时用标准气袖则结果会偏低。因此，针对这些特殊情况，为保证测量准确，需使用适当大小的袖带。

2. 血压变动的意义

（1）高血压。血压测值受多种因素的影响，如情绪激动、紧张、运动等；若在安静、清醒的条件下采用标准测量方法，至少 3 次非同日血压值达到或超过收缩压 140mmHg 和（或）舒张压 90mmHg，即可认为有高血压，如果仅收缩压达到标准则称为单纯收缩期高血压。高血压绝大多数是原发性高血压，约 5% 继发于其他疾病，称为继发性或症状性高血压，如慢性肾炎等。高血压是动脉粥样硬化和冠心病的重要危险因素，也是心力衰竭的重要原因。

（2）低血压。凡血压低于 90/60mmHg 时称为低血压。持续的低血压状态多见于严重病症，如休克、心肌梗死、急性心脏压塞等。低血压也可有体质的原因，患者自诉一贯血压偏低，一般无症状。另外，如果患者平卧 5min 以上后站立 1min 和 5min，其收缩压下降 20mmHg 以上，并伴有头晕或晕厥，则为直立性低血压。

（3）双侧上肢血压差别显著。正常双侧上肢血压差别为 5 ~ 10mmHg，若超过此范围则属异常，见于多发性大动脉炎或先天性动脉畸形等。

（4）上下肢血压差异常。正常下肢血压高于上肢血压 20 ~ 40mmHg，如下肢血压低于上肢应考虑主动脉缩窄，或胸腹主动脉型大动脉炎等。

（5）脉压改变。脉压明显增大，结合病史，可考虑甲状腺功能亢进、主动脉瓣关闭不全和动脉硬化等。若脉压减小，可见于主动脉瓣狭窄、心包积液及严重心力衰竭患者。

（三）血管杂音及周围血管征检查

1. 静脉杂音检查

由于静脉压力低，不易出现涡流，故杂音一般多不明显。临床较有意义的有颈静脉营营声（无害性杂音），在颈根部近锁骨处，甚至在锁骨下，尤其是右侧可出现低调、柔和、连续性杂音，坐位及站立明显，系颈静脉血液快速回流人上腔静脉所致。以手指压迫颈静脉暂时中断血流，杂音可消失，属于无害性杂音。应注意与甲状腺功能亢进之血管杂音和某些先天性心脏病的杂音相鉴别。此外，肝硬化门静脉高压引起腹壁静脉曲张时，可在脐周或上腹部闻及连续性静脉营营声。

2. 动脉杂音检查

动脉杂音多见于周围动脉、肺动脉和冠状动脉。如甲状腺功能亢进症在甲状腺侧叶的连续性杂音临床上极为多见，提示局部血流丰富；多发性大动脉炎的狭窄病变部位可听到收缩期杂音；肾动脉狭窄时，在上腹部或腰背部闻及收缩期杂音；肺内动静脉瘘时，在胸部相应部位有连续性杂音；外周动静脉瘘时则在病变部位出现连续性杂音；冠状动静脉瘘时可在胸骨中下端出现较表浅而柔和的连续性杂音或双期杂音，部分以舒张期更为显著。还有在正常儿童及青年，锁骨上可有轻而短的呈递增递减型收缩期杂音，当双肩向后高度伸展可使杂音消失。该杂音发生原理尚不明确，可能来源于主动脉弓的头臂分支。

3. 周围血管征检查

脉压增大除可触及水冲脉外，还有以下体征：

（1）枪击音。在外周较大动脉表面，常选择股动脉，轻放听诊器膜型体件时可闻及与心跳一致短促如射枪的声音。

（2）Duroziez 双重杂音。以听诊器钟型体件稍加压力于股动脉，并使体件开口方向稍偏向近心端，可闻及收缩期与舒张期双期吹风样杂音。

（3）毛细血管搏动征。用手指轻压患者指甲末端或以玻片轻压患者口唇黏膜，使局部发白，当心脏收缩和舒张时发白的局部边缘则发生有规律的红、白交替改变即为毛细血管搏动征。

凡体检时发现上述体征及水冲脉可统称周围血管征阳性，主要见于主动脉瓣重度关闭不全、甲状腺功能亢进和严重贫血等。

第四节　辅助诊断技术——泌尿系统检查

一、肾小球肾炎的检查

肾小球肾炎又称为肾炎，发生于双侧肾脏肾小球的变态反应性疾病。肾小球肾炎是常见的肾脏疾病，分为急性和慢性两种。急性肾炎起病急，病程短，好发于 4 ~ 14 岁儿童（集居者如幼儿园、小学等尤多），男性多于女性。本病多发生在链球菌感染之后，大部分病例 2 ~ 3 周前有过咽炎、扁桃体炎等前驱感染，但感染程度与是否发病之间无平行关系。40% 的病人先发现血尿而求医；90% 的病例出现水肿，轻者晨起后见眼睑浮肿，重者水肿延及全身，甚至出现胸腔积液、腹水，出现气急和腹胀，部分病人血压升高且有头痛，小便化验几乎都含有蛋白质（蛋白尿）。目前尚无阻断发病环节的特效疗法，重在保护机体的抗病能力，防止病情加重。急性患者须卧床休息 4 ~ 6 周，饮食应注意低盐、低蛋白并适当限制饮水，同时配以必要的药物治疗。

急性肾炎具有较高的自愈率，通常在 2 ~ 6 周内，各种症状可自行消退，自然痊愈率可达九成。然而，部分患者的病情可能因肾单位受损严重而导致肾功能衰竭或心力衰竭，甚至危及生命。此外，部分患者可能病情迁延，转变为慢性肾炎。鉴于这些风险，定期随访观察显得尤为重要。慢性肾炎主要影响 20 ~ 40 岁的青壮年人群，其病程较长，呈缓慢进展之势。病因尚不明确，不少病人的病因仍与细菌、病毒、药物或其他物质在体内引起的变态反应有关。临床表现为程度不等的蛋白尿、血尿、水肿、高血压和肾功能损害。慢性肾炎的自然病程变化很大，有的 2 ~ 3 年内即进入末期，亦有相当部分病人可十几年保持较好的肾功能。严重的可发展为尿毒症。尿毒症系由各种原因造成的肾单位进行性的大范围损害所致，表现为肾泌尿机能障碍，体内代谢物包括有毒物质潴留和机体内环境严重紊乱，对生命威胁极大。

（一）肾小球肾炎的病因与类型

1. 肾小球肾炎的病因

肾小球肾炎（简称肾炎）的病因和发病机制虽然尚未完全明了，但近年来的研究对阐明肾炎的病因和发病机制取得了很大进展。肾炎的大多数类型都是抗原抗体反应引起的免疫性疾病。细胞免疫可能对某些肾炎的发病也有一定作用。引起肾小球肾炎的抗原物质有些还不了解，已知的大致可分为内源性和外源性两大类。

（1）内源性抗原。①肾小球本身的成分：肾小球基底膜的成分如层连蛋白和Goodpasture抗原（Ⅳ型胶原羧基端球状部的一种多肽），肾小球毛细血管上皮细胞的Heymann抗原（一种膜糖蛋白），内皮细胞膜抗原，系膜细胞膜抗原等。②非肾小球抗原：核抗原、DNA、免疫球蛋白、免疫复合物、肿瘤抗原、甲状腺球蛋白抗原等。

（2）外源性抗原。①感染的产物：细菌如链球菌，葡萄球菌，肺炎球菌，脑膜炎球菌，伤寒样菌等。病毒如乙型肝炎病毒，麻疹病毒，EB病毒等。霉菌如白色念珠菌等和寄生虫如疟疾、Manson血吸虫、丝虫等。②药物如青霉胺，金和汞制剂等。③异种血清、类毒素等。

各种不同的抗原物质引起的抗体反应和形成免疫复合物的方式和部位不同，与肾小球肾炎的发病和引起的病变类型有密切关系。

2. 肾小球肾炎的类型

原发性肾小球肾炎的临床分型可分为五种，同一临床综合征可有不同的病理类型，同一病理类型又可呈不同的临床表现。临床表现与病理类型之间的关系亦有规律可循：①毛细血管内增殖是急性链球菌感染后肾炎最常见的病理类型；②新月体性肾炎对应的临床表现是急进性肾炎；③增殖性改变如系膜增殖可在感染后表现为急性肾炎综合征；④微小病变不出现肉眼血尿，不发展至慢性肾功能不全，除非转化为局灶节段性硬化；⑤在所有活动性病理类型中新月体性肾炎预后最差，膜增殖其次。

（二）肾小球肾炎的免疫发病机制

免疫复合物形成引起肾小球肾炎基本上有两种方式：①抗体与肾小球内固有的不溶性肾小球抗原或植入在肾小球内的非肾小球抗原，在肾小球原位结合形成免疫复合物；②血液循环内形成的可溶性抗原抗体复合物沉积于肾小球。

第一，肾小球原位免疫复合物的形成在肾小球肾炎的发病过程中占据主导地位。由于抗原性质的多样性，其所引发的抗体反应亦不相同，故这进一步导致了不同类型的肾炎的产生。

首先，肾小球基底膜抗原：肾小球基底膜本身的成分为抗原，机体内产生抗自身肾小球基底膜抗体，这种自身抗体直接与肾小球基底膜结合形成免疫复合物。用免疫荧光法可见免疫复合物沿肾小球毛细血管基底膜沉积呈连续的线性荧光。肾小球基底膜抗原的性质可能是基底膜内Ⅳ型胶原羧基端非胶原区的一种多肽。关于机体产生抗自身肾小球基底膜抗体的原因目前还不完全明了。可能在感染或某些因素的作用下，基底膜的结构发生改变而具有抗原性，可刺激机体产生自身抗体，或某些细菌、病毒或其他物质与肾小球基底膜有共同抗原性，这些抗原刺激机体产生的抗体可与肾小球毛细血管基底膜起交叉反应。抗肾小球基底膜抗体引起的肾炎称为抗肾小球基底膜性肾炎是一种自身免疫性疾病。这类肾炎在人类中较少见，约占人类肾小球肾炎的5%。

其次，其他肾小球抗原：除肾小球基底膜外，肾小球内其他抗原成分如系膜细胞膜抗原Thy-1和上皮细胞的Heymann抗原等也可引起肾小球原位免疫复合物形成。典型的代表为实验性大鼠的Heymann肾炎。用肾小管刷状缘抗原免疫大鼠后，大鼠体内产生抗肾小管刷状缘抗体，并引起肾小球肾炎。目前已知这种刷状缘抗原即Heymann抗原，是一种分子量为330kD的糖蛋白（gp330），主要位于近曲小管刷状缘和肾小球。肾小球的gp330由脏层上皮细胞合成，合成后集中在上皮细胞足突底部表面与毛细血管基底膜相邻处。抗体与足突底部的gp330抗原结合，在毛细血管表面形成多数小丘状免疫复合物，免疫荧光染色呈不连续的颗粒状荧光。电子显微镜下可见肾小球毛细血管基底膜表面上皮细胞下有多数小堆状电子致密物沉积。

最后，植入性抗原：非肾小球抗原可与肾小球内的成分结合，形成植入性抗原而引起抗体形成。抗体与植入抗原在肾小球内原位结合形成免疫复合物引起肾小球肾炎，可形成肾小球植入抗原的非肾小球抗原可为内源性或外源性。例如带正电荷的非肾小球抗原或抗体，可与肾小球内带负电荷的成分如基底膜表面的硫酸类肝素、多糖蛋白或系膜细胞表面的阴离子结合形成植入抗原。免疫球蛋白，聚合的IgG等大分子物质常在系膜内沉积与系膜结合形成植入抗原。此外，细菌的产物如甲组链球菌产生的病毒、寄生虫等感染产物和某些药物都可能与肾小球内的成分结合形成植入抗原。大多数植入抗原引起的肾小球肾炎，用免疫荧光法检查可见免疫复合物在肾小球内呈不连续的颗粒状荧光。

第二，循环免疫复合物沉积引起循环免疫复合物的抗原为非肾小球性，即不属于肾小球的组成成分。这些抗原可以是外源性的，如感染产物、异种蛋白、药物等；也可以是内源性的，如DNA、甲状腺球蛋白及肿瘤抗原等。这些抗原在机体内产生的相应抗体，对肾小球的成分无免疫特异性。抗原抗体在血液循环内结合，形成抗原抗体复合物。这些抗原抗体复合物随血液流经肾时，在肾小球内沉积引起肾小球损伤。应用电子显微镜可见肾小球内有电子致密物质沉积。

肾小球内沉积抗原、抗体及免疫复合物的位置，与其大小、电荷属性密切相关。具体而言，带有丰富阳离子的抗原能够较容易地穿越肾小球基底膜，进而在基底膜外侧的上皮细胞下积聚，形成免疫复合物。含大量阴离子的大分子物质不易通过基底膜，往往在内皮细胞下沉积或被吞噬清除，不会引起肾炎。接近中性的分子形成的免疫复合物往往容易沉积于系膜内。此外，抗原和抗体的性质，肾小球的结构和形态，如电荷、通透性、血液动力学以及系膜细胞和单核巨噬细胞的功能等都与免疫复合物形成的部位和所引起的肾组织病变类型有密切关系。

以上引起肾炎的两种途径，即肾小球原位免疫复合物形成和循环免疫复合物形成并非完全互不相关。两者既可单独进行，也可共同作用引起肾小球肾炎。两种发病机制引起的肾炎都可表现为急性或慢性过程，病变也都可有轻有重。这一方面与抗原和抗体的性质、数量、免疫复合物沉积的量和持续的时间有关；另一方面也取决于机体的免疫状态和反应性等内在因素。

（三）肾小球肾炎的引起介质分析

免疫复合物在肾小球内沉积后，可通过不同的机制引起肾小球损伤。引起肾小球损伤的主要介质包括抗体、补体、中性粒细胞、单核巨噬细胞、血小板、系膜细胞和凝血系统等。

第一，抗体。沉积在肾小球内的抗体可以在没有补体或炎症细胞的参与下，单独引起肾小球损伤。豚鼠的一种抗肾小球基底膜抗体和有些不固定补体的抗肾小球上皮细胞膜的单克隆抗体，可作用于上皮细胞膜引起上皮细胞的改变，使上皮细胞与基底膜脱离或损伤基底膜引起肾炎。

第二，补体免疫复合物结合并激活补体。活化补体可通过两种方式：①吸引中性粒细胞；②补体的末端成分（C5b–9）引起肾小球损伤。补体成分 C3a、C5a 具有过敏毒素作用使血管通透性增加。C3a、C5a 和 C567 具有化学趋向性可吸引中性粒细胞。C3b 可增强粒细胞的吞噬作用和促进免疫吸附。中性粒细胞黏附于血管壁，释放炎症介质尤其是蛋白酶和氧代谢活性产物破坏毛细血管内皮细胞和基底膜。补体的末端成分（C5b–9）形成膜攻击复合物可在没有中性粒细胞参与下引起肾小球损伤。C5b–9 能够引发肾小球脏层上皮细胞释放氧代谢活性产物和蛋白酶等多种炎症介质，这些介质会对基底膜造成损伤。同时，C5b–9 还能刺激系膜细胞释放蛋白酶、氧自由基、白细胞介素 –1 和前列腺素等物质，这些物质同样会引发肾小球损伤。

第三，中性粒细胞。中性粒细胞除通过补体成分的化学趋向性作用在肾小球聚集引起炎症外，有些细胞损伤后释放的血小板活化因子、血小板源性生长因子、白细胞三烯 B_4 等也具有吸引中性白细胞的作用。

第四，单核细胞和巨噬细胞。有些肾炎时肾小球内有多数单核细胞浸润。活化的单核细胞可产生多种生物活性物质如蛋白酶、白细胞三烯、前列腺素、IL–1、血小板源性生长因子和凝血因子等与肾小球炎症的发生和发展有关。

第五，血小板。有些肾炎是通过补体的作用，血小板在肾小球内集聚释放血栓素 A_2、血小板活化因子、花生四烯酸代谢产物和生长因子等可促进白细胞释放蛋白分解酶和促使系膜细胞增生引起肾小球炎症。

第六，系膜细胞。在免疫复合物、补体、C5b–9、内毒素和生长因子等作用下，系膜细胞增生并被活化。活化的系膜细胞可产生许多炎症介质如蛋白酶、氧代谢活性产物，IL–1 及生长因子等可不依赖中性粒细胞引起肾小球炎症。

第七，凝血系统。内皮细胞损伤，基底膜胶原暴露激活Ⅻ因子。活化的Ⅻ因子可激活凝血系统、激肽系统及纤维蛋白溶酶系统引起炎症。此外，内皮细胞和单核巨噬细胞产生的促凝血因子可促使渗入肾球囊的纤维蛋白原凝集，刺激细胞增生与肾小球病变的发展，尤其是新月体的形成有重要关系。

（四）肾小球肾炎的症状与并发症

1. 肾小球肾炎的症状

大多数隐匿起病，病程冗长，病情多缓慢进展。由于不同病理类型，临床表现不一致，多数病例以水肿为首发症状，轻重不一。轻者仅面部及下肢微肿，重者可出现肾病综合征，有的病例则以高血压为首发症状而发现为慢性肾小球肾炎，亦可表现为无症状蛋白尿或血尿，或仅出现多尿及夜尿，或在整个病程无明显体力减退直至出现严重贫血或尿毒症为首发症状，一般根据临床表现不同，分为以下五个亚型：

（1）普通型：较为常见。病程迁延，病情相对稳定，多表现为轻度至中度的水肿、高血压和肾功能损害。尿蛋白（+）~（+++），离心尿红细胞＞10个/高倍视野和管型尿等。病理改变以系膜增殖局灶节段系膜增殖性和膜增殖、肾小球肾炎为多见。

（2）肾病型：除具有普通型的表现外，主要表现为肾病综合征，24小时尿蛋白定量＞3.5g，血清白蛋白＜30g/L，水肿一般较重和伴有或不伴有高脂血症。病理分型以微小病变、膜性、膜增殖、局灶性肾小球硬化等为多见。

（3）高血压型：除上述普通型表现外，以持续性中等度血压增高为主要表现，特别是舒张压持续增高，常伴有眼底视网膜动脉细窄、迂曲和动、静脉交叉压迫现象，少数可有絮状渗出物及（或）出血。病理以局灶节段肾小球硬化和弥漫性增殖为多见或晚期不能定型或多有肾小球硬化表现。

（4）混合型：临床上既有肾病型表现又有高血压型表现，同时多伴有不同程度肾功能减退征象。病理改变可为局灶节段肾小球硬化和晚期弥漫性增殖性肾小球肾炎等。

（5）急性发作型：在病情相对稳定或持续进展过程中，由于细菌或病毒等感染或过劳等因素，经较短的潜伏期（大多为1 ~ 5天），而出现类似急性肾炎的临床表现，经治疗和休息后可恢复至原先稳定水平或病情恶化，逐渐发生尿毒症，或是反复发作多次后，肾功能急剧减退出现尿毒症一系列临床表现。病理改变在弥漫性增殖、肾小球硬化基础上出现新月体及或明显间质性肾炎。

2. 肾小球肾炎并发症

（1）急性充血性心力衰竭：严重病例由于水钠潴留及血压增高，出现心脏扩大、脉洪大，或有奔马律、肺水肿，这是高血容量的结果，与充血性心力衰竭的临床表现相似。不过这种情况继续下去，心脏负担就会加大，再加上高血压因素，终究可导致心力衰竭。

（2）高血压脑病：高血压脑病的主要成因是先出现血压急剧升高，导致脑血管痉挛，进而引发脑缺血及水肿，还有血压急剧升高引起脑血管高度充血，随后发生脑水肿，其典型症状包括剧烈头痛、呕吐，随后可能出现视力障碍、意识模糊、嗜睡，并有可能发生惊厥或癫痫样发作。当血压得到有效控制后，上述症状通常会迅速缓解。

（3）急性肾功能衰竭：重症急性肾小球肾炎在急性期，可发生急性肾功能衰竭，除具有临床共性特征外，尿比重却在 1.020 以上、尿钠小于 20mmol/L。肾小管一般不受损害，如果受到损害，则尿比重降低、尿钠增加。急性肾衰经合理处理后有可能恢复正常。

（五）肾小球肾炎诊断及辅助诊断

第一，肾小球肾炎的诊断。急性肾小球肾炎根据有先驱感染史、浮肿、血尿，同时伴高血压和蛋白尿，诊断并不困难。急性期多有抗链球菌溶血素“O”效价增高，血清补体浓度下降，尿中 FDP 含量增高等更有助于诊断。个别患者有以急性充血性心力衰竭或高血压脑病为起初症状，或病初只有水肿及高血压而仅有轻微或无尿常规改变，对不典型病例应详细询问病史，系统查体结合化验综合分析，才能避免误诊，对临床诊断困难者，必要时做肾活检方能确诊。

第二，肾小球肾炎的鉴别诊断。

一是，热性蛋白尿：在急性感染发热期间，病人可出现蛋白尿、管型尿或镜下血尿，极易与不典型或轻型急性肾小球肾炎相混淆。但热性蛋白尿没有潜伏期的阶段，无水肿及高血压，热退后尿常规迅速恢复正常。

二是，慢性肾小球肾炎急性发作：慢性肾小球肾炎常在呼吸道感染后 2 ~ 4 天出现急性发作，其临床表现及尿常规变化与急性肾小球肾炎相似，但慢性者既往有肾炎的病史，可有贫血、低蛋白血症、高脂血症，血清补体浓度大多正常偶有持续性降低，尿量不定而比重偏低。据此进行鉴别并不困难，对有些病例能明确是急性或慢性肾小球肾炎，除了肾穿刺进行病理鉴别诊断之外，临床上可根据病程和症状、体征及化验结果的动态变化来加以判断。

三是，急性风湿病：急性风湿病以肾脏病变为突出表现者称为风湿性肾炎，肉眼血尿极少见，常有镜下血尿，尿蛋白少量至中量，血压一般不高，往往同时具有急性风湿热的其他表现，抗风湿治疗后尿蛋白明显好转，但镜下血尿持续时间较长。

四是，过敏性紫癜肾炎或系统性红斑狼疮（SLE）性肾炎：过敏性紫癜或系统性红斑狼疮肾炎均可出现急性肾炎综合征，但这二者多有明显皮肤、关节改变。过敏性紫癜束臂试验阳性。红斑狼疮可找到红斑狼疮细胞，抗 DNA 抗体及抗核因子阳性。SLE 往往伴有发热，因此只要详细询问病史及有选择性全面检查便可以区别。必要时可做肾活检鉴别。

第三，肾小球肾炎的辅助诊断。除了常规的临床检查外，还可以利用一些辅助诊断技术来帮助确认肾小球肾炎诊断和评估病情，常用的辅助诊断技术如下：

一是，肾活检：确诊慢性肾小球肾炎最可靠的方法之一。通过取得肾小球组织样本，可以进行组织学检查和免疫荧光检查，以确定肾小球是否存在炎症、纤维化以及免疫复合物的沉积情况，进而确定肾小球肾炎的类型和程度。

二是，血清肌酐和肾功能评估：监测血清肌酐水平和肾功能可以评估肾小球肾炎的严重程度和病情进展。通常包括血清肌酐、尿素氮、肾小球滤过率（GFR）等指标。

三是，尿常规检查：包括尿蛋白定量、尿红细胞计数等指标，可以评估肾小球功能和肾小管功能是否受损，是监测肾小球肾炎病情的重要方法之一。

四是，免疫学检查：包括血清免疫球蛋白水平、补体成分、自身抗体等指标，有助于判断免疫异常是否与肾小球肾炎有关。

五是，影像学检查：如肾脏超声、CT 扫描、MRI 等影像学检查有助于评估肾脏的结构和形态，发现肾小球肾炎可能引起的肾脏变化，但不能用于直接诊断慢性肾小球肾炎。

六是，免疫荧光检查：在肾活检组织标本中应用免疫荧光染色，可以观察到肾小球内是否存在免疫复合物的沉积，对一些特定类型的肾小球肾炎有重要诊断价值。

七是，遗传学检查：对于一些特定的遗传性肾小球肾炎，如 Alport 综合征等，遗传学检查有助于确诊和进行家族遗传风险评估。

二、慢性肾小球肾炎的检查

慢性肾小球肾炎简称慢性肾炎，是各种原发性肾小球疾病导致的一组长病程的（甚至数十年）以蛋白尿、血尿、水肿、高血压为临床表现的疾病。此病十分常见，以青壮年多发，尤以男性青年发病率高。本病治疗困难，大多渐进为慢性肾功能衰竭，预后较差。临床所见肾小球疾病大部分属于原发性，小部分为继发性，如糖尿病、过敏性紫癜、系统性红斑狼疮等引起的肾损害。肾炎属原发性，病因尚未完全阐明。一般认为是人体对某些致病因素的免疫反应所致，但不是这些致病因素直接对肾脏的感染或破坏所引起。最常见于 β 溶血性链球菌致肾炎菌株感染之后，如猩红热、上呼吸道感染、皮肤感染，其他细菌、原虫、病毒，特别是乙型肝炎病毒感染后肾炎已引起较多的关注。

（一）慢性肾小球肾炎的临床症状

第一，前驱症状患者并无急性肾炎或链球菌感染史，难以确定病因。

第二，起病方式不一，有些患者开始无明显症状，仅于查体时发现蛋白尿或血压高。多数患者在起病后即表现出乏力、头痛、浮肿、高血压和贫血等症状。少数患者起病急骤，浮肿现象显著，并且在尿液中检测出大量蛋白质。此外，还存在一些患者，在整个病程中始终无明显症状，直至出现呕吐、出血等尿毒症表现才前来就诊。

第三，高血压有不同程度高血压，多为轻、中度，持续存在。

第四，尿的改变是慢性肾炎必有的症状，尿量多数较少，在 1000mL/d 以下，少数可出现少尿，常伴有浮肿；肾小管功能损害较明显者，尿量增多，并伴有夜尿多，浮肿不明显，甚至出现脱水征象。

第五，中枢神经系统症状可有头痛、头晕、食欲减退、疲乏、失眠等，这与高血压、贫血、某些代谢及内分泌功能紊乱等有关。

第六，贫血与肾脏分泌促红细胞生成素减少，致红细胞的分化、成熟、释放减少。

第七，其他常因高血压、动脉硬化、贫血而出现心功能不全，尿中长期蛋白丢失，引起低蛋白血症。

有些患者可以浮肿或高血压，或反复发作为其突出表现，临床上习惯将慢性肾炎分为普通型、高血压及急性发作型。但这三型不是决然分开，常有重叠和转化。

（二）慢性肾小球肾炎的辅助诊断

慢性肾小球肾炎的辅助诊断通常需要综合利用临床症状、体征、实验室检查和影像学检查等多种方法，常用的辅助诊断方法如下：

第一，尿常规检查：尿蛋白定量、尿蛋白电泳、尿红细胞计数等可以帮助评估肾小球功能和炎症程度。

第二，血液检查：血清肌酐、尿素氮和肾小球滤过率（如估算的肾小球滤过率）等指标可评估肾功能的损害程度。

第三，肾活检：是确诊慢性肾小球肾炎最可靠的方法之一。通过镜下观察肾小球的病理改变，可以确定病变的类型和严重程度，指导后续的治疗方案。

第四，免疫学检查：包括血清免疫球蛋白水平、补体水平、抗核抗体、抗双链 DNA 抗体等，有助于确定可能的自身免疫性因素。

第五，影像学检查：如肾脏超声、CT 扫描、MRI 等，可以帮助评估肾脏的大小、形态和结构，及时发现并评估肾脏的并发症，如肾积水或肾囊肿等。

第六，免疫组化和电子显微镜检查：用于进一步评估肾小球内的免疫沉积情况，有助于确定病变的类型和机制。

三、肾盂肾炎的检查

（一）急性肾盂肾炎的病因与发病病理

急性肾盂肾炎是指肾盂黏膜及肾实质的急性感染性疾病，主要是大肠杆菌的感染，另外还可能由变形杆菌、葡萄球菌、粪链球菌及绿脓杆菌等引起。

第一，急性肾盂肾炎的检查病因。①上行性感染：此类最常见，细菌通过尿道、膀胱、输尿管上行侵入肾脏而感染。尿路梗阻或尿潴留是常见的诱因。②血行性感染：细菌经过血液而侵入肾脏，如败血症等。③淋巴结运行感染：细菌由输尿管周围的淋巴管侵入肾脏。④直接蔓延：肾脏附近的感染灶直接蔓延至肾脏，如肾周围脓肿、腰大肌脓肿等。

第二，急性肾盂肾炎的发病病理。在病理解剖下可见肾盂、肾盏黏膜充血、膨胀、表面脓性分泌物，黏膜下有白细胞浸润，有些则形成细小脓肿。一个或多个肾乳头部可见大小不一，伸向皮质楔形炎症病灶，楔形的尖顶指向肾乳头。病灶内的肾小管腔中有脓性分泌物，肾小管的上皮细胞肿胀、坏死、脱落，间质内有多数白细胞浸润和小脓肿形成。炎症剧烈时，可发生广泛性出血，肾小球一般无形态改变，但其周围常有不同程度的白细胞浸润。这些炎症病灶，小的可完全愈合，但较大的病灶愈合后会留下瘢痕。慢性肾盂肾炎的病理改变，除上述肾盂、肾盏黏膜和肾实质的炎症外，尚有肾盂、肾盏黏膜和乳头部的瘢痕形成，以及因瘢痕收缩而造成的肾盂肾盏变形、狭窄，在肾实质内有明显的纤维增生，镜下见肾小管上皮萎缩、退化、管腔内有渗出物，肾小球周围亦有不同程度的纤维增生和白细胞浸润。随着炎症的不断演进和肾实质损害的逐步加剧，纤维组织将不断增生，导致肾脏体积逐渐减小并变得坚硬，肾脏表面将变得凹凸不平，肾包膜将无法剥离。最终，肾脏将发展成“肾盂肾炎固缩肾”的病理状态。

（二）肾盂肾炎的实验室检查与临床表现

1. 肾盂肾炎的实验室检查

（1）尿常规：脓尿（每高倍视野≥5个白细胞）为其特征性改变，若平均每高倍视野中有0～3个白细胞，而个别视野中可见成堆白细胞，仍有诊断意义。尿中白细胞也可间歇性出现。红细胞数目多少不一，常提示合并其他肾脏疾患的可能。如发现白细胞管型，特别是粘有细菌者，尤有诊断意义。

（2）尿的细菌学检查：尿细胞培养及菌落计数是确诊的重要指标。目前多采用新鲜清洁中段尿培养法，尿细胞培养阳性，菌落计数＞ 1×10^8/L（10万/mL），即有诊断价值，1～ 10×10^7/L（1～10万/mL）为可疑，应重复培养，若培养为阴性，诊断有怀疑时，须进一步排除多种因素的影响，如以下因素：①已用或正在应用抗菌药物治疗；②大量饮水，补液后尿液过度稀释；③尿液pH＜5.0或＞8.5；④泌尿系统功能异常、畸形或有梗阻；⑤粪链球菌感染因其繁殖力低，菌落计数 0.5×10^7/L（5000/mL）即有诊断意义。⑥须用其他特殊培养基方能生长的病原体。亦可采用耻骨上膀胱穿刺尿培养法，如有细菌生长即可确诊。新鲜中段尿直接涂片，用革兰染色后镜检，找到细菌，或新鲜中段尿10mL离心后取沉渣直接涂片找细菌，每高倍视野细菌数为 15 ~ 20 个，均具有诊断意义。

（3）肾功能检查：肾小管功能减退通常表现为尿浓缩功能下降以及酚红排泄率降低。在这种情况下，尿钠和尿钾的排出量可能会增加，进而引发代谢性酸中毒。当尿量减少时，血钾水平可能上升。在疾病的晚期阶段，可能会出现肾小球功能障碍，导致尿素氮和肌酐水平上升，最终可能引发尿毒症。

（4）其他检查：尿沉渣抗体包裹细菌检查，阳性时有助诊断，膀胱炎为阳性，有鉴别诊断价值。

（5）X线造影及肾盂造影检查：可了解尿路系统有无结石、梗阻、畸形、肾下垂等情况，以利根；治可见肾盂肾盏变形、肾影不规则甚至缩小。

2. 肾盂肾炎的临床表现

（1）一般表现。①全身表现：起病大多数急骤，常有寒战或畏寒、高热，体温可在39℃以上，全身不适，头痛，乏力，食欲减退，有时恶心或呕吐等。②尿路系统症状：最突出的是膀胱刺激症状即尿频、尿急、尿痛等，每次排尿量少，甚至有尿淋漓，大部分病人有腰痛或向会阴部下传的腹痛。经过体格检查，发现患者在上输尿管（位于腹直肌外缘与脐部水平处）或肋腰点（腰大肌外缘与第十二肋骨交汇处）存在压痛感，同时肾区有叩击痛表现。对于轻症患者，可能不出现全身性症状，而仅表现出膀胱刺激症状，如尿频、尿急、尿痛等。

（2）急性肾盂肾炎的临床表现。①感染性中毒症状：畏寒或寒战、高热，伴头痛、乏力、食欲不振、恶心及呕吐等。②腰痛：肾区压痛、叩击痛，尿频、尿急、尿痛及膀胱区压痛。

（3）慢性肾盂肾炎的临床表现：一般是指尿路感染病史超过一年并有肾盂、肾盏黏膜和间质纤维化瘢痕变形，或经治疗后仍有肾小管功能减退者。

第一，隐匿型：无明显症状和体征。有些慢性肾盂肾炎患者，其临床表现呈隐匿型，仅有低热、头昏、疲乏无力等全身症状，而腰痛、尿改变常不显著，仅有菌尿和脓尿，而且尿培养细菌有时须反复 2 ~ 3 次才能获得阳性结果。

第二，泌尿道感染型：较轻的急性肾盂肾炎表现与较重急性发作的表现（与急性肾盂肾炎表现相同）交替出现，肾功能损害较轻；当炎症广泛损害肾实质时，可因肾缺血而出现高血压，也可因肾实质严重破坏而发展到尿毒症。

第三，肾内感染型：膀胱刺激征不明显，出现与普通型慢性肾炎相类似的临床表现，但尿菌检查阳性、尿中有脓细胞、X 线尿路造影发现泌尿道变形及缩窄、肾外形凸凹不平，有别于普通型慢性肾炎。

（三）肾盂肾炎的诊断要点及其辅助诊断

第一，肾盂肾炎的诊断要点。①有中毒症状的临床表现。②肾区痛及压痛，多为一侧，很少累及双侧。③实验室检查：首先，白细胞计数升高，可在20×109/L以上，中性0.90以上；其次，尿常规检查可见大量脓细胞、白细胞，可有红细胞、白细胞管型及少量蛋白。尿培养及涂片检查可见致病菌生长。

第一，肾盂肾炎的鉴别、诊断。①急性膀胱炎：虽有尿中大量脓细胞发现和膀胱刺激症状，但无腰痛及肾区叩击痛、膀胱冲洗试验阴性等，可与急性肾盂肾炎相鉴别。②败血症：虽可引起急性肾盂肾炎，出现尿路症状，但可找到原发性化脓性病灶，血培养可有细菌生长，可助鉴别。③以血尿为主者，应与肾结核、膀胱结石等相鉴别。一般尿路平片或肾脏B超可发现肾结核、肾结石及肾肿瘤等病变存在，可与急性肾盂肾炎相鉴别。

第三，肾盂肾炎的辅助诊断。除了临床症状和体征外，辅助诊断肾盂肾炎的方法还包括以下方面：

一是，尿常规检查：是最常用的辅助诊断方法之一。在肾盂肾炎患者中，尿液中通常会出现白细胞增多（白细胞尿）、细菌阳性（细菌尿），以及可能的红细胞和蛋白质异常。

二是，尿培养：是确定感染的细菌类型和对抗生素的敏感性的重要方法。从尿液样本中分离和鉴定细菌，有助于确定感染的确诊和治疗方案的选择。

三是，尿路超声检查：尿路超声检查可以帮助评估肾脏的结构和形态，发现肾盂肾炎可能的结构性异常，如肾积水或结石，并排除其他肾脏疾病。

四是，尿路造影检查：如IVP（静脉肾盂造影术）或CT扫描，可以提供更详细的肾脏结构信息，帮助诊断肾盂肾炎及其可能伴有的并发症。

五是，血液检查：如白细胞计数、C-反应蛋白（CRP）和血清肌酐等指标可以帮助评估感染的严重程度和肾功能状态。

六是，影像学检查：包括MRI或CT扫描等，可以提供更清晰的肾脏图像，有助于评估炎症程度和可能的并发症。

第十三章

辅助诊断技术在内科疾病治疗中的应用

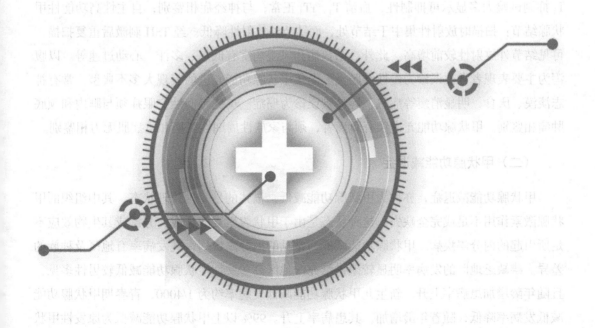

第一节　辅助诊断技术在甲状腺疾病中的应用

一、甲状腺疾病的认知

（一）甲状腺功能亢进症

甲状腺功能亢进症，简称甲状腺功能亢进，指甲状腺呈现高功能状态，产生和释放过多的甲状腺激素所致的一组疾病，其共同特征为甲状腺激素分泌增加而导致的高代谢和交感神经系统的兴奋性增加，病因不同者各有其不同的临床表现。毒性弥散性甲状腺肿又称为 Graves 病或称为 Basedow 病或 Parry 病，是甲状腺功能亢进的主要原因，也是一种自身免疫病，临床表现为累及包括甲状腺在内的多系统的综合征，包括高代谢综合征、弥散性甲状腺肿、突眼症、特征性皮损和甲状腺肢端病，由于多数患者同时有高代谢症和甲状腺肿大，故称之为“毒性弥散性甲状腺肿”。毒性甲状腺腺瘤和毒性多结节性甲状腺肿是甲状腺激素水平增高的较少见的原因。这里主要探讨 Graves 病。甲状腺功能亢进被归类于“瘿病”这一中医范畴。“瘿”一词专门用来描述颈前方出现的状如樱核的肿物，即甲状腺肿大。在中医历代文献中，对瘿病的分类中，忧瘿和气瘿两种类型与伴有甲状腺功能亢进的甲状腺肿大病症表现出较高的相似性。

单纯性甲状腺肿，除甲状腺肿大外，并无上述症状和体征。虽然有时 ^{131}I 摄取率增高，T_3 抑制试验大多显示可抑制性，血清 T_3、rT_3 正常；与神经症相鉴别；自主性高功能性甲状腺结节：扫描时放射性集中于结节处，而结节外放射性降低。经 TSH 刺激后重复扫描，可见结节外放射性较前增高。此外，结核病和风湿病常有低热、多汗、心动过速等。以腹泻为主要表现者常被误诊为慢性结肠炎。老年甲状腺功能亢进的表现大多不典型，常有神志淡漠、厌食、明显消瘦等症状，容易被误诊为癌症。单侧浸润性突眼症须与眶内和颅底肿瘤相鉴别。甲状腺功能亢进伴有肌病者，须与家族性周期性瘫痪和重症肌无力相鉴别。

（二）甲状腺功能减退症

甲状腺功能减退症，亦称为甲状腺功能减低，描述的是一种病理状态，其中组织的甲状腺激素作用不足或完全缺失。这种状态是由于甲状腺激素的合成、分泌或其生物效应不足所引起的内分泌疾病。甲状腺功能减低为常见的内分泌疾病，其发病率有地区及种族的差异。碘缺乏地区的发病率明显较碘供给充分地区高。女性甲状腺功能减低较男性多见，且随年龄增加患病率上升。新生儿甲状腺功能减低发病率约为 1/4000，青春期甲状腺功能减低发病率降低，随着年龄增加，其患病率上升。99% 以上甲状腺功能减低为原发性甲状腺功能减低，仅不足1%的病例为TSH缺乏引起。原发性甲状腺功能减低绝大多数系由自身免疫性甲状腺炎、甲状腺放射碘治疗或甲状腺手术导致。

早期或轻症甲状腺功能减低患者症状不典型，须行甲状腺功能检查明确诊断，注意与以下疾病相鉴别：第一，贫血。甲状腺功能减低患者可合并贫血，须与其他原因的贫血相鉴别。甲状腺功能减低患者常有基础代谢率降低、反应迟钝等表现，血清甲状腺激素和甲状腺摄 ^{131}I 率均有助于鉴别。第二，蝶鞍增大。应与垂体瘤相鉴别，溢乳者须与垂体催乳素瘤相鉴别。第三，慢性肾炎。甲状腺功能减低患者的黏液性水肿与肾炎水肿的临床症状有些相似，二者均有脑力及体力活动缓慢、皮肤苍白水肿、食欲减退、贫血、血胆固醇增高等症状。二者的鉴别主要依靠肾炎的急性发病或病史、肾功能改变、蛋白尿及水肿的凹陷性与黏液性水肿的区别。

二、辅助诊断技术在甲状腺疾病中具体应用

辅助诊断技术在甲状腺疾病的管理中发挥着举足轻重的作用，这些技术的具体应用不仅在诊断过程中发挥关键作用，还对治疗方案的制订、随访以及治疗效果评估等方面具有重要意义。

第一，血清甲状腺激素检测。血清甲状腺激素检测是最为基础也是最为常见的辅助诊断技术之一。通过测定血清中的甲状腺激素水平，包括甲状腺素（T4）、三碘甲状腺原氨酸（T3）以及促甲状腺激素（TSH），医生可以快速、准确地评估甲状腺功能的状态。特别是在甲状腺功能亢进症和甲状腺功能减退症的诊断中，血清甲状腺激素检测具有不可替代的作用。

第二，甲状腺超声检查。甲状腺超声检查作为一种非侵入性的影像学检查技术，在甲状腺疾病的诊断中扮演着重要角色。通过超声检查，医生可以清晰地观察甲状腺的大小、形态、结节、囊肿等情况，这对于甲状腺肿瘤、甲状腺结节等疾病的诊断具有重要价值。此外，甲状腺超声检查还可以指导后续的穿刺活检等进一步检查，为病情评估提供更多信息。

第三，甲状腺放射性核素扫描。甲状腺放射性核素扫描是一种能够评估甲状腺形态和功能的特殊影像学技术。通过注射放射性同位素，医生可以观察甲状腺组织对同位素的摄取情况，从而评估甲状腺功能的异常情况。这项技术在甲状腺功能亢进症、甲状腺结节的良恶性鉴别等方面具有独特的辅助诊断价值，为医生提供了重要的诊断依据。

第四，甲状腺钙化评估。甲状腺钙化评估是通过CT扫描或其他成像技术对甲状腺内的钙化情况进行评估的技术手段。这项技术对于甲状腺肿瘤的鉴别诊断有一定帮助，能够为医生提供关于病变性质的重要信息，进而指导治疗方案的选择。

第五，甲状腺穿刺活检（细针穿刺）。对于甲状腺结节的评估和鉴别诊断，穿刺活检

是一种常用的辅助诊断技术，可以通过细针穿刺获取组织样本，进行病理学检查，帮助确定结节的良恶性。

第六，分子生物学检测。分子生物学检测技术，如基因突变检测等，对于甲状腺癌等疾病的诊断和治疗方案的选择具有重要意义。

第七，甲状腺功能影像学。一些高级影像学技术，如 PET-CT、MRI 等，可以提供更为详细的甲状腺结构和功能信息，对于复杂病例的诊断和治疗规划有一定帮助。

综上所述，辅助诊断技术在甲状腺疾病的诊断、治疗和随访中发挥着不可替代的作用，为医生提供了多种有效的手段来评估患者的病情，制订合理的治疗方案，并且在治疗效果的评估和随访过程中起到了至关重要的作用。因此，对于甲状腺疾病患者的管理，应综合应用各种辅助诊断技术，以实现个体化、精准化的医疗服务，最大限度地提高治疗效果和患者生活质量。

第二节　辅助诊断技术在神经系统疾病中的应用

一、辅助诊断技术在脑血管疾病中的应用

脑血管疾病是由于各种病因使脑血管发生病变，引起脑部功能障碍的一类疾病的总称。临床上根据发病情况可分为急性脑血管病和慢性脑血管病两种，以急性者多见。急性脑血管病又称为卒中或中风，是指急性起病，迅速出现局限性或弥漫性脑功能缺失征象的脑血管性临床事件。急性脑血管病按其病变性质可分为缺血性和出血性两大类，前者常见的疾病包括脑梗死（脑血栓形成、脑栓塞、腔隙性梗死等）、短暂性脑缺血发作，后者多见的则有脑出血、蛛网膜下隙出血等。慢性脑血管疾病起病隐匿，逐渐进展，如脑动脉硬化症和血管性痴呆等。脑血管病以动脉病变为多，但也有静脉发病者，如颅内静脉窦及脑静脉血栓形成。脑血管疾病是世界范围的常见病和多发病，其病死率与致残率均甚高，它与心脏病、恶性肿瘤构成多数国家的三大致死疾病。

（一）脑血管疾病的主要病因

引起脑血管疾病的病因可以是单一的，但常为多种病因联合所致。

第一，血管壁病变。最常见的是动脉硬化，主要有动脉粥样硬化及高血压动脉硬化两种。此外，还有动脉炎（风湿、结核、结缔组织病、钩端螺旋体病等）、先天血管异常（动脉瘤、动静脉畸形和先天性狭窄等）、血管损伤（颅脑外伤、手术、插入导管、穿刺等）、恶性肿瘤、药物等所致的血管病损。

第二，心脏病及血流动力学改变，如高血压、低血压或血压的急骤波动，以及各种心脏疾患所致心功能障碍、心房纤颤、传导阻滞等。

第三，血液成分改变及血液流变学异常，包括：①血液黏稠度增高：如脱水、红细胞增多症、高纤维蛋白原血症等。②凝血机制异常：如血小板减少性紫癜、血友病、弥散性血管内凝血等。此外，妊娠、产后、手术后、恶性肿瘤及服用避孕药等均可造成高凝状态。

第四，其他。血管外因素的影响，主要是大血管附近病变，如颈椎病、肿瘤等压迫致脑供血不足。颅外形成的各种栓子，如脂肪栓子、空气栓子等进入脑血液循环。部分脑血管患者的病因不明。

（二）脑血管疾病的辅助诊断技术

辅助诊断技术能够以多种方式帮助医生更加准确地评估脑血管疾病患者的病情，为制订个性化治疗方案提供重要依据，并持续监测疾病的进展，从而有效地提高患者的治疗效果和生存质量。

第一，计算机断层扫描（CT）是一种常见而有效的影像学检查方法，被广泛用于脑血管疾病的诊断。通过CT扫描，医生可以快速获取大脑的高分辨率图像，从而准确地检测出是否存在血管阻塞、出血或其他异常情况，如脑出血、脑梗死和脑动脉瘤等。这些信息对于及时采取治疗措施至关重要。

第二，磁共振成像（MRI）是一种非侵入性的高级影像学检查方法，在脑血管疾病的诊断和定位方面具有很高的准确性。MRI技术能够提供更为详细的脑部结构图像，帮助医生准确地了解病变的位置、范围和严重程度。此外，通过特定的序列和造影剂，如磁共振血管成像（MRA）和磁共振灌注成像（MRP），还可以评估血管的形态和功能，为治疗方案的制定提供重要参考。

第三，数字减影血管造影（DSA）是一种介入性的血管成像技术，通过向患者的血管系统注入造影剂，并使用X射线成像来观察血管的情况。DSA通常用于评估脑血管疾病，如动脉瘤、动脉狭窄和血管畸形等。这种技术能够提供高分辨率的血管影像，帮助医生准确定位和评估血管异常，为手术治疗提供重要依据。

第四，超声多普勒（TCD）是一种无创性的检查方法，通过使用超声波来评估脑血管的血流情况。TCD能够帮助医生检测动脉狭窄、血栓形成和血流动力学异常等，对于诊断脑血管疾病和评估治疗效果具有重要意义。它不仅可以用于初步筛查和诊断，还可以在治疗过程中进行动态监测，及时调整治疗方案。

第五，脑电图（EEG）是一种记录大脑电活动的检查方法，可用于评估脑血管疾病引起的脑电异常，如脑缺血和脑出血所致的脑电图改变。EEG能够提供关于脑功能状态的重要信息，有助于医生评估疾病的严重程度和预后，指导治疗方案的调整和优化。

二、辅助诊断技术在三叉神经痛中的应用

三叉神经痛“是较常见的颌面部慢性疼痛疾病，发作时出现难以忍受的剧烈疼痛，严重影响病人的生活质量”①。三叉神经痛的临床特征是部位的特定性和病情的反复性。根据临床表现和发病特征，三叉神经痛归属于中医学中的“面风”“头痛”“颊痛”“颌痛”“颜痛”等范畴。

（一）三叉神经痛的诊断类型

1. 原发性三叉神经痛诊断

第一，年龄与性别。多发于 40 岁以上的中老年人，女性多于男性。

第二，疼痛部位。右侧多于左侧，以Ⅱ、Ⅲ支最易受累，单只以Ⅱ支受累较多。疼痛范围不越中线，亦不超出三叉神经分布区域。偶有双侧发作者。

第三，疼痛性质。如刀割、针刺、撕裂、烧灼或电击样剧烈难忍，甚至痛不欲生。

第四，疼痛规律。病程呈现周期性发作的特点，每次发作持续时间从数秒至数分钟不等。发作期的持续时间可能为数周或数月。缓解间歇期的时间长度并不固定，且随着病情的进展而逐渐缩短，通常在数十分钟至数小时之间波动。值得注意的是，发作在白天较为常见，夜间则相对较少。

第五，诱发因素。说话、吃饭、洗脸、刮胡须、刷牙、咳嗽、喷嚏以及风吹等均可诱发。

第六，扳机点。常位于上下唇、鼻翼、齿龈、口角、舌、眉等处。

第七，表情和动作。发作时常突然停止说话、吃饭等活动，皱眉咬牙、张口掩目或用手掌用力揉搓颜面，并伴有面肌和咀嚼肌阵发性痉挛、面部潮红、结膜充血、流泪、流涎，表情极度痛苦。

第八，神经系统检查。多无异常体征，少数面部感觉减退。必要时可行腰穿、颅底和内听道 X 线片、颅脑 CT 扫描、MRI、DSA 等检查。

第九，扳机点、三叉神经干或半月神经节阻滞后可制止发作或减轻症状。咽喉部局麻药喷雾、舌咽神经阻滞后疼痛消失即可确诊为本病。

2. 继发性三叉神经痛诊断

继发性三叉神经痛可由多发性硬化、延髓空洞症、原发性或转移性颅底肿瘤所致。多见于 40 岁以下，症状类似原发性三叉神经痛，但其疼痛程度较轻、发作持续时间较长，且呈阵发性加剧；通常无扳机点；诱发因素不明显，常表现为三叉神经麻痹并持续性疼痛

① 杨吉垒，温晓霞，王文丽，等.三叉神经痛的诊疗研究进展 [J]. 中国疼痛医学杂志，2023，29(3)：201.

（面部感觉减退、角膜反射迟钝等），常合并其他脑神经麻痹。脑脊液、X 线颅底摄片、CT 或 MRI、DSA 检查、鼻咽部活组织检查等可以协助诊断。

（二）三叉神经痛的辅助诊断技术

传统的诊断方法有时难以准确识别病因，而辅助诊断技术的引入为提高三叉神经痛诊断的准确性和及时性提供了新的可能。下面主要探讨辅助诊断技术在三叉神经痛中的应用，包括影像学检查、电生理学检查以及分子生物学检查等方面。

第一，影像学检查。首先，磁共振成像（MRI）：MRI 是一种非侵入性的影像学检查方法，对于三叉神经痛的诊断非常重要。通过 MRI 可以清晰地显示三叉神经及其周围的血管和组织情况，有助于排除其他可能引起疼痛的病变，同时为手术治疗提供重要的解剖信息。其次，计算机断层扫描（CT）：CT 扫描能够提供更高分辨率的图像，对于观察颞下颌关节和颞骨突等结构异常有较好的敏感性。在三叉神经痛的辅助诊断中，CT 扫描可以帮助确定病变的位置和范围，为临床治疗提供重要参考。

第二，电生理学检查。首先，神经传导速度测定：神经传导速度测定可以评估神经传导功能的情况，对于判断神经损伤的程度和范围有一定的帮助。在三叉神经痛的辅助诊断中，神经传导速度测定可以帮助医生评估病变的程度，指导治疗方案的选择。其次，电生理检查：电生理检查包括脑电图（EEG）和肌电图（EMG）等，可以帮助评估神经肌肉的电活动情况。在三叉神经痛的诊断中，电生理检查可以帮助排除其他可能引起面部疼痛的病因，提高诊断的准确性。

第三，分子生物学检查。首先，基因检测：基因检测可以帮助发现与三叉神经痛相关的遗传因素，为个体化治疗提供依据。某些基因的突变与三叉神经痛的发病风险相关，因此基因检测可以帮助筛查高风险人群，进行早期干预和治疗。其次，生物标志物检测：生物标志物检测可以通过检测血清或唾液中的特定分子来评估疾病的状态和预后。在三叉神经痛的辅助诊断中，生物标志物检测可以帮助评估疾病的严重程度和治疗效果，指导个体化治疗方案的制订。

三、辅助诊断技术在运动神经元病中的应用

运动神经元病是一组选择性侵犯脊髓前角细胞、脑干运动神经核、皮质锥体细胞和锥体束的慢性进行性变性疾病。临床上兼有上和（或）下运动神经元受损的体征，表现为肌无力、肌萎缩、延髓麻痹、锥体束征的不同组合，感觉和括约肌功能一般不受影响。临床分为四型：肌萎缩侧索硬化症，进行性脊肌萎缩症，原发性侧索硬化，进行性延髓麻痹。肌萎缩侧索硬化症是运动神经元疾病的一种代表类型，同时可见上、下运动神经元受损的表现，一般病程为 3 ~ 5 年，目前无有效治疗方法，一般以支持及对症疗法为主。根据运

动神经元病缓慢起病、肢体无力、肌肉萎缩等发病的特点及表现，多归属于中医学中的“痿病”范畴；若见以声音嘶哑、说话不清为主者，可归属于“瘖痱”范畴。若见肌束颤动，或肢体呈痉挛性瘫痪，又可将其归属于“颤病”“痉病”或“失语”范畴。

（一）运动神经元病的鉴别诊断

第一，脊髓型颈椎病。起病缓慢，主要是双上肢无力，肌肉萎缩，常伴感觉障碍，双下肢也可见沉重、无力，部分患者以锥体束征突出，严重者可见不完全性痉挛性截瘫。运动神经元疾病常见胸锁乳突肌萎缩，而颈椎病无此表现。

第二，进行性肌营养不良症。原发于肌肉的遗传性变性疾病。以进行性加重的肌肉萎缩无力为主，可伴有肌张力减低、腱反射减弱等表现，肌电图示肌源性改变，可与表现为肌肉萎缩无力、肌电图示神经源性损害的脊肌萎缩症相鉴别。

第三，多发性肌炎。急性或亚急性起病，渐进加重的肩胛带或骨盆带肌肉无力，表现为上楼、蹲起困难，两臂上举困难，抬头困难等，可逐渐影响全身肌肉，并伴随关节肌肉疼痛。在严重的情况下，患者可能出现吞咽和发音困难。此外，还可能观察到皮肤、血管功能障碍等其他症状。尽管患者表现出肌无力和感觉障碍，但并无运动神经元受损的迹象，这有助于与其他类似病症进行鉴别。

（二）运动神经元病的辅助诊断技术

辅助诊断技术的应用有助于提高运动神经元病的早期诊断率、准确性和预测能力，为患者提供更及时、有效的治疗和管理措施。辅助诊断技术通常需要结合临床表现和多种检查结果来进行综合判断，以确保准确的诊断和治疗方案的制订。

第一，神经电生理学检查：这是一种基于神经电活动的检查方法，包括神经传导速度测试、肌电图检查等。在运动神经元病的患者中，神经电活动通常会出现异常，这些检查可以帮助医生评估神经系统的功能状态。

第二，成像学检查：包括磁共振成像和计算机断层扫描等。这些成像技术可以帮助医生观察大脑和脊髓的结构变化，寻找与运动神经元病相关的异常。

第三，生物标志物检测：通过检测患者体液中的生物标志物，如血清中的蛋白质或RNA片段，可以帮助诊断和监测运动神经元病的进展。

第四，遗传学检测：由于某些运动神经元病具有遗传倾向，进行遗传学检测可以发现相关的基因突变，这有助于早期诊断和遗传咨询。

第五，运动学评估：利用运动学系统对患者的运动行为进行分析，可以帮助评估运动功能的变化，包括步态分析、手部运动评估等。

第六，计算机辅助诊断系统：利用人工智能和机器学习技术，开发针对MNDs的计算机辅助诊断系统，通过分析临床数据和影像学图像来辅助医生进行诊断和预测疾病进展。

四、辅助诊断技术在特发性面神经麻痹中的应用

特发性面神经麻痹“是茎乳孔内面神经急性非特异性炎症引起的周围性面瘫，临床发病率、后遗症及复发率较高，严重影响患者的身心健康”①。特发性面神经麻痹较常见，任何年龄均可发病，但 20 ~ 40 岁者最多见。特发性面神经麻痹属于中医“口僻”“吊线风”的范畴。

（一）特发性面神经麻痹的鉴别诊断

特发性面神经麻痹通常根据急性起病的周围性面瘫，排除其他原因（如中耳炎、外伤、听神经瘤、腮腺疾病等）引起的周围性面瘫即可诊断。必要时应进行全面的神经系统及头部影像学检查。特发性面神经麻痹主要需与能引起周围性面肌瘫痪的其他疾病相鉴别。

第一，急性感染性多发性神经根神经炎。可有周围性面神经麻痹，但常为双侧性。其典型的临床表现有前驱感染病史，对称性的肢体运动和感觉障碍，四肢下运动神经元性瘫痪及脑脊液中有蛋白质增加而细胞数不增加的蛋白质细胞分离现象。

第二，腮腺炎或腮腺肿瘤、颌后的化脓性淋巴结炎。均可累及面神经而引起病侧周围性面瘫，因有原发病史和特殊症状而不难鉴别。中耳炎并发症，因中耳感染侵及面神经管产生面神经麻痹，除面肌瘫痪外，往往伴有病侧舌前 2/3 的味觉丧失（由于鼓索纤维受累所致），并有中耳炎史及耳部的阳性体征，可借以鉴别。

第三，颅后窝病变。例如，脑桥小脑角肿瘤、颅底脑膜炎，及鼻咽癌颅内转移等原因所致的面神经麻痹，多伴有听觉障碍、三叉神经功能障碍及各种原发病的特殊表现。脑桥病变如肿瘤、炎症、出血等所致面神经麻痹常伴有面神经核邻近的脑神经核或长束受损，例如，伴有病侧三叉神经、展神经麻痹和对侧肢体的偏瘫等体征。

第四，大脑半球病变。例如，肿瘤、脑血管意外等出现的中枢性面瘫仅限于病变对侧下面部表情肌的运动障碍，而上面部表情肌运动如闭眼、皱额则仍正常；且常伴有躯体偏瘫，不难鉴别。

（二）特发性面神经麻痹的辅助诊断技术

辅助诊断技术在特发性面神经麻痹中的应用可以帮助医生确定诊断、评估病情严重程度、制订治疗方案以及监测治疗效果，特发性面神经麻痹的常见辅助诊断技术如下：

第一，电生理检查：面神经电图（EMG）和神经传导速度检查（NCV）可用于评估面

① 公文博，赵婧，王兴臣．特发性面神经麻痹辨证施治进展 [J]. 中国中医药现代远程教育，2023，21（20）：193.

神经的功能状态，包括是否存在损伤以及神经传导速度是否正常。这些检查可以帮助医生确定面神经麻痹的位置、严重程度和可能的原因。

第二，影像学检查：磁共振成像（MRI）和计算机断层扫描（CT）可以用来排除其他导致面部肌肉麻痹的潜在病因，如脑肿瘤或颅内损伤。这些影像学检查也有助于评估面神经是否受到了压迫或损伤。

第三，血液检查：血液检查可以帮助排除一些可能导致面神经麻痹的系统性疾病，如糖尿病或感染性疾病。

第四，眼部检查：眼部检查包括检查眼睑闭合功能、泪液分泌情况以及角膜的状态。这对评估患者是否存在眼睛干涩和角膜溃疡等并发症很重要。

第五，功能性评估：功能性评估包括面部肌肉力量测试、面部表情评估以及口唇和口腔功能测试等，可以帮助医生了解患者的日常生活功能受到的影响程度。

第三节 辅助诊断技术在周围血管疾病中的应用

一、周围血管疾病的认知

周围血管疾病是指影响身体除心脏以外的其他血管系统的疾病。主要的周围血管疾病包括动脉疾病和静脉疾病两大类。动脉疾病主要包括动脉硬化、外周动脉疾病（PAD）等。动脉硬化是指动脉血管壁内层的脂质沉积和斑块形成，导致血管狭窄和硬化。外周动脉疾病是指由于动脉供血不足而引起的下肢动脉血管疾病，常表现为跛行、下肢疼痛等症状。静脉疾病主要包括静脉曲张、深静脉血栓形成等。静脉曲张是由于血管瓣膜功能不全和静脉壁松弛而导致的静脉曲张和扩张，常伴有静脉炎等并发症。深静脉血栓形成是指在深静脉内形成血栓，可能引发肺栓塞等严重并发症。周围血管疾病的症状因具体疾病类型而异，但常见的症状包括：动脉疾病——下肢疼痛、跛行、下肢感觉异常、下肢发冷等；静脉疾病：静脉曲张、下肢浮肿、皮肤变色、静脉炎等。

周围血管疾病的发生和发展是一个复杂的过程，受到多种因素的综合影响。在这些因素中，高血压、高血脂、糖尿病等被认为是主要的风险因素，它们与周围血管疾病的关系密切。首先，高血压是导致周围血管疾病的重要风险因素之一。高血压会增加动脉内壁的压力，导致血管壁受损，易发生动脉硬化和动脉粥样硬化等血管疾病。此外，高血压还会影响血管内皮功能，使血管变得不规则，增加血栓形成的风险，进而诱发外周动脉疾病等病变。其次，高血脂也是周围血管疾病的重要危险因素之一。高血脂会导致体内低密度脂蛋白（LDL）水平升高，使脂质在血管壁内沉积，促进动脉粥样硬化的形成。同时，高血脂还会增加血管内皮细胞的氧化应激，引发炎症反应，加速动脉病变的进程。最后，糖尿病也是周围血管疾病的重要危险因素之一。高血糖水平会损害血管内皮细胞功能，导致血管内皮功能障碍，易发生动脉硬化和血栓形成等血管并发症。此外，糖尿病还会影响血管壁的弹性，增加血管损伤的风险，从而加速动脉疾病的发展。

除了以上主要风险因素外，不健康的饮食习惯、缺乏运动、高龄和遗传因素也会增加患周围血管疾病的风险。不健康的饮食习惯，如高盐、高脂肪、高糖等食物的过度摄入，会导致肥胖、高血压、高血脂等代谢紊乱，进而增加血管疾病的发生风险。缺乏运动会导致体重增加、血脂升高等不良生理变化，加剧血管损伤。高龄和遗传因素则会影响血管的结构和功能，增加患周围血管疾病的概率。

二、辅助诊断技术在周围血管疾病中具体应用

为了更加准确地诊断周围血管疾病，选择合适的辅助诊断技术就显得尤为重要。下面探讨主要的辅助诊断技术在周围血管疾病中的应用。

第一，超声波检查（超声血管成像）。超声波技术通过声波的反射来生成图像，可用于评估周围血管的状况。超声血管成像具有操作简便、无辐射、价格低廉等优点，因此被广泛应用于临床。它能够准确地检测动脉和静脉的血流情况、血管壁的结构和厚度，以及血栓或者动脉狭窄等异常情况。然而，超声波图像的分辨率有限，对于较小的血管病变可能不够敏感。

第二，磁共振血管成像（MRA）。MRA 利用磁共振成像技术对血管进行高分辨率的成像，能够评估血管的解剖结构，检测动脉狭窄、动脉瘤等问题。相比于超声血管成像，MRA 不受体型、肤色等因素的影响，且能够提供更为清晰的图像。但是，MRA 检查通常需要更长的时间，且会受到金属假体、心脏起搏器等金属物品的干扰，限制了其在某些特定人群中的应用。

第三，CT 血管造影（CTA）。CTA 结合了计算机断层扫描（CT）和血管造影技术，能够提供高分辨率的血管图像，对于评估动脉疾病、血栓形成等有很高的敏感性和准确性。CTA 检查速度快、图像清晰，能够检测到更小的血管病变，是一种非常有效的检查手段。但是，CTA 辐射剂量较高，对于孕妇和儿童等特殊人群须慎重考虑。

第四，血流动力学检查。血流动力学检查通过测量血流速度和方向，可以评估血管的功能状态，检测动脉狭窄、动脉硬化等疾病。这种检查方法对于评估血管病变的程度和影响范围具有重要意义，可以指导临床治疗方案的制定。

第五，数字减影血管造影（DSA）。DSA 是一种介入性的血管成像技术，通过向血管内注入造影剂并利用 X 射线成像，可以直观地观察血管的情况，特别适用于评估动脉瘤、血栓等问题。DSA 能够提供高分辨率的血管图像，对于介入性治疗的指导具有重要意义，但是由于其需要侵入性操作，患者的安全性需要特别关注。

第六，血液生化标志物检测。一些特定的生化标志物如C-反应蛋白（CRP）、血脂等也可以作为辅助诊断周围血管疾病的指标，虽然不能直接观察血管结构，但可以提供对患者血管健康状况的间接评估。这些生化指标的变化常常与血管病变的程度和进展密切相关，可以作为辅助诊断的重要依据。

综上所述，辅助诊断技术在周围血管疾病中发挥着至关重要的作用。不同的技术各有优缺点，医生需要根据患者的具体情况选择合适的检查方法。随着医疗技术的不断发展，我们可以期待辅助诊断技术未来在周围血管疾病的诊断和治疗中发挥更大的作用，为患者提供更加精准、个性化的医疗服务。

第四节　辅助诊断技术在大隐静脉曲张中的应用

一、大隐静脉曲张的认知

大隐静脉曲张是一种常见的静脉疾病，通常发生在下肢，特别是在大隐静脉系统中，它是由于血液在大隐静脉内逆流，导致静脉瓣膜功能不全和静脉壁松弛，最终导致静脉曲张和扩张。虽然大隐静脉曲张通常是一种较为常见的疾病，但其发生和发展与多种因素密切相关，其中包括以下主要的风险因素：

第一，遗传因素：在大隐静脉曲张的发生中扮演着重要角色。个体对于静脉瓣膜结构和静脉壁弹性的遗传差异，可能会影响大隐静脉曲张的发生风险。如果家族中有人患有大隐静脉曲张，那么个体的遗传风险也会增加。

第二，高血压：是大隐静脉曲张的一个重要危险因素。高血压会增加静脉系统的负担，导致静脉血管扩张和壁厚增加，从而加剧大隐静脉曲张的发生和发展。

第三，高血脂：也是大隐静脉曲张的一个危险因素。高胆固醇和高甘油三酯水平可能会损害血管内皮功能，加速动脉硬化的发展，从而影响大隐静脉的正常功能。

第四，糖尿病：是另一个与大隐静脉曲张相关的风险因素。糖尿病患者往往存在微血管病变和血管内皮功能损伤，这可能会影响静脉系统的正常功能，增加大隐静脉曲张的发生风险。

第五，不健康的饮食习惯：如高糖、高脂肪和高盐饮食，可能会导致肥胖、高血压和高血脂，从而增加大隐静脉曲张的风险。

第六，缺乏运动：是大隐静脉曲张的另一个危险因素。长期久坐或站立不动会增加下肢静脉系统的压力，加剧静脉瓣膜功能不全和静脉壁松弛，从而促进大隐静脉曲张的发生。

第七，高龄：随着年龄的增长，人体的血管系统会出现退化和功能减退，这可能会增加大隐静脉曲张的发生风险。

尽管以上因素可能增加大隐静脉曲张的发生和发展风险，但通过采取健康的生活方式和积极的预防措施，可以降低患病的可能性。这包括保持健康的体重、均衡的饮食、定期运动、避免长时间久坐或站立、定期检查血压和血脂水平、戒烟等。同时，对于存在遗传因素或其他潜在风险因素的人群，应及早进行定期体检和疾病筛查，以便及时发现并治疗大隐静脉曲张。

二、辅助诊断技术在大隐静脉曲张中的具体应用

在医学领域，辅助诊断技术对于疾病的准确诊断和治疗方案的制定起着至关重要的作用。在大隐静脉曲张的诊断中，各种辅助诊断技术被广泛运用，其中包括超声波检查、血管造影、磁共振成像（MRI）和 CT 扫描等。这些技术能够提供丰富的解剖和功能信息，协助医生全面评估病情，从而制订最合适的治疗计划。

第一，超声波检查。超声波检查作为一种无创性的检查方法，在大隐静脉曲张的诊断中扮演着重要角色。通过超声波检查，医生可以对大隐静脉进行全面的评估，包括曲张程度、血流速度以及是否存在血栓形成等方面。超声波检查的优势在于其非侵入性和无辐射的特点，使其成为首选的诊断工具之一。通过评估曲张的程度和相关并发症，医生可以为患者制订个性化的治疗方案，包括保守治疗、药物治疗或手术干预。

第二，血管造影。血管造影是一种通过向患者的血管内注入对比剂来观察血管的 X 射线检查方法。对比剂能够使血管在 X 射线图像上清晰可见，从而帮助医生评估大隐静脉曲张的位置、形态和血流情况。血管造影能够提供高分辨率的血管图像，有助于医生准确判断曲张程度和相关并发症，为治疗方案的选择提供重要参考。

第三，磁共振成像（MRI）。磁共振成像（MRI）作为一种非侵入性的成像技术，在大隐静脉曲张的诊断中具有独特的优势。MRI 能够提供高分辨率的图像，显示出血管及其周围组织的详细结构。通过 MRI 检查，医生可以清晰地观察到大隐静脉曲张的位置、形态和大小，有助于准确定位曲张的部位和程度。此外，MRI 还可以帮助医生排除其他可能导致类似症状的疾病，提高诊断的准确性。

第四，CT 扫描。CT 扫描是一种通过 X 射线成像来生成横断面图像的技术，也常用于评估大隐静脉曲张的情况。CT 扫描可以提供高分辨率的图像，有助于医生准确地确定曲张的位置、形态和相关的并发症。尤其是对于复杂的曲张病例，CT 扫描能够提供更为清晰的解剖信息，为手术治疗提供重要参考。

第十四章

辅助诊断技术在内科疾病治疗中的实践——以神经内科为例

随着医学技术的不断进步，辅助诊断技术在内科疾病治疗中发挥着日益重要的作用。以神经内科为例，其涉及的疾病种类繁多，且往往具有复杂性和隐蔽性，因此，借助先进的辅助诊断技术，对于提高疾病诊断的准确性和治疗的有效性至关重要。本章将围绕神经内科的体格检查、脑脊液检查、血管超声检查、影像学检查及脑电图检查等方面展开探讨，以期通过实践应用的分析，为内科医生提供更为全面、科学的诊断手段，进而为患者带来更为精准的治疗方案。

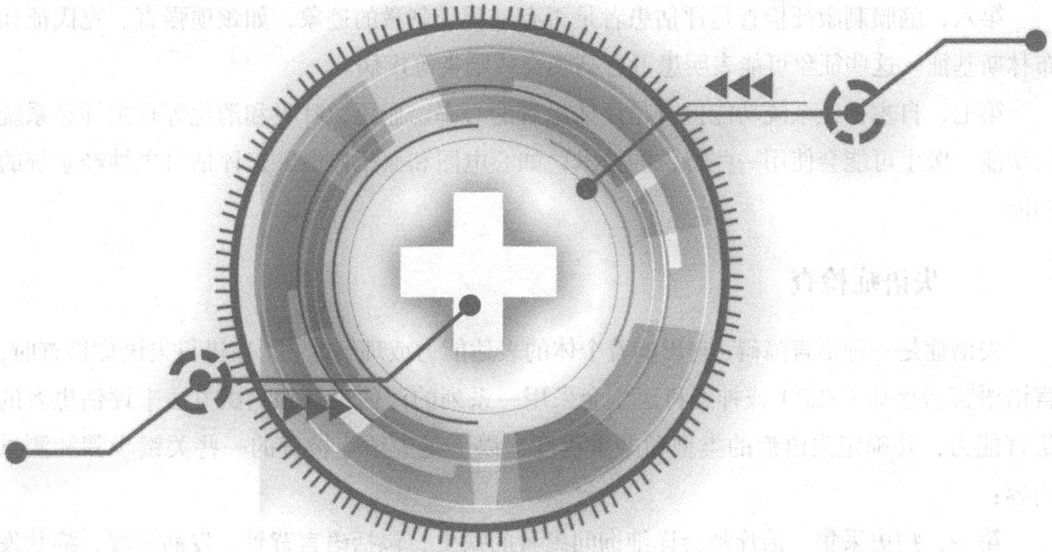

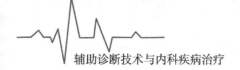

第一节　神经内科的体格检查

一、神经系统检查

神经系统检查应包括七部分，即高级神经活动、脑神经、运动系统、感觉系统、反射系统、脑膜刺激征及自主神经系统功能等，应与全身体格检查同时进行。一般情况下，“必须自上而下，即头部、颈、胸腹、四肢的顺序，如果患者病情严重、昏迷状态，特别是危重患者，抓紧时间重点进行必要的检查、立即抢救，待脱离危险后再做补充”[①]。

第一，高级神经活动检查涉及认知功能、意识状态、情感状态、记忆力和注意力等方面的评估。这可以通过各种神经心理学测试来完成，如智力测试、记忆测试、注意力测试和语言测试等。

第二，脑神经检查是评估眼、耳、鼻、喉和面部的神经功能。医生将检查患者的视力、听力、嗅觉、味觉和面部表情，以及眼球运动和瞳孔反应。

第三，运动系统检查涉及肌肉力量、肌肉张力、协调和运动的评估。医生将检查患者的肌肉是否无力、萎缩或震颤，以及是否有运动障碍，如偏瘫或四肢瘫痪。

第四，感觉系统检查是评估患者对触摸、疼痛、温度和本体感觉的反应。医生将使用不同的工具，如棉签、针和温度计，来检查患者的感觉是否正常。

第五，反射系统检查涉及评估患者的深腱反射、浅腱反射和植物神经反射。医生将检查患者的肌腱是否有正常的反射，如膝跳反射、踝跳反射和握力反射。

第六，脑膜刺激征检查是评估患者是否有脑膜受刺激的迹象，如颈项强直、克氏征和布林斯基征。这些征象可能表明患者有脑膜炎或脑炎等疾病。

第七，自主神经系统功能检查是评估患者的心率、血压、呼吸和消化等自主神经系统的功能。医生可能会使用一些特殊的技术，如心电图和血压监测，来评估自主神经系统的功能。

二、失语症检查

失语症是一种语言障碍，它影响着个体的表达能力或理解能力。在进行失语症检查时，言语语言治疗师（SLP）或神经科医生会采用一系列的评估工具和测试方法来评估患者的语言能力，并确定失语症的类型和严重程度。以下是失语症检查的一些关键步骤和测试内容：

第一，病史采集：治疗师会详细询问患者的病史，包括语言背景、发病过程、症状发

---

① 闫换．现代神经内科诊疗思维与实践 [M]. 长春：吉林科学技术出版社，2019：1.

展以及是否有相关的医疗病史，如中风、脑部损伤或疾病等。

第二，一般观察：治疗师会观察患者的非语言交流能力，如眼神交流、面部表情和手势等，以及患者对语言刺激的反应。

第三，语言理解测试：治疗师会使用各种测试来评估患者对语言的理解能力，包括听力理解、阅读理解和语义理解。例如，治疗师可能会朗读一句话，随后询问患者是否能理解其含义。

第四，语言表达测试：评估患者的语言表达能力的测试包括口语表达、书写和拼写。治疗师可能会要求患者描述一幅图片或讲述一个故事，以评估其语言生成能力。

第五，口语理解测试：治疗师会评估患者对口语的能力，包括对直接口语指令的理解、对话理解和语音理解。例如，治疗师可能会给出一个口语指令，如“请给我一张红色的纸”，而后观察患者的反应。

第六，口语表达测试：评估患者在口语表达方面的能力，包括使用正确的词汇、句型和语法结构。治疗师可能会要求患者描述一个物体或表达一个观点，以评估其口语表达的流畅性和准确性。

第七，阅读和书写测试：评估患者的阅读和书写能力的测试包括阅读理解、阅读流畅性和书写表达。治疗师可能会要求患者阅读一段文字并回答相关问题，或书写一段关于特定主题的文章。

第八，失语症特定测试：针对失语症的特定方面，如词汇选择、命名、语法和拼写等，治疗师可能会使用专门的测试工具来进行评估。

在进行失语症检查时，治疗师会综合考虑患者的语言能力和非语言能力，以及病史和临床表现，来确定失语症的类型和严重程度。根据评估结果，治疗师会制订个性化的治疗计划，以帮助患者提高语言能力和社会交流能力。

三、智能、失认、失用检查

智能、失认和失用是神经系统评估中的重要方面，它们分别涉及认知功能的不同层面。智能是指个体的思维能力，包括理解、记忆、逻辑推理和解决问题等高级认知功能。失认是指对对象的认知障碍，患者无法识别或理解常见的物体、面孔或文字。失用则是指对对象的运用障碍，患者虽然能够识别对象，但无法正确使用或执行相关动作。

对患者智能的检查须从患者的理解、记忆、逻辑思维以及对日常的生活常识的掌握上来评价。理解能力检查通常通过对话和解释性的任务来进行，以评估患者对语言和概念的理解。记忆能力则通过回忆先前提供的信息或记住一系列项目的能力来评估。逻辑思维能力则通过解决谜题、完成推理任务和进行抽象思维测试来评估。对日常生活常识的掌握则通过询问患者关于日常生活、常识性问题来评估。

由于智能的评估需要获取患者的病史和家属的描述，因此，家属的参与对于提供患者平时的行为表现和生活能力具有重要价值。此外，结合神经系统检查和选择性特殊检查，如认知测试、神经心理学评估和脑影像学检查等，可以帮助医生更全面地评估患者的智能状况。

失认的检查通常通过识别面孔、物体和文字等来评估。患者会被要求识别图片中的物体，或者识别文字和面孔。失用的检查则通过执行特定的动作或任务来进行，如画图、书写、使用工具等。医生会观察患者在执行这些任务时的表现，以评估其失用程度。

四、前庭功能检查

前庭功能检查[①]对于诊断和监测与前庭系统相关的疾病，如梅尼埃病、前庭神经炎、耳石症等具有重要意义。以下是前庭功能检查的一些常用方法：

第一，听力测试：通过听力测试可以评估内耳的听力功能、间接反映前庭功能。常用的听力测试包括纯音听阈测试、声反射测试和听力阈值测试等。

第二，眼震电图（electronystagmography，ENG）：眼震电图是一种通过记录眼睛运动来评估前庭功能的方法。在ENG测试中，患者戴上一个特殊的眼镜，以便记录其眼球的运动。测试过程中，患者会先接受一系列的前庭刺激，如头部运动或视觉刺激，然后记录眼球的运动轨迹。通过分析眼球运动的数据，医生可以评估前庭系统的功能。

第三，动态平衡测试：动态平衡测试用于评估患者在受到外力干扰时的平衡反应。常用的动态平衡测试包括姿势稳定性测试（如静态和动态平衡测试）和步态分析等。

第四，前庭诱发眼震（vestibular evoked myogenic potential，VEMP）：VEMP是一种通过刺激内耳前庭系统来评估前庭功能的检查方法。在VEMP测试中，医生会先在患者的耳朵里施加声波刺激，然后记录头皮上的电位变化。通过分析电位变化的数据，医生可以评估前庭系统的功能。

第五，钙钛矿电流测试：钙钛矿电流测试是一种通过测量内耳毛细胞对钙离子的反应来评估前庭功能的方法。这种测试通常需要特殊的设备和技术，但在某些情况下可以用来评估前庭功能。

在进行前庭功能检查时，医生会根据患者的症状和病史选择适当的检查方法。根据检查结果，医生可以确定前庭系统的功能状况，并制订出合适的治疗计划。总之，前庭功能检查是一种重要的评估内耳前庭系统功能的方法，对于诊断和监测前庭系统疾病具有重要意义。

① 前庭功能检查是一种用于评估内耳前庭系统的功能的检查方法，前庭系统负责维持身体的平衡和空间定位。

第二节　神经内科的脑脊液检查

神经内科的脑脊液检查是临床实践中不可或缺的环节，其对于疾病的诊断、病情评估以及治疗方案的制定具有至关重要的作用。脑脊液作为中枢神经系统的重要组成部分，其成分和状态的变化往往能够直接反映出神经系统的病理改变。因此，通过脑脊液检查，医生能够获取到关于患者神经系统状况的宝贵信息，为后续的诊疗工作提供有力的支持。脑脊液检查包括以下步骤：

第一，腰穿：在脑脊液检查中，腰穿作为最常用的方法之一，因其操作简便、安全可靠，成为临床医生的首选。在进行腰穿时，患者通常采取侧卧位，医生通过精准的穿刺技术，在腰椎间隙进行穿刺，以获取脑脊液样本。这一过程中，医生需要严格遵循无菌操作原则，确保穿刺过程的安全性和可靠性。

第二，脑脊液压力测量：脑脊液压力测量是腰穿过程中的重要环节。脑脊液压力的高低往往与患者的疾病状态密切相关。例如，在脑积水的情况下，脑脊液压力会升高；而在脑膜炎等疾病中，脑脊液压力则可能降低。因此，通过测量脑脊液压力，医生能够初步判断患者是否存在某些神经系统疾病，为后续的诊断和治疗提供线索。

第三，脑脊液外观观察：脑脊液外观观察也是脑脊液检查中不可或缺的一步。脑脊液的颜色、透明度和凝固性等外观特征往往能够直接反映出脑脊液的成分和状态。例如，浑浊的脑脊液可能意味着存在感染；而血性的脑脊液则可能提示存在出血或血管损伤等情况。通过对脑脊液外观的仔细观察，医生能够初步判断患者可能存在的疾病类型，为后续的诊断和治疗提供依据。

第四，脑脊液生化检测：脑脊液生化检测是脑脊液检查中的重要内容之一。脑脊液中的生化成分，如糖、蛋白质、氯化物等，能够反映出神经系统的代谢和功能状态。通过化学检测的方法，医生能够对这些生化成分进行定量分析，从而了解患者神经系统的代谢状况。这些检测结果对于诊断神经系统疾病、评估病情严重程度以及制订治疗方案都具有重要意义。

第五，脑脊液细胞计数：脑脊液细胞计数是脑脊液检查中的另一项重要指标。脑脊液中的细胞种类和数量能够反映出脑和脊髓的病变情况。通过细胞分类和计数，医生能够评估患者是否存在炎症、感染或其他病理改变。例如，白细胞数量的增加可能提示存在炎症或感染；而红细胞数量的增加则可能意味着存在出血或血管损伤等情况。这些细胞计数的结果对于诊断神经系统疾病、判断病情进展以及制订治疗方案都具有重要的参考价值。

第六，病原体检测：如果怀疑患者存在感染性疾病，医生还可对脑脊液进行病原体检测。通过细菌、病毒或真菌培养等方法，医生能够明确感染的病原体类型，为后续的抗感染治疗提供指导。这种有针对性的检测方式有助于提高治疗的准确性和有效性，减少不必要的抗生素使用，从而降低医疗成本。

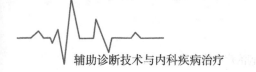

第三节　神经内科的血管超声检查

一、神经内科的血管超声检查概述

神经内科的血管超声检查，尤其是脑血管超声检查，已成为临床上评估脑血管疾病的重要无创诊断手段。该技术利用超声波的物理特性，通过特定的超声探头对脑部及颈部血管进行成像，从而对血管的结构和功能状态进行详细评估。

脑血管超声检查的应用范围广泛，它能够检测血管狭窄、斑块形成、动脉瘤、血管痉挛等多种病理状态。这些病理改变可能导致一系列临床症状，如头晕、头痛、肢体麻木等，严重影响患者的生活质量。通过精确的超声成像，医生可以直观地观察到血管的狭窄程度、斑块的大小和位置，以及动脉瘤的形态，为临床治疗提供重要的决策依据。

颈部血管的超声检查同样重要，它能够评估颈动脉和椎动脉等主要血管的血流情况，揭示动脉硬化的程度和颅内动脉的缺血状态。结合脑部和颈部血管的超声检查，有助于识别出脑血管疾病的高危人群，为早期干预和治疗提供可能。

尽管血管超声检查具有无创、实时、可重复等显著优势，但其在诊断复杂血管病变时仍存在一定的局限性。例如，对于深部血管或血管病变较为复杂的患者，超声检查可能无法提供足够的信息。在这种情况下，医生可能需要借助其他影像学检查手段，如计算机断层扫描（CT）、磁共振成像（MRI）、CT 血管造影（CTA）、磁共振血管造影（MRA）和数字减影血管造影（DSA）等，获得更全面的血管信息，提高诊断的准确性。

在日常生活中，患者应积极采取健康的生活方式，以预防脑血管疾病的发生。建议患者保持均衡的饮食，增加膳食纤维的摄入，减少高脂肪和高糖食物的摄入；保证充足的睡眠，避免熬夜；适量进行体育锻炼，以增强血管的弹性和整体健康状况。

二、神经内科的血管超声检查技术

（一）彩色经颅超声检查

经颅多普勒超声技术（transcranial doppler，TCD）探查的基本原理是经超声探头发出低频（2 MHz）脉冲超声束，经颞骨及枕骨大孔将声束射入颅底，这些声束被血管内流动着的红细胞反射回来，并由探头接收。此项检查摒弃了血管造影的创伤性，又弥补了CT、MRI 等影像技术的不足，能实时动态地显示生理病理情况下的颅底大动脉的血流状态，且可重复检查。缺点是不能直接测量血管内径，对小于 50% 的血管狭窄难以做出明确诊断，病变定位不够确切。尽管如此，TCD 仍不失为目前临床上无创监测颅内动脉血液流速的有效的手段。

1. 检查方法

（1）颅外颈动脉。颅外颈动脉包括颈总动脉（CCA）、颈外动脉（ECA）和颈内动脉（ICA）颅外段。患者仰卧，先将 4MHz 探头置于锁骨上缘、胸锁乳突肌内侧，声束斜向上，深度 20 ~ 30mm，可探及 CCA，再由近及远进行多点探测。探头置于下颌角的 CCA 分叉处，可分别探及 ECA 和 ICA 颅外段。ECA 具有颅外血管特征，为高而陡直的收缩峰及高峰流速、明显降低的舒张末期流速、高脉动指数、高阻力指数及高收缩峰流速与舒张末期流速比值。ICA 颈外段的频谱波形似颅内动脉，具有较圆钝的中等流速收缩峰、较高的舒张末期流速、低搏动指数、低阻力指数及低收缩峰流速与舒张末期流速比值。探测颅外颈动脉时，若声束向上，测得的血流频谱为负向，即血流背离探头；声束向下，则血流频谱为正向，即血流朝向探头，两者意义相同。

（2）颅内动脉。探测颅内动脉时，须经特定的声窗，才能将声束射入颅底。常用的声窗主要有颞窗、眶窗、枕窗等。

第一，颞窗。为基本检查窗，位于颧弓上方，眼眶外缘至耳郭前缘之间，是颞骨骨质最薄的区域，对声束衰减最少。此窗又分为前、中、后 3 个窗。前窗位于颧骨额突后方，后窗位于耳屏前，前、后窗之间为中窗。一般中窗最常用，但老年人因骨质增厚、声窗变小，有时只能在前窗或后窗探测。经颞窗可探测大脑中动脉（MCA）、ICA 终末段、大脑前动脉（ACA）、大脑后动脉（PCA），其检出率与年龄、性别等因素有关。健康人中有 5% ~ 15% 颞窗缺如，以老年女性居多。

第二，眶窗。将探头轻置于闭合的眼睑上，使声束通过眼眶经视神经孔射入颅底。经此窗可探测眼动脉（OA）、颈内动脉虹吸段（CS）。眶窗检出率近 100%。

第三，枕窗。患者取俯卧位或坐位，探头置颈后部枕骨粗隆下，声束对准枕骨大孔，可探测基底动脉（BA）、椎动脉（VA）和小脑后下动脉（PICA）。检测成功率可达 99%。

2. 脑底动脉的辨识

脑底动脉的辨识主要依赖于探头的位置、声束方向、取样深度、血流方向及速度、颈动脉压迫试验和音频特点等因素。

（1）大脑中动脉（MCA）。起始取样深度通常在 40 ~ 50mm，主干深度在 40 ~ 60mm，这些值可能会根据年龄和颅形有所不同。声束略斜向额顶部，可以探及 MCA 的正向血流频谱。通过调节深度和探头方向，可以清晰地探测到 MCA。压迫同侧颈总动脉（CCA），MCA 的血流速度会下降；去除压迫后，血流先会短暂增强，然后迅速恢复正常；压迫对侧 CCA 时，血流无变化。

（2）颈内动脉（ICA）终末段。在探及 MCA 之后，增加取样深度至 60 ~ 65mm，此时会出现正负双向的血流频谱，这表明已经到达 ICA 的终末分叉处。正向频谱代表 MCA 的血流，负向频谱代表前交通动脉（ACA）的血流。继续增加取样深度，可以得到 ICA 的正向血流频谱。压迫同侧 CCA 时，ICA 的血流信号会消失。

（3）前交通动脉（ACA）。首先探测 MCA，然后增加取样深度至 65 ~ 75mm。当 ICA 终末段信号减弱或消失后，转动探头调整声束方向，可以探及负向的 ACA 血流频谱。当深度为 80 ~ 90mm 时，可以探及对侧的 ACA 血流频谱，表现为正向频移。压迫对侧 CCA 时，ACA 的流速会增大；压迫同侧 CCA 时，ACA 的血流方向可能会逆转。ACA 的变异较大、血管较细，有 10% ~ 30% 的检测可能不成功。

（4）大脑后动脉（PCA）。在探及 MCA 之后增加取样深度至 60 ~ 70mm，声束指向后枕部，调整角度仔细扫查。发现多普勒信号后，继续增加深度至出现双向的基底动脉（BA）末端分叉处信号。由 BA 末端向外侧追踪同侧 PCA 血流信号，负向频移表示 PCA 的交通后段（PCA2），位置较深；正向频移表示 PCA 的交通前段（PCA），位置较浅。大多数人的 PCA 血液供应来自 BA，压迫同侧 CCA 和 PCA 时，血流轻度增快或不变，PCA2 无变化。如果 PCA 的供血来自 ICA，压迫同侧 CCA 时，PCA 的流速会降低。

（5）基底动脉（BA）和椎动脉（VA）。声束向上经过枕大孔入颅，取样深度在 70 ~ 100mm，获得 BA 的负向血流频谱后，逐渐减小取样深度至 55 ~ 70mm，同时将声束略向两侧偏转，可以分别获得两侧 VA 的负向多普勒频移。

（6）眼动脉（OA）和海绵窦（CS）。取样深度在 40 ~ 50mm，声束略向内侧倾斜，可以探及 OA 的正向血流频谱，其形态具有颅外动脉的高阻波形。取样深度增至 55 ~ 75mm 时，可以探得 CS 的血流信号。探头略指向上，得到的负向血流频谱为 ICA 床突上段；声束略指向下，得到的正向血流频谱为 ICA 海绵窦段。压迫同侧 CCA 时，OA 和 CS 的信号减弱或消失；压迫对侧 CCA 时，血流信号增强。

3. 临床应用

（1）脑血管狭窄和闭塞。在正常情况下，颈总动脉的血流约有 70% 进入颈内动脉；正常心脏每分钟搏出血流量约为 5000mL，其中 15% ~ 20% 供应脑组织。双侧颈内动脉通过的血流量占全脑血流量的 85%，每分钟约有 350mL 通过双侧颈内动脉；每侧椎动脉每分钟有约 100mL 血流通过。因此，经颅多普勒超声（TCD）的早期诊断极为重要。由于引起脑梗死的动脉病变程度和部位不同，TCD 的所见亦各异：狭窄程度在 75% 以下，则受检段血流速度（Vm）增快；完全或大部闭塞，则流速减慢或动脉血流信号强度明显减弱或消失；当闭塞部超出了 TCD 的检测范围，闭塞动脉近端可有局部流速减低；动脉病变位于远端分支者，TCD 可无异常；重度狭窄动脉亦可见 1 ~ 2 支分支流速增快的，但少见；

近心大动脉狭窄包括锁骨下动脉在内，可有颈动脉系统分支流速增快，但为全长性，且呈黄色显示；一侧大脑中动脉（MCA）急性梗死时病灶侧或对侧脑底动脉环的各分支包括椎－基底动脉系统可有侧支代偿性流速增快，但以同侧前交通动脉（ACA）及对侧 MCA、ACA 为主，提示脑侧支循环的建立。

（2）脑血管畸形。以儿童及青年多见。当受检动脉是中等或较大的动静脉畸形（AVM）供养动脉时，流速可增快，故可与脑梗死的局部狭窄动脉相区别。90% 的 AVM 位于幕上，多发于 MCA 供血区；其次为 ACA，最多见于顶叶；其余依次为额、颞、枕叶。TCD 特点为低阻力、高流量，血流速度可高于正常 2 ~ 3 倍，收缩期 / 舒张期（Vs/Vd）比值明显减低（因舒张期流速相对增高显著），脉冲指数（PI）值减低。血流频谱特点为频谱基底增宽，舒张期边缘不整，失去线性下降特点，如 ACA 血流逆转，可有盗血现象。

（3）蛛网膜下腔出血及脑血管痉挛。本病占急性脑血管疾病（CVD）中的 13% ~ 15%，可发生于任何年龄（3 ~ 94 岁），但以 30 ~ 40 岁多见。由动脉瘤或 AVM 所致者为多见。在重度颅脑外伤亦可见继发性蛛网膜下腔出血及血管痉挛，TCD 可进行无创性动态观察；当有动脉痉挛时 Vm MCA 为 200 ~ 500mL/min，且 TCD 检测可先于症状数小时出现异常；为早期监测的重要手段。收缩期可见高尖频谱。SAH 后 6 ~ 12 天可出现迟发性再出血，亦可用 TCD 动态监测，以利及早治疗。

（4）脑动脉瘤。破裂出血者占 51%，好发于青、中年，10 岁以下及 80 岁以上者少见。先天性动脉瘤多发于 Willis 环前半部，其中颈内动脉系统者占 85%，多发性动脉瘤约占 20%。TCD 特点：①流速减低，涡流频谱形态，声频信号减弱（当测到瘤体时）。②阻力增高，PI 增高。③当测到瘤蒂部位则有高流速。TCD 检测应反复进行。

（5）锁骨下动脉盗血综合征。病因：老年以动脉硬化为主、青年以下者以大动脉炎为多。患者上肢麻木无力，脉搏减弱或消失，颈部动脉有杂音，血流可通过患侧椎动脉，逆流入锁骨下动脉，达上肢。椎动脉 TCD 特点：①椎动脉血流方向逆转。若同侧伴椎动脉狭窄，频谱可见收缩期高尖窄波及舒张期低流速波；健侧椎动脉流速代偿性升高。②锁骨下动脉严重狭窄，仅有微弱血流信号或无信号；双侧桡动脉血流明显减低，血管阻力下降，收缩峰圆钝，失去外周血流波形特点，而类似颅内频谱特征。

（6）TCD 监测技术。

第一，颅内压增高。由于程度不同，故 TCD 频谱各异。①正常频谱：流速、脉动指数、阻力指数均正常，提示脑血流自动调节功能好。②高阻力型：两期流速均减低，收缩峰变尖，阻力指数明显增高，此时颅内压已接近体动脉舒张压水平。③舒张期逆行血流图形：收缩期正向血流，波形尖、流速低，舒张期血流逆向，颅内压已超过体动脉舒张压水平。④无血流：当颅压超过体动脉压，即脑灌注压为零时，TCD 无信号，收缩峰极小，舒张峰逆转，颅内压已超过体动脉收缩压水平。

第二，神经外科手术的监测。目前TCD监测已被应用于术中，传感器20MHz，可消毒，在开颅手术时可行监测；可无创伤性24h连续监测，进而对脑血管自动调节功能、脑灌注量的高低和术后血管是否再通等提供有意义的实时信息。

第三，脑死亡的监测。脑死亡时，TCD可显示3种频谱图形，分3个阶段。①舒张期逆行血流图形。②极小的收缩峰图形。③逐渐演变为无血流图形。脑死亡患者的流速一般在–4 ~ +4cm/s。脑死亡的TCD敏感性为91.3%，特异性为100%，但必须和临床体征相结合。

第四，多通道微栓子的动态监测。20世纪90年代初由于TCD多导仪的问世，结合双功能经颅超声仪、MRA及颅内外血管造影联合检测发现，微栓子的形成过程可因颅内、外动脉粥样硬化斑块脱落，心脏人工瓣膜置换术，颈动脉内膜剥离术，心律失常及动脉内膜溃疡和附壁血栓形成等病因，导致微栓塞，临床可表现为TIA。如不及时发现及治疗，则其中1/3的患者在数年内可发展为完全性脑梗死，另1/3病例经多次TIA发作致残，仅1/3病例可缓解。目前早期监测及手术前、中、后的多通道微栓子经颅超声动态监测已成为可能。近年来少数国内大医院及国外资料表明，可采用多通道TCD微栓子监测仪及自动调节探测深度的传感器，对颅内、外及双侧脑底动脉进行连续、同步监测，包括其数量、栓子性质（可由纤维素、血小板、白细胞、红细胞、胆固醇结晶分别组成）。

（二）彩色双功能超声检查

彩色双功能多普勒超声检查系统是由B超成像系统、多普勒血流测定系统和彩色实时血流显像系统3部分组成，采用运动目标显示器提取血流信号，通过自相关技术、彩色数字扫描转换和彩色编码技术，在显示屏上显现黑白实时二维声像图叠加彩色的实时血流图像，并可同时显示脉冲或连续波血流频谱。它以红、蓝显示血流方向；以色彩深浅表示平均流速；以有无掺和其他色彩表示有无湍流或涡流，能显示颈部动脉血管的纵向和横向剖面结构，显示并测量出血管内斑块、钙化、溃疡的形态、范围和血管狭窄的程度，同时能测定血管内血流速度、方向及流量。

1. 多普勒血流信号频谱显示

（1）频谱分析。把形成血流复杂振动的各个简谐振动的频率和振幅找出来，列成频谱，称为频谱分析。采用的方法是快速傅里叶（FFT）频谱分析法，该法是通过微处理机来执行的。

（2）频谱显示。频谱图上横坐标代表血流持续时间，以s（秒）为单位。纵坐标代表速度（或频移）大小，以厘米/秒（cm/s）为单位。

（3）波形分析。灰阶频谱波形的形态及振幅高低包含了血流阻力的信息。

（4）血流阻力的判断。通过“收缩期”和“舒张期”振幅的高低，可以判断出血流阻力、高阻力低流速或低阻力高流速。

（5）血流方向的判断。基线上下的波形反映了某一时刻取样处的血流方向。

（6）血流速度范围的判断。频带宽度反映了某一时刻取样处红细胞速度分布范围的大小。对判断血流状态即层流、逆流或涡流有帮助。

2. 检查方法

（1）探头的选择。颈部动脉血管超声检查选择 50 ~ 100MHz 频率探头。颅内血管则采用 2.5MHz 扇形扫描探头，但目前的探头还不能完全检出颅内的血管，检出率约为 30%，颅板厚的人，尤其是老年人更为困难。

（2）具体操作。

第一，颈部动脉检测方法。首先从颈根部横扫，右侧可见无名动脉、右锁骨下动脉和颈总动脉起始段。左侧可见部分主动脉弓、左锁骨下动脉和颈总动脉起始段。探头沿颈总动脉的横切面逐次向上扫查，其外是颈内静脉。探头移至甲状软骨上缘时，可见一膨大区（颈动脉窦）和两条血管的横切面，即颈内、外动脉。颈内动脉最初位于颈外动脉的后外侧，但很快就到了它的后内侧。纵切面后前位扫查颈根部开始逐次向上移动。可显示颈总动脉、颈总动脉分叉部和颈内、外动脉。椎动脉位于颈总动脉的后方，当图像显示颈总动脉后，将探头向内后侧稍倾斜，即可见在横突孔穿行的椎动脉，各横突孔内段椎动脉受骨质遮挡而显示不清，椎动脉只能呈节段性显示。

第二，颅内动脉血管的检测方法。包括颈内动脉终末段（ICA）、眼动脉（OA）、大脑前动脉（ACA）、前交通动脉、大脑中动脉（MCA）、后交通动脉、大脑后动脉（PCA）、基底动脉（BA）和两支颅内椎动脉、小脑下后动脉。经颞骨窗口显示出颅内主要动脉的走行及血流方向，如颈内动脉终末段、大脑前动脉、大脑中动脉、大脑后动脉、基底动脉分叉处。经眼窗口显示出颈内动脉虹吸段和眼动脉血管。经枕骨大孔声窗检测椎动脉颅内段、小脑下后动脉和基底动脉。

（3）检查内容。

第一，二维扫查。血管走行是否正常，有无变异。血管管腔是否均匀，有无局限性扩张、狭窄、膨出、扭曲等，观察管壁厚度、回声，内膜有无增厚或厚薄不均。管腔内有无斑块，斑的回声、分型；有无血栓及血栓的范围、分期等。

第二，彩色多普勒。血流方向是否正常，血流性质是层流、湍流还是涡流。血流速度是高速还是低速。动静脉之间有无异常交通或瘘管形成，有无喷射性血流等。

第三，脉冲多普勒。观察血流方向、流速，血流性质，测定有关的血流参数。

第四节　神经内科的影像学检查

随着医学影像技术的不断发展，影像学检查在神经内科领域的应用日益广泛。影像学检查不仅能够帮助医生准确诊断疾病，还能够评估病情严重程度，为制订治疗方案提供重要依据。以下重点探讨神经内科常用的影像学检查方法、临床应用及其发展趋势。

一、神经内科常用的影像学检查方法

（一）计算机断层扫描（CT）

计算机断层扫描（CT）是一种常用的神经内科影像学检查方法。CT 的原理是先通过旋转 X 射线源和探测器来获取患者身体的横断面图像，然后，将这些图像重建为三维图像，以显示身体内部的结构和病变。CT 具有高分辨率、高对比度和快速成像的特点，使其成为神经内科疾病诊断的重要工具。

CT 在神经内科的应用非常广泛，例如在脑出血、脑梗死等疾病的诊断中起到了关键作用。CT 可以清晰地显示脑组织结构和出血、梗死等病变区域，帮助医生准确判断病变的性质和范围。此外，CT 还可以用于检测脑肿瘤、脑积水、脑血管疾病等。

尽管 CT 在神经内科诊断中具有很多优势，但也存在一定的局限性。首先，CT 成像过程中需要使用放射性物质，长期暴露可能导致辐射损伤。其次，CT 对于某些软组织病变的诊断能力有限，可能需要结合其他检查方法进行综合判断。

（二）磁共振成像（MRI）

磁共振成像（MRI）是另一种常用的神经内科影像学检查方法。MRI 的基本原理是利用强磁场和射频脉冲对人体产生磁场，使人体内的氢原子核发生共振并产生信号。通过检测这些信号，可以重建出身体内部的图像。MRI 具有高软组织分辨率、多参数成像和无辐射的特点，使其在神经内科领域具有重要应用价值。

MRI 在神经内科的应用非常广泛，例如在脑肿瘤、脑血管畸形等疾病的诊断中具有较高的准确性。MRI 可以清晰地显示脑组织结构、血管情况和病变特征，帮助医生准确判断病变的性质和范围。此外，MRI 还可以用于检测脑白质病变、神经鞘瘤、脑膜炎等。

MRI 的功能成像技术在神经内科也具有重要意义。例如，弥散加权成像（DWI）可以显示脑组织中的水分子扩散情况，对于诊断脑梗死等疾病具有很高的敏感性和特异性。磁共振波谱成像（MRS）可以分析脑组织中的代谢物，为诊断脑疾病提供更多的信息。

尽管 MRI 在神经内科诊断中具有很多优势，但也存在一定的局限性。首先，MRI 成像速度相对较慢，对于急诊情况可能不够及时。其次，MRI 对于金属植入物和某些疾病的

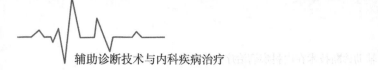

诊断能力有限，可能需要结合其他检查方法进行综合判断。

（三）数字减影血管造影（DSA）

数字减影血管造影（DSA）是一种用于检测血管疾病的影像学检查方法。DSA 的原理是通过注入对比剂，使血管显影，并通过数字技术获取血管的图像。DSA 具有高分辨率、高对比度和动态成像的特点，使其成为神经内科脑血管疾病诊断与治疗的重要手段。

DSA 在脑血管疾病的诊断与治疗中具有重要意义。例如，在脑血管狭窄、动脉瘤、动静脉畸形等疾病的诊断中，DSA 可以清晰地显示血管的情况，帮助医生准确判断病变的性质和范围。此外，DSA 还可以用于指导脑血管疾病的介入治疗，如血管内介入手术等。

尽管 DSA 在神经内科领域具有重要应用价值，但也存在一定的优、缺点及风险。优点方面：DSA 可以提供高清晰度的血管图像，对于血管病变的诊断和治疗具有重要的指导意义。缺点方面：DSA 需要注入对比剂，可能存在过敏反应和肾损伤等风险。此外，DSA 是一种有创性检查，患者需要承担一定的手术风险。

（四）经颅多普勒超声（TCD）

经颅多普勒超声（TCD）是一种无创性神经内科影像学检查方法。TCD 的基本原理是通过超声波探测颅内血管的血流速度和频谱变化，评估脑血管的血流动力学情况。TCD 具有无辐射、无创伤、操作简便等特点，使其在神经内科领域得到广泛应用。

TCD 在脑血管血流动力学评估中具有重要意义。例如，通过 TCD 可以检测脑动脉狭窄、脑卒中、脑死亡等疾病的血流动力学改变，帮助医生准确判断病变的程度和范围。此外，TCD 还可以用于监测脑血流情况、评估脑部手术和介入治疗的效果。

尽管 TCD 在神经内科诊断中具有一定的临床意义，但也存在一定的局限性。首先，TCD 对于脑深部血管和微小血管的检测能力有限，可能需要结合其他检查方法进行综合判断。其次，TCD 受到颅骨和头皮的影响，图像质量可能受到一定程度的干扰。因此，在使用 TCD 进行诊断时，需要结合患者的具体情况和临床表现进行综合分析。

二、影像学检查在神经内科的临床应用

（一）脑血管疾病

脑梗死和脑出血是脑血管疾病的两种主要类型，它们的诊断与评估对神经内科临床工作至关重要。脑梗死通常通过 CT 和 MRI 检查来确定，CT 可以迅速发现脑组织水肿和缺血性改变，而 MRI 则能够提供更详细的脑组织结构和血流信息。脑出血的诊断同样依赖 CT 和 MRI，这些影像学检查可以帮助确定出血的位置、大小和是否破入脑室。

脑血管狭窄与闭塞的影像学检查主要是通过血管内超声和 DSA 来进行的。这些检查能够直观地显示血管内壁的情况、评估狭窄的程度和部位，为后续的治疗提供重要信息。对于脑血管畸形，如动静脉畸形和海绵状血管瘤，CT 和 MRI 可以提供详细的病变图像，有助于诊断和治疗计划的制订。

（二）脑肿瘤与占位性病变

脑肿瘤的良恶性鉴别是神经内科影像学检查的重要任务。CT 和 MRI 可以通过显示肿瘤的形态、边界、强化特点等来帮助判断肿瘤的性质。此外，功能 MRI 和波谱成像可以提供肿瘤的代谢信息，进一步提高诊断的准确性。

肿瘤的定位与定性诊断是神经内科影像学检查的另一重要应用。CT 和 MRI 可以清晰地显示肿瘤的位置和与周围组织的关系，有助于制订手术计划。同时，通过影像学检查，医生可以对肿瘤的类型和性质进行初步判断，为后续的病理学检查提供参考。

肿瘤治疗效果的评估也是影像学检查的重要作用之一。通过定期的 CT 和 MRI 检查，医生可以观察肿瘤的大小变化、边界是否清晰、周围组织是否受累等，以评估治疗效果。这对于调整治疗方案和判断预后具有重要意义。

（三）神经退行性疾病

神经退行性疾病，如阿尔茨海默病和帕金森病，对患者的认知和运动功能造成严重影响。影像学检查，特别是 MRI，可以显示脑组织的结构变化，如脑萎缩、神经原纤维缠结等，有助于这些疾病的早期诊断和评估。

早期诊断是神经退行性疾病管理的关键，影像学检查可以提供脑组织的详细信息，帮助医生在症状出现之前发现病变。此外，通过长期的影像学随访，医生可以观察病情的进展、评估治疗效果，并调整治疗策略。

三、影像学检查技术的发展趋势

（一）高分辨率与多模态成像

高分辨率成像技术是影像学检查发展的一个重要方向。随着科技的进步，影像设备的精度不断提高，高分辨率成像技术能够提供更清晰的图像、揭示更多的脑部结构和功能细节。这对于神经内科疾病的诊断和评估具有重要意义。通过高分辨率成像，医生可以更准确地判断病变的性质、范围和演化过程，为治疗方案的制订提供有力支持。

多模态成像是一种将多种影像学技术结合在一起，以提供更加全面、准确信息的成像方法。在神经内科领域，多模态成像可以同时提供解剖、功能和分子信息，为疾病的诊断和评估提供更加全面的数据。例如，结合 CT、MRI 和 PET 等多模态成像技术，可以同时获得脑组织的结构、功能和代谢信息，有助于揭示疾病的分子机制，提高诊断的准确性。

（二）功能性与分子影像学

功能性影像学是通过观察脑部的功能活动来诊断和评估神经内科疾病的一种方法。功能性 MRI（fMRI）是一种常用的功能性影像学技术，它可以检测脑部的血流量和代谢变化，从而反映脑部的功能状态。fMRI 在神经内科的应用进展包括对抑郁症、精神分裂症等精神疾病的诊断和评估，以及认知功能的评估等。

分子影像学是一门研究利用影像学技术来观察生物体内分子水平变化的学科。它在疾病早期诊断和分子机制研究中具有重要作用。分子影像学技术可以通过特定的分子探针来靶向检测特定的分子标记物，从而实现对疾病早期的精准诊断。这对于神经内科疾病的治疗和干预具有重要意义。

（三）人工智能与影像诊断

人工智能（AI）在影像诊断中的应用已经成为当前影像学领域的一个热点。AI 技术，如深度学习、机器学习等，可以对大量的影像数据进行学习和分析，从而实现对疾病的自动识别和诊断。这有助于提高诊断的准确性和效率，减轻医生的工作负担。

然而，人工智能辅助诊断系统的研发和应用也面临着一些挑战。首先，影像数据的获取和标注需要大量的人力和时间。其次，不同地区和医院的影像数据格式和标准不统一，给系统的研发和应用带来困难。此外，人工智能系统的解释性也是一个重要问题，医生和患者需要能够理解和信任 AI 的诊断结果。

第五节　神经内科的脑电图检查

脑电图（EEG）检查是通过记录大脑皮质神经元电活动产生的电位变化，反映脑部功能状态的一种无创性检查方法。随着神经科学的发展和脑电图技术的不断进步，脑电图检查在神经内科领域的应用日益广泛，成为诊断脑部疾病的重要手段之一。

一、脑电图检查的基本原理与方法

（一）脑电图检查的原理

脑电图检查的基本原理是依据大脑神经元电活动的生物电现象。大脑是由数以亿计的神经元组成的，神经元之间的信息传递是大脑功能的基础。在正常情况下，神经元之间的突触传递和兴奋 – 抑制过程是协调一致的，从而使大脑表现出稳定的功能状态。而这种协调一致的神经元电活动会产生特定的电位变化。

脑电图检查就是通过放置在头皮表面的电极，记录这些电位变化。这些电位变化可以反映神经元之间的突触传递和兴奋－抑制过程，进而反映大脑的功能状态。脑电图检查的原理看似简单，但实际上包含了复杂的神经生理学机制。

（二）脑电图检查的方法

脑电图检查通常包括准备阶段、记录阶段和分析阶段。在准备阶段，患者需要保持清醒、放松，并按照医生的要求进行头部清洁和电极放置。这一阶段的目的是确保检查的准确性和可靠性，排除外界因素的干扰。

记录阶段是脑电图检查的核心阶段。医生通过脑电图仪记录患者的脑电活动，并观察电位变化。脑电图仪是一种高精度的医疗设备，能够准确地捕捉和记录脑电活动。在这一阶段，医生需要注意观察电位变化的各种特征，如波形、频率、振幅等。

分析阶段是对记录的脑电图进行解读和诊断的阶段。医生根据记录的脑电图波形、频率、振幅等特征，结合患者的临床表现，进行诊断分析。这一阶段的目的是发现和诊断可能存在的神经系统疾病，为患者提供有效的治疗方案。

脑电图检查的方法虽然在不同国家和地区有所差异，但其基本原理和方法是一致的。脑电图检查作为一种无创、安全、有效的神经电生理检查方法，已经在世界范围内得到广泛应用。

二、脑电图检查在神经内科的临床应用

（一）癫痫的诊断与定位

癫痫是一种常见的神经系统疾病，其病因复杂、病灶多变。脑电图检查在癫痫的诊断中具有重要作用。通过观察脑电图中的异常波形，如棘波、尖波等，可以辅助医生诊断癫痫。这些异常波形是大脑神经元异常电活动的表现，与癫痫的发作密切相关。

此外，脑电图还可以帮助定位癫痫病灶。癫痫病灶通常位于大脑的特定区域，通过脑电图检查，可以观察到这些区域脑电活动的异常。医生可以根据脑电图的检查结果，确定癫痫病灶的位置，为手术治疗提供重要依据。

（二）脑肿瘤与占位性病变的评估

脑肿瘤和占位性病变是神经内科常见的疾病，其对脑组织的压迫和破坏可能导致脑电图异常。通过脑电图检查，可以观察病灶周围脑组织的电活动变化，从而评估病变的性质和范围。

脑电图检查在脑肿瘤和占位性病变的诊断中具有较高的敏感性和特异性。通过观察脑

电图的波形变化，医生可以初步判断病变的类型和程度，为后续的诊疗工作提供重要参考。

（三）脑血管疾病的诊断与预后评估

脑血管疾病是神经内科的常见病和多发病，如脑梗死、脑出血等。脑电图检查可以反映脑部缺血、缺氧等病理过程对脑电活动的影响。通过观察脑电图的变化，可以辅助诊断脑血管疾病，并评估患者的预后情况。

脑电图检查在脑血管疾病的早期诊断和预后评估中具有重要作用。通过脑电图的动态观察，医生可以了解患者的病情变化，为治疗方案的调整提供依据。

（四）睡眠障碍与认知障碍的诊断

脑电图检查在睡眠障碍和认知障碍的诊断中也具有应用价值。通过观察睡眠期的脑电图特征，可以辅助诊断失眠、发作性睡病等睡眠障碍。同时，脑电图还可以反映认知功能的改变，为阿尔茨海默病、帕金森病等认知障碍疾病的诊断提供依据。

脑电图检查在睡眠障碍和认知障碍的诊断中具有较高的准确性。通过脑电图的检查，医生可以了解患者的睡眠质量和认知功能状况，为治疗和干预提供依据。

三、脑电图检查技术的发展趋势

（一）高分辨率与多导联脑电图

随着技术的不断进步，高分辨率与多导联脑电图逐渐成为研究热点。高分辨率脑电图能够更精确地记录大脑皮质的电位变化，提高诊断的准确性。通过高分辨率脑电图，医生可以更清晰地观察到脑电图中的微小变化，为脑部疾病的早期诊断提供可能。

多导联脑电图则可以同时记录多个脑区的电活动，有助于全面了解脑部功能状态。多导联脑电图的应用，使得医生可以同时观察到大脑不同区域的电活动，为分析脑部疾病提供更全面的信息。

（二）定量脑电图与脑功能成像

定量脑电图通过对脑电图波形进行量化分析，可以更客观地评估脑部功能状态。脑功能成像技术，如脑电地形图、脑电源分析等，可以进一步揭示脑电图背后的神经生理学机制，为脑部疾病的诊断提供更有力的支持。

定量脑电图和脑功能成像技术的发展，使得医生可以更加精确地了解脑部功能状态和病理改变。这些技术的应用，为脑部疾病的诊断和治疗提供了新的视角和方法。

（三）脑电图与神经影像技术的结合

脑电图与神经影像技术的结合，如脑电图与 MRI、CT 等技术的联合应用，可以更全面地了解脑部结构和功能的关系。这种跨学科的研究方法有助于揭示脑部疾病的发病机制，为治疗策略的制定提供新思路。

脑电图与神经影像技术的结合，使得医生可以同时获得脑部的结构和功能信息，为脑部疾病的诊断和治疗提供更加全面的理解。这种结合的应用，为神经科学的研究提供了新的方向。

第十五章

病毒性肝炎（丙肝）的防治研究

丙型肝炎作为一种全球性的健康挑战，对人类健康构成了不良影响。随着现代医学的进步，尤其是直接抗病毒药物（DAAs）的发展，丙肝的治疗已经取得了显著成就。但需要注意的是，治疗的普及性、药物耐药性以及疾病预防等问题依然存在。本章将重点探讨病毒性肝炎（丙肝）诊断、病毒性肝炎（丙肝）治疗、病毒性肝炎（丙肝）预后、病毒性肝炎（丙肝）随访。

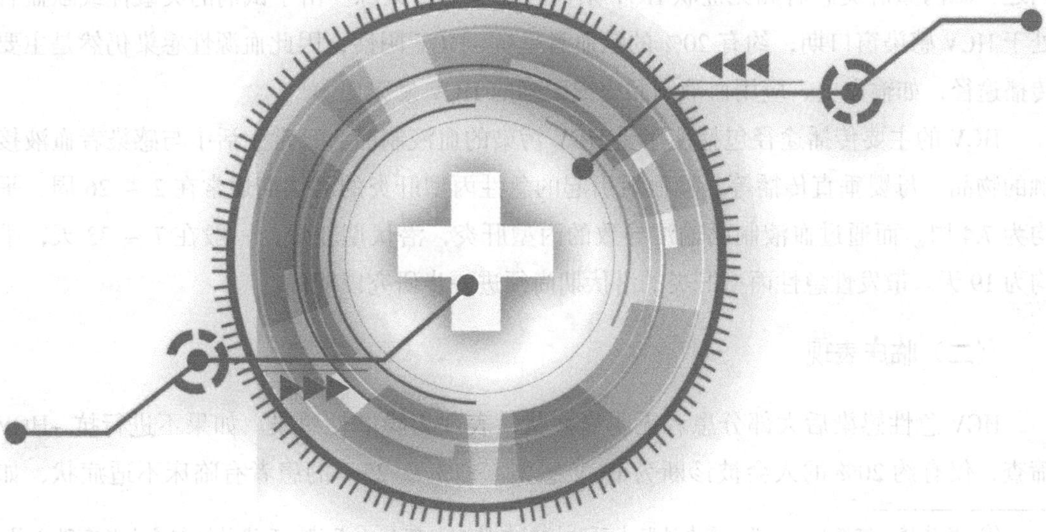

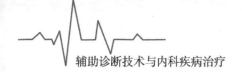

第一节　病毒性肝炎（丙肝）的诊断

“丙型肝炎病毒（HCV）病毒体呈球形，直径＜80nm，为单股丙肝病毒正链RNA病毒，在核衣壳外包绕着含脂质的囊膜，囊膜上有刺突”①。HCV主要有三种体外细胞培养系统，包括Huh7、Huh7.5和Huh7.5.1。HCV RNA由9500～10000个碱基对（bp）组成，其5＇和3＇非编码区（NCR）分别包含319～341bp和27～55bp，含有多个顺向和反向重复序列，这些序列可能与病毒的基因复制有关。在5＇非编码区下游紧接着的是一系列开放阅读框（ORF），这些ORF编码多个多聚蛋白前体，这些多聚蛋白前体经过宿主细胞和病毒信号肽酶的剪接，形成3个结构蛋白（核心蛋白、E1、E2）和7个非结构蛋白（NS1、NS2、NS3、NS4A、NS4B、NS5A、NS5B）。NS2和NS3具有蛋白酶活性，参与病毒多聚蛋白前体的切割。此外，NS3蛋白还具有螺旋酶活性，参与解旋丙型肝炎病毒核糖核酸（HCV RNA）分子，以协助RNA复制。NS4的功能尚不完全清楚。NS5A是一种磷酸蛋白，能够与多种宿主细胞蛋白相互作用，对病毒复制起到重要作用。而NS5B则具有RNA依赖的RNA聚合酶活性，参与HCV基因组的复制。

一、急性病毒性肝炎（丙肝）的临床诊断

（一）流行病史

HCV感染是全球性严重问题，在许多国家，HCV感染是肝病及肝源性死亡的主要原因之一。丙型肝炎患者和无症状HCV阳性者是主要传染源。由于试剂的灵敏性或献血者处于HCV感染窗口期，约有20%的献血者呈抗-HCV阴性，因此血源性感染仍然是主要传播途径，如输血史、应用血液制品史或明确的HCV暴露史。

HCV的主要传播途径包括使用受HCV污染的血液制品、日常生活中与感染者血液接触的物品、母婴垂直传播等。输血后引起的急性丙型肝炎的潜伏期通常在2～26周，平均为7.4周。而通过血液制品输注导致的丙型肝炎，潜伏期较短，一般在7～33天，平均为19天。散发性急性丙型肝炎的潜伏期尚须进一步研究以明确。

（二）临床表现

HCV急性感染后大部分患者无明显症状，表现为隐匿性感染。如果不进行抗-HCV筛查，仅有约20%的人会被诊断为HCV感染。15%～25%的患者有临床不适症状，如

---

① 吴伟慎，何海艳，赵莹.病毒性肝炎预防控制与监测管理[M].天津：天津科技翻译出版有限公司，2020：240.

全身乏力、食欲减退、恶心、上腹部胀满不适和右侧肋部疼痛等，少数伴低热、轻度肝大，部分患者可出现脾大。黄疸性肝炎在急性感染患者中相对较少见，可表现为胆红素轻度至中度升高。

HCV 急性感染极少发展为暴发性肝衰竭，但慢性化发生率较 HBV 感染明显升高，约 80% 的患者会发展为慢性肝病，其中约 15% 的患者将进展为肝硬化。抗 -HCV 在感染后 7 ~ 8 周出现，由于试剂灵敏度或感染者处于窗口期等原因，近 20% 的献血员抗 -HCV 检测仍会出现假阴性。国外报道显示，在急性感染后的早期，HCV 感染者可能表现为肝功能异常，包括血清丙氨酸转氨酶（ALT）和天冬氨酸转氨酶（AST）的升高，以及可能出现的黄疸。在慢性感染的进程中，患者可能长期处于无症状状态，但肝脏可能逐渐受损，最终发展为肝硬化和肝癌。除了肝脏受累外，HCV 感染还可能引起其他系统的病变，如皮肤病变、肾脏病变、血液系统病变等，这些并发症可能对患者的生存和生活质量造成严重影响。

（三）实验室检查

1. 生化检查

生化学检查中，血清丙氨酸转氨酶（ALT）和天门冬氨酸转氨酶（AST）是反映肝细胞损伤的敏感指标。它们的血清水平不仅可以作为药物治疗效果评估的依据，而且在急性丙型肝炎（HCV）中，ALT 通常呈轻度到中度升高。这两种酶的水平变化可以反映肝细胞损伤的程度，并且通常比胆红素升高更早，因此可以作为病毒性肝炎的筛查指标。然而，需要注意的是，ALT 和 AST 的水平与 HCV 感染引起的肝组织炎症程度及病情的严重程度并不一定一致。

在肝炎的恢复期，血清 ALT 和 AST 水平会逐步下降并恢复正常。如果这些酶的水平反复升高或持续不降，这可能提示肝脏炎症的活动或进展为慢性肝炎。

血清白蛋白、凝血酶原活动度和胆碱酯酶活性在急性丙型肝炎患者中往往降低得较少，但在慢性肝炎、肝硬化或重型肝炎的病程较长时，这些指标可能会明显降低，其降低程度与疾病的严重程度成正比。

2. 抗 -HCV 检测

抗 -HCV（丙型肝炎病毒抗体）是非保护性的抗体，其在外周血中的阳性检测结果表明存在 HCV 感染。抗 -HCV 的检测通常采用经批准的第三代或第四代抗 -HCV 酶免疫试验（EIA），这种方法适用于对高危人群进行筛查，也可用于对 HCV 感染者的初步筛查。由于这些测试的敏感度和特异度可达到 99%，因此通常不需要使用重组免疫印迹法（RIBA）进行验证。

在治疗过程中，抗 -HCV 是否转阴并不能作为评估抗病毒疗效的指标。在血液透析患者、免疫功能缺陷者和自身免疫性疾病患者中，可能会出现抗 -HCV 的假阳性结果，因此，HCV RNA 的检测有助于确诊这些患者是否真正合并 HCV 感染。围生期获得的 HCV 感染必须在患者年龄超过 18 个月且检测到抗 -HCV 后才能诊断。此外，不同地区的人群（甚至同一地区不同民族）对 HCV 感染的免疫反应性存在差异，这可能会对抗 -HCV 检测的灵敏性和特异性造成一定的影响。

当肝组织中 HCV RNA 的表达量较低时，针对 HCV 特异性分子序列的检测存在一定的局限性。除了进行血清学抗 -HCV 和 HCV RNA 定量检测外，通过肝活检检测肝组织内 HCV 抗原的表达，也可以准确地进行病原定位和病毒定量。

3.HCV RNA 检测

HCV RNA 检测是对抗 -HCV 筛查阳性个体的确证测试。在抗 HCV 抗体（抗 -HCV）阳性的个体中，大约 90% 的人 HCV RNA 也呈阳性；此外，约有 1/3 的无症状 HCV 感染者在急性期可能因抗 -HCV 阴性而被漏诊。一般而言，在临床上怀疑 HCV 感染而进行检测的样本中，即使抗 -HCV 结果为阴性，也有 25% ~ 30% 的样本 HCV RNA 为阳性；一些透析患者或合并 HIV 感染的患者可能出现 HCV RNA 阳性但抗 -HCV 阴性的情况，在 HCV RNA 检测阳性的样本中，只有 54% ~ 63% 的样本抗 -HCV 也为阳性。

（1）定性检测：HCV RNA 定性检测的特异度超过 98%，敏感度为 10^2 ~ 10^3copies/mL。只要一次病毒定性检测结果为阳性，即可确证 HCV 感染。然而，一次阴性结果并不能完全排除 HCV 感染，建议重复进行检测。目前，临床实践中更倾向于使用 HCV RNA 定量检测。

（2）定量检测。常用的 HCV RNA 定量检测方法主要有两种，即目标基因扩增法和信号扩增法。目标基因扩增法包括定时 PCR 检查，而信号扩增法包括定量聚合酶链反应（qPCR）、分支 DNA（bDNA）技术和实时荧光定量 PCR 法，这些方法都可用于检测 HCV RNA 的病毒载量。市面上常见的 HCV RNA 定量检测试剂盒包括基于 PCR 扩增的 Cobas V2.0、SuperQuant、LCx HCV RNA 定量分析法等，其中 bDNA 技术的 Versant HCV RNA 2.0 和 3.0 定量分析法应用较为广泛。

HCV RNA 定量检测结果可以用 copies/mL 或 U/mL 两种单位表示，但在将两者进行换算时，应使用相应检测方法的换算公式。例如，罗氏公司的 Cobas V2.0 使用的 U/ml 和美国国立遗传学研究所的 SuperQuant 使用的 copies/mL 之间的换算公式为：

$$U/ml=0.854\times 拷贝数/ml+0.538 \quad (15\text{-}1)$$

需要注意的是，HCV 病毒载量的高低与疾病的严重程度及进展并没有绝对的相关性，但它可以作为评估抗病毒疗效的一个重要指标。在 HCV RNA 检测中，也须警惕可能出现的假阳性和假阴性结果。对于 18 个月龄以下的婴儿，建议在出生后 2 个月进行 HCV RNA

定量和肝功能试验。如果检测结果为阳性，它具有重要的提示价值；如果结果为阴性，则建议在婴儿 15 个月大时复查血清学试验，以确认婴儿是否感染了 HCV。

（3）基因分型：HCV 存在多个基因分型系统，包括 Simmonds 命名系统、Okamoto 命名系统、Cha 命名系统和 Kanazawa 命名系统等。目前，Simmonds 系统是普遍接受的 HCV 基因型分类方法。HCV 基因型和亚型的分类基于核苷酸序列的差异。按照 Simmonds 命名系统，不同基因型的氨基酸序列差异约为 30%，而同一基因型内不同亚型之间的核苷酸同源性为 75% ~ 86%（平均为 80%）。HCV 至少有 6 种主要的基因型以及众多亚型。国际上通用的表示方法是用阿拉伯数字代表基因型，小写英文字母代表亚型（例如，1a、2b 等）。基因型的地理分布存在差异，其中基因型 1 全球性分布，占所有 HCV 感染的 70% 以上。在美国以 1a 型为主，欧洲和日本则以 1b 型较为常见；中国大陆地区以 1b 和 2a 型为主，通过输血途径感染者多为 1b 型；中东地区以 4 型多见；而 6 型主要分布在中国香港和澳门地区。

基因型的重要性在于它与抗病毒治疗效果密切相关，有助于判断治疗难度并制订个体化的抗病毒治疗方案。干扰素联合利巴韦林是目前公认的 HCV 治疗方法，基因型 2 和 3 的患者对联合治疗的反应通常优于基因型 1 的患者。还有一种有争议的表述，即 HCV 基因型可能与疾病的严重性和进展有关，但这一表述仍存在争议。目前大部分研究集中在基因型 1、2、3 上，而对于基因型 4、5 和 6 的感染者的治疗相关报道较少。

4. 抗原抗体联合检测

部分机体免疫力低下的患者，如 HIV 患者或器官移植应用免疫抑制药患者抗 -HCV 可表现为假阴性，传统的 ELISA 方法检测容易导致漏诊。常规抗体检测方法与新的血清抗原抗体联合检测序列和核酸检测相比，二者之间的区别人们知之甚少。对 HIV 感染急性 HCV 患者应用核酸检测与抗体和抗原抗体联合检测的方法进行比较，一般而言，仅有 20% 的患者 HCVRNA 与抗 -HCV 同时阳性；反之，68% 患者应用抗原抗体联合检测方法是阳性的。因此认为与单纯抗 -HCV 检测相比血清学抗原抗体联合检测方法更加敏感。

（四）病理学诊断

病理学诊断在急性丙型肝炎的确诊中扮演着关键角色。急性丙型肝炎的肝组织学改变与其他嗜肝病毒引起的肝病变具有相似之处，但也有一些独特的组织学特征，这些特征有助于病理学家在显微镜下识别和诊断该疾病。

第一，肝实质细胞脂肪变性：在急性丙型肝炎中，肝细胞内可见大量脂肪滴，这是由病毒感染导致的代谢紊乱。胞核被脂肪滴挤压至细胞边缘，这种现象在肝细胞的损伤和修复过程中较为常见。

第二，肝窦壁细胞活化与炎性细胞浸润：急性丙型肝炎患者的肝组织中，肝窦壁细胞会出现活化现象，伴随着炎性细胞的浸润，尤其是单核细胞的增多，形成串珠状改变，这种现象被称为“单核细胞增多症样改变”。

第三，胆管损伤与淋巴细胞浸润：胆管细胞可能因病毒感染而受损，导致汇管区大量淋巴细胞浸润，有时甚至形成淋巴滤泡。这种胆管损伤和炎症反应与自身免疫性肝炎中观察到的类似。

第四，界面性炎症：在急性丙型肝炎的肝组织中，界面性炎症是一个常见的特征，表现为肝小叶边缘的炎症细胞浸润。

第五，肝细胞质的嗜伊红变及嗜伊红小体：在肝细胞质内，可以观察到不规则的嗜伊红变，以及嗜伊红小体的形成，这些变化反映了肝细胞的损伤和反应性变化。

除了上述组织学特征外，综合流行病学资料、临床表现和病原学相关检测结果对于丙型肝炎的诊断至关重要。特别是对于 HCV RNA 阳性的患者，这些检测结果可以明确诊断。如果患者近期有 HCV 暴露史，结合上述病理学特征和检测结果，可以诊断为急性丙型肝炎。在临床实践中，病理学家会与临床医生密切合作，通过肝脏活检样本的组织学分析，结合患者的流行病学背景、症状和实验室检测结果，共同确立丙型肝炎的诊断。这种多学科的合作对于确保患者得到准确诊断和及时有效的治疗至关重要。随着医学技术的进步，病理学诊断方法也在不断发展，为丙型肝炎的早期诊断和治疗提供了更为精确的工具。

二、慢性病毒性肝炎（丙肝）的临床诊断

一般而言，如 HCV 感染超过 6 个月，病情反复发作，可诊断为慢性丙型肝炎。

（一）病理特点

病理组织学检查在丙型肝炎的诊断、评估炎症和纤维化程度、判断药物治疗效果以及预后评估等方面发挥着至关重要的作用。在慢性丙型肝炎的肝组织中，常可观察到以下特征性的组织学改变：汇管区淋巴滤泡的形成、胆管损伤、小叶内肝细胞脂肪变性，以及小叶内枯否细胞或淋巴细胞的聚集。这些组织学特征对于慢性丙型肝炎的诊断具有重要的参考价值。具体的特点如下：

第一，汇管区淋巴滤泡形成：在汇管区可见大量淋巴细胞和浆细胞浸润，形成以 B 细胞为中心的淋巴滤泡结构，其中可能夹杂少量的树突状细胞。这是慢性丙型肝炎的典型病理表现，反映了慢性丙肝的进行性免疫反应，可能在丙型肝炎早期就已经形成。B 细胞中心的周围有大量 T 细胞形成的 T 细胞带，其中以 CD4+T 细胞占优势。

第二，胆管损伤（小胆管破坏）：汇管区的胆管上皮细胞出现肿胀，形成空泡，细胞核排列不规则，以及假复层形成。可见基膜断裂，其周围有淋巴样细胞浸润或围绕，这种

损伤可能是由炎性细胞从基膜迁移到上皮细胞、分层和上皮细胞极性丧失、核染色质改变，以及上皮细胞空泡变性或有丝分裂等这些改变或其联合作用的结果。约 1/4 的慢性丙型肝炎患者可见上述病理改变。

第三，肝细胞脂肪样改变：30% ~ 70% 的患者存在肝细胞气球样变，脂肪变性通常为大空泡性细胞内脂肪聚集，脂肪空泡占据肝细胞质的大部分；部分肝细胞内可见小脂肪滴，肝细胞核位置未受影响，仍居中。根据发生脂肪变的肝细胞比例，将病变分为无、轻度、中度和重度。

第四，碎屑坏死：在肝脏实质和汇管区结缔组织界面，肝细胞破坏伴有淋巴细胞浸润的现象被称为碎屑样坏死。变性的肝细胞胞质呈现颗粒样改变，聚集在细胞核周围，出现胞质与胞核分离。成群的索条状或匍形或圆形嗜酸性物质在肝细胞质内出现，尤其是在门脉周围的肝细胞质中，即形成所谓的 Malory 小体样物质。

（二）病变程度

HCV 感染后容易发展为慢性状态。在病变的早期阶段，增生的纤维组织沉积，可能形成细小的条索样改变，但这些纤维尚未相互连接形成间隔，也未出现假小叶结构，在这个阶段，沉积的纤维有可能逐渐被吸收，病变仍处于可逆期。然而，如果病变反复发作并持续波动，纤维化将不断进展，小叶中央区及汇管区的纤维间隔相互连接，改变小叶结构，并重建血液循环通路，导致病变发展为不可逆状态。因此，临床上明确慢性肝炎的炎症活动度和纤维化分期对于诊断具有重要意义。

我国现行的肝炎分级方案（炎症分级 G、纤维化分期 S）与传统的组织病理学分类相吻合，能够反映肝组织炎症活动及变性坏死的程度，有利于对肝组织动态变化的观察和研究。慢性肝炎的 G 级和 S 级之间既有联系又有区别，两者不能相互替代。炎症分级较高并不完全意味着肝纤维化程度也严重，例如病程较短但在急性炎症期的患者可能肝脏炎症分级较高，但肝纤维化程度较轻。同样，肝纤维化的程度也不能反映肝实质炎症坏死的实际情况，如一些肝硬化患者 ALT 水平正常，炎症分级可能很低。

1. 以病理表现为依据的分级方法

慢性丙型肝炎的组织学分期分级标准通常参考慢性乙型肝炎的标准。根据病变情况，病变分为轻、中、重三度：①轻度（$G_{1\sim2}$，$S_{0\sim2}$）：病理特点主要为肝细胞变性、嗜酸性小体形成、点状及灶状坏死，汇管区有轻度炎性细胞浸润，可见轻度碎屑样坏死，小叶结构保持完整；②中度（G_3，$S_{2\sim3}$）：汇管区及肝小叶边缘的炎症明显，肝小叶边缘出现明显的碎屑样坏死，肝小叶界板破坏可在 50% 以上；③重度（G_4，$S_{3\sim4}$）：汇管区炎症及纤维组织增生严重，并伴有重度碎屑样坏死，多数小叶出现范围广泛的桥接样坏死，小叶结构紊乱，形成较多的纤维间隔。

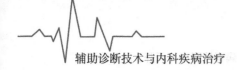

2. 以影像改变为依据的分级方法

以影像学改变为基础的分级方法中，磁共振弥散加权成像（DWI）是一种新兴的磁共振成像技术，对于慢性病毒性肝炎的分级诊断具有重要价值。DWI 利用不同组织间水分子的弥散系数差异来产生对比，形成图像，这是一种与常规磁共振成像不同的方法，能在分子水平上无创性地检查生物体的组织结构和功能状态。

肝组织内胶原纤维的增生是慢性肝炎发展为肝硬化的主要病理变化，它能够反映肝脏变性坏死的程度。研究发现，肝硬化患者的表观弥散系数（ADC）值明显低于正常肝脏。肝脏的 ADC 值与 Child-Pugh 分级及血清透明质酸盐浓度有显著的相关性，因此 DWI 可以用作评估临床肝硬化和肝功能损害程度的成像方法。与其他肝脏影像学检查方法相比，肝脏 DWI 作为一种无创性检查方法，在分子水平反映活体组织的结构和功能上，具有一定的优势。

CT 检查具有一定的辐射损伤，并且只能对形态改变进行一定的描述；超声检查无法对肝纤维化进行定量分析；常规 MRI 检查虽然可以较好地显示肝内多种病变，但由于某些病变的非特异性影像学表现，使鉴别诊断存在一定的困难；肝穿刺活检可以直接获得病理学诊断，是临床上的金标准，但由于其为侵入性操作，且穿刺针取得的细小肝组织无法反映肝脏病变的全貌，使其应用价值受到限制。因此，DWI 仍然是一个较好的选择。然而，也有相反的结论，认为 DWI 只有在肝硬化程度较高时才能反映出 ADC 的变化，这是因为肝硬化影响了血流灌注，进而改变了 ADC 值，而非水分子的弥散能力变化，因此 DWI 不能作为评价肝硬化程度的方法。由此可见，关于 DWI 是否可以用于评价肝硬化，还需要进一步研究。

3. 无创肝纤维化的检查方法

由于病理组织学检查具有其局限性，无创性肝纤维化评估系统的研究在国内外受到了专家的高度关注。目前，病理组织学检查仍然是判断肝脏纤维化程度的“金标准”。然而，肝穿病理组织学检查也存在自身的局限性。首先，它是一种有创性检查，可能引起疼痛（发生率为 24.6%）甚至危及生命的并发症，因此其临床应用受到限制，且难以重复进行，没有明显临床症状的患者很难接受。当纤维化分级作为随访和疗效观察的重要指标时，肝穿病理检查并非最佳选择。其次，由于肝穿组织只占整个肝脏的 1/50000，且纤维化分布不均匀，导致肝穿活检存在取样误差（10% ~ 45%），这也影响了其准确性。最后，病理观察者自身以及观察者之间存在的差异，对纤维化分级和炎症分期也有很大影响。最近一项研究发现，即使肝穿标本长度达到 25mm，对慢性肝炎肝纤维化病理分期的误判率仍可达到 25%。因此，运用无创性检查对肝纤维化进行评价，对病情发展变化进行监测是十分必要的。

随着医学科技的进步，无创性肝纤维化评估技术已经成为肝病诊断和治疗领域的一个重要突破。肝弹性测量技术，特别是切变弹性探测仪（Fibroscan），因其能够无创地评估肝脏硬度而受到广泛关注，这项技术通过分析肝脏组织对低频振动的响应，生成剪切波，并测量这些波在肝组织中的传播速度，从而推断出肝脏的纤维化程度，这种方法的准确性和相关性已经通过多项研究得到证实，为临床医生提供了一个评估肝脏病变的新工具。

切变弹性探测仪的操作简便，患者在接受检测时无须特殊准备，只须采取适当的体位，如仰卧位，并将探头轻放于肝脏区域。设备会发射一系列低频振动，这些振动在肝组织中产生剪切波，而超声换能器则负责接收反射回来的信号。通过计算剪切波的传播速度，仪器能够计算出肝脏的硬度，并将结果显示为千帕（kPa）单位，这一过程快速且无痛苦，大大减轻了患者的不适感和心理压力。

肝脏硬度的测量结果与肝纤维化的程度紧密相关，这一发现对于慢性肝炎患者的管理和治疗具有重要意义。通过定期监测肝脏硬度，医生可以评估病情的进展、调整治疗方案，并预测疾病的发展。对于那些肝纤维化程度较高的患者，及时干预和治疗可以显著降低肝硬化和肝细胞癌的风险。

肝弹性测量技术的另一个优势在于其广泛的适用性。除了慢性丙型肝炎，该技术也被用于评估其他慢性肝病，如慢性乙型肝炎、非酒精性脂肪肝病（NAFLD）、酒精性肝病等。这些疾病都可能导致肝纤维化，而无创的肝弹性测量提供了一个统一的评估平台，有助于医生对不同病因的肝病进行比较和分析。然而，肝弹性测量技术也存在一些局限性。例如，在肝脏脂肪含量较高的患者中，测量结果可能受到脂肪组织的干扰，导致准确性下降。此外，对于肝脏硬度极高的肝硬化患者，剪切波可能无法有效传播，从而影响测量结果。为了克服这些挑战，研究人员正在不断优化测量算法、改进设备性能，并探索结合其他生物标志物的方法，以提高肝纤维化评估的准确性和可靠性。

尽管存在这些挑战，肝弹性测量技术已经在肝病管理中发挥了重要作用，并有望成为未来肝病诊断和治疗的标准工具之一。随着技术的不断进步和研究的深入，我们有理由相信，无创性肝纤维化评估技术将为肝病患者带来更多的希望和更好的治疗效果。

（三）慢性肝炎临床特点

慢性肝炎的临床表现多样，特别是在 HCV 感染后，大多数患者会发展成慢性持续性感染。然而，这些患者中只有少数会出现临床症状，大部分患者长期处于无症状携带状态。一般而言，约 30% 的患者 ALT 水平正常，约 40% 的患者 ALT 水平低于两倍正常值上限，而病理改变通常较轻，这种状态可能持续较长时间，尽管有些患者的肝功能持续正常，但组织学改变可能已经显著，甚至已经进展为肝硬化。目前，这种无症状但病理改变显著的现象的具体机制尚不明确，但 HCV 的高复制状态可能是病情进展的一个重要因素。研究表明，感染 HCV 的年龄越小，肝硬化的发生率越低，且从感染 HCV 到发展成肝硬化的时间越长。

慢性丙型肝炎的急性发作期临床症状与慢性乙型肝炎相似，主要表现为乏力、消化道症状（如食欲减退、恶心、上腹部胀满不适）、尿黄等，部分患者可能伴有右季肋部疼痛和低热，少数患者可能出现轻度肝大和脾大。在我国，不同年代 HCV 感染的途径不同，病情发展及严重程度也有所差异。

需要注意的是，部分 HCV 感染者可能表现为抗 -HCV 阳性但血清 HCV RNA 阴性，且肝功能持续正常。对于这种“既往感染”的类型，仍建议进行定期检查，因为肝脏内或外周血单核细胞内可能仍能检测到 HCV RNA，这表明感染可能仍在持续。这种无症状但病毒 RNA 可检测的状态提示，即使在无症状的慢性感染者中，病毒复制和肝脏损伤的可能性仍然存在，因此需要持续监测和评估。

（四）慢性丙型肝炎肝外临床表现

慢性丙型肝炎（HCV）感染的影响远不止局限于肝脏，它还与多种肝外疾病相关联，这些肝外临床表现或综合征可能是由于机体对 HCV 感染的异常免疫反应所致。在反应中，免疫复合物的沉积被认为是导致肝外症状的主要机制之一，这些肝外症状的多样性和复杂性要求医生在面对具有相关临床表现的患者时，考虑到 HCV 感染的可能性，并进行相应的筛查。

皮疹是 HCV 感染者中常见的肝外表现，可能表现为多形性红斑、荨麻疹或者紫癜。扁平苔藓是一种影响皮肤和黏膜的炎症性疾病，其特征是紫红色多角形扁平丘疹，常伴有瘙痒。肾小球肾炎是另一种与 HCV 感染相关的肝外表现，患者可能出现血尿、蛋白尿、水肿和高血压等症状。混合型冷球蛋白血症则是一种血液疾病，患者血液中存在异常的冷球蛋白，可能导致雷诺现象、皮肤溃疡和关节炎。

B 细胞淋巴瘤与 HCV 感染之间的关联已经得到证实，特别是在某些类型的非霍奇金淋巴瘤中。此外，迟发性皮肤卟啉病是一种罕见的遗传性疾病，但在 HCV 感染者中可能更为常见，表现为光敏性皮炎、皮肤硬化和色素沉着。

对于出现上述症状的患者，尤其是那些有混合型冷球蛋白血症、肾小球性肾炎、神经疾病或血管炎症状的患者，应进行 HCV 感染的筛查。这不仅有助于确诊 HCV 感染，还可以指导后续的治疗和管理。例如，抗病毒治疗可改善或稳定某些肝外症状，减少并发症的风险。

需要注意的是，HCV 感染的肝外表现可能在肝病症状出现之前或之后发生，有时甚至在肝功能检查正常的情况下也可能出现。因此，对于有相关症状的患者，即使没有明显的肝病表现，也应考虑进行 HCV 筛查。此外，HCV 感染的肝外表现可能与其他疾病的症状相似，因此在诊断时需要排除其他可能的病因。

在治疗方面，除了针对HCV感染的抗病毒治疗外，还需要针对肝外症状进行综合管理。例如，对于出现肾小球肾炎的患者，可能需要肾脏专科的评估和治疗；而对于有神经疾病或血管炎的患者，则可能需要神经科或血管科的干预。通过跨学科的合作，可以为患者提供更全面的治疗方案，提高生活质量，减少长期并发症的风险。

总而言之，HCV感染的肝外临床表现多样，且可能在肝病症状出现之前或之后发生。因此，对于有相关症状的患者，应进行HCV感染的筛查，并根据筛查结果进行相应的治疗和管理。随着对HCV感染肝外表现认识的深入，未来有望开发出更多具有针对性的治疗方法，进一步提高患者的治疗效果和生活质量。

（五）隐匿性丙型肝炎病毒感染

隐匿性丙型肝炎病毒（OHCV）感染是指血清中抗-HCV和HCV RNA均呈阴性，但肝功能异常，且在肝活体组织中可检测到HCV RNA的疾病状态。对于病因不明的持续肝功能异常患者，应考虑OHCV感染的可能性。OHCV感染是输血后丙型肝炎未能得到有效预防和治疗的主要原因之一。

关于OHCV感染的机制一般与以下方面有关：① OHCV与HCV在结构上存在差异，从肝活体组织标本中检测到了病毒的负链RNA，但没有检测到HCV核心蛋白。②感染HCV的肝细胞数量较少，OHCV感染者的受累肝细胞数不到慢性丙型肝炎（CHC）患者的50%。因此，OHCV感染者血清中的HCV载量较低，不易被检测出。③机体免疫功能低下，如HIV感染者以及接受免疫抑制药物治疗的器官移植患者，在感染HCV时，血清中抗-HCV可能呈阴性，而在检测出HCV RNA的标本中，只有54%～63%的样本抗-HCV呈阳性。

另外，肝穿刺活检虽然是诊断OHCV感染的重要标准，但由于其具有侵袭性，应用上存在一定的局限性。通常而言，应先对外周血清、全血、外周血单核细胞等进行HCV RNA检测，因为在OHCV感染者中，外周血单核细胞内检测到HCV RNA的阳性率为57%～70%。抗-HCV核心蛋白的IgG抗体检测被认为是临床诊断OHCV感染的有效方法之一。与抗-HCV核心蛋白阴性的患者相比，抗-HCV核心蛋白阳性患者的肝脏炎症坏死程度更严重，且HCV感染的肝细胞数量更多。OHCV感染的病变程度通常比HCV感染轻，但比原因不明的肝病更为严重。

一般而言，HCV感染组中，肝组织学炎症坏死评分为A1级或以上者占35%，肝纤维化F1级或以上者超过17%，而原因不明肝病组分别为14%和2%，这说明HCV感染可导致肝损伤，其肝组织学炎症坏死和肝纤维化程度较原因不明肝病组严重。应用Logistic回归方法进行分析，认为HCV是肝炎症坏死和肝纤维化存在的独立危险因素。另外，需要注意的是，与HCV感染者相比，OHCV（非丙型肝炎病毒感染）感染者的胆固醇、三酰甘油水平明显偏高，但甲胎蛋白、血清铁、ALT（丙氨酸氨基转移酶）、GGT（γ-谷氨酰转肽酶）等指标明显偏低。在组织学方面，OHCV 感染者的病情、炎症坏死程度和纤维化程度较轻；被感染的肝细胞数量较少（5.3% vs 10.1%），但肝细胞脂肪变比率无差异。综上所述，OHCV 感染引起的病变较 HCV 感染者要轻。尽管如此，OHCV 感染仍可能引起肝硬化和肝癌。

（六）肝硬化

肝硬化是一种严重的慢性肝脏疾病，其特征是肝脏结构的重组和纤维化，导致肝功能逐渐丧失，这一病理过程是由多种因素引起的，包括长期的病毒性或非病毒性肝炎、酒精性肝病、遗传性疾病如血色病或威尔逊病（铁或铜的过度沉积），以及胆道疾病等，这些因素共同作用于肝脏，导致正常肝细胞被纤维组织所替代，形成瘢痕和结节，最终影响肝脏的正常功能。

肝纤维化是肝硬化发展的前一阶段，其特点是细胞外基质的过度积累和降解功能的下降。在持续的病毒感染，如丙型肝炎病毒（HCV）感染的情况下，肝门静脉周围的网状细胞外基质生成增多，同时，肝脏对相关酶的抵抗作用增强，导致细胞外基质的降解受阻，这些变化是肝纤维化的起始因素。随着时间的推移，肝脏纤维组织的弥漫性增生，形成再生小结节和假小叶，肝内血管结构也随之改变，最终导致肝硬化的形成。

肝硬化的进展是一个缓慢的过程，可能需要数年至数十年的时间。在疾病的早期，患者可能没有任何症状，或者仅有轻微的非特异性症状，如乏力、食欲不振等。随着疾病的进展，肝功能逐渐从代偿期过渡到失代偿期，患者会出现黄疸、腹水、蜘蛛痣、肝性脑病等更为明显的症状。

在丙型肝炎肝硬化患者中，肝功能失代偿的发生率为每年 3% ~ 4%。对于处于代偿期的丙型肝炎肝硬化患者，10 年存活率大约为 80%。然而，一旦患者进入失代偿期，其存活率将显著下降，10 年存活率仅为大约 25%，这一数据强调了早期诊断和及时治疗的重要性，以防止肝硬化的进一步恶化。

治疗肝硬化的目标是减缓疾病的进展、管理并发症，并提高患者的生活质量。治疗方法包括药物治疗、生活方式的改变，以及在适当的情况下进行肝移植。对于丙型肝炎肝硬化患者，近年来抗病毒治疗的进步已经显著提高了治疗效果，减少了疾病进展的风险。

总而言之，肝硬化是一种复杂的慢性肝病，其发展过程涉及多种因素和机制。早期识别和管理是改善患者预后的关键。随着医学研究的不断进展，对肝硬化的理解和治疗策略也在不断改进，为患者带来了更多的希望。

（七）肝癌

肝癌，作为全球癌症死亡率排名前列的恶性肿瘤，其发生与多种因素有关，其中嗜肝病毒的慢性感染是一个重要因素。尽管嗜肝病毒本身并无直接致癌作用，但大量肝癌患者确实存在慢性感染的病史。在丙型肝炎病毒（HCV）导致的肝硬化患者中，肝细胞癌（HCC）的年发生率介于 1.4% 和 6.9% 之间，成为这些患者面临的主要生命威胁之一。

肝癌的发生与病毒因素和宿主因素的相互作用密切相关。HCV 的某些蛋白，包括核心抗原 C、NS_{5A} 和 NS_3 蛋白等，已被证实在促进 HCC 发展中起着重要作用，这些病毒蛋白可通过调节宿主细胞内的多种癌基因和抑癌基因，在 HCC 的形成中发挥作用。此外，HCV 的慢性感染会导致机体免疫失调和持续的肝功能损伤，这些都是 HCC 发展的重要诱因。炎症介质和病毒相关蛋白的大量产生，可能会影响肝细胞内的信号通路和基因表达，加速细胞周期，进而促进 HCC 的发生和发展。除了上述因素，HCV 相关性肝癌的其他主要危险因素还包括肝硬化、HCV 与其他病毒的混合感染、酗酒等。

在肝癌细胞中，蛋白激酶 C-alpha 的表达显著增加，这一发现表明蛋白激酶 C-alpha 在 HCV 感染相关的肝癌形成过程中扮演着重要角色。通过对 HCC 患者外周血蛋白质组的分析，研究人员发现，伴有 HCC 的 HCV 感染导致的肝硬化患者与不伴有 HCC 的患者在外周血中的蛋白质组表达存在差异。此外，HCC 在早期和严重期的蛋白质组表达也有所不同，这些差异可以作为 HCV 性肝硬化患者发生 HCC 时的早期生化诊断指标。

肝癌的早期诊断对于提高患者的生存率至关重要。目前，影像学检查如超声、CT 和 MRI 是常用的肝癌筛查和诊断手段。然而，这些方法在早期肝癌的检测上存在一定的局限性。因此，寻找更为敏感和特异的生化标志物，对于提高肝癌的早期诊断率具有重要意义。随着蛋白质组学和基因组学技术的发展，未来有望发现更多与 HCC 发生相关的生物标志物，从而为肝癌的早期诊断和治疗提供新的策略。

在治疗方面，肝癌的治疗策略包括局部治疗如射频消融、经皮酒精注射、微波消融、介入治疗，以及系统治疗如靶向治疗和免疫治疗。对于适合手术的患者，肝切除术和肝移植是两种可能的治疗选择。然而，由于肝癌在早期往往无明显症状，许多患者在确诊时已处于中晚期，错过了最佳治疗时机。因此，加强对高危人群的监测，提高肝癌的早期诊断和治疗，对于改善患者的预后具有重要意义。

总而言之，肝癌是一种严重的恶性肿瘤，其发生与嗜肝病毒的慢性感染有着密切的关系。通过深入研究 HCV 与肝癌之间的关系，以及开发新的诊断和治疗方法，我们可以更好地对抗这一疾病，提高患者的生存率和生活质量。

（八）混合感染

HCV与其他病毒的重叠、合并感染统称混合感染。在我国HCV与HBV或HIV混合感染较为多见。

1.HCV和HBV混合感染

HCV和HBV都是嗜肝病毒，它们可以引起急性和慢性肝炎，导致肝纤维化、肝硬化甚至肝癌。尽管HBV和HCV感染在临床上有其独特的特点，但当两种病毒共存于同一宿主时，它们的相互作用会对肝脏健康产生更为复杂的影响。

混合感染，即HBV和HCV同时感染同一患者，其发生率相对较低。然而，慢性HBV感染者发生HCV的重叠感染的情况较为常见。在这种共感染状态下，两种病毒可以在肝细胞内共存，并通过不同的机制相互作用，加剧肝脏的损伤。HBV/HCV混合感染相较于单一病毒感染，更容易导致严重的肝损伤，增加患者发展为肝硬化、肝功能失代偿或肝癌的风险。

需要注意的是，HCV感染者中可能存在隐匿性HBV感染，这种情况的发生与宿主的免疫反应有关。隐匿性HBV感染可能在HCV感染的背景下重新激活，导致肝脏疾病的恶化。此外，HCV和HBV的混合感染可能会影响患者的免疫应答，特别是在抗病毒治疗中，这可能会影响治疗效果。

在抗病毒治疗前，对混合感染患者的血清学和病毒学指标进行详细评估是非常必要的，这有助于确定最合适的治疗方案，并预测治疗的潜在效果。过去，人们普遍认为HBV/HCV混合感染者对干扰素的应答率较低。然而，当前对于那些以HCV感染为主、HBV DNA复制水平较低（$< 10^4$IU/mL）的患者，使用干扰素治疗仍然是可行的，并且可以获得较为稳定的病毒持续应答。

两种病毒之间的相互作用可能会导致肝功能的进一步恶化。HCV感染可能会加剧HBV感染的肝脏损伤，反之亦然。这种相互作用可能会影响肝脏疾病的自然进程，使得治疗更加复杂。因此，对于混合感染患者的治疗策略需要综合考虑病毒学特征、肝脏损伤程度、患者的免疫状态以及其他相关因素。

总而言之，HBV和HCV的混合感染是一个临床上需要特别关注的复杂问题。对这类患者的管理需要个体化的治疗策略，以及对病毒学和免疫学指标的持续监测。随着抗病毒治疗的进步，特别是直接作用抗病毒药物的出现，为HBV/HCV混合感染者提供了更多的治疗选择，有望改善这些患者的预后。

2.HCV和HIV混合感染

HCV和HIV的传播途径存在相似之处，尤其是在血液传播方面，这使得HIV感染者中同时感染 HCV 的情况较为普遍。HIV 的主要攻击目标是 CD4+T 细胞，而这些细胞在清除 HCV 病毒血症以及防止 HCV 急性感染转变为慢性感染的过程中扮演着至关重要的角色。因此，HIV 感染的存在会对 HCV 感染的自然进程产生显著的负面影响。

当 HIV 和 HCV 发生混合感染时，这种双重感染会加速丙型肝炎的疾病进程。研究表明，双重感染的患者发展为肝硬化和肝细胞癌（HCC）的风险远远高于仅感染 HCV 的患者。此外，患者的 CD4+T 细胞计数越低，病情的发展速度就越快，预后也越差。

一般而言，通过血液传播和静脉注射毒品是感染 HCV 的重要危险因素。在 HIV 感染者中，总的 HCV-IgG 阳性率高达 63.164%，这一比例显著高于中国一般人群的 3%，可见对 HIV 感染者进行 HCV 筛查的重要性。经进一步分析，在经性接触感染 HIV 的人群中，HCV 感染率显著低于经血途径感染 HIV 的人群，这表明性传播途径与 HCV 感染的关联性较低。然而，值得注意的是，由于地域差异和性伴侣的不同，经性感染 HIV 的人群中 HCV 合并感染率存在统计学意义上的差异。由此可见，在进行 HIV/HCV 混合感染的预防和治疗时，需要考虑到地区和行为因素的多样性。

对于 HIV/HCV 混合感染的患者，治疗策略需要综合考虑两种病毒的特点和患者的免疫状态。目前，抗逆转录病毒治疗（ART）是 HIV 感染的标准治疗，而直接作用抗病毒药物则是治疗 HCV 感染的有效手段。在治疗过程中，医生需要密切监测患者的病毒载量、肝功能以及 CD4+T 细胞计数，以评估治疗效果和调整治疗方案。此外，对于 HIV/HCV 混合感染的患者，预防措施同样重要，这包括避免高风险行为，以及在医疗操作中采取严格的感染控制措施。通过这些综合性的预防和治疗措施，可以有效减缓 HIV/HCV 混合感染的疾病进程，改善患者的生活质量和预后。

（九）肝脏移植后 HCV 感染的复发

丙型肝炎相关终末期肝病患者在进行肝脏移植后，丙型肝炎的复发是一个常见的问题。当前，肝移植后第一年的 HCV 复发率约为 50%，而术后五年的复发率则高达 100%。肝移植后 HCV 的复发最早可能发生在手术的再灌注阶段。大多数患者在移植后的第四天，血清中的病毒载量就会恢复到移植前的水平。通常在移植后一个月左右，病毒量会增多并达到一个相对稳定的水平。

在肝移植后 HCV 复发的患者中，不到 10% 的患者会出现胆汁淤积性肝炎的肝损伤表现。这种类型的肝炎通常在移植后一个月开始出现，并可能在 3 ~ 6 个月内迅速进展为肝衰竭，对患者的健康构成严重威胁。针对肝移植后 HCV 感染的复发，医生和患者需要密切监测患者的肝功能和病毒载量，以便及时发现复发并采取相应的治疗措施。目前，已有一些抗病毒药物被用于预防或治疗肝移植后 HCV 的复发，但效果和适用性仍须进一步研究和评估。此外，肝移植后的患者需要继续遵循健康的生活方式，避免可能对肝脏造成额外负担的行为，如饮酒和吸烟，以减少复发的风险。

丙型肝炎病毒（HCV）感染在肝脏移植后复发的现象是一个严重的临床问题，其病程进展速度在免疫功能受损的患者中明显加快。通常而言，移植后5年内，有9%～28%的患者会再次发展为肝硬化，这一比例远高于免疫功能正常的丙型肝炎患者。此外，这些患者的5年生存率也显著低于未感染HCV的肝移植患者。一旦移植的肝脏发生肝硬化，患者出现并发症的风险将显著增加，且这些并发症的危险性高于免疫功能正常的肝硬化患者。肝移植后丙型肝炎复发的风险与多种因素相关，包括移植时的HCV RNA水平、移植后免疫抑制的程度、供肝的质量等。具体如下：

第一，移植后早期即出现严重肝病变的患者预后较差，这表明疾病可能在移植后迅速恶化，需要密切监测和及时干预。

第二，移植后HCV感染复发越早，患者的预后越差，这强调了在移植后早期进行抗病毒治疗的重要性。

第三，HCV-RNA复制活跃的患者预后不佳，这表明病毒复制水平是影响复发和预后的关键因素。

第四，供体年龄较大或合并脂肪肝的患者预后较差，这可能与供肝的质量有关，影响移植后的肝脏功能。

第五，免疫抑制药物的使用是移植后HCV复发的一个重要因素。这些药物可能导致病毒复制增加，尤其是在剂量较大或作用较强的药物使用下，复发率较高。

免疫抑制药物的种类和数量对丙型肝炎的复发有着直接的影响。在肝移植后，为了预防排斥反应，患者需要长期使用免疫抑制药物，但这同时也为HCV的复发提供了条件。因此，如何平衡免疫抑制和抗病毒治疗，成为肝移植后管理的关键。需要注意的是，关于HCV基因型对病情复发的影响，目前的研究结果并不一致，存在一定的争议。不同的HCV基因型可能对抗病毒药物的敏感性和疾病的进展速度有不同的影响，这需要进一步的研究来明确。

针对肝移植后HCV复发的患者，治疗策略需要综合考虑患者的免疫状态、病毒载量、肝功能以及可能的并发症。目前，直接作用抗病毒药物在治疗HCV感染方面取得了显著进展，对于肝移植后HCV复发的患者，这些药物可能提供了新的治疗选择。然而，治疗方案的选择需要根据患者的具体情况进行个体化调整，并在专业医疗团队的指导下进行。

三、慢性病毒性肝炎（丙肝）的鉴别诊断

慢性丙型肝炎的发展往往隐匿，临床表现不典型，最主要的临床表现是乏力。因此，提高对HCV感染肝外表现的认识可以促进慢性丙型肝炎的早期诊断和及时治疗。目前的相关研究表明，HCV感染与多种疾病密切相关，包括迟发性皮肤卟啉病、扁平苔藓、白癜风、

特发性混合性冷球蛋白血症、膜增生性肾小球肾炎、非霍奇金淋巴瘤等。此外，HCV 感染还可能与糖尿病、低度恶性 B 细胞淋巴瘤、Mooren 角膜溃疡、自身免疫性甲状腺炎、Sjogren 综合征（干燥综合征）、特发性肺纤维化、关节痛、肌痛等疾病有关联，这些肝外表现可能为 HCV 感染的诊断提供线索，尤其是在肝功能检查结果不典型或不明显的情况下。

了解这些肝外表现对于临床医生而言至关重要，因为它们可能成为慢性丙型肝炎诊断的重要线索。例如，当患者出现皮肤病变、血液异常、肾脏疾病或自身免疫性疾病时，医生应考虑到潜在的 HCV 感染可能性，并进行相应的检测。早期识别和治疗 HCV 感染不仅可以减缓肝病的进展，还可预防或减轻与 HCV 相关的肝外并发症。

（一）HCV 感染和冷球蛋白血症

混合型冷球蛋白血症（mixed cryoglobulinemia，MC）是由于血液中冷球蛋白增多并沉积在组织而引起的疾病。冷球蛋白本质上是免疫球蛋白，其特点是在遇冷时发生沉淀，加热则溶解。冷球蛋白血症分为原发性和继发性。据报道，大部分冷球蛋白血症病例没有明确的病因，属于原发性。大约 20% 的冷球蛋白血症病例是继发性的，可能继发于多种疾病，如系统性红斑狼疮（SLE）、结节性多动脉炎、系统性硬皮病、Sjogren 综合征（干燥综合征）、变应性血管炎、肢端发绀症、网状青斑、黄色瘤、天疱疮、疱疹样皮炎及皮肤卟啉病等；也可能继发于某些恶性肿瘤，如多发性骨髓瘤、淋巴瘤、肝癌、慢性淋巴细胞白血病等；或者是慢性感染，如瘤型麻风、亚急性细菌性心内膜炎等。

根据冷球蛋白的分类方法，冷球蛋白血症可分为三种类型：Ⅰ型由单一的单克隆免疫球蛋白组成，可以是 IgM、IgG、IgA 或本 – 周蛋白（Bence–Jones protein）；Ⅱ型为混合单克隆型，其冷球蛋白是具有抗自身 IgG 活性的单克隆免疫球蛋白，主要是 IgM、类风湿因子（RF），偶尔也有 IgG 或 IgA；Ⅲ型为混合多克隆型，约占总数的 50%，由多株多克隆的免疫球蛋白组成，如 IgM–IgG、IgM–IgG–IgA 等复合物，均具有 RF 活性。Ⅱ型和Ⅲ型冷球蛋白血症也被称为混合型冷球蛋白血症。

混合型冷球蛋白血症的临床表现多样，可以包括皮肤损害（如紫癜、溃疡）、关节痛、神经病变、肾脏受累（如膜性增生性肾小球肾炎）等。此外，冷球蛋白血症与某些病毒感染，特别是 HCV 感染，有着密切的关联。在 HCV 感染的患者中，混合型冷球蛋白血症的发生可能与病毒诱导的免疫复合物沉积有关，这些免疫复合物在低温下形成并沉积在血管内皮，导致组织损伤和炎症反应。因此，对于 HCV 感染的患者，监测冷球蛋白水平和相关症状对于早期诊断和管理冷球蛋白血症至关重要。

混合型冷球蛋白血症（MC）与丙型肝炎病毒（HCV）感染的关系非常密切。与非 HCV 感染者相比，HCV 感染者发生 MC 的风险高出 10 倍以上。大约 50% 的 HCV 感染者血液中会出现冷球蛋白，其中约 10% 的患者会出现临床症状。冷球蛋白血症的典型临床表现包括紫癜、无力和关节痛的三联征，这些症状与小血管内冷球蛋白复合体的沉积有关。大约一半的患者会合并肾炎，表现为肾病综合征，肾脏受累的程度是决定预后的关键因素。

通常而言，即使在抗 -HCV 阴性的Ⅱ型特发性混合性冷球蛋白血症患者的血清和冷凝蛋白中，也可以检测到 HCV RNA。40% 的特发性混合性冷球蛋白血症患者的皮肤中可以检测到 HCV 抗原，35% ~ 60% 的患者肾脏损害与特发性混合性冷球蛋白血症有关。81% 伴有膜增生性肾小球肾炎的特发性混合性冷球蛋白血症患者外周血中可以检测到 HCV RNA。

大多数冷球蛋白血症患者无症状，但较为常见的是高黏滞综合征的症状，如疲劳、虚弱、皮肤和黏膜出血、视力障碍、头痛以及各种各样的其他神经症状。10% ~ 25% 的患者表现为特发性混合性冷球蛋白血症的临床综合征，主要的临床表现具体如下：

1. 皮肤、黏膜损害

皮肤、黏膜损害，在病程早期，多数患者仅表现为在遇冷或接触冷水时出现手指或足趾的雷诺现象。然而，在这些病例中，并非所有患者都会出现典型的肢端苍白 – 发绀紫红色经过，而是更多病例以发绀为主要表现，且其症状在夏季比冬季更为常见，这种发病与环境温度无关。反复发作的非血小板减少性紫癜无瘙痒，常分布于下肢，尤其是踝周围，也可出现在鼻、耳、口腔等其他暴露部位。紫癜呈间歇性发作，成批出现，每次发作可持续数天到一周，多数病例可反复发作多年，消退后局部可能留有色素沉着。在踝等关节处的皮损有时可发展为皮肤溃疡。尽管冷球蛋白血症仍在进行性发展，但紫癜有时可自行缓解，不少病例可反复出现寒冷性荨麻疹。这些皮肤黏膜的表现有时可能是疾病活动的唯一症状。

2. 关节疼痛

特发性混合性冷球蛋白血症（MC）是一种复杂的免疫介导性疾病，其临床综合征的表现形式多样，其中多关节疼痛是常见的早期症状之一，这种疼痛可以影响全身任何关节，但以手和踝关节的受累最为常见，这些关节症状可能包括疼痛、肿胀、僵硬和活动受限，严重影响患者的日常生活和工作能力。

关节疼痛的性质可能是钝痛或剧痛，有时伴随有肌痛，这种肌痛可能局限于关节周围，也可能是全身性的。在某些情况下，即使没有明显的关节症状，患者也可能经历轻度的肌痛和乏力，这些症状可能与免疫系统的异常活动有关。值得注意的是，与类风湿性关节炎等其他关节疾病相比，MC 相关的关节症状通常不伴随有显著的晨僵现象。

关节和肌肉的症状在 MC 患者中的表现可能与病情的其他方面不平行，有时可能随着疾病的进展而消失或变化。这种症状的波动性反映了 MC 的免疫病理机制的复杂性，其中免疫复合物的沉积、血管炎症和免疫细胞的活化都可能发挥作用。此外，MC 的关节病变可能与其他系统性症状相互作用，如皮肤损害、肾脏受累和神经系统症状，共同构成了 MC 的多系统临床表现。

在治疗 MC 的关节症状时，通常需要综合考虑患者的整体病情和症状的严重程度。治疗方法可能包括将非甾体抗炎药（NSAIDs）用于缓解疼痛和肿胀，将免疫抑制剂用于控制免疫介导的炎症反应，以及针对潜在病因的治疗，如抗病毒治疗。在某些情况下，可能还需要物理治疗和职业治疗来帮助患者恢复关节功能和提高生活质量。

由于 MC 的临床表现多样，治疗需要个体化，需要根据患者的具体症状和疾病活动度来调整。例如，对于有显著关节症状的患者，可能需要更积极地免疫调节治疗；而对于关节症状较轻或无症状的患者，则可能更多地侧重于监测和支持性治疗。此外，患者教育和心理支持对于帮助患者应对疾病的心理和情绪影响也非常重要。

总而言之，特发性混合性冷球蛋白血症的关节症状是疾病多系统临床表现的一部分，需要综合治疗和个体化管理。随着对 MC 病理机制的深入了解和治疗手段的不断进步，患者的预后有望得到改善。

3. 肾的损害

肾脏受累的临床表现多样，从轻微的尿检异常到显著的肾功能衰竭都有可能出现。在 MC 患者中，肾脏受累的表现主要包括水肿、大量蛋白尿和高血压，这些症状可能提示着肾脏炎症的存在。大多数肾损害的患者表现为急、慢性肾小球肾炎，其特点是肾小球的炎症和免疫复合物的沉积。这些沉积物可能导致肾小球的损伤和滤过功能下降，从而引起蛋白尿和血尿。在一些病例中，肾损害可能进展为急进性肾炎，这是一种罕见但极为严重的病变，可以迅速导致肾功能衰竭和尿毒症。

需要注意的是，MC 相关的肾损害有时可能是无症状的，许多患者在常规化验或随访检查中才被发现有蛋白尿、血尿、脓尿及红细胞管型等尿检异常。尿蛋白主要为清蛋白，而尿液中的轻链和本周蛋白通常不高，这有助于区分 MC 相关的肾病综合征与其他肾脏疾病。

由于肾脏损害在 MC 患者中较为常见，因此在对 MC 患者的诊断和治疗过程中，应对肾脏及其功能进行常规检查。这包括尿液分析、血液生化检查、肾功能测试以及可能的肾脏超声检查。对于有肾脏受累迹象的患者，可能需要进行更为详细的肾脏评估，如肾活检，以确定病理类型和炎症程度，从而指导治疗决策。

4. **消化系统**

在MC患者中，消化系统受累的情况较为常见，大约有2/3的患者会出现不同程度的肝脏肿大，有时伴随脾脏肿大。这些改变可能与肝脏的炎症、血管炎、肝硬化和纤维化有关，这些病理变化在肝活组织检查中可以得到证实，常见的组织学特征包括浆细胞和淋巴细胞的浸润。

尽管肝脏受累在MC患者中较为普遍，但大部分患者的肝功能异常通常是无症状的，只有在疾病进展到更严重的阶段，如肝硬化或急进性肝衰竭时，患者才会出现明显的症状。在这些情况下，患者可能会出现门脉高压的症状，如腹水、食管静脉曲张和上消化道出血。对于MC患者，定期监测肝功能和进行肝脏影像学检查是非常重要的，以便及时发现并处理肝脏并发症。

除了肝脏受累，MC还可能影响胃肠道系统。胃肠道血管炎可能导致患者出现不定位性的腹痛，尤其是在寒冷环境中，腹痛可能会加剧或诱发新的发作。在某些情况下，患者可能会出现上消化道出血或便血，这可以通过大便隐血试验来检测。此外，肠系膜动脉供血不足可能导致患者出现腹泻或便秘，这些症状可能与血管炎引起的局部缺血有关。

在MC患者中，非典型性消化性溃疡的发生虽然不常见，但在临床实践中也有所报道。这些溃疡可能与血管炎导致的局部血流减少有关，也可能与免疫复合物在胃肠道黏膜的沉积有关。对于有消化性溃疡症状的MC患者，除了常规的抗酸和保护胃黏膜的治疗外，还需要针对MC本身的治疗，以减少复发的风险。

5. **神经系统**

约1/3的患者可出现中枢神经系统症状，Ⅲ型较Ⅰ、Ⅱ型的患者更常见，表现为脑病、脑神经麻痹、锥体束征、脊髓炎和锥体外系统表现。这些病变主要是由冷球蛋白在中枢神经系统血管壁的沉积，造成中枢的血管炎症，使该部位发生淤血、出血和炎性细胞浸润，同时可有神经脱髓鞘发生。一些患者也可有多发性非对称性周围神经病变，早期表现为感觉异常，也可出现运动障碍、肌萎缩、肌力减退和肌电图异常。

6. **其他损害**

混合型冷球蛋白血症也可能累及心脏，表现为心肌炎、冠状动脉炎、一过性心包炎和心律失常等，但发生率较低，且常常是无症状性的。肺部受累可表现为肺间质纤维化和轻度胸膜炎。个别病例可能出现肾上腺皮质和胰腺受累的现象，这些通常通过病理学检查发现。有时患者可出现全身浅表淋巴结肿大或下肢淋巴结肿大。

体格检查可能发现全身淋巴结肿大、紫癜、肝脾大、视网膜静脉明显充血和局限性狭窄。实验室检查可发现贫血。血清蛋白电泳出现典型的M峰，经免疫电泳或免疫固定法证明为 IgM，据此可确诊。骨 X 线检查可显示骨质疏松，但溶骨损害少见。骨髓检查可见浆细胞、淋巴细胞及浆细胞样淋巴细胞有程度不等的增加。冷球蛋白血症病理上表现为弥散性系膜增生性肾小球肾炎或膜增生性肾小球肾炎，可见肾小球毛细血管襻嗜酸性透明样“假血栓”（系冷球蛋白沉积所致）。免疫荧光镜下可见 IgG、IgM 和 C_3 等呈颗粒样沉积。电镜下可见内皮下微纤维或微管样沉积，典型者呈“指印”样。分别有 25% 和 5% 的患者表现为急性肾炎综合征和少尿型急性肾衰竭。约 80% 的患者血清 C_3 和 C_4、CH_{50} 降低，可有一过性抗核抗体（斑点状）阳性。

对于遇冷时出现或加重的非血小板减少性紫癜、关节肌肉疼痛，伴有或不伴有肾炎的病例，应高度怀疑原发性冷球蛋白血症的可能。50 岁以上起病的患者，常伴多系统受累（紫癜、皮肤溃疡、Raynaud 现象、多发性对称性关节痛但很少有关节变形、外周神经病变等），血冷球蛋白阳性和典型的病理表现有助于诊断。早期使用糖皮质激素或联合应用环磷酰胺有一定疗效。与非 HCV 相关性 MC 相比，继发于 HCV 感染的 MC 临床症状较轻，其发热、淋巴结肿大、关节受累、雷诺现象等表现相对少见，但血液类风湿因子阳性率较高，肾脏受累较常见，表现为膜增生性肾小球肾炎（MPGN）。

（二）HCV 感染和迟发性皮肤卟啉病

丙型肝炎病毒（HCV）感染与迟发性皮肤卟啉病（PCT）之间的关系已经得到了广泛的关注。迟发性皮肤卟啉病是一种以光敏性皮炎、面部多毛、皮肤瘢痕、粗糙、增厚和色素改变为特征的疾病，它既可以是遗传性的，也可以是获得性的。PCT 的发病机制主要与血红素合成途径中的酶缺陷有关，尤其是尿卟啉原脱氨酶（UROD）的活性降低，导致卟啉前体物质的积累。HCV 感染与 PCT 的关联性主要体现在以下方面：

第一，肝脏的直接损害：HCV 感染可能导致肝脏炎症和肝细胞损伤，进而影响肝脏对卟啉前体物质的处理能力。肝脏是卟啉代谢的主要场所，HCV 感染引起的肝功能不全可能导致卟啉代谢紊乱，从而促进 PCT 的发展。

第二，铁代谢紊乱：HCV 感染可能通过诱导肝脏铁负荷增加，进而影响卟啉的合成。铁是卟啉合成的必需元素，铁过量会加速卟啉前体的产生，导致 PCT 的临床表现加剧。

第三，免疫反应：HCV 感染可能引起机体异常的免疫反应，这可能与 PCT 的发病机制有关。通常而言，HCV 感染可能导致自身免疫性反应，这可能影响卟啉代谢途径中的酶活性，从而促进 PCT 的发展。

第四，慢性炎症：慢性丙型肝炎患者的体内存在持续的炎症状态，这种慢性炎症可能通过多种机制影响卟啉代谢，包括诱导氧化应激和干扰肝脏的正常功能。

在临床上，对于 PCT 患者进行 HCV 标志物的检测是非常重要的，因为 HCV 感染可能加剧 PCT 的临床表现，并且 HCV 的治疗可能对 PCT 的病程有积极影响。治疗 HCV 感染可能有助于改善 PCT 患者的预后，减少皮肤病变和其他并发症的发生。

PCT 的临床表现多样，包括光敏性皮炎，皮肤瘢痕、粗糙、增厚和色素沉着。患者通常在阳光暴露后出现皮肤症状，如红肿、水疱、大疱和溃疡。这些症状主要出现在皮肤的暴露部位，如面部、手背和前臂。此外，PCT 患者还可能出现多毛症，尤其是在面部、颈部和前臂。

对于 PCT 的诊断，除了临床表现外，还需要实验室检查的支持。尿卟啉的排泄量增加是 PCT 的一个重要生化特征。通过检测尿液中的卟啉水平，可以辅助诊断 PCT。此外，血清铁、铁蛋白和转铁蛋白饱和度的测定也有助于评估铁代谢状态，这对于 PCT 的诊断和治疗都具有重要意义。

（三）HCV 感染和非霍奇金淋巴瘤

非霍奇金淋巴瘤（NHL）的发生与丙型肝炎病毒（HCV）感染可能存在关联。近年来，众多研究报告支持这一联系，但同时也有一些争议存在。目前，关于 HCV 相关性淋巴瘤的确切发病机制仍然不是完全明确。

非霍奇金淋巴瘤的发病通常表现为无痛性淋巴结肿大，这些肿大的淋巴结可能累及颈部或腹股沟，或者两者同时受累。肿大的淋巴结触感呈橡胶状，分散存在，随后可能会相互连接。此外，患者也可能伴有高热或其他系统性症状。大约 15% 的患者病变发生在扁桃体、鼻咽部、鼻腔及鼻窦等部位，常伴随吞咽困难、鼻塞、鼻出血等症状；纵隔和腹膜后淋巴结的肿大可能导致对各种器官的压迫症状。许多非霍奇金淋巴瘤患者还可能累及消化道，表现为腹痛、腹泻和腹部包块。在弥散性大细胞淋巴瘤的患者中，最初侵犯皮肤和骨骼的占 15%，而小淋巴细胞淋巴瘤的患者占 7%，约有 33% 的患者伴有广泛的腹部或胸部病变。由于淋巴管阻塞，可能会分别出现乳糜状腹水和胸腔积液。在疾病晚期，还可能出现发热、消瘦、盗汗、脾大等症状，这些症状表明病变是弥散性的。与 HCV 相关的 NHL 易于出现淋巴结外的累及，常见部位包括肝脏和唾液腺，不常见的部位还包括胃黏膜。

非霍奇金淋巴瘤的诊断只有通过被切除的组织进行组织学检查才能确立。对于浅表淋巴结肿大的患者，应取完整的淋巴结以防止组织挤压；局部有肿块的患者应进行活体组织采取；对于结外型的病变，还可以借助内镜和穿刺细胞学检查来辅助诊断；对于胸腔或腹腔内的病灶，手术治疗在诊断上也是必要的。组织学上通常的诊断标准包括正常淋巴结结构的破坏，以及包膜和邻近脂肪被典型的肿瘤细胞侵犯。表型检查可以确定细胞来源及其亚型，这对判断预后和确定治疗方案都可能有重要价值。通过免疫过氧化酶检查（常用于未分化恶性肿瘤的鉴别诊断）可以确定白细胞抗原（CD45）的存在，以排除转移性癌症，这种方法可以在固定组织上使用来测定白细胞抗原。利用免疫过氧化酶方法也可以在固定组织上对大多数表面标志进行检查，然而基因重排和细胞遗传学检查则必须使用新鲜组织。

（四）HCV 感染和扁平苔藓

丙型肝炎病毒（HCV）感染与多种肝外表现有关，其中包括与皮肤和黏膜疾病的关联。扁平苔藓（LP）和口腔扁平苔藓（OLP）是两种慢性炎症性皮肤病，它们与 HCV 感染之间的联系已经引起了医学研究者的关注。

皮肤扁平苔藓的特点是在皮肤上出现扁平、紫罗蓝色且有光泽的多角形丘疹，这些丘疹通常会引起患者的瘙痒感。当丘疹融合时，皮肤表面会出现类似苔藓的纹理。LP 可以出现在身体的任何部位，包括手臂、躯干、生殖器、指甲和头皮等，这种疾病的确切原因尚不完全清楚，但研究表明，它可能与自身免疫反应有关，其中免疫系统错误地攻击了身体自己的皮肤和黏膜组织。

口腔扁平苔藓则是一种影响口腔黏膜的疾病，特征是形成网状、树枝状、环状等不同形态的条纹。OLP 可能会伴随丘疹、水疱、糜烂等多种病损，给患者带来疼痛、不适和进食困难。OLP 的发病率在不同地区有所不同，介于 0.1% 和 4.0% 之间，而癌变率则在 0.4% ~ 3.3%。由于 OLP 可能与口腔癌的发展有关，因此它被视为一种潜在的癌前病变，需要密切监测和适当的治疗。

HCV 感染与扁平苔藓之间存在一定的关联。HCV 感染可能导致免疫系统的异常反应，从而触发或加剧扁平苔藓的发展。此外，HCV 的慢性感染可能会引起系统性的炎症反应，这种炎症反应可能影响皮肤和黏膜组织，导致 LP 和 OLP 的发生。在某些情况下，HCV 感染的患者可能会出现与扁平苔藓相似的皮肤和黏膜病变，这些病变可能在抗病毒治疗后得到改善。

尽管目前对 HCV 感染与扁平苔藓之间的确切关系尚未完全明了，但这一领域的研究正在不断进展。未来的研究可能会揭示更多关于这两种疾病之间相互作用的机制，从而为患者提供更有效的治疗方法。对于 HCV 感染和扁平苔藓的患者，综合管理策略和定期监测是确保最佳治疗效果和预防潜在并发症的关键。

（五）HCV 感染和肾小球肾炎

肾小球肾炎是一种以肾小球炎症和损伤为特征的疾病，它可以由多种原因引起，包括感染、自身免疫疾病和遗传因素。丙型肝炎病毒（HCV）感染与肾小球肾炎之间的关联已经得到了医学界的关注，尤其是在 HCV 感染者中观察到的肾脏病变。

HCV 感染可能导致多种肾脏疾病，包括膜增殖性肾小球肾炎、膜性肾小球肾炎和肾小管间质炎等。在这些病变中，膜增殖性肾小球肾炎是最为常见的。这种类型的肾小球肾炎通常表现为蛋白尿、血尿、水肿和高血压等症状，这些症状与肾小球的炎症和损伤有关。

HCV 相关性肾病患者的，血液循环中可以检测到冷球蛋白的存在。冷球蛋白是由免疫球蛋白（主要是 IgM 和 IgG）组成的复合物，它们在低温下容易沉淀，而在体温下则溶解。

虽然只有部分 HCV 相关性肾病患者表现出肾外症状，但通过肾穿刺活体组织病理检查（活检）可以发现肾小球中免疫沉淀物的超微结构与冷球蛋白的超微结构相同，且 IgG 和 IgM 免疫球蛋白组成相似。这表明 HCV 相关性肾病的肾损害可能是由冷球蛋白免疫复合物沉积引起的。

在治疗 HCV 相关性肾小球肾炎时，通常需要综合考虑抗病毒治疗和针对肾脏病变的治疗。抗病毒治疗可能包括直接作用抗病毒药物，这些药物能够有效抑制 HCV 复制、减少病毒对肾脏的损害。针对肾脏病变的治疗可能包括免疫抑制剂、抗炎药物和控制高血压的药物，以减轻肾脏的炎症反应和保护肾功能。

需要注意的是，HCV 相关性肾病的治疗需要个体化，因为每个患者的病情和对治疗的反应可能不同。在治疗过程中，医生需要密切监测患者的肾功能和病毒载量，以及可能的并发症，如肝硬化和肝癌。此外，患者的生活方式调整，如戒烟、限制酒精摄入、保持健康的饮食和适量的运动，也对改善预后有重要作用。

（六）HCV 感染和糖尿病

随着社会的发展和生活方式的转变，糖尿病特别是 2 型糖尿病的患病率持续上升，成为公共卫生领域的一个重要议题。糖尿病的发病机制复杂，涉及遗传、生活方式、自身免疫等多种因素。

在 HCV 感染者中，糖尿病的发病率较一般人群为高，平均为 25%。一般而言，HCV 感染本身就是一个增加糖尿病风险的因素，这一风险与肝脏是否受损无关。年龄是慢性 HCV 感染并发糖尿病的一个独立危险因素，随着年龄的增长，患者发展为糖尿病的风险也随之增加。特别是在 50 岁以上的丙型肝炎患者中，2 型糖尿病的发病率显著高于未感染 HCV 的人群；而在 40 岁以上的丙型肝炎患者中，空腹血糖高于正常值上限的比例也显著高于未感染 HCV 的人群。此外，感染 HCV 的年龄越小，伴随糖尿病的风险也越高。

在慢性丙型肝炎伴发糖尿病的患者中，即便未能检测到抗胰岛素抗体，胰岛素抵抗的可能性仍然较高。胰岛素抵抗可能的原因之一是外周组织的胰岛素受体（INSR）数量减少和功能下降，导致这些组织对胰岛素的反应性降低。

HCV 感染与糖尿病之间的关系可能涉及多种机制。通常而言，HCV 可能直接影响胰岛 β 细胞的功能、影响胰岛素的分泌。同时，HCV 感染引起的慢性炎症和免疫反应可能进一步加剧胰岛素抵抗。此外，HCV 感染者常常需要长期使用抗病毒药物，这些药物可能对糖代谢产生影响，从而影响糖尿病的发生和发展。因此，对于 HCV 感染者，尤其是那些年龄较大或有糖尿病家族史的患者，应加强糖尿病的预防和监测。在治疗 HCV 感染的同时，应注意监测血糖水平，采取适当的生活方式干预，如合理饮食、定期运动和控制体重，以降低糖尿病的风险。对于已经发展为糖尿病的 HCV 感染者，应根据个体情况制定综合治疗方案，包括药物治疗、血糖监测和生活方式调整，以控制糖尿病并防止相关并发症的发生。

丙型肝炎患者的肝纤维化程度加剧与胰岛素抵抗的表现密切相关，而肝硬化是慢性丙型肝炎患者发展为非胰岛素依赖型糖尿病（2 型糖尿病）的一个重要危险因素。研究表明，肝硬化和丙型肝炎病毒（HCV）的共同作用可能增加了患者发展为 2 型糖尿病的风险。此外，与由乙型肝炎病毒（HBV）引起的肝硬化相比，由 HCV 引起的肝硬化患者中，2 型糖尿病的发病率更高。

HCV 具有多种基因型，不同基因型 HCV 感染与糖尿病之间的关系也存在一定的争议。例如，当慢性丙型肝炎患者感染的是基因 2a 型 HCV 时，他们不仅更容易发展为糖尿病，而且更容易进展为肝硬化。然而，尽管慢性丙型肝炎患者的糖尿病并发率较高，但以基因 1b 型 HCV 感染更为常见，且这些患者的病情相对较重。

通过对慢性丙型肝炎患者合并糖尿病与未合并糖尿病的临床特征进行对比分析，结果显示两组患者在性别、年龄、体重指数（BMI）以及病程上没有显著性差异。但是，在合并糖尿病的慢性丙型肝炎患者中，有 62.18% 的患者有糖尿病家族史，这与未合并糖尿病的患者相比存在显著性差异。这一发现提示，家族史可能是慢性丙型肝炎患者发展为糖尿病的一个风险因素。

HCV 感染与非胰岛素依赖型糖尿病（2 型糖尿病）之间的关联已经得到了广泛的研究，尽管确切的机制尚未完全阐明，但目前已经提出了几种可能的发病途径：

第一，免疫介导的胰岛细胞损伤：HCV 的包膜蛋白与胰岛细胞中的一个关键酶——谷氨酸脱羧酶（GAD）具有同源序列。这意味着 HCV 形成的免疫复合物可能错误地被免疫系统识别为自身抗原，从而攻击并损伤胰岛 β 细胞，影响胰岛素的产生和分泌。

第二，直接的胰腺组织损伤：HCV 可能在胰腺组织中复制，这可能导致胰岛 β 细胞的功能衰竭，减少胰岛素的产生。长期的病毒感染和炎症反应可能进一步加剧胰腺组织的损伤。

第三，胰岛素抵抗：HCV 感染可能导致肝脏脂肪变，这种肝脏的代谢紊乱可能导致全身性的胰岛素抵抗。胰岛素抵抗是指身体组织对胰岛素的反应减弱，导致血糖水平升高，长期胰岛素抵抗是 2 型糖尿病的主要特征。

第四，铁代谢紊乱：HCV 感染者常常伴随血清铁蛋白水平升高，肝脏铁浓度增加。这种铁代谢的紊乱可能也影响胰腺，导致胰腺铁沉积。铁沉积可能通过氧化应激损伤胰腺细胞，降低胰腺的内分泌功能，进而影响胰岛素的分泌。

除了上述机制，还有其他因素可能参与 HCV 感染与 2 型糖尿病之间的关系，例如慢性炎症、氧化应激、遗传因素以及生活方式等。慢性炎症和氧化应激可能导致胰岛素信号传导途径的障碍，遗传因素可能影响个体对 HCV 感染和糖尿病的易感性，而不良的生活方式，如不健康的饮食和缺乏运动，可能加剧胰岛素抵抗和糖尿病的发展。

第二节　病毒性肝炎（丙肝）的治疗

急性丙型肝炎病毒感染患者中，50% ~ 84% 会发展为慢性感染，其中约 25% 在 3 ~ 20 年内可能演变为肝硬化，并进一步发展为肝细胞癌。在整个丙型肝炎的演变过程中，HCV（丙型肝炎病毒）扮演着关键角色，因此，为了阻止或延缓疾病的进展，有效的抗病毒治疗至关重要。

抗病毒治疗旨在最大限度地抑制病毒复制，甚至清除病毒，减轻肝脏的炎症坏死和纤维化，防止其发展为肝硬化，从而提高患者的生活质量，并减少原发性肝癌的风险。

抗病毒治疗适用于血清中 HCV RNA 呈阳性的丙型肝炎患者。然而，在决定是否进行治疗时，还须考虑以下因素：①若患者血清中的 ALT 或 AST 持续或反复升高，或肝穿刺病理学检查显示存在明显的炎症坏死（G ≥ 2）或中度以上的纤维化（S ≥ 2），这些情况表明疾病易进展为肝硬化，应积极治疗。②对于血清转氨酶持续正常或仅轻微升高，且肝病理组织学检查显示轻微炎症和无明显纤维化的患者，疾病进展通常较慢，发展为肝硬化的可能性较小，可以暂时不进行治疗，但应每 3 ~ 6 个月监测患者的血清 ALT、AST 和 HCV RNA 水平；若已存在明显的纤维化，无论炎症坏死程度如何，都应接受抗病毒治疗。③对于代偿性肝硬化患者，抗病毒治疗的耐受性和疗效可能降低，但治疗可能有助于稳定病情、延缓或阻止病变的进一步发展，治疗决策应基于患者的具体状况和意愿。④失代偿性肝硬化患者可能难以承受干扰素的不良反应，因此通常不建议治疗。⑤患者对治疗的需求和期望也是决定是否进行治疗的重要考虑因素。

目前，针对 HCV 的抗病毒治疗药物种类繁多，其中干扰素 α 是最有效的药物之一，它不仅具有抗病毒特性，还能上调免疫系统功能，激活 NK 细胞，促进树突状细胞成熟和记忆性 T 细胞增殖，防止 T 细胞凋亡。常用的干扰素包括普通 IFNα、复合 IFN 和聚乙二醇化干扰素 α（PEG IFNα）。复合 IFN 的剂量单位是 9μg，相当于普通 IFNα 的 3MU。聚乙二醇化干扰素通过在 IFNα 分子上交联无活性、无毒性的 PEG 分子，延长了 IFNα 在体内的半衰期，每周一次给药即可维持有效血药浓度。目前使用的聚乙二醇化干扰素 α 有两种：PEG IFNα-2a 和 PEG IFNα-2b。两者在结构上的主要区别在于第 23 位氨基酸的不同（前者为赖氨酸 Lys，后者为精氨酸 Arg），以及聚乙二醇化的方式（前者为分支型，聚乙二醇结合位点在第 31 位赖氨酸，分子质量为 40kD；后者为直链型，聚乙二醇结合位点在第 34 位组氨酸，分子质量为 12kD）。尽管两者在结构上有所不同，但在疗效上并无显著差异。

慢性丙型肝炎的抗病毒治疗经历了三个阶段：第一阶段是重组 IFNα 的单药治疗，其持续病毒学应答率较低，大约为 19%；第二阶段是重组 IFNα 与利巴韦林的联合治疗，将持续病毒学应答率提高至 41%；第三阶段是聚乙二醇化干扰素 α（PEG IFNα）与利巴韦林的联合治疗，这是目前最有效的治疗方法，可将持续病毒学应答率提高至 55%。

一、急性丙型肝炎抗病毒的治疗

急性丙型肝炎病毒感染在少数患者中才会出现症状。一般而言，有症状的急性丙型肝炎病毒感染者的病毒自发清除率较无症状者高。若不进行有效的抗病毒治疗，50% ~ 84% 的急性丙型肝炎患者可能发展为慢性肝炎。影响慢性化的因素通常包括性别、年龄、病毒基因型和宿主的免疫状态等。因此，对于丙型肝炎病毒暴露后的群体应实施严格监测，以便及时发现并治疗无症状的急性肝炎。

目前，关于急性丙型肝炎患者开始抗病毒治疗的最佳时机仍有争议。这主要是因为近年来 HCV 感染的自然史发生了变化，在有症状的急性丙型肝炎患者中，52% 的患者能够自发清除 HCV，而在无症状患者中没有出现自发性清除。对于那些容易发生自发性 HCV 清除的患者（如有症状、白人、女性、高 ALT 水平、低病毒载量及基因型 3 型感染者），可以观察 2 ~ 3 个月，若未能自发清除病毒，再开始抗病毒治疗。另外，在发病后的第 8、12 和 20 周进行抗病毒治疗，持续病毒学应答（SVR）率分别可达 95%、93% 和 76%，由此可见，推迟 2 ~ 3 个月开始治疗并不影响 SVR，同时还能减少不必要的药物使用。

目前，α 干扰素治疗对于防止急性丙型肝炎慢性化效果良好，且治疗前的病毒载量和基因型不影响疗效。尽管如此，关于 α 干扰素的疗程、剂量以及是否联合利巴韦林治疗等问题仍存在争议。干扰素治疗可以选择高剂量的普通干扰素或聚乙二醇化干扰素（长效干扰素）。对于 HCV 基因型 1 型的急性感染，治疗周期为 24 周；而 HCV 基因型 2 型或 3 型急性感染的治疗周期为 12 周。另一种策略是，对于早期病毒清除（RVR）的患者，治疗 12 周；对于未获得早期病毒清除或复发的患者，治疗至 24 周。总体而言，24 周的抗病毒治疗可能是最佳选择。在治疗的第一个月，提高普通干扰素的每周剂量可能有助于提高 SVR。

对于感染后平均 89 天（30 ~ 112 天）的急性丙型肝炎患者，使用普通干扰素治疗，前 4 周每天注射 500 万 U 进行诱导治疗，随后每周 3 次，每次 500 万 U 维持治疗 20 周，SVR 率达到 98%（43/44），平均随访 135 周，HCV RNA 持续阴性。对于长效干扰素，多因素分析表明，每周剂量大于 1.2 μg/kg 的 PEG-IFNα-2b 是 SVR 的独立预测因素。至于是否联合利巴韦林治疗，一些临床研究表明，单用干扰素的疗效已经很好，加用利巴韦林并不能显著提高 SVR，且单用干扰素的不良反应较小、费用也较低，适合在大多数患者中使用。对于干扰素单药治疗无应答或合并 HIV 感染的患者，可以考虑联合治疗以提高 SVR。

二、慢性丙型肝炎抗病毒的治疗

慢性丙型肝炎患者接受干扰素抗病毒治疗的疗效与病毒的基因型密切相关。对于基因型 2 或 3 型的慢性丙型肝炎患者，经过 24 周的治疗，可以获得 75% ~ 80% 的持续病毒学应答（SVR）。相对而言，对于基因型 1 型和 4 型的慢性丙型肝炎患者，若治疗周期为 48 周，SVR 的比例则在 45% ~ 55%。

在进行抗病毒治疗时，利巴韦林的给药方式主要有两种：一种是固定剂量方法，即在非基因型 1 型的慢性丙型肝炎患者接受 PEG-IFN α -2b 治疗时，利巴韦林的剂量为 800mg/d；另一种是依据患者体重调整剂量的方法，即体重在 75kg 以下的患者，利巴韦林的剂量为 1000mg/d，而体重超过 75kg 的患者，则给予 1200mg/d 的剂量。

（一）慢性丙型肝炎抗病毒的治疗阶段

1. 治疗前的准备

在开始慢性丙型肝炎的抗病毒治疗之前，患者需要经过一系列的准备工作，以确保治疗的安全性和有效性。以下是详细的准备步骤：

（1）完整的医疗史及临床检查：首先，医生会详细询问患者的医疗史，包括以往的疾病、手术、过敏反应、药物使用情况等；其次，会进行一次全面的临床检查，评估患者的整体健康状况，特别是肝脏的功能状态。

（2）基线值实验室检测：在治疗开始之前，需要进行一系列的实验室检测，以确定患者的基线值，这些检测包括肝生化检测（如 ALT、AST、ALP、总胆红素等）、肾功能检测（如血肌酐、尿素氮等）、血糖水平、血细胞计数（包括血小板、白细胞等）、尿常规检查、甲状腺功能检测以及自身抗体筛查。这些检测有助于评估患者的器官功能，预测可能的并发症，并为后续治疗提供参考。

（3）血清 HCV RNA 定量和 HCV 基因型 / 血清型：通过血清 HCV RNA 定量检测，可以确定病毒的载量，这对于评估疾病的严重程度和治疗的紧迫性至关重要。同时，HCV 基因型和血清型的检测有助于选择合适的抗病毒药物和治疗方案。

（4）肝活检：虽然不是所有患者都需要进行肝活检，但对于部分患者，特别是那些病毒载量较低、肝功能检测结果不明确或存在其他肝脏疾病风险因素的患者，肝活检可以提供肝脏病变程度的直接证据，帮助医生做出更准确的治疗决策。

（5）心肺功能评估：对于老年患者或有心肺疾病史的患者，在开始治疗前进行心肺功能评估是非常重要的。由于抗病毒治疗可能对心肺系统产生影响，确保患者能够耐受治疗是必要的。

（6）心理评估：抗病毒治疗可能会对患者的心理健康产生影响，特别是治疗过程中可能出现的副作用和长期治疗的压力。因此，对于有心理健康问题风险的患者，进行心理评估并提供必要的心理支持是非常重要的。

（7）妊娠试验：对于育龄女性患者，在开始治疗前进行妊娠试验是必要的，因为IFN联合利巴韦林治疗可能对胎儿造成伤害。确保患者未怀孕是保障母婴安全的重要步骤。

完成上述准备工作后，医生将根据患者的具体情况制订个性化的治疗方案，确保治疗的安全性和有效性。在整个治疗过程中，患者应定期进行随访检查，以监测治疗效果和及时处理可能出现的不良反应。

2. 治疗中的注意事项

慢性丙型肝炎的抗病毒治疗是一个复杂且需要严格监控的过程。在治疗期间，患者和医疗团队都应密切关注多个方面，以确保治疗的最大效益并及时处理可能出现的并发症。以下是治疗期间应注意的关键点：

（1）完整的医疗史及每次随诊的临床检查：在治疗的每个阶段，医生都应更新患者的医疗史，并进行全面的临床检查。这包括对患者的症状、体征、药物依从性、生活方式和任何可能的不良反应进行评估，这些信息对于调整治疗方案和预防并发症至关重要。

（2）定期的实验室检测：治疗期间，患者需要定期进行肝生化和肾功能检测。在治疗的前4周，每4周进行一次检测，以监测肝脏和肾脏的功能状态。治疗结束后的6个月内，每2个月进行一次检测。即使患者的HCV未能完全清除，定期复查肝功能也是必要的，以评估肝脏状况和潜在的肝损伤。

（3）血细胞计数监测：在治疗的第1个月，患者应每周进行一次血常规检查，以监测可能的骨髓抑制。之后，每4周检查一次，直至6个月，之后每3个月进行一次。这些检查有助于及时发现血液系统的异常，如贫血、白细胞减少或血小板减少等。

（4）HCV RNA检测：治疗期间，应在第4周、第12周及治疗结束时检测HCV RNA，以评估病毒载量的变化和治疗反应。这些检测结果对于判断治疗效果和是否需要调整治疗方案至关重要。

（5）甲状腺功能监测：所有患者在治疗过程中每6个月、治疗结束后每3～6个月应检查甲状腺功能。如果治疗前已存在甲状腺功能异常，患者应每月进行甲状腺功能检查，以避免治疗引起的甲状腺功能恶化。

（6）心理评估：抗病毒治疗可能对患者的心理健康产生影响。对于表现出明显抑郁症状或有自杀倾向的患者，应及时进行心理评估。在必要时，应暂停治疗并提供密切的心理支持和干预。

（7）视力和听力检查：由于某些抗病毒药物可能影响视力或听力，患者在治疗期间应进行相应的检查，以早期发现并处理这些问题。

（8）心血管评估：对于有心血管疾病风险的患者，治疗期间应进行心血管系统的评估，以确保治疗的安全性。

（9）避孕措施：由于抗病毒治疗可能对胎儿造成伤害，治疗期间应强调避孕的重要性。对于育龄女性患者，应在使用抗病毒药物期间避免怀孕。

（10）随访和 SVR 评估：对于获得 ETVR（治疗结束时病毒学应答）的患者，应进行长期随访，并在治疗结束后 24 周对血清 HCV RNA 进行再次评估，以确认是否有 SVR（持续病毒学应答）。这有助于评估治疗的长期效果，并指导后续的监测和管理策略。

（二）慢性丙型肝炎抗病毒的治疗方案

1. 初治患者的治疗方案

（1）PEG-IFNa 联合利巴韦林治疗方案：针对基因 1 型和 4 型丙型肝炎患者，推荐使用PEG-IFNa（2a 180μg或2b 1.5μg/kg）进行每周一次的皮下注射，同时联合口服利巴韦林，剂量为 1000～1200mg/d。治疗周期通常为 48 周。对于基因 2 型和 3 型丙型肝炎患者，同样采用 PEG-IFNa 每周一次皮下注射，但利巴韦林的剂量调整为 800mg/d，治疗周期则为 24 周。虽然部分研究提出 16 周疗程与 24 周疗程的持续病毒学应答（SVR）率无显著差异，但大规模样本研究并不支持这一结论。在治疗的第 12 周时，通过检测患者血清 HCV RNA 的变化情况，可以作为是否继续治疗的重要参考指标。特别是对于基因 1 型慢性丙型肝炎患者，目前的指导原则认为：①如果 HCV RNA 下降幅度小于 2 个对数级，预示着抗病毒疗效不佳，应考虑停药；②如果 HCV RNA 定性检测转为阴性或低于定量检测的最低限值，应继续治疗至 48 周；③如果 HCV RNA 未转阴，但下降幅度达到或超过 2 个对数级，则继续治疗至 24 周。若 24 周时 HCV RNA 转阴，可继续治疗至 48 周；如果 24 周时仍未转阴，则建议停药观察。

（2）普通 IFNa 联合利巴韦林治疗方案：对于不适合使用 PEG-IFNa 的患者，可以选择普通 IFNa（3～5MU）进行治疗，给药方式为隔日一次肌内注射或皮下注射，并联合口服利巴韦林 800～1000mg/d。此类治疗方案通常建议持续 48 周。

（3）对不能耐受利巴韦林不良反应者：对于无法忍受利巴韦林相关不良反应的患者，可以考虑单用普通 IFNa、复合 IFN 或 PEG-IFNa 进行治疗。这种方案虽然可能降低治疗的总体效果，但可以减少患者的不适感和治疗中断的风险。

在实施上述治疗方案时，医生需要根据患者的具体情况和治疗反应进行个性化调整。治疗期间，患者应定期进行血液检测和病毒学监测，以评估治疗效果和及时调整治疗策略。此外，医生和患者应密切沟通，确保患者了解治疗方案、潜在的副作用以及治疗期间的生活调整建议。对于治疗期间出现的任何不适，患者应立即向医生报告，以便及时处理。

2. 治疗后复发或无应答患者的治疗方案

（1）初次单用IFNa治疗后复发的患者：对于初次使用普通IFNa治疗后出现复发情况的患者，可以考虑采用PEG–IFNa或普通IFNa联合利巴韦林的治疗方案进行再次治疗。根据临床研究，这种策略可以使得患者再次获得较高的持续病毒学应答率（SVR），在47% ~ 60%。这种联合疗法的引入，尤其是利巴韦林的加入，可以增强抗病毒的疗效、提高治疗成功的可能性。

（2）初次单用IFNa无应答的患者：对于初次使用普通IFNa治疗未能产生应答的患者，如果再次采用普通IFNa或PEG–IFNa联合利巴韦林进行治疗，其SVR率相对较低。根据研究数据，普通IFNa联合利巴韦林的SVR率在12% ~ 15%，而PEG–IFNa联合利巴韦林的SVR率则在34% ~ 40%。这表明，对于初次治疗无应答的患者，改变治疗方案可能有助于提高治疗效果，但成功率仍然有限。

（3）初次应用普通IFNa和利巴韦林联合疗法无应答或复发的患者：对于初次使用普通IFNa和利巴韦林联合治疗后仍然无应答或出现复发的患者，可以尝试使用PEG–IFNa与利巴韦林的联合治疗方案。这种方案可能为患者提供另一种治疗选择，尤其是在其他治疗方案无效时。虽然对于这一特定患者群体的治疗效果数据较为有限，但PEG–IFNa的引入可能因其更长的半衰期和可能的更高疗效，为患者带来治疗上的改善。

在对复发或无应答患者进行再次治疗时，医生需要综合考虑患者的具体情况，包括初次治疗的反应、患者的整体健康状况、可能的副作用以及患者的个人偏好。此外，治疗期间应密切监测患者的病毒学反应和生化指标，以便及时调整治疗方案。对于治疗失败的患者，可能需要考虑更长期的监测和个体化的治疗策略，包括可能的新型抗病毒药物的使用。在治疗过程中，患者应被充分告知治疗的潜在风险和益处，以及可能需要的治疗调整。通过这种综合管理方法，可以为复发或无应答的慢性丙型肝炎患者提供最佳的治疗机会。

三、利巴韦林剂量与病毒学应答关系

利巴韦林单独治疗慢性丙型肝炎，可以使大于50%的丙型肝炎患者血清丙氨酸转氨酶（ALT）降低，但是HCV RNA载量没有明显、持久的变化，说明利巴韦林本身不能清除患者体内的病毒，体外试验也发现利巴韦林对第一相和第二相的病毒动力学没有影响，因此利巴韦林不能单药用于丙型肝炎的治疗。但是利巴韦林在与干扰素联合治疗中，无论在提高干扰素抗病毒作用方面，还是降低复发率方面，都优于干扰素的单药治疗，特别是对于难治性慢性丙型肝炎的治疗。但利巴韦林的剂量（包括初始剂量和总量）、疗程、减量速度及过早停药等都会影响抗病毒治疗的效果。

（一）起始剂量与病毒学应答

在慢性丙型肝炎的治疗中，利巴韦林的起始剂量是影响疗效的关键因素之一。治疗初期，利巴韦林的剂量与病毒学应答（SVR）之间存在直接的联系。这是因为利巴韦林作为一种抗病毒药物，其主要作用是通过抑制病毒的复制来减少病毒在体内的数量。在治疗的早期阶段，高剂量的利巴韦林能够更快地降低病毒载量，从而为患者带来更好的治疗效果。

特别是在病毒载量较低的患者中，高起始剂量的利巴韦林能够更有效地控制病毒的复制，提高 SVR 的可能性。这是因为在病毒载量较低时，病毒的复制活动相对较弱，高剂量的利巴韦林能够更彻底地抑制病毒，减少病毒对药物的耐药性发展。此外，对于短期和长期疗程的患者，高剂量的利巴韦林能显著提升 SVR 率，这一点在临床实践中得到了广泛的验证。

然而，对于病毒载量较高的患者，高剂量利巴韦林虽然也能提升治疗效果，但其优势可能不如低病毒载量患者那样显著。这可能是因为在高病毒载量的情况下，病毒复制活动更为活跃，需要更高剂量或更长时间的治疗来达到理想的治疗效果。尽管如此，维持充足的利巴韦林剂量仍然是提高这些患者治疗效果的重要策略。

为了确保治疗效果并最大化 SVR 的机会，慢性丙型肝炎患者在治疗初期就应该接受充足的利巴韦林治疗。一般建议的起始剂量不应低于 800mg/d，这一剂量能够为大多数患者提供一个有效的治疗起点。当然，剂量的确定还需要根据患者的具体情况，包括体重、肾功能、并发症以及耐受性等因素进行个体化调整。

在治疗过程中，医生应密切监测患者的病毒载量、血液学参数和肝功能指标，以及患者的整体健康状况。这些监测结果将有助于医生及时调整治疗方案，确保患者能够安全地接受治疗，并最大限度地提高治疗效果。此外，患者在接受治疗期间应遵循医嘱，定期复查，并及时报告任何不良反应，以便医生能够及时采取措施，确保治疗的顺利进行。通过这种综合性的治疗和管理策略，慢性丙型肝炎患者的治疗效果有望得到显著提升。

（二）总剂量与病毒学应答

在慢性丙型肝炎的治疗过程中，利巴韦林的使用是持续的，无论当天是否同时使用干扰素，患者都应坚持不间断地口服利巴韦林。然而，由于利巴韦林可能带来的不良反应，部分患者可能难以在整个治疗过程中持续使用足量的利巴韦林，这可能会显著影响药物的疗效。在联合治疗方案中，利巴韦林的总剂量对整个丙型肝炎治疗的成效具有决定性的作用。

在完整疗程中，如果利巴韦林的累积使用剂量能够超过预定剂量的 80%，SVR 率可以在 60% ~ 65%。如果利巴韦林的累积使用剂量维持在预定剂量的 60% ~ 80%，SVR 率会降至 41%；而如果利巴韦林的累积使用剂量小于预定计量的 60%，SVR 率则进一步下降至35%。由此可见，利巴韦林的累积使用剂量越低，实现SVR的可能性也越小。因此，在整个疗程中，确保患者足量使用利巴韦林对于提高丙型肝炎治疗的成功率至关重要。医疗团队应密切监测患者的药物使用情况，并在必要时提供支持和干预，以帮助患者克服不良反应，确保治疗方案的完整性和有效性。

（四）不良反应下的剂量调整

在慢性丙型肝炎的治疗过程中，利巴韦林可能引起的不良反应中，溶血性贫血是较为常见的一种。尽管利巴韦林导致贫血的具体机制尚未完全明确，但推测可能与其在红细胞内的代谢有关。利巴韦林可能进入红细胞，并在那里转化为活性形式的利巴韦林三磷酸盐。由于红细胞缺乏水解三磷酸盐的能力，导致这种代谢产物在细胞内积累，其浓度可能为血浆中的60倍以上。红细胞内三磷酸腺苷的缺乏可能会削弱抗氧化防御机制，导致红细胞膜发生氧化损伤，并通过网状内皮系统促进血管外溶血。

在整个治疗过程中，医生需要密切监测患者的血红蛋白（Hb）、红细胞计数和网织红细胞计数等指标。当患者的血红蛋白水平降至100g/L或以下时，应考虑减少利巴韦林的剂量。剂量调整应根据血红蛋白下降的幅度进行，建议每次减少150～300mg，以避免过快减量导致的治疗失败风险增加和SVR率降低。若血红蛋白水平降至80g/L或以下，应暂时停用利巴韦林，通常情况下，停用药物后患者的血红蛋白水平会迅速恢复。如果血红蛋白水平未能及时恢复正常，可以考虑使用红细胞生成素（EPO）来促进红细胞的生成。

在处理利巴韦林相关的溶血性贫血时，医生应根据患者的具体情况和治疗反应，制定个体化的剂量调整策略。同时，患者应被告知可能的副作用，并在治疗过程中保持与医疗团队的密切沟通，以便及时调整治疗方案，确保治疗的安全性和有效性。

（五）减量速度与停药时机的影响

在慢性丙型肝炎的治疗中，利巴韦林的使用是持续的，因此任何原因导致的快速减量或停药都可能影响治疗效果。在治疗的前12周，利巴韦林的累积剂量对基因1型丙型肝炎患者的持续病毒学应答（SVR）具有显著影响。如果在这三个月内能够维持接近100%的所需剂量，SVR率可以达到66%；然而，如果利巴韦林的剂量过快减少至60%～80%，SVR率会降低至45%。在治疗的第14～48周，若能保持80%以上的所需剂量，SVR率可达到70%；如果剂量过快减少至60%～80%，SVR率可能会降至60%以下。

另外，过早停用利巴韦林不仅会显著影响治疗效果，还会增加治疗结束后病毒反弹的风险。一般而言，在24周时停用利巴韦林的患者，在治疗结束后的6个月随访中，病毒反弹率高达41%；而继续使用利巴韦林至12个月的患者，病毒反弹率仅为24%。由此可见，在整个治疗期间维持适当剂量的重要性，以及在没有充分理由的情况下不应过早停药。医生在治疗过程中应根据患者的具体情况和治疗反应，制订合理的剂量调整计划，并在必要时提供支持和干预，以确保治疗的最大效益。

四、抗病毒治疗应答的类型

依据所观察的指标不同，可分为生化学应答、病毒学应答及组织学应答。

（一）生化学应答

在慢性丙型肝炎的抗病毒治疗中，治疗效果的评估通常基于多种应答类型，其中生化学应答是一个重要的指标。生化学应答主要指的是血清中的肝脏酶水平，特别是丙氨酸氨基转移酶（ALT）和天门冬氨酸氨基转移酶（AST）的恢复到正常范围，这两种酶是衡量肝脏炎症活动性和肝细胞损伤程度的关键生物标志物。

当患者接受有效的抗病毒治疗后，如果 ALT 和 AST 水平从治疗前的升高状态降至正常水平，这通常被认为是生化学应答的积极信号。这种改善反映了肝脏炎症的减轻和肝细胞损伤的修复。然而，需要注意的是，生化学应答并不直接等同于病毒学应答，后者是指血清中 HCV RNA 水平的降低或无法检测。

尽管生化学应答是评估治疗效果的一个重要方面，但它并不能完全预测病毒学应答或持续病毒学应答（SVR）。因此，在治疗过程中，医生通常会结合生化学应答、病毒学应答以及其他临床指标，如患者的肝功能、病毒载量和肝脏病变程度等，来全面评估治疗效果。此外，医生还会考虑患者的依从性、治疗的副作用以及可能的并发症，以制订最合适的治疗计划。通过这种综合评估，可以更好地指导治疗策略、优化治疗效果，并提高患者的生活质量。

（二）病毒学应答

在慢性丙型肝炎的抗病毒治疗中，对治疗效果的评估涉及多种应答类型，其中包括：

第一，早期病毒学应答（EVR）：包括完全早期病毒学应答（cEVR）和部分早期病毒学应答（pEVR）。cEVR 指的是治疗 12 周时血清 HCV RNA 定性检测阴性（或定量检测低于最低检测限），而 pEVR 指的是 HCV RNA 虽仍为阳性，但定量检测显示降低了 2 个对数级以上。EVR 是预测持续病毒学应答（SVR）的重要指标。若患者未出现 EVR，即使继续治疗一年，获得 SVR 的可能性也极低。由于不同的检测方法具有不同的敏感性，因此，使用不同方法检测时，获得 SVR 的概率也有所不同。

第二，快速病毒学应答（RVR）：指的是抗病毒治疗 4 周时 HCV RNA 定性检测阴性或定量检测低于最低检测限。RVR 是预测 SVR 的一个重要指标，对于基因 1 型丙型肝炎患者，如果出现 RVR，48 周治疗后无须继续治疗；若未出现 RVR，延长疗程至 72 周可提高 SVR 率并减少复发率。对于基因 2 型和 HCV RNA 低于 800000U/ml 的基因 3 型丙肝患者，出现 RVR 后，疗程可缩短至 14 ~ 16 周，可获得较高 SVR 率和较低复发率。但如果病毒载量高于 800000U/mL，即使疗程达到 24 周，SVR 率也可能不理想。

第三，治疗结束时病毒学应答（ETVR）：指的是治疗结束时 HCV RNA 定性检测阴性或定量检测低于最低检测限。

第四，持续病毒学应答（SVR）：指的是治疗结束后 24 周检查 HCV RNA 定性检测阴性或定量检测低于最低检测限。

第五，部分应答：指的是治疗 12 周时 HCV RNA 水平较基线时下降超过 2 个对数级，但至 24 周时仍未转阴。

第六，无效应答：指的是治疗 12 周时 HCV RNA 水平较基线时下降不足 2 个对数级。

第七，无应答（NR）：指的是在治疗中从未获得 EVR、ETVR 及 SVR。

第八，复发（relapse）：指的是治疗结束时 HCV RNA 定性检测阴性（或定量检测低于最低检测限），但在停药后 HCV RNA 又变为阳性。

第九，治疗中反弹：指的是治疗期间曾有 HCV RNA 载量降低或转阴，但在尚未停药时即出现 HCV RNA 载量上升或转阳。

（三）组织学应答

组织学应答是指肝组织病理学炎症坏死和纤维化的改善情况。可采用国内外通用的肝组织分级（炎症坏死程度）、分期（纤维化程度）或半定量计分系统来评价。目前认为，即使对于那些没有完全病毒学应答的患者，组织学也能得到一定程度上的改善。

五、影响抗病毒疗效的因素

病毒学应答受多种因素影响，包括病毒基因型、病毒载量、患者对初次干扰素治疗的应答情况、肝纤维化程度、体重、年龄、性别，以及胰岛素抵抗等其他因素。以下因素有助于提高持续病毒学应答（SVR）的概率：HCV 基因型为 2 或 3 型；病毒水平低于 2×10^6copies/mL；年龄小于 40 岁；女性；HCV 感染时间短；肝纤维化程度轻；治疗依从性好；无明显肥胖；无合并 HBV 及 HIV 感染。最佳治疗方法是使用 PEG-IFN 联合利巴韦林。目前，HCV 基因型为 1 型、初次治疗无应答或复发者、病毒载量高及合并肝硬化的慢性丙型肝炎患者被认为是难治性的。

虽然某些宿主因素，如个体的人类白细胞抗原（HLA）基因型、已形成的肝纤维化程度和 HCV 基因型或准种是无法改变的，但许多外部因素仍可影响抗病毒疗效。过度肥胖（肝活检证实的脂肪变性或脂肪性肝炎）、过量饮酒、使用免疫抑制药物等都可能降低治疗成功的机会。因此，在治疗前应对患者进行充分说明，以便双方合作，获得最佳疗效。另外，即使在未治疗的情况下，丙型肝炎病毒的耐药性也可能逐年增加，大约每10年药物的抗病毒疗效下降5%，因此应鼓励患者在条件允许的情况下尽早接受规范化治疗。

慢性丙型肝炎患者常合并肝脂肪变性，这可能影响抗病毒疗效。肝脂肪变性的危险因素与体重、体重指数（BMI）、腰围、腰臀围比及胰岛素抵抗水平密切相关。高BMI和胰岛素水平的慢性丙型肝炎患者抗病毒疗效差，可能与高BMI降低干扰素在体内的分布水平有关，也可能与高胰岛素血症阻止抗病毒蛋白如蛋白激酶和干扰素调节因子的产生、降低干扰素对HCV RNA复制的抑制作用有关。

另外，基线病毒载量低于400000 ~ 800000U/mL、年轻、低GGT水平、无进展期纤维化/肝硬化和无肝脂肪变性被认为是持续病毒学应答治疗前的独立预测因素。在开始治疗后，治疗前4周病毒下降至检测限以下（RVR）是持续病毒学应答的最佳独立预测因素。

血清转铁蛋白代谢异常可在不同程度上反映肝细胞受损情况及肝功能状态，治疗前血清转铁蛋白水平与干扰素疗效相关，高转铁蛋白水平或高血清铁浓度与干扰素疗效差及不稳定有关。白细胞介素-10（IL-10）是一种Th_2类细胞因子，体内高水平的IL-10可抑制HCV抗原刺激引起的促炎因子的合成及分泌，抑制CTL细胞、NK细胞等炎性细胞的增殖、分化，降低免疫反应的效应，导致抗病毒治疗失败。部分应答组中高水平的IL-10同样在很大程度上抑制了T细胞的增殖，导致免疫反应的效应降低，抗病毒治疗效果不佳。因此，IL-10对预测抗病毒疗效具有重要意义。可溶性HLA-I类抗原在慢性肝炎患者中含量升高，经干扰素抗病毒治疗后，完全应答组患者在治疗8周时，可溶性HLA-I类抗原显著升高；治疗16周时，可溶性HLA-I类抗原下降至显著低于治疗前水平。治疗初期，可溶性HLA-I类抗原的含量升高，可能为CTL对IFNα联合利巴韦林的治疗起反应，进而大量杀伤病毒感染的肝细胞，导致膜结合型HLA-I类抗原从破损的肝细胞膜上脱落下来造成的。随着治疗的延续，可溶性HLA-I类抗原的含量显著下降，提示慢性丙肝患者的免疫抑制状态得到逆转。

分子生物学及分子遗传学的发展进一步促进了抗病毒疗效影响因素的研究。通过分析慢性丙肝患者肝基因表达显示，在无应答者治疗的肝中存在上调调节一些干扰素应答的基因，而在获得SVR的患者中，这些基因的活性明显降低。近期研究表明，干扰素γ可诱导蛋白10与干扰素应答有关。肝内干扰素γ可诱导蛋白10的表达与肝炎症活性有关，治疗前血清水平与标准治疗后RVR及SVR存在负相关。一般而言，干扰素抗病毒及免疫调节作用与JAK-STAT信号通路激活有关，细胞因子信号3抑制药（suppressor of cytokine signalling 3，SOCS3）是细胞因子诱导的JAK-STAT信号通路的反向调节剂，该基因在患者外周血单个核细胞（PBMC）中的高表达水平及单核苷多态性与抗病毒治疗无应答有关，其在正常肝组织及非HCV肝疾病组织中的基础表达水平需要明确，且结论尚需大量样本研究进一步证实。在快速病毒学应答的患者中，聚乙二醇干扰素诱导了很强的干扰素刺激基因（ISGs）上调。无应答者在治疗前有很高的 ISGs 水平表达，这些患者治疗后肝穿刺的分析显示聚乙二醇干扰素诱导的 ISGs 水平没有高于治疗前。

六、个体化治疗和治疗的依从性

（一）个体化治疗

在丙型肝炎（丙肝）的治疗中，由于宿主和病毒的不同特性会影响以干扰素为基础的治疗方案的病毒学反应，因此在临床实践中应采用应答指导治疗的个体化方案（Response-Guided Therapy，RGT 策略）。对于病情较轻和持续转氨酶水平正常的患者，他们可能属于疾病进展的低风险人群。对于这些患者，在密切观察的同时，应定期监测肝功能。延迟治疗的决策不仅依赖于肝活检结果，还须考虑患者的个人选择和意愿。

对于接受抗病毒治疗的患者，根据治疗前 HCV RNA 载量以及是否达到快速病毒学应答（Rapid Virological Response，RVR）、完全早期病毒学应答（Complete Early Virological Response，cEVR）或部分早期病毒学应答（Partial Early Virological Response，pEVR），应采取不同的治疗策略。这是因为不同病毒学应答的患者将有不同的持续病毒学应答（Sustained Virological Response，SVR）率。通常而言，在派罗欣（Peginterferon）联合利巴韦林（1000 ~ 1200mg）治疗的患者中，达到 RVR、cEVR、pEVR 及未获得 EVR 的患者比例分别为 16%、42%、22% 和 20%，治疗 48 周后，这些患者达到 SVR 的比例分别为 87%、68%、27% 和 5%。

在丙肝治疗中，根据患者的不同病毒学应答采用个体化治疗的 RGT 策略能够获得更高的 SVR 率，并且有助于识别需要强化治疗的患者。一般而言，获得 cEVR 的患者应继续治疗 48 周，而获得 pEVR 的患者则可能需要延长治疗至 72 周，这种个体化治疗策略有助于优化治疗效果、提高治愈率，并减少不必要的治疗时长和相关副作用。

（二）治疗的依从性

患者的依从性是影响疗效的一个重要因素。医生应在抗病毒治疗前给予患者指导：疾病的自然史，特别是任何肝脏疾病、并发症的可能性，并说明抗病毒治疗的必要性；现有的治疗方法、疗程、疗效、费用、不良反应及其预防和减轻的方法；定期来医院检查的重要性。一般而言，“早期病毒学应答和持续病毒应答在很大程度上取决于用药的持续性和总体用药量”[①]。如果患者在治疗的前 12 周能够坚持应用 IFN 和利巴韦林标准剂量的 80% 以上，就有望取得最大的早期病毒学应答（约 80%）。若前 12 周内没有坚持用药，出现早期病毒学应答的机会就减少到 30%。早期病毒学应答和持续应答率密切相关，如果不出

① 段学章，张敏．丙型病毒性肝炎防治新进展 [M]．北京：人民军医出版社，2010：75.

现早期病毒学应答，则出现持续应答率的可能性就很小，也就没有必要继续进行治疗，但如果获得了早期病毒学应答，那么从第 12 周到治疗结束时用药剂量的减少则不会对最终的持续应答率造成很大影响。当然中途停药依然会降低出现持续应答率的可能性。因此抗病毒治疗期间与患者保持长期、稳定的联系，不断的关心、安慰和鼓励，不仅有利于提高患者对治疗的依从性，而且有利于指导他们采用合适的方法控制病程中可能出现的任何问题，从而提高疗效。

第三节　病毒性肝炎（丙肝）的预后

病毒性肝炎（丙肝）的预后是指对患有丙型肝炎（HCV）的个体在疾病过程中可能出现的健康结果的预测。病毒性肝炎，特别是丙型肝炎（HCV），是一种全球性的公共卫生问题，其预后受多种因素影响。对于，病毒性肝炎（丙肝）预后，主要涵盖四个主要方面：

一、治疗效果与病毒学应答

丙型肝炎（HCV）的治疗效果是评估患者预后的关键因素。在过去，以干扰素为基础的治疗方案的应答率相对较低，且副作用较大。然而，随着直接作用抗病毒药物的问世，丙型肝炎的治疗进入了一个新的时代。DAAs 是一类针对 HCV 生命周期中特定环节的药物，包括 NS3/4A 蛋白酶抑制剂、NS5A 抑制剂和 NS5B 聚合酶抑制剂等。这些药物的组合使用，可以针对不同基因型的 HCV 提供个性化的治疗方案，显著提高了治疗的成功率。

治疗效果的评价主要基于病毒学应答，尤其是持续病毒学应答（SVR）。SVR 是指在完成抗病毒治疗后，经过一段随访期（通常为 12 周），通过高灵敏度的检测方法仍无法在患者血液中检测到 HCV RNA。达到 SVR 通常被认为是病毒清除的标志，与较低的肝病进展风险、减少肝相关并发症（如肝硬化、肝细胞癌）以及改善患者长期生存率密切相关。

治疗效果不仅取决于所使用的抗病毒药物，还受到患者特定因素的影响，如病毒基因型、基线病毒载量、肝脏纤维化程度、宿主的免疫状态、伴随疾病（如糖尿病或肥胖）以及患者对治疗的依从性。例如，基因 1 型以外的 HCV 感染者通常对 DAAs 有更好的应答。此外，基线病毒载量较低、肝脏纤维化程度较轻且无严重合并症的患者，其 SVR 率通常较高。

在治疗过程中，医生会密切监测患者的病毒学应答，以指导治疗策略的调整。例如，对于达到快速病毒学应答（RVR）的患者，即在治疗 4 周后病毒载量下降至不可检测水平，可能会建议缩短治疗疗程。而对于未能达到 RVR 的患者，则可能需要延长治疗时间或考虑改变治疗方案。

需要注意的是，尽管 DAAs 显著提高了治疗效果，但仍有一部分患者可能因为病毒耐药或治疗不充分而无法达到 SVR。因此，对于这些患者，可能需要进一步的个体化治疗策略，包括使用新型或组合药物、增加治疗时长或考虑肝脏移植等。

总而言之，丙型肝炎的治疗效果与病毒学应答紧密相关，而 SVR 是评估治疗效果和患者预后的重要指标。随着抗病毒治疗的不断进步，特别是 DAAs 的广泛应用，丙型肝炎的治疗目标已从简单的病毒抑制转变为追求更高的 SVR 率，以期为患者带来更好的长期预后。

二、肝病进展与并发症

丙型肝炎（HCV）的预后受多种因素影响，其中肝病的进展程度是一个关键因素。慢性 HCV 感染可能逐渐导致肝脏结构和功能的严重损害，最终可能发展为肝硬化。肝硬化是肝脏长期炎症和纤维化的结果，它会导致肝脏血流受阻、肝脏组织硬化，进而影响肝脏的正常功能。虽然病毒的清除可以减缓肝脏病变的进程，但一旦肝硬化形成，其带来的肝脏结构改变往往是不可逆的。

肝硬化的存在显著增加了肝细胞癌（HCC）的风险。HCC 是肝硬化患者最常见的致命并发症之一，因此对于慢性丙型肝炎患者，尤其是那些已经发展到肝硬化阶段的患者，定期进行肝脏影像学检查和血清甲胎蛋白（AFP）水平检测是至关重要的。这些检查有助于早期发现肝脏异常，从而及时进行干预，可能提高治疗成功率，延长患者生存期。

除了肝硬化和HCC，慢性丙型肝炎还可能引发其他并发症，如门静脉高压、脾功能亢进、腹水、食管静脉曲张破裂出血以及肝性脑病等。这些并发症严重影响患者的生活质量，并可能导致严重的健康问题。因此，对于慢性丙型肝炎患者，尤其是那些有并发症风险的患者，应进行密切的监测和管理，以预防或减轻这些并发症的影响。

早期诊断和及时治疗对于改善慢性丙型肝炎患者的预后至关重要。通过及时的抗病毒治疗，可以有效控制病毒复制，减少肝脏炎症，从而降低肝硬化和 HCC 的风险。此外，患者应遵循健康的生活方式，包括戒酒、均衡饮食、适量运动等，以维护肝脏健康。对于已经存在肝病进展的患者，应根据医生的建议，定期进行肝功能检查和相关筛查，以便及时发现并处理可能出现的并发症。通过这些措施，可以最大限度地减缓肝病的进展，改善患者的长期预后。

三、宿主因素与生活方式

丙型肝炎的预后受到宿主多种因素的影响。宿主的免疫状态是决定病毒感染结果的关键因素之一。例如，年老的患者或免疫抑制的患者可能更难清除病毒，从而影响治疗效果和疾病预后。遗传因素也在丙型肝炎的预后中扮演着重要角色。某些遗传变异，如与HLA（人类白细胞抗原）相关的基因多态性，已被发现与抗病毒治疗的反应性有关。此外，代谢综合征、肥胖、高血压和糖尿病等代谢性疾病都可能加剧肝脏疾病的进展，从而对丙型肝炎的预后产生不利影响。

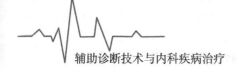

生活方式的改变对于改善丙型肝炎患者的预后至关重要。戒酒是预防肝脏疾病进展的基本原则之一。酒精能够加剧肝脏炎症和纤维化，因此，对于丙型肝炎患者来说，避免酒精摄入是改善预后的重要措施。均衡的饮食有助于维持健康的体重和正常的血糖水平，从而减少代谢性疾病的风险。适量的体力活动不仅能够改善宿主的免疫反应，还能够减少肥胖和代谢综合征的发生，这对于丙型肝炎患者的长期健康同样重要。此外，避免不必要的药物摄入，特别是那些可能对肝脏有害的药物，对于保护肝脏功能和改善预后也是必要的。

第四节　病毒性肝炎（丙肝）的随访

病毒性肝炎（丙肝）的随访是指对已经确诊为丙型肝炎（HCV）感染的患者进行定期的医疗跟踪和评估。随访的目的是监测患者的健康状况，评估疾病进展，监测治疗效果，及时发现并处理可能出现的并发症，如肝硬化或肝细胞癌（HCC），并提供必要的医疗建议和干预。

一、病毒载量监测

病毒载量监测是丙型肝炎治疗和随访中的核心环节。通过定期检测血清中的 HCV RNA 水平，医生能够评估病毒的复制活性和治疗反应。病毒载量的测定通常采用定量聚合酶链反应（PCR）技术，这是一种高度敏感和特异的方法，能够检测到极低水平的病毒 RNA。

在治疗过程中，病毒载量的变化趋势可以指导临床决策。例如，如果治疗初期病毒载量迅速下降，这通常表明治疗方案有效。相反，如果病毒载量下降缓慢或出现反弹，则可能需要调整治疗方案或考虑使用新型抗病毒药物。

持续病毒学应答（SVR）是评估治疗效果的金标准，特别是 SVR12，即治疗结束后 12 周内病毒载量低于检测限。达到SVR12的患者，其复发风险极低，可以认为实现了临床治愈。因此，病毒载量监测不仅对于评估治疗效果至关重要，还是判断患者是否需要进一步治疗或监测的关键。

二、肝功能评估

肝功能评估是丙型肝炎随访的另一个重要方面。肝脏是人体的主要代谢器官，其功能状态直接影响患者的整体健康。通过检测血清中的肝功能指标，医生可以评估肝脏的损伤程度和合成功能。

丙氨酸氨基转移酶（ALT）和天门冬氨酸氨基转移酶（AST）是常用的肝细胞损伤标志物。它们的水平升高通常提示肝脏炎症活动或肝细胞损伤。然而，这些指标并不特异于肝脏疾病，也可能因为其他原因（如肌肉损伤）而升高。

总胆红素（TBIL）和直接胆红素（DBIL）的测定有助于评估肝脏的排泄功能。胆红素水平的升高可能提示胆道阻塞或肝脏合成功能障碍。白蛋白（ALB）是肝脏合成功能的一个重要指标，其水平下降可能反映肝脏合成能力的减退。

在丙型肝炎的随访中，肝功能指标的监测有助于及时发现肝脏损伤的进展、指导治疗策略的调整。例如，对于ALT持续升高的患者，可能需要更积极的抗病毒治疗。而对于肝功能稳定或改善的患者，可以继续观察或根据具体情况调整治疗方案。

三、肝脏影像学检查

在丙型肝炎的长期管理中，肝脏影像学检查扮演着不可或缺的角色。影像学检查能够提供肝脏解剖结构的直观信息，对于评估肝脏病变的程度、监测疾病进展以及早期发现并发症具有重要价值。

第一，超声检查（USG）。超声检查是一种无创、便捷且成本较低的影像学方法。它能够实时显示肝脏的形态、大小、回声分布等信息。对于检测肝脏占位性病变（如肝细胞癌）和评估肝脏血管结构（如门静脉高压）具有重要作用。此外，超声检查还可以用于引导肝脏穿刺活检，以便进行更精确的病理学评估。

第二，计算机断层扫描（CT）。CT扫描提供了更高分辨率的肝脏图像，能够揭示更细微的肝脏结构变化。CT对于评估肝脏纤维化、肝硬化以及检测肝脏血管异常（如门静脉血栓形成）具有较高的敏感性和特异性。然而，CT扫描使用电离辐射，且对比剂可能对肾功能不全的患者造成风险，因此在临床上需要根据患者的具体情况慎重选择。

第三，磁共振成像（MRI）。MRI是一种无辐射的影像学检查方法，它提供了肝脏软组织的高对比度图像。MRI特别适用于评估肝脏纤维化和肝硬化的程度，以及检测微小的肝脏病变。使用特殊的对比剂，MRI还能够增强肝脏血管和胆道系统的可视化，对于诊断肝脏血管病变和胆道疾病非常有用。

定期进行肝脏影像学检查对于丙型肝炎患者至关重要。它不仅可以帮助医生监测肝脏病变的进展，还能够及时发现可能的并发症，如肝硬化和肝细胞癌。这些信息对于制订治疗计划、调整治疗方案以及评估预后具有重要意义。随着影像学技术的发展，未来肝脏疾病的诊断和监测将更加精确，从而为患者提供更好的医疗服务。

四、肝纤维化和肝硬化评估

肝纤维化和肝硬化的评估在丙型肝炎患者的随访中占据着核心地位。肝纤维化是慢性肝炎向肝硬化发展的必经阶段，而肝硬化是肝功能衰竭的前兆，与患者的预后密切相关。因此，及时准确地评估肝脏纤维化程度对于指导治疗和预防疾病进展至关重要。

第一，肝脏弹性成像（FibroScan）。肝脏弹性成像，又称为瞬时弹性成像（TE），是一种非侵入性的肝纤维化评估技术。通过测量肝脏组织的硬度，可以间接反映肝脏纤维化的程度。FibroScan操作简便、快速，且患者无须特殊准备，因此非常适合在临床实践中广泛应用。然而，该技术可能受到肥胖、肝炎急性期炎症活动等因素的影响，导致测量结果出现偏差。

第二，肝脏活检。肝脏活检是评估肝脏纤维化和炎症程度的金标准。通过在局部麻醉下取得肝脏组织样本，进行病理学分析，可以精确地评估肝脏的纤维化阶段和炎症活动度。尽管肝脏活检具有较高的准确性和可靠性，但它是一种侵入性检查，可能带来出血、感染等并发症的风险。因此，医生在决定是否进行肝脏活检时，需要综合考虑患者的病情和风险因素。

对于已经出现肝纤维化的患者，即使病毒已经被清除，仍须进行定期的肝脏纤维化评估。这是因为肝纤维化可能在病毒清除后继续进展，特别是在那些伴有代谢综合征、糖尿病或持续饮酒等因素的患者中。此外，肝纤维化和肝硬化的患者，其发展为肝细胞癌的风险显著增加，因此密切监测对于早期发现和治疗肝细胞癌同样重要。

总而言之，肝纤维化和肝硬化的评估对于丙型肝炎患者的长期管理至关重要。通过定期的非侵入性检查和必要时的肝脏活检，医生可以更好地了解患者的肝脏状况，制订个体化的治疗计划，从而降低肝硬化和肝细胞癌的风险，提高患者的生活质量和改善预后。随着医学技术的进步，未来有望出现更多高效、安全的肝纤维化评估方法，为患者提供更好的医疗服务。

五、患者教育和生活方式指导

在丙型肝炎患者的随访管理中，患者教育和生活方式指导是提高治疗效果和生活质量的关键组成部分。医生和医疗团队在这一过程中扮演着至关重要的角色，他们不仅需要提供专业的医疗建议，还需要帮助患者建立起对疾病管理的正确认识和积极态度。

第一，患者教育。患者教育的核心在于帮助患者理解丙型肝炎的病理机制、治疗方案以及可能的并发症。通过教育，患者能够认识到药物治疗的依从性对于病毒清除和疾病控制的重要性。此外，患者还需要了解定期监测的必要性，包括病毒载量监测、肝功能评估和肝脏影像学检查，以便及时发现并处理可能出现的问题。

第二，生活方式指导。生活方式的调整对于丙型肝炎患者的疾病管理同样重要。医生应指导患者避免酒精摄入，因为酒精可加剧肝脏损伤，影响治疗效果。同时，建议患者保持健康的饮食习惯，摄入足够的营养，特别是蛋白质和维生素，以支持肝脏的修复和功能维持。适量的体育活动可以提高患者的整体健康状况，减少肥胖和代谢综合征的风险，这些因素都与肝脏疾病的发展密切相关。

第三，心理支持和社交参与。慢性疾病患者常常面临心理压力和情绪困扰，因此心理支持对于他们的整体健康同样重要。医生和医疗团队应鼓励患者表达自己的感受，提供心理咨询资源，并帮助他们建立应对疾病的心理韧性。此外，鼓励患者参与社交活动，与家人、朋友和支持团体保持联系，可以增强他们的社会支持网络，减轻孤独感，提高生活质量。

结束语

本书深入探讨了辅助诊断技术的原理与应用,从实验室检查的基础到先进的成像技术,从生物标志物的发现到基因检测的革新，每一章节都为读者揭示了内科疾病诊断的无限可能。本书不仅为读者呈现了一幅内科疾病治疗的全景图，还通过理论与实践的结合，展现了医学前沿的最新进展。

笔者期望，本书能够成为医护工作者和医学学子们宝贵的知识源泉。对于在临床一线辛勤工作的医护人员，愿这本书成为你们提升专业技能、优化治疗方案的得力助手；对于那些渴望深入医学殿堂的学子们，愿本书激发你们的学术热情，引导你们在医学的广阔天地中不断探索和成长。笔者坚信，随着辅助诊断技术的不断进步和创新，将迎来一个医疗水平更加先进、治疗手段更加精细、患者体验更加人性化的时代。

参考文献

一、著作类

[1] 陈宝定，鹿皎 . 临床超声医学 [M]. 镇江：江苏大学出版社，2018.

[2] 丁赛丹，富丹良，富志勇 . 分子生物学前沿技术解析 [M]. 北京：中国原子能出版社，2020.

[3] 段学章，张敏 . 丙型病毒性肝炎防治新进展 [M]. 北京：人民军医出版社，2010.

[4] 范鹏涛，刘琪，刘亮 . 临床内科疾病诊断 [M]. 长春：吉林科学技术出版社，2019.

[5] 刘永娟 . 超声医学 [M]. 长春：吉林科学技术出版社，2016.

[6] 牛金海 . 超声原理及生物医学工程应用：生物医学超声学 [M]. 上海：上海交通大学出版社，2017.

[7] 孙洁 . 神经内科疾病诊疗与康复 [M]. 长春：吉林科学技术出版社，2019.

[8] 陶蕾，张东洋，孙华 . 内科临床诊断学 [M]. 南昌：江西科学技术出版社，2018.

[9] 佟威威 . 临床医学检验概论 [M]. 长春：吉林科学技术出版社，2018.

[10] 王璇，胡兰，陈峰 . 神经内科诊断与治疗学 [M]. 西安：西安交通大学出版社，2018.

[11] 吴伟慎，何海艳，赵莹 . 病毒性肝炎预防控制与监测管理 [M]. 天津：天津科技翻译出版有限公司，2020.

[12] 闫换 . 现代神经内科诊疗思维与实践 [M]. 长春：吉林科学技术出版社，2019.

[13] 杨志宏 . 临床内科疾病诊断与治疗 [M]. 长春：吉林科学技术出版社，2019.

[14] 袁正宏 . 医学微生物学 [M]. 上海：复旦大学出版社，2016.

[15] 翟爱东 . 临床内科疾病诊治 [M]. 天津：天津科学技术出版社，2018.

二、期刊类

[1] 白丽兵，常文凯 . 腓总神经卡压综合征诊疗进展 [J]. 国际骨科学杂志，2022，43（4）：242–246.

[2] 陈迪，陈云虹，王文军，等 . 基于多源数据融合的医用影像辅助诊断模型设计 [J]. 现代电子技术，2024，47（1）：124–128.

[3] 陈桂芳，杨佳怡，高运华，等 . 染色质免疫共沉淀测序技术研究进展 [J]. 生物技术通报，2022，38（7）：40–50.

[4] 董静，郄静媛，马欣 . 应用卵圆孔未闭相关卒中因果可能性分类系统评价卵圆孔未闭相关缺血性脑血管病的初步分析 [J]. 中国脑血管病杂志，2023，20（10）：659–666.

[5] 高莹，石晓红．检验医师培养现状思考与探索 [J]. 医学检验与临床，2022，33（12）：76.
[6] 公文博，赵婧，王兴臣．特发性面神经麻痹辨证施治进展 [J]. 中国中医药现代远程教育，2023，21（20）：193.
[7] 杭春华．继往开来多轨并举推进脑血管病的精准化外科治疗 [J]. 中国脑血管病杂志，2021，18（10）：667–671.
[8] 黄丽琴 .ATX–LPA 通路与缺血性脑血管病关系的研究进展 [J]. 中风与神经疾病杂志，2023，40（3）：279–283.
[9] 贾海英，余亮，郭淑丽，等．医学检验专业实践教学体系的探索 [J]. 中国继续医学教育，2023，15（4）：149.
[10] 金晨望，郭佑民．人工智能辅助诊断技术在低剂量 CT 肺结节筛查中的应用及质控 [J]. 中华放射学杂志，2019，53（1）：6–8.
[11] 李景植，华扬，刘然，等．超声造影检测颈动脉斑块内新生血管与症状性缺血性脑血管病的相关性研究 [J]. 中国脑血管病杂志，2023，20（2）：90–95.
[12] 李雪冰，李永伟．分子诊断技术在人类辅助生殖中的应用和发展 [J]. 中华检验医学杂志，2022，45（5）：433–438.
[13] 刘智伟，林鸿宁，羊妙玲．现代超声诊断设备的检验标准和技术 [J]. 中国医疗器械信息，2016，22（13）：36.
[14] 卢文婷，姚远，熊静，等．机器学习在心血管疾病辅助诊断模型中的效果 [J]. 中华全科医学，2023，21（1）：112–117.
[15] 潘柏申．临床质谱技术在检验医学中的发展与管理 [J]. 中华检验医学杂志，2023，46（8）：765–767.
[16] 彭科，欧阳泽坪，吴晓燕，等．氢自养微生物的驯化及其反硝化特性研究 [J]. 微生物学报，2023，63（2）：821–833.
[17] 彭坤，王易振，张静文，等．构建以病例为主导的医学检验与临床沟通互动平台 [J]. 重庆医学，2014（28）：3832–3833.
[18] 乔蕊，苏扬，郭弯弯，等．检验医学教学查房的形式探索与思考 [J]. 临床检验杂志，2022，40（1）：57–59.
[19] 苏彦妮，吕弋，张立春．体外诊断的利器：化学发光免疫技术 [J]. 大学化学，2023，38（1）143.
[20] 万金鑫，兰义华，李存华，等．基于图像内容检索的乳腺肿块辅助检测与诊断技术 [J]. 华中科技大学学报（医学版），2016，45（1）：116–119.
[21] 王芬娜．临床血液标本采集的影响因素及其对策分析 [J]. 中国保健营养，2021，31（1）：251+253.

[22] 王鸿健．带状疱疹后神经痛治疗进展 [J]. 重庆医学，2012，41（16）：1654–1656.

[23] 王梅华，曹颖平，郑培烝，等．检验医学生临床实践技能形成性评价的思考与探索 [J]. 中华检验医学杂志，2017，40（7）：552–554.

[24] 邢宇彤，刘建成，孙百臣，等．区域医疗中心人工智能辅助诊断肺结节的临床应用 [J]. 中国胸心血管外科临床杂志，2021，28（10）：1178–1182.

[25] 杨吉垒，温晓霞，王文丽，等．三叉神经痛的诊疗研究进展 [J]. 中国疼痛医学杂志，2023，29（3）：201–206.

[26] 杨茹，王明玉，任孝林，等.TCD 监测颅内血流动力学参数评估脑血管病患者颈动脉狭窄程度及神经功能恶化的风险 [J]. 中国老年学杂志，2023，43（21）：5135–5138.

[27] 杨雅萌.他汀类降脂药物对心内科疾病治疗的影响[J].中国医药工业杂志,2023,54(9):1398–1399.

[28] 翟志超，刘金锋．三叉神经痛治疗进展 [J]. 中国疼痛医学杂志，2015，21（9）：641–644.

[29] 张莹，傅贤，曾宪凡，等．急性缺血性脑血管病患者颈内动脉壁面切应力与复发的相关性 [J]. 实用医学杂志，2023，39（6）：738–741.